U0251206

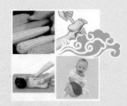

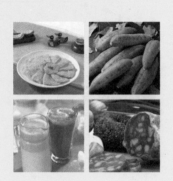

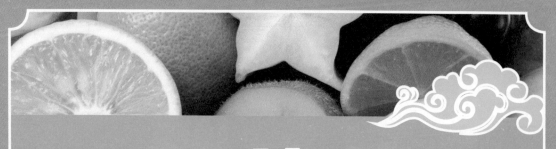

婴幼儿
饮食＋运动＋中医调养全书

张清　编著

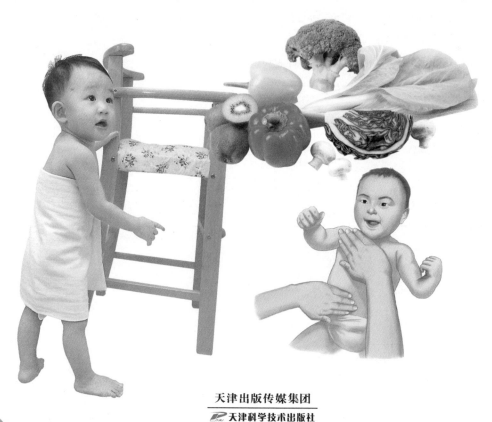

天津出版传媒集团

天津科学技术出版社

图书在版编目（CIP）数据

婴幼儿饮食＋运动＋中医调养全书 / 张清编著 . —天津：天津科学技术出版社，2015.12
ISBN 978-7-5308-9409-5

Ⅰ . ①婴… Ⅱ . ①张… Ⅲ . ①婴幼儿—常见病—食物疗法 ②婴幼儿—常见病—运动疗法
③婴幼儿—常见病—中医疗法 Ⅳ . ① R247.1 ② R179 ③ R272

中国版本图书馆 CIP 数据核字（2016）第 000679 号

策划编辑：刘丽燕 张　萍
责任编辑：孟祥刚
责任印制：兰　毅

天津出版传媒集团
天津科学技术出版社　　出版

出版人：蔡　颢
天津市西康路 35 号　　邮编 300051
电话（022）23332490
网址：www.tjkjcbs.com.cn
新华书店经销
北京中创彩色印刷有限公司印刷

开本 720×1 020　1/16　印张 28　字数 560 000
2016 年 3 月第 1 版第 1 次印刷
定价：35.00 元

前言

　　宝宝聪明伶俐，身体健康，是普天之下所有父母的心愿。婴幼儿期是宝宝身体发育的关键时期，也是智力发育和免疫机制建立的关键期，对宝宝一生有决定性的影响。在此阶段，确保宝宝身体健康、饮食得宜、心智健全，可以为养育健康聪明宝宝打下坚实的基础。

　　婴幼儿时期宝宝的饮食习惯和营养元素的补充，对宝宝一生的体质和健康都是非常重要的。这一时期宝宝从吃奶的婴儿长成吃饭的儿童，这是一个非常重大的变化。在这个过程中，要经历母乳、添加辅食、混合喂养、断奶、自主进食等不同阶段，如果这时宝宝的营养元素长期供给不足或身体吸收过多无益于身体健康的元素，不仅会影响宝宝的健康状况，还会导致宝宝失去发育的最佳时机而影响以后的健康。宝宝四个月以后就可以添加辅食了，食物中蕴含着人体所需要的所有营养元素，且食物调补对宝宝来说既安全又实惠。那么，哪些食物能吃，哪些食物不能吃，对宝宝来说至关重要。合理饮食，能帮助父母养育出一个健康、强壮、聪明的宝宝。

　　生命在于运动，抬头、翻身、坐、爬、走……宝宝每一个新的动作都会让爸爸妈妈兴奋不已。中国的大部分父母以为只要给孩子吃好、穿好就行了，运动则是孩子长大后的事。其实不然，婴幼儿期是人生长发育最关键、最重要的时期，适时、正确的帮助宝宝做辅助按摩以及简单的运动，能舒展宝宝的肢体，促进肌肉、骨骼、器官的生长发育，同时促进大脑的发育，增强机体的本体感受和动作协调力，提升宝宝对空间的感知和对自己身体的控制能力，为其以后的成长打下良好的基础。运动让宝宝身体健壮、感知灵敏、头脑聪明、统感协调，每天的运动时刻，也是爸爸妈妈和宝宝一起分享的亲密时光。

　　做好日常保健也是宝宝成长发育中不可忽视的另一个重要方面。现实生活中孩子稍有不适，家长就会很着急，以为只有上医院才可以安心。其实不一定非得如此，

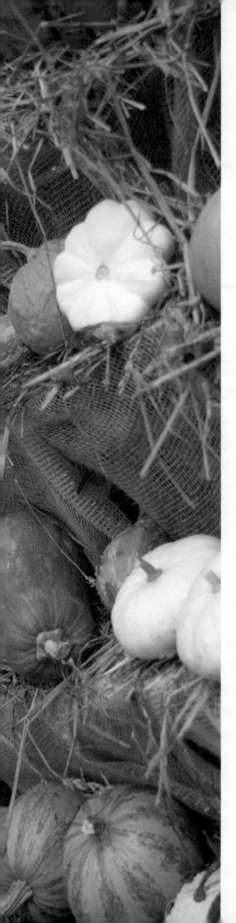

适当的家庭护理能让宝宝及时、有效地健康起来。现在越来越多的家长在孩子生病时不再使用抗生素或者退烧栓剂，更倾向于使用一些简单易行的中医保健疗法，如按摩、捏脊、贴敷等，进行治疗。这些自然疗法一般情况下不会立刻生效，而是使身体慢慢地、长期持续地自我调整，使孩子的身体重新充分发挥出自我治疗的能力，增强自身的抵抗力。

0～3岁是宝宝成长发育的黄金阶段，是宝宝身体和智力发育最快的时期，对宝宝的生长发育状况至关重要。本书主要讲述了0～3岁的婴幼儿在成长发育的各个阶段易出现的问题，分别从婴幼儿的饮食调养、运动调养、日常保健及中医调养三个方面进行详细阐述，并提出解决方案。饮食调养篇根据每一个阶段宝宝的一般特点，分别列举了宜吃的食物和忌吃的食物。在宜吃的食物中详细介绍了每种食物的主要营养素、食疗功效、选购保存、搭配宜忌以及营养菜谱等，让爸爸妈妈对每一种食材都了如指掌，制作出最适合宝宝的食品。运动调养篇力求从0～3岁孩子不同阶段特点中找到科学性的普遍规律，针对家庭教育的状况和需求，设计出具有可操作性的健康运动和亲子互动游戏。这些活动涵盖了婴儿成长期的方方面面，并且符合您宝宝成长的"自然的里程碑"。日常保健及中医调养篇介绍婴幼儿的生长发育特点，以及这一时期孩子的喂养常识和可能发生的常见问题，针对日常养护问题和一些常见疾病精心挑选的药膳方、按摩、捏脊、贴敷等中医疗法，解决生活中常见的婴幼儿养护问题。本书内容丰富精彩，指导贴心，具有很强的针对性和可操作性，让爸爸妈妈一看就懂，一学就会！

阅读本书，家长可以更轻松的养育宝宝，让宝宝赢在起跑线上，为家庭带来无尽的欢乐。

目录

· 绪论 ·

第一章　新生宝宝的健康指标

第二章　婴儿的发育标准

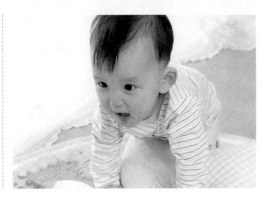

第三章　幼儿的发育特点

·饮食调理篇·

第一章　喂养孩子不可不知的营养常识

第二章　4～6个月宝宝吃什么？禁什么？

第三章　7~9个月宝宝吃什么? 禁什么?

第四章　10～12个月宝宝吃什么？禁什么？

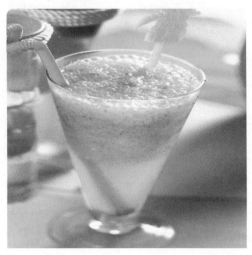

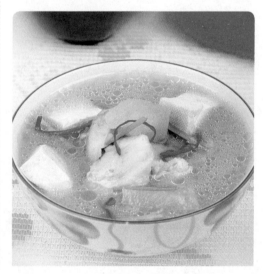

第五章　13～18个月宝宝吃什么？禁什么？

第六章　19～36个月宝宝吃什么？禁什么？

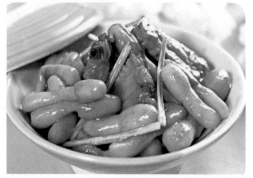

· 运动调养篇 ·

第一章　0~3个月宝宝的健康运动

第五章　13~24个月宝宝的健康运动

第六章　25~36个月宝宝的健康运动

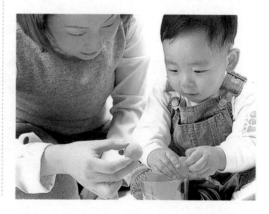

第七章　激发潜能的亲子游戏

·日常保健及中医调养篇·

第一章　婴幼儿的日常保健

腹胀不适　　饥饿　　燥热

第二章　婴幼儿的心理呵护

第三章　常见病的中医调养

·绪论·

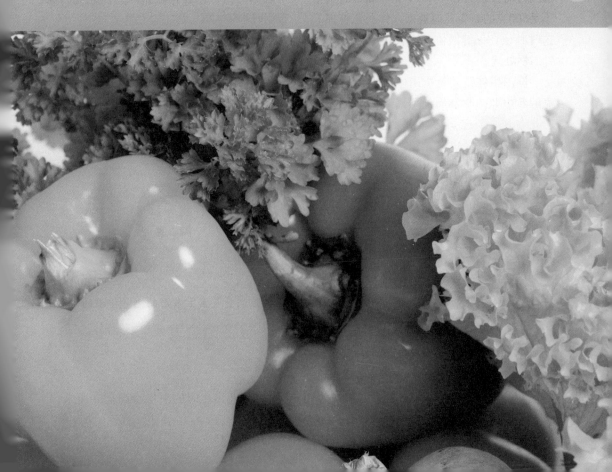

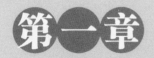

第一章
新生宝宝的健康指标

新生宝宝的体重和体温指标

体重

体重是反映新生儿成熟程度和营养状态的重要指标。体重越轻说明在宫内发育越差，越不成熟，患病和死亡的危险性也就越大。

足月的新生儿出生时平均体重为3000克左右，男婴比女婴略重一些。

在新生儿期体重增长应大于600克，一般满月时体重为4.6～4.9千克。满月时增重不足600克的新生儿应被列入体弱儿管理。这时必须在保健医协助下找出原因，采取针对性处置。

低出生体重儿是指出生体重小于2500克的新生儿，孕28周到不满37周分娩的早产儿大多属于这一类。个别足月儿由于在母体内发育迟缓也可导致低体重。正常体重儿是指出生体重为2500～4000克的新生儿。通常孕满37周但不满42周出生的足月儿多属于此范畴。巨大儿指出生体重大于4000克的新生儿，多见于孕母有糖尿病或孕末期过食者。

称量新生儿的注意事项：1.脱光衣被；2.读数精确到50克。

新生儿出生后由于外环境的改变，加之出生前几天食入量较少，可出现生理性体重下降，一般下降不会超过出生体重的8%，且7～10天即可恢复。之后就是宝宝一生中体重增长最快的时期，日增重可大于50克。

体温

刚刚分娩的新生儿显得热气腾腾，出生后体温逐渐下降，比在母体时下降1～2℃，因此要特别注意保暖。新生儿一出生便要立即采取保暖措施，可防止体温下降，尤以冬寒时更为重要。室内温度应保持在24～26℃，出生后8小时内体温应维持在36.8～37.2℃左右。

新生儿保温可采用热水袋或用装热水的密封瓶，将其放在两被之间，以婴儿手足暖和为适宜。在换尿布时，注意先将尿布用暖水袋加温。

有些新生儿出生后一周全身开始脱一层皮，这属于正常现象，不用过于担心。有少数新生儿在出生后3～5天会出现发烧，体温在38℃左右，持续时间为2～3个小时，一般认为这是水分不足引起的，可以给宝宝喂点儿温开水。新生儿体温不稳定，尤其是冬天室温过低时，应注意保暖。

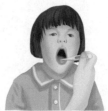

口腔测量是宝宝常用的测量体温的方式。

新生宝宝的身高和头围指标

身高

新生儿出生时的平均身高是50厘米，

个体差异的平均值在0.3~0.5厘米之间，男、女新生儿平均有0.5厘米的差异。

测量新生儿身高，一般情况下要由两个人来完成：一人用手固定好宝宝的膝关节、髋关节和头部，另一人用皮尺测量新生儿从头顶部的最高点至足跟部的最高点的距离。测量出的数值，即为新生儿的身高。

新生儿满月前后，身高增加3~5厘米为正常。新生儿出生时的身高与遗传关系不大，但进入婴幼儿期，身高增长的个体差异就会表现出来了。

头围

新生儿头围的平均值是34厘米，男婴新生儿头围为34.25±1.25厘米，女婴为34.05±1.28厘米，比胸围大1~2厘米。头围的增长速度在出生后前半年比较快，但总的变量还是比较小的，从新生儿到成人，头围相差也就是从十几厘米到二十厘米。

新生儿满月前后，头围比刚出生时增长了两三厘米。如果测量方法不对，数值不准确，误以为宝宝头围过大或过小，会给新手爸爸妈妈带来不小的麻烦。因此，正确测量宝宝的头围很重要。测量的时候，选择用软皮尺测量，从眉弓开始绕过两耳上缘和枕后，回到起始点，周长数值即新生儿的头围。

头围是否正常，反映出新生儿大脑发育是否正常。小头畸形、脑积水都会影响宝宝的智力发育。所以尽管新生儿头围增长速度不快，变化不大，家长也要认真对待。

新生宝宝的排便和排尿指标

排便

新生儿一般在出生后12小时开始排便。胎便呈深、黑绿色或黑色糊状，这是胎儿在母体子宫内吞入羊水中胎毛、胎脂、肠道分泌物而形成的大便，3~4天胎便可排尽。吃奶之后，新生儿大便逐渐转成黄色。吃奶粉的孩子每天排1~2次大便，吃母乳的孩子大便次数稍多些，每天4~5次。若孩子出生后24小时尚未见排便，则应立即请医生检查，看是否存在肛门等器官畸形。

尿量

新生儿第一天的尿量很少，为10~30毫升，每日仅排尿4~5次。随着哺乳摄入水分，宝宝的排尿次数逐渐增加，每天可达10次以上，日总尿量可达100~300毫升，满月前后可达250~450毫升。

宝宝排尿的次数多，这是正常现象，不要因为孩子老尿，就减少给水量。尤其是夏季，如果喂水少，室温又高，孩子会出现脱水热。

多数新生儿在出生后第一天排尿，个别迟到第二天，如果出生后48小时仍未排尿，需要查明原因，看是否有肾发育不良、严重肾畸形、泌尿道梗阻等问题。有的新生儿在胎内就已经排尿或出生后喝水造成排尿延迟。

新生宝宝的感知觉指标

触觉

在新生儿的眼中，世界完全是陌生的，他看不懂也听不懂，但爱抚、拥抱、抚摸和轻摇等动作他们却能真切地感受到，这是在他出生前就已经在学习的能力。

对冷热，孩子是知道的，这是孩子皮肤的调节功能在起作用。给孩子包裹得太多，孩子太热，或给孩子包裹太少，孩子太冷，都可以引起孩子哭闹。这样的哭闹，实

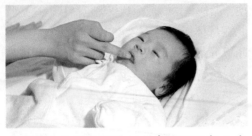

新生儿触觉发达，当身体不同部位受到刺激时会做出不同的反应。

际上是孩子的一种语言表达方式，大人不能一听孩子哭闹就觉得烦，应找一找原因，看看孩子是凉了还是热了或是尿了。

新生宝宝都喜欢人们的触摸和抚慰。如果在给新生儿喂奶时不抱着他们，其身体和精神的健康就会受到影响。新生儿喜欢被轻柔地抚摸皮肤，轻柔的抚摸有利于帮助宝宝入睡，还能增进亲子关系。

味觉

新生儿出生后，即有吸吮、吞咽的本能，而且味觉也很灵敏。新生儿由于味觉神经发育较完善，因此对酸、咸、苦、甜都能有所反应，如吃到甜味，可引起孩子的吸吮动作；对于苦、咸、酸等，则可引起不快的感觉，甚至停止吸吮。

视觉

新生儿的视觉发育较弱，视物不清楚，但对光是有反应的。新生儿的眼睛对光反应敏感，视焦距为19厘米，喜欢颜色鲜艳的物体和人脸的外形，能两眼追随移动的红球。但是，他们并不能很好地控制自己的眼球转动，眼球的转动无目的，所以我们总是难以辨别宝宝在看什么。而且，宝宝一般都是天生的"近视"，能够看到的距离也有限。半个月以后，孩子可以看到距离50厘米的光亮，眼球会追随转动。

听觉

胎儿在妈妈子宫里的时候就开始有听力了，所以新生儿一生下来就有听力。刚出生的孩子耳鼓内充满液状物质，妨碍声音的传导。慢慢地，耳内液体逐渐被吸收，听力也会逐渐增强。

新生儿听觉具有一定的定向能力。在新生儿醒着的时候，爸爸妈妈如果用摇铃在宝宝耳边轻轻地摇动，发出悦耳的声音，婴儿会转动双眼，并把头转向发声方向。

新生儿喜欢听调高但是不尖锐的声音，爸爸妈妈在和宝宝说话的时候要提高声调，但当环境中有尖锐的声音的时候，宝宝的头会向相反的方向转去，或以哭吵来拒绝干扰。宝宝喜欢听人的声音，特别是妈妈的声音。在他醒着的时候，家长和宝宝说话，宝宝的眼和头会慢慢转向说话的人，脸上现出高兴的表情。

要宝宝的听觉好，仅仅靠保护是不够的，家长还要设法促进宝宝听力的发育，因为良好的听觉发育离不开声响环境。通常，新生儿喜欢母亲的心跳声，因为在妈妈子宫里就很熟悉这种声音；宝宝还喜欢沉静舒缓的声音以及宝宝自身发出的声音。所以，爸爸妈妈可以利用这些声音来刺激宝宝的听觉，提高宝宝的听力。

嗅觉

新生儿的嗅觉已经很敏感了，尤其对自己母亲身上的味道非常敏感。在人群中，他们能够清楚地辨别出母亲和他人的味道。而且，与使用奶瓶喂养的宝宝相比，母乳喂养的宝宝对母亲身上的味道更加敏锐。这是因为，母乳哺育的宝宝与其母亲进行肌肤接触的时间更多，对母亲的味道更加熟悉。

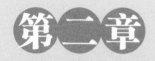

婴儿的发育标准

婴儿的生理发育

0~1岁的宝宝属于婴儿期，这是宝宝生长发育最为迅速的时期。由于生长发育快，宝宝对能量和蛋白质的需要特别高，若供给不足，容易发生营养不良和发育落后。又因为婴儿的消化吸收功能尚未发育完善，若喂养不合理，也易出现消化不良和营养紊乱。同时，婴儿从母体得到的免疫力也在逐渐消失，而后天获得的免疫力还很弱，若护理不当，极容易患感染性疾病。婴儿的生理发展，直接影响并制约着婴儿的心理发展。因此，要做好婴儿期的卫生保健，保证婴儿身体健康发育，为婴儿的心理、智力发展提供良好的物质基础。

体重和身高

体重和身高是儿童生长发育的两项重要指标。体重容易受到疾病和营养的影响。婴儿出生时体重平为3000克，头3个月每月增加体重约为800~1000克，3~6个月每月平均增加体重600~800克，6~9个月每月平均增加体重250~300克，9~12个月每月平均增加体重200~250克。因此，上半年平均每月体重增加800克，下半年平均每月增加250克。一般婴儿的体重可用公式来计算：出生后1~6个月体重（克）=出生时体重（克）+月龄×800（克）；7~12个月体重（克）=出生时体重（克）+6（月）×800（克）+（月龄−6）×250（克）。

婴儿出生时身高平均为50厘米，第1年平均增加25厘米，1周岁为75厘米左右。婴儿身高受种族、遗传和环境的影响较为明显，受营养的短期影响不明显，但长期的营养不良会影响身高的增长。

大脑和神经系统的发育

婴儿的大脑从胚胎期就开始发育，到出生时其重量已有390克左右，是成人脑重量的25%，而这时的体重只占成人的5%。婴儿第1年内脑重量增长速度最快，6个月时已达700克左右，到1岁时达到900克左右，是成人脑重的60%，而儿童体重要到10岁时才达到成人的50%。可见大脑发育大大超过身体发育的速度。

同时，神经系统，特别是脑的结构和功能也迅速发展和完善，为婴儿心理和行为的发展提供了生理基础。

动作的发展

婴儿的动作发展是在脑和神经系统、骨骼肌肉控制下进行的。因此，婴儿动作的发展和婴儿身体的发展、大脑和神经系统的发展是密切联系的。婴儿动作发展主要表现为手的动作和为直立行走做准备。其规律是从整体动作到分化动作，从上部动作到下部动作，从大肌肉动作到小肌肉动作。

婴儿的心理发育

婴儿期是人生的最早阶段，人类各种

心理活动，包括感知觉、注意、记忆、学习、想象、思维、言语、情感、意志行动、自我意识以及个性心理特征等，都是在出生后这个早期阶段发生的。每一阶段的心理发展都有其特点和具体的发展进程及其规律。

2个月婴儿心理发育

这个时期的孩子与外界接触很少，是以自我为中心地生活着，只关心自己的满足。当他们的生活需求得到满足时，就非常平静，而当饥饿、消化不良或疲劳刺激时，就会不停地啼哭。婴儿的注意力有了一定的发展，发亮或色彩鲜艳的物体出现在视野内时，他会发出愉快的声音。孩子有了短时记忆，当孩子注意的事物从视野中消失时，能用眼睛去寻找。

3个月婴儿心理发育

3个月时孩子能短暂地集中注意一个新鲜事物，如看到彩色的图画，能安静下来注视片刻，短暂的记忆保持时间很短。当孩子被抱起时，会高兴地发出响亮的尖叫声。

4～6个月婴儿心理发育

4个月时孩子记忆力较短暂，能对熟人再认识，但只能保持几天；孩子高兴时会笑出声，会全身乱动。

5个月时孩子的注意力有了提高，能稳定地注意某一事物，仍对色彩鲜亮的玩具特别感兴趣，每当学会一种玩法，就会表现出高兴的样子。

6个月时孩子开始有了注意事物的选择性，出现了注意的萌芽，这时也开始出现分离后焦虑的情绪。

7～9个月婴儿心理发育

这个时期的孩子能有意识地较长时间注意感兴趣的事物，具有短时记忆，能再认识几十天之前的事物，并能再现几周前的事物，孩子仍有分离焦虑的情绪。

10～12个月婴儿心理发育

10个月的孩子已有个体的特征性，有的孩子表现得活泼，有的沉静，有的灵活，有的呆板。比如有的孩子不让别人抢走他手中的玩具或吃的东西；有的孩子见别人有什么玩具都想要什么；有的孩子则显得很大方，把自己的东西送给别人，与别人分享；有的孩子整天不声不响。

此外，这时期宝宝具有明显的记忆力，能认识自己的玩具、衣物，还能指出自己身上的器官，如头、眼、鼻、口等。而思维发育程度较低，主要是具体形象思维，叫作前语言思维，表现为有目的地用东西来解决问题，如可找到藏在某地方的物体。孩子的好奇心逐渐增强，喜欢到处触摸、到处看。孩子常常把家里的抽屉打开，把每件东西都拿出来看看、玩玩，如果有箱子，他就会钻进去，还会把塑料袋套在自己头上，常常因拿不下来而发急。

与父母的心理依恋

1.母婴依恋：婴儿在和母亲的最亲近、最密切的感情交流中，逐渐建立了一种特殊的感情连接，即对母亲产生依恋关系。这种依恋关系一般在婴儿6～7个月时形成。母婴依恋的建立，有助于婴儿形成积极、健康的情绪、情感，养成自信、勇敢、敢于探索的个性，并促进婴儿智力发育。

2.父婴关系：近年来，父婴关系逐渐为心理学家所关注。有研究表明，父婴交往具有与母婴交往不可替代的特殊作用。首先，父亲是婴儿重要的游戏伙伴，在与父亲的游戏中，婴儿感到更大的兴奋、快乐与满足。同时，父亲对婴儿积极个性品质的形成、认知发展、性别角色的正常发展以及培养和提高社交能力等诸多方面的影响远远超过了人们以前的认识和估计。因此，父亲在儿童的心理健康发展中是不可缺少的。

父亲对婴儿起着很重要的作用，在儿童心理健康的发展中不可或缺。

儿童的心理随着大脑的发育也处于不断的发展变化之中，不同心理特征的发展速度是不平衡的，同一心理特点的发展速度也是不平衡的，可以在某个时期发展十分迅速而在其他的时期则较缓慢。儿童的动作行为和心理特点的发育都有自己的关键时期，过早教育无异于拔苗助长，放任不管也不利于孩子潜能的发挥，只有当家长、老师了解什么时候是儿童言语、动作、思维等心理发展的关键时期，才会做到有的放矢，因材施教。

婴儿的智力发育

3个月

婴儿注视周围的一切，直立位抱起时头部可以抬起来，能够蹬脚，握拳伸手，腿脚乱动，很活跃，当大人摇动带声响的玩具或朝他说话时，能转向有响声一侧，说明听力发育正常；眼睛能跟随物体移动，看到乳房或奶瓶就咂嘴，说明视力发育正常；在饥饿、愤怒、惊恐或身体感觉不舒服时即啼哭，说明中枢神经系统发育正常。

4个月

婴儿仰卧时头肩能够抬起来；能抓取挂在胸部上方的玩具，每只手都能拿着一个玩具摇动，并且能将手里的玩具放到嘴里。当叫他名字时能转向声音的那一侧。

5个月

婴儿能扶腋站立，当婴儿醒着时总是想翻身，但自己还不能完全翻身；俯卧位时能用手支撑起前身，能从仰卧位转向俯卧位，索取给他的玩具；不放开自己拿着的玩具；认识熟人，还能辨别熟人的声音，发出"啊、咿"的声音来；能够很好地从小勺中吃东西。

婴儿不但能看清东西，而且对看到过的东西也有记忆了，一看到妈妈就手舞足蹈，有的一看到妈妈离开就大哭不止。这时婴儿成长速度非常快，喜、怒、哀、乐都显露于色了。一不高兴就大声哭，相反，高兴时就大声笑。爱哭的婴儿和老实的婴儿差别越来越大。

6个月

婴儿身体的各个部位更加灵活，力气也大起来了，一抱起来他就会抓妈妈的鼻子，大人把玩具拿起来他就会伸手抓抢；双脚蹬被的劲儿也大起来，常常能把盖着的被子蹬开；让他的两腿自由时，就会上下乱蹬；把他抱到腿上，能稍微站一会儿，并一蹦一蹦地跳着；稍不高兴时，就会打挺儿。对周围事物关心起来，能认识妈妈的脸，一看到妈妈就笑，妈妈不在身旁就啼哭，看到不认识的男人时，有时会哭。哭闹的行为是婴儿天性所决定，说明大脑发育正常。

随着婴儿月龄增长和周围事物活动的

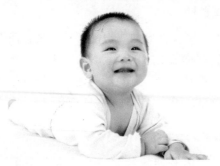

宝宝逐渐能看到周围事物，而且看到妈妈就会微笑。

发展，白天睡眠时间减少，一般上午睡1~2个小时，下午睡2~3个小时。由于白天运动量增加，稍有疲劳夜间就会由醒两次改为醒一次，慢慢能够一觉睡到天亮。爱运动的婴儿睡眠时间较少，安静的婴儿白天爱睡觉，晚上睡得也早。

7个月

超过半年的婴儿已经知道欢乐，妈妈每天应当给婴儿自由活动身体的欢乐、吃好吃的东西的欢乐、与父母一起的欢乐。婴儿喜欢有人逗他玩，父母不要只会用食物来喂养孩子，而忽略在精神上给他的欢乐。一般婴儿这时多数会坐了，坐的情况因穿衣服的多少而异。婴儿腿脚的劲儿也更大了，一抱起来放在膝盖上，他就会蹦跳，但还不能扶着东西站立。

8~9个月

婴儿这时自己能坐得很久，并能从坐着改为爬，只要扶着他的手，就能站起来。有的婴儿能抓住东西站起来，但还不能迈步。手能把纸撕碎放在嘴里，能把玩具从右手传到左手，能用手打桌子。婴儿的运动能力增强了，自己能爬着挪动，这时是最危险的，一刻也不能离开家长的照顾，稍不注意就会从床上掉下来。

10个月

婴儿不仅能长时间地平稳坐着，用手抓东西的力量大了，手指也灵活了，能自己独自坐着玩，对玩具十分感兴趣，对身边的东西都要用手抓来玩，还能仔细看着大人的举动，进行模仿。并能自己抓着床栏杆站起来玩耍，活动频繁，常常在床上跌倒，跌倒后又能立刻爬起来，晚间临睡前让婴儿排尿1次，大多数的婴儿可以一直睡到第二天早晨，不会尿床。

11~12个月

1岁时，婴儿的身体活动日见频繁，一般孩子都是在这时由大人搀着双手或一只手开始练习走，走得早的孩子，能摇摇摆摆地走。开始走时，孩子右脚呈罗圈腿，左腿拖着走，常常是两条腿不一样，这时不必担心，经过一段时间的练习，到一岁半时孩子双腿有劲儿了，走路的姿势就好了。

婴儿渐渐懂得人与人的关系，能分辨父母和外人了，也能分辨外人中的熟人和陌生人。并且逐渐懂得语言是人与人联络的工具，叫他的名字会循声转头，对他说再见时会举手或点头示意。当然这也和大人的教导有关系，大人举孩子的上臂，向人摆手示意，以后孩子自己会照做。这时一般孩子能懂得很多大人说的话，有的孩子开始叫妈妈，有时发出很不清楚的声音，如笛笛达达。

孩子手的动作越来越巧，会开瓶塞。这时，孩子有了好奇心，这个也摸摸，那个也动动，这时大人应当提高警惕，对危险动作要禁止他做，母亲应该说：不行，别动，随时用柔和语气加以斥责，婴儿在这个时期能记住受斥责的事情，并不会认为受斥责是坏事。

第三章
幼儿的发育特点

幼儿的身心发育

　　1~3岁是儿童生长发育的又一个重要时期。这是儿童进入幼儿园以前的一个阶段，幼儿园的儿童称为学前儿童，因此三岁前的儿童就称为先学前儿童。

　　这阶段的儿童，动作有了进一步的发展，能够开始独立行走，有了基本的自由活动的能力，并且能够理解和运用简单的语言来表达自己的意思和愿望，更进一步地密切了与成人的交往。因此，这个阶段家庭对他们的教育是非常重要的。

身体发育

　　1~3岁的儿童，身体迅速发展，认识范围逐渐扩大。这一时期儿童身体的发展是比较迅速的，身长几乎是出生时的一倍，体重是出生时的四倍。骨骼还没有完全硬化，耐劳力还比较差，但是与婴儿期相比，耐劳程

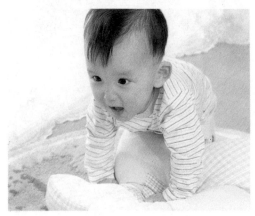

此时宝宝身体动作更加灵活，可以自由爬行甚至能爬楼梯。

度有所增加，已能保证儿童从事一些基本的活动，如跳跃、攀登小梯子、上下楼梯、横走后退、越过障碍等。

　　从神经系统看，1~3岁的儿童两年内脑的重量增加到1011克左右，增加的速度仅次于婴儿期。三岁儿童的脑重跟成人的脑重相比，相差不过400克左右。在脑的结构上不但细胞体在增大，神经纤维也在加长，这就使大脑功能进一步发展，兴奋和抑制过程的情况有了改善。所以，两三岁的儿童有可能较长时间地进行活动和游戏，并能开始接受父母的指示来支配自己的一些动作。

　　1~3岁的儿童，双手的动作也越来越复杂。他们的双手已开始参与一些力所能及的活动，如抓匙子、捧奶瓶。他们在穿衣吃饭这些基本生活活动中也不像婴儿期那样完全被动地受父母的照料。他们喜欢反复地把小盒子放在大盒子里，也喜欢把东西搬来搬去。通过这些活动，儿童进一步认识了事物的各种特性和关系，也就发展了感知觉和具体思维的能力，这对儿童的心理发展具有极为重要的意义。

　　独立行走和双手动作的发展，不但使儿童有可能主动去接触各种事物，而且还能从各方面去认识物体，从而大大地扩大了儿童的认识范围。

智力发育

　　在动作发展的基础上，三岁儿童逐步

出现了最初的有目的的活动。

（1）模仿性游戏活动。儿童在运用物体的基础上，开始通过一些比较复杂的动作来反映现实，这就是最原始的、最低水平的游戏。实际上，这种游戏还只是重复模仿日常所见的成人所做的某些动作，如用勺子喂布娃娃吃东西，用手帕给布娃娃盖被子等。这个年龄的儿童在游戏的时候，往往喜欢用日常用品，而不愿使用玩具。例如，他们看到桌子上放的茶杯、汤匙或是镜子等东西的时候，就想拿过来玩。这个时期儿童的游戏内容还是非常简单、贫乏而片断的，游戏活动都是由当前存在的具体东西引起的，想象的成分极少。

（2）最原始的学习活动。两三岁的儿童开始喜欢模仿成人"写字"。实际上，他们是拿着笔在纸上乱画些圈圈和线条，并且自己说"这是一只狗"或"这是小猫"。有时儿童也用泥团、面团来塑造一些物体，虽然他们捏得粗糙，也不很像。

（3）最原始的劳动活动。两三岁的儿童已经可以做一些简单的自我服务性的劳动，例如穿衣、吃饭，还能模仿着成人的样子，用小刀"切菜"、用扫帚"扫地"。他们开始时动作比较笨拙，但在慢慢学会这些动作以后，还能够做一些抹桌子、搬凳子、摆碗筷等简单的服务性活动。

正是这些基本的活动，尤其是游戏活动对两三岁儿童的感知、注意、记忆、思维和语言的发展起着极其重要的作用。因此，父母应该利用儿童喜欢游戏的这种心理，选择色彩鲜明的图画和各种玩具，对儿童进行教育，促进他们智力的发展。

语言发展

语言的迅速发展是1~3岁儿童突出的特点。这里又可以分为1~1.5岁和1.5~3岁两个时期。

1~1.5岁是单词句时期。这个时期儿童语言的特点是：

（1）单音重复。如说"妈妈""爸爸""抱抱"等。

（2）一词多义。如儿童说"椅"这个词，可以是代表"拿椅子来""请客人坐椅子上"、哥哥"拿走了他的椅子"等。

（3）以音代物。如叫汽车为"Bei—Bei"（呗—呗），叫小铃铛为"ling—ling"（铃—铃）。

（4）词的内容限于与儿童日常生活有关的事物，而且多数是名词。

1.5~3岁的儿童是多词句时期。这个时期可以说是儿童语言发展的一个跃进阶段，它是儿童学说话积极性高涨的时期。在这个阶段内，随着儿童理解言语能力的发展，儿童的语言表达能力也逐渐发展起来，语言结构也更加复杂化。这些都为儿童心理的进一步发展提供了重要的条件。

这个时期的主要特点是：

（1）随着儿童掌握词汇的数量增多，

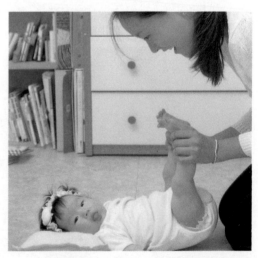

妈妈应创造各种机会和宝宝说话，并积极地对宝宝"咿呀"的声音做出反应。

开始出现了多词句。每个句子一般包括2~3个或3~4个词。如"爸爸上班""妈妈再见"等。

（2）儿童不仅能说一些简单句，而且出现了复合句。但这个阶段的复合句只是两个简单句的组合，还不会使用连接词。如"不要你，我自己睡"等。这个时期的儿童特别喜欢和成人说话，喜欢听简单的故事和朗读儿歌。

（3）语言的概括作用明显地发展起来。两三岁儿童对"猫"一词的认识，已不只是代表家里的那只猫，而且还代表着他曾经见到过的各色各样的猫。

三岁左右的儿童已掌握了一些最基本的词汇、词类，学会了一些简单的句子，他们所说的话基本上符合语法。

幼儿的喂养原则

相对于出生第一年，宝贝在1~3岁期间的身体发育速度有所放慢，不过这个时期对各种营养素的需求量仍旧很大，而且不再像小婴儿时那样仅仅靠吃奶或者吃简单的离乳食品就能满足身体的需求，而是需要从多种食物中获取营养。

宝贝在这个时期如果饮食不当，很容易出现各种营养问题。不过妈妈不必过于紧张，只要遵循一些基本的喂养原则，还是可以轻松地养育一个健康宝贝的。饮食原则是依据幼儿膳食宝塔进行的。

1~3岁幼儿膳食宝塔

膳食宝塔共分五层（膳食宝塔中建议的各类食物摄入量都是指食物可食部分的生重）：

第一层（底层）：母乳和乳制品，继续母乳喂养，可持续至2岁；或供应不少于相当600mL母乳的婴幼儿配方奶粉或稀释的鲜牛奶，即350mL鲜牛奶或幼儿配方奶粉80~100g或相当量的乳制品。

第二层：谷类（包括米和面粉等粮谷类食物）100~150g。

第三层：新鲜绿色、红黄色蔬菜以菌藻类150~200g；新鲜水果150~200g。

第四层：蛋类、鱼虾肉、瘦畜禽肉等100g。

第五层：烹调油20~25g。

幼儿喂养的八大原则

1.继续给予母乳喂养或其他乳制品，逐步过渡到多样食物

可继续给予母乳喂养至2岁（24月龄），或每日给予不少于相当于350mL液体奶的幼儿配方奶粉，但是不宜直接用普通液态奶、成人奶粉或大豆蛋白粉等。建议首选适当的幼儿配方奶粉，或给予强化了铁、维生素A等多种微量营养素的食品。

如果幼儿不能摄入适量的奶制品时，需要通过其他途径补充优质蛋白质和钙质。可用100g左右的鸡蛋（约2个）经适当加工来代替，如蒸蛋羹等。

当幼儿满2岁时，可逐渐停止母乳喂养，但是每天应继续提供幼儿配方奶粉或其他的乳制品。同时，应根据幼儿的牙齿发育情况，适时增加细、软、烂的膳食，种类要不断丰富，数量要不断增加，逐渐向食物多样过渡。

2.选择营养丰富、易消化的食物

幼儿食物的选择应根据营养全面丰富、易于消化的原则，充分考虑满足能量需要，增加优质蛋白质的摄入，以保证幼儿生长发育的需要；增加铁质的供应，以避免铁缺乏和缺铁性贫血的发生。

鱼类脂肪有利于儿童神经系统发育，可适当选用鱼虾类食物，尤其是海鱼类。

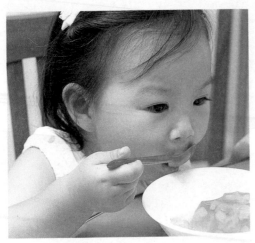

家长应培养宝宝咀嚼的习惯，这样有利于食物的消化与吸收。

对于1~3岁幼儿，应每月选用猪肝75g（或鸡肝50g、羊肝25g），做成肝泥，分次食用，以增加维生素A的摄入量。不宜直接给幼儿食用坚硬的食物、易吸入的硬壳果类（如花生）、腌制食品和油炸类食品。

3.采用适宜的烹调方式，单独加工制作膳食

幼儿膳食应单独加工、烹制，并选用合适的烹调方式和加工方式。应将食物切碎煮烂，易于幼儿咀嚼、吞咽和消化，特别注意要完全去除皮、骨、刺、核等；大豆、花生等硬果类食物，应先磨碎，制成泥、糊、浆等状态进食；烹调方法上，应采用蒸、煮、炖、煨等烹调方式，不宜采用油炸、烤、烙等方式。口味以清淡为好，不应过咸，更不宜食辛辣刺激性食物，尽可能少用或不用含味精或鸡精、色素、糖精的调味品。要注意花样品种的交替更换，以利于幼儿保持对进食的兴趣。

4.在良好环境下规律进餐，重视良好饮食习惯的培养

幼儿饮食要一日5~6餐，即一天进主食三次，上下午两主餐之间各安排以奶类、水果和其他细软面食为内容的加餐，晚饭后也可加餐或零食，但睡前应忌食甜食，以预防龋齿。

要重视幼儿饮食习惯的培养，饮食安排上要逐渐做到定时、适量、有规律地进餐，不随意改变幼儿的进餐时间和进餐量；鼓励和安排较大幼儿与家人一同进餐，以利于幼儿日后能更好地接受家庭膳食；培养孩子集中精力进食，停止其他活动；家长应以身作则，以良好的饮食习惯影响幼儿，使幼儿避免出现偏食、挑食的不良习惯。

此外，还要创造良好的进餐环境，进餐场所要安静愉悦，餐桌椅、餐具可适当儿童化，鼓励、引导和教育儿童使用勺子、筷子等自主进餐。

5.鼓励幼儿多做户外游戏与活动，合理安排零食，避免过瘦与肥胖

适宜的日光照射可促进儿童皮肤中维生素D的形成，对儿童钙质吸收和骨骼发育具有重要意义。每日安排幼儿1~2小时的户外游戏与活动，既可接受日光照射，促进皮肤中维生素D的形成和钙质吸收，又可以通过体力活动实现对幼儿体能、智能的锻炼培养和维持能量平衡。

正确选择零食品种，合理安排零食时机，既可增加儿童对饮食的兴趣，并有利于能量补充，又可避免影响主餐食欲和进食量。应以水果、乳制品等营养丰富的食物为主，给予零食的数量和时机以不影响幼儿主餐食欲为宜。应控制纯能量类零食的食用量，如果糖、甜饮料等含糖高的食物。鼓励幼儿参加适度的活动和游戏，有利于维持儿童能量平衡，使儿童保持合理体重增长，避免儿童瘦弱、超重和肥胖。

6.每天足量饮水，少喝含糖高的饮料

水是人体必需的营养素，是人体结构、代谢和功能的必要条件。小儿新陈代谢相对高于成人，对能量和各种营养素的需要量也相对更多，对水的需要量也更高。1~3岁幼儿每日每千克体重约需水125mL，全日总需水量约为1250~2000mL。

幼儿的最好饮料是白开水。目前市场上许多含糖饮料和碳酸饮料含有葡萄糖、碳酸、磷酸等物质，过多饮用这些饮料，不仅会影响孩子的食欲，使儿童容易发生龋齿，而且还会造成过多能量摄入，从而导致肥胖或营养不良等问题，不利于儿童的生长发育，应该严格控制摄入。

7.定期监测生长发育状况

身长和体重等生长发育指标反映幼儿的营养状况，父母可以在家里对幼儿进行定期的测量，1~3岁幼儿应每2~3个月测量1次。

8.确保饮食卫生，严格餐具消毒

选择清洁不变质的食物原料，不食隔夜饭菜和不洁变质的食物，在选用半成品或者熟食时，应彻底加热后方可食用。幼儿餐具应彻底清洗和加热消毒。家长也要注意个人卫生，培养幼儿养成饭前便后洗手等良好的卫生习惯，以减少肠道细菌、病毒以及寄生虫感染的机会。

对婴幼儿的餐具，不主张使用药物消毒，建议采用热力消毒：将餐具浸入水中煮沸10分钟，或者把餐具放到蒸具里，将水烧开，隔水蒸10分钟，就可达到消毒目的。婴儿餐具要选用耐热材料制成的，以便热力消毒。

幼儿的护理要点

1~1.5岁

卫生护理

这一时期宝宝的卫生护理需要注意：饭前饭后教宝宝洗手、擦嘴。起床后、睡觉前以及进食后让宝宝先用温开水漱漱口，再喝点儿水，家长需要做好幼儿的口腔保健工作。家长可用消过毒或者煮沸的纱布，蘸一下洁净的温开水轻轻擦拭孩子口腔两侧内的黏膜、牙床以及已萌发的牙齿，坚持每次饭后、饭前各1次。吃水果前教宝宝把水果洗干净。排便后要给宝宝清洗肛门。

穿衣护理

衣着式样：衣服要便于穿脱，因为这一时期可以逐渐培养宝宝自己穿、脱衣服，不要有许多带子、纽扣。一般一件衣服上2~3颗大按扣即可，便于穿脱。另外，上衣要稍长，但不宜过长或过于肥大，使孩子活动不便，当然也不能太瘦小而影响动作伸展。衣领不宜太高太紧，最好穿背带裤，女孩不宜穿过长连衣裙，最好穿短裤，以免活动时摔跤引起事故。

鞋子选购：最好给宝宝选购稍大且平底的方口或高腰鞋。这样的鞋子适合此时期的宝宝，因为孩子正处于发育旺盛的时期，一旦鞋子小了不能穿马上换新鞋。到了2岁以后，可穿普通的球鞋等。

穿衣能力：在教宝宝做这些事情时，要给宝宝仔细讲解每一个动作，如脱衣，要先把着孩子的一只手放在背后，使孩子的另一只手拉住此只手的袖子往下拉即可。

宝宝在学穿鞋时一开始可能分不清左右，大人要反复示范，一定要仔细、耐心地教，这样才能达到预期的效果，使宝宝逐渐学会自己穿脱衣物。

健康提醒

在宝宝1.5岁时，要去医院做全面检查。除了进行常规的身高、体重、头围的测量外，还要检查头部、脖子、眼睛、牙齿、胸腹部、生殖器。主要是看看宝宝的淋巴结有没有肿大，耳朵有没有感染，眼睛是否斜视，牙齿生长是否正常，心肺肠胃是否正常，有没有疝气。1.5岁宝宝很容易贫血和感染蛔虫病，因此要检查大便和血红蛋白。

1.5~2岁

睡眠护理

此阶段的宝宝睡眠应该是白天睡约3小时，晚上能连续睡11~12小时。有些宝宝却不能安睡，因此家长在护理上应该注意以下方面：

规律的生活作息：有些宝宝生活作息不好，比如白天一直睡，而晚上却很精神，但父母却很累，不愿在夜晚搭理宝宝，宝宝就会用哭来抗议。这种睡眠问题，重要的是大人抓紧时间纠正宝宝的生活作息情况，白天减少宝宝的睡眠时间，多跟他玩耍，晚上宝宝的睡眠才会有所改善。

要注重睡眠环境：一定要遵循睡眠环境的安适原则：室内空气新鲜、安静；明暗适宜、湿温度适宜。

睡前饮食要合理：晚餐以及睡前不要给宝宝吃胀气的食物，如配方奶、豆类等，因为这些食物易让宝宝胀气，导致宝宝睡眠不良。另外，睡前不要吃得太多，这也会影响睡眠。

健康提醒

宝宝两岁的时候，需要进行全面的检查，除了检查宝宝的体重、身高、头围等项目外，还要测宝宝的心肺和微量元素，医生会根据测量的结果指导妈妈们喂养宝宝。

此期的宝宝，需要打百白破疫苗的加强针和乙肝疫苗的加强针以及麻风疫苗。

2~3岁

排泄护理

虽然排泄护理对于家长们来说是天天为宝宝做的事情，可是在一些特殊的情况下，宝宝的排泄护理工作还是需要一些小窍门的。

进行目标练习：训练宝宝上厕所，我们可以这样做：把一团卫生纸放在坐便器里，然后，试探着问孩子："你能不能把卫生纸尿湿"，孩子会觉得很有意思，于是他每次都很乐意去厕所。宝宝要大便，可以告诉他用"嗯嗯"来表达。有一本小儿书就叫《是谁嗯嗯在我头上》，很有趣，这个故事可以帮助宝宝建立大便和"嗯嗯"之间的联系。

外出准备尿盆：外出的时候，为了帮助小宝宝上厕所，可以在汽车里放一个小的塑料尿盆，尿盆里铺好塑料袋。孩子尿完后，只需要把塑料袋系好扔掉就可以了。这样既方便清洁打扫，也可以避免路途中停车的麻烦。

尿床解决方法：孩子尿床后，不要责怪他而要安慰孩子，因为孩子并不是成心尿床的，而且孩子并不能控制自己。父母需要做的是平静地给孩子换掉裤子或者床单，也可以让孩子了解爸爸妈妈也曾经有过同样的经历，这会让孩子感觉好很多。想要控制宝宝不尿床是不可能的，最好的办法是减少尿床的次数。必要时可以求助儿科医生，当然这需要根据一些问题的出现而定，比如孩子好几个月没有尿床了，但是近期又开始出现规律的尿床，可能是因为孩子的身体出现了毛病，所以应该及时去看医生。

健康提醒

在宝宝3岁的时候，医生会给宝宝进行一次全面的体检，除了量身高、体重等，主要注重于检查牙齿和视力，看看牙龈是否有炎症，是否有龋齿的现象。检查视力主要是看宝宝是否有弱视的症状。

在宝宝3岁的时候，需要接种A群流脑疫苗的第三针。

·饮食调理篇·

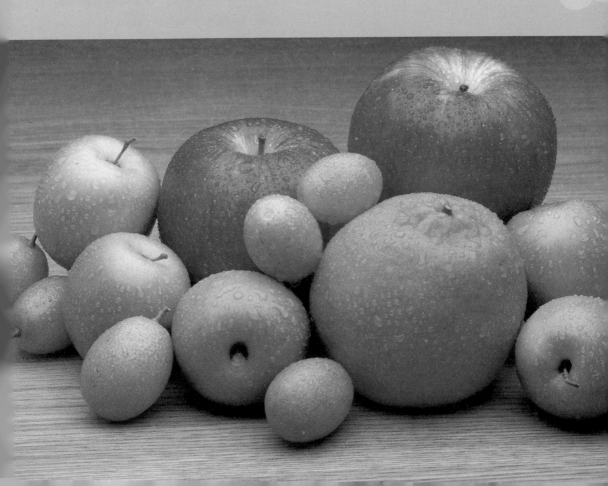

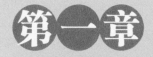
喂养孩子不可不知的营养常识

宝宝到4个月时，母乳喂养已经不能满足宝宝对营养的需求了，爸爸妈妈要开始考虑给宝宝添加母乳以外的食物，才能补充宝宝身体所需的营养。由于宝宝还小，身体娇弱，身体各器官均未发育成熟，再加上成长时期对营养的特殊需求，饮食就需要格外注意。那么，具体要注意哪些问题呢？我们将为您一一解答。

宝宝成长所需的18大营养素

1.碳水化合物

走近碳水化合物

碳水化合物是人类从食物中汲取能量的主要来源。食物中的碳水化合物分成两类：人体可以吸收利用的有效碳水化合物，如单糖、双糖、多糖；人体不能消化的无效碳水化合物。糖类化合物是一切生物体维持生命活动所需能量的主要来源，它不仅是营养物质，而且有些还具有特殊的生理活性，如肝脏中的肝素有抗凝血作用。

碳水化合物的作用

碳水化合物能提供宝宝身体正常运作的大部分能量，起到保持体温、促进新陈代谢、驱动肢体运动、维持大脑及神经系统正常功能的作用。特别是大脑的功能，完全靠血液中的碳水化合物氧化后产生的能量来支持。碳水化合物中还含有一种不被消化的纤维，有吸水和吸脂的作用，有助于宝宝大便畅通。

食物来源

碳水化合物的主要食物来源有谷类、水果、蔬菜等。谷类有水稻、小麦、玉米、大麦、燕麦、高粱等；水果有甘蔗、甜瓜、西瓜、香蕉、葡萄等；蔬菜有胡萝卜、红薯等。

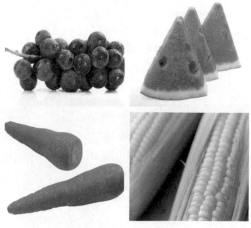

建议摄取量

婴幼儿需要碳水化合物相对比成年人多。1岁以内的宝宝每日每千克体重需要12克碳水化合物，2岁以上的宝宝每日每千克体重需要10克碳水化合物。每克糖能提供热量16.74千焦，每日糖类提供的热量占总热量的35%~65%。

2.蛋白质

走近蛋白质

蛋白质是人体营养的重要成分之一，约占人体重的18%。食物蛋白质中的各种必需氨基酸的比例越接近人体蛋白质的组成成分，越易被人体消化吸收，其营养价值就越高。一般来说，动物性蛋白质在各种必需氨基酸组成的相互比例上接近人体蛋白质，属于优质蛋白质。

蛋白质的作用

蛋白质是生命的物质基础，是机体细胞的重要组成部分，是人体组织更新和修补的主要原料。人体的每个组织都是由蛋白质组成的，如毛发、皮肤、肌肉、骨骼、内脏、大脑、血液、神经、内分泌系统等。宝宝的生长发育比较快，充足的蛋白质是宝宝大脑组织生长发育、骨骼生长等的必需原料。

食物来源

蛋白质的主要来源是肉、蛋、奶和豆类食品。含蛋白质多的食物包括：畜肉类，如牛肉、羊肉、猪肉等；禽肉类，如鸡肉、鸭肉、鹌鹑肉等；海鲜类，如鱼、虾、蟹等；蛋类，如鸡蛋、鸭蛋、鹌鹑蛋等；奶类，如牛奶、羊奶、马奶等；豆类，如黄豆、黑豆等。此外瓜子、核桃、杏仁、松子等干果类食品的蛋白质含量也很高。

建议摄取量

婴幼儿所摄入的蛋白质大多数用于生

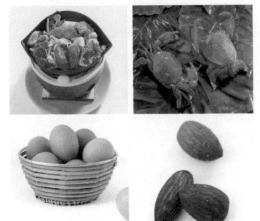

长发育，尤其是在宝宝生长和发育最快的头一年，对蛋白质的需求比一生中的其他时间要多得多，大概是成人的3倍。一般来说，新生足月的宝宝，每天每千克体重大约需要2克蛋白质（按照3千克的体重计算，宝宝每天需要630毫升的母乳或450毫升的婴儿配方奶粉）。早产儿对蛋白质的需求会更多一些，通常每日每千克体重需要3～4克的蛋白质，当宝宝的体重达到与足月宝宝一样大时（2.5千克以上），对蛋白质的需求就与足月新生儿一样了。1岁以内的宝宝身体发育所需的蛋白质，主要来自于母乳或配方奶粉，平均每天700～800毫升的母乳或配方奶，基本就能满足其生长发育所需。

3.脂肪

走近脂肪

脂肪是构成人体组织的重要营养物质，在大脑活动中起着不可替代的作用。脂肪主要供给人体以能量，是人类膳食中不可缺少的营养素。脂肪酸分为饱和脂肪酸和不饱和脂肪酸两大类。亚麻油酸、次亚麻油酸、花生四烯酸等均属在人体内不能合成的不饱和脂肪酸，只能由食物供给，又称作必需脂肪酸。必需脂肪酸主要含在植物油中，在动物油脂中含量较少。

脂肪的作用

脂肪具有为人体储存并供给能量、保持体温恒定、缓冲外界压力、保护内脏等作用，并可促进脂溶性维生素的吸收，是身体活动所需能量的最主要来源。

食物来源

富含脂肪的食物有花生、开心果、核桃、松仁等干果及蛋黄、动物类皮肉、花生油、豆油等。油炸食品、面食、点心、

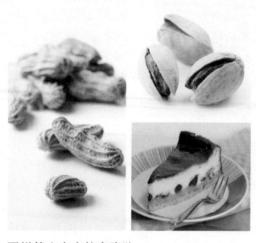

蛋糕等也含有较高脂肪。

建议摄取量

不同年龄段婴幼儿的生长发育速度相对不同，以能量计算的脂肪摄取量也不同。0~6个月的婴儿，推荐摄取量为总能量的45%~50%。6个月的婴儿按每日摄入人乳800毫升计算，可获得脂肪27.7克，占总能量的47%。6个月~2周岁的婴幼儿，每日推荐脂肪摄取量为总能量的35%~40%。2周岁以后脂肪摄入量为总能量的30%~35%。

4.膳食纤维

走近膳食纤维

膳食纤维是一般不易被消化的食物营养素，主要来自于植物的细胞壁，包含纤维素、半纤维素、树脂、果胶及木质素等。膳食纤维是人们健康饮食不可缺少的营养元素，膳食纤维在保持消化系统健康上扮演着重要的角色。

膳食纤维的作用

膳食纤维有增加肠道蠕动、减少有害物质对肠道壁的侵害、促进大便的通畅、减少便秘及其他肠道疾病的发生、增强食欲的作用，能帮助宝宝建立正常排便规律，保持健康的肠胃功能，对预防成年后的许多慢性病也有好处。

食物来源

膳食纤维的食物来源有糙米、胚芽精米，以及玉米、小米、大麦等杂粮。此外，水果类、根菜类和海藻类中食物纤维较多，如柑橘、苹果、香蕉、洋白菜、菠菜、芹菜、胡萝卜、四季豆、豌豆、薯类和裙带菜等。

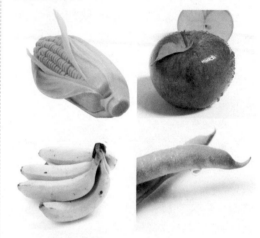

建议摄取量

不同年龄段的宝宝所需的膳食纤维量是不同的。4~8个月的宝宝，每天所需的膳食纤维量约为0.5克；1岁左右的宝宝，每天所需的膳食纤维量约为1克；2岁以上的宝宝，每天所需的膳食纤维量为3~5克。

5.维生素A

走近维生素A

维生素A的化学名为视黄醇，是最早被发现的维生素，是脂溶性物质维生素，主要存在于海产鱼类肝脏中。维生素A有两种，一种是维生素A醇，是最初的维生素A形态（只存在于动物性食物中）；另一种是β-胡萝卜素，在体内转变为维生素A的预成物质（可从植物性及动物性食物中摄取）。

维生素A的作用

维生素A具有维持人的正常视力、维持上皮组织健全的功能，可帮助皮肤、骨骼、牙齿、毛发健康生长，还能促进生殖功能的良好发展。

食物来源

富含维生素A的食物有鱼肝油、牛奶、胡萝卜、杏、西蓝花、木瓜、蜂蜜、香蕉、禽蛋、大白菜、荠菜、西红柿、茄子、南瓜、韭菜、绿豆、芹菜、杜果、菠菜、洋葱等。

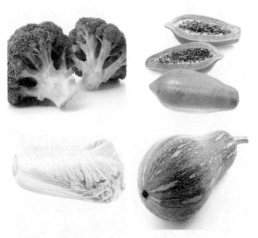

建议摄取量

0～1岁的宝宝每天维生素A的推荐摄取量约为400微克。母乳中含有较丰富的维生素A，用母乳喂养的婴儿一般不需要额外补充。牛乳中维生素A的含量仅为母乳的一半，每天需要额外补充150～200微克。1～3岁的宝宝每日维生素A的适宜摄取量为500微克。

6.维生素B₁

走近维生素B₁

维生素B₁又称硫胺素或抗神经炎素，其也被称为精神性的维生素，因为维生素B₁对神经组织和精神状态有良好的影响。维生素

B₁可促进胃肠蠕动，帮助消化，特别是帮助碳水化合物的消化，增强宝宝的食欲。

维生素B₁的作用

维生素B₁是人体内物质与能量代谢的关键物质，具有调节神经系统生理活动的作用，可以维持食欲和胃肠道的正常蠕动以及促进消化，还能增强记忆力。

食物来源

富含维生素B₁的食物有谷类、豆类、干果类、硬壳果类，其中尤以谷类的表皮部分含量较高，所以谷类加工时碾磨精度不宜过细。蛋类及绿叶蔬菜中维生素B₁的含量也较高。

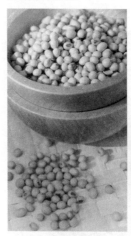
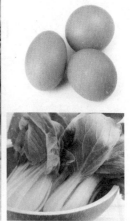

建议摄取量

每100毫升的母乳中，维生素B₁的平均含量约为0.02毫克。0～6个月的宝宝，维生素B₁每日适宜摄取量约为0.2毫克；6个月～1岁的宝宝，维生素B₁每日摄取量约为0.3毫克；1～3岁的宝宝，维生素B₁每日摄取量约为0.6毫克。

7.维生素B₂

走近维生素B₂

维生素B₂又叫核黄素，由异咯嗪与核糖组成，纯维生素B₂为黄棕色针状晶体，味苦，是一种促生长因子。维生素B₂是水

溶性维生素，容易被人体消化和吸收，被排出的量随体内的需要以及可能随蛋白质的流失程度而有所增减。如果维生素B₂摄入不足，蛋白质、脂肪、糖类等所有能量代谢都无法顺利进行。维生素B₂不会蓄积在体内，所以时常要从食物或营养品中补充。

维生素B₂的作用

维生素B₂参与体内生物氧化与能量代谢，在碳水化合物、蛋白质、核酸和脂肪的代谢中起着重要的作用，可提高机体对蛋白质的利用率，促进宝宝发育和细胞的再生，维护皮肤和细胞膜的完整性，帮助消除宝宝口腔内部、唇、舌的炎症，促进宝宝视觉发育，缓解眼睛的疲劳。

食物来源

维生素B₂的食物来源有奶类、蛋类、鱼肉、肉类、谷类、新鲜蔬菜与水果等。

建议摄取量

0~6个月每日适宜摄取量为0.4毫克，6个月~1岁每日适宜摄取量为0.5毫克，1~3岁每日适宜摄取量为0.6毫克。

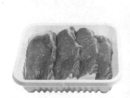
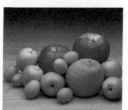
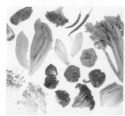
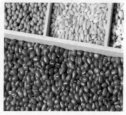

8.维生素B₆

走近维生素B₆

维生素B₆又称吡哆素，是一种水溶性

维生素，遇光或碱易破坏，不耐高温。维生素B₆是几种物质的集合，是制造抗体和红细胞的必要物质，摄取高蛋白食物时要增加它的摄取量。肠内的细菌具有合成维生素B₆的能力，所以多吃蔬菜是必要的。另外，在消化维生素B₁₂、制造盐酸和镁时，维生素B₆是必不可少的。

维生素B₆的作用

维生素B₆不仅有助于体内蛋白质、脂肪和碳水化合物的代谢，还能帮助转换氨基酸，形成新的红细胞、抗体和神经传递质，维持人体内硫和钾的平衡，以调节体液，并维持婴幼儿神经和肌肉骨骼系统的正常功能。

食物来源

维生素B₆的食物来源很广泛，动植物中均含有，如绿叶蔬菜、黄豆、甘蓝、糙米、蛋、燕麦、花生、核桃等。

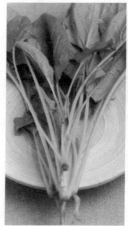
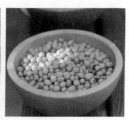
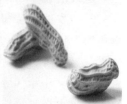

建议摄取量

婴幼儿每天需要1~2毫克维生素B₆，通过母乳或辅食即可满足其需求。

9.维生素B₁₂

走近维生素B₁₂

维生素B₁₂又叫钴胺素，是人体造血原料之一，它是唯一含有金属元素钴的维生素。维生素B$_{12}$与四氢叶酸（另外一种造血原料）的作用是相互联系的。维生素B$_{12}$呈红色，容易溶于水和乙醇中，耐热，在强酸、强碱及光照下不稳定。

维生素B$_{12}$是微生物合成的，当其进入消化道后，在胃内通过蛋白水解酶作用而游离出来，游离的维生素B$_{12}$与胃底壁细胞所分泌的内因子结合后进入肠道，在钙离子的保护下，在回肠中被吸收进入血液循环，运送到肝脏储存或被利用。

维生素B$_{12}$的作用

维生素B$_{12}$作为人体重要的造血原料之一，能促进宝宝生长发育，预防贫血和维护神经系统健康，还能增强宝宝食欲、消除烦躁不安、集中注意力、提高记忆力和平衡性。

食物来源

维生素B$_{12}$含量丰富的食物包括动物的内脏，如牛羊的肝、肾、心，以及牡蛎等；维生素B$_{12}$含量中等丰富的食物有奶及奶制品，部分海产品，如蟹类、沙丁鱼、鳟鱼等；维生素B$_{12}$含量较少的食物有海产品中的龙虾、剑鱼、比目鱼、扇贝，以及发酵食物。

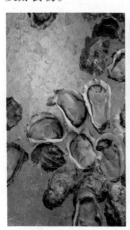
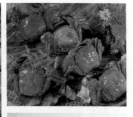
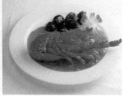

建议摄取量

0～1岁的幼儿，每日的维生素B$_{12}$摄取量为0.5微克；1～2岁的幼儿，每日的维生素B$_{12}$摄取量为1.5微克；2岁以上的幼儿，每日的维生素B$_{12}$摄取量为2毫克。

10.维生素C

走近维生素C

维生素C又叫L-抗坏血酸，是一种水溶性维生素，普遍存在于蔬菜水果中，但容易因外在环境改变而遭到破坏，很容易流失。维生素C由于其美肤作用而被大家熟知，它关系到毛细血管的形成、肌肉和骨骼的形成。此外，它还能够防治坏血病，它是细胞之间的粘连物，在人体代谢中具有多种功能，参与许多生化反应，还能促进机体蛋白质的合成，特别是结缔组织中胶原蛋白质和其他黏合物质的合成。

维生素C的作用

维生素C可以促进伤口愈合、增强机体抗病能力，对维护牙齿、骨骼、血管、肌肉的正常功能有重要作用。同时，维生素C还可以促进铁的吸收、改善贫血、提高免疫力、对抗应激反应等。

食物来源

维生素C主要来源于新鲜蔬菜和水果，水果中以柑橘、草莓、猕猴桃、枣等含量居高；蔬菜中以西红柿、豆芽、白菜、青

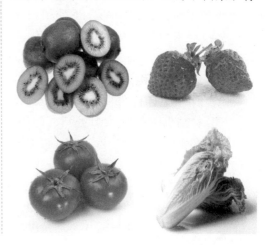

椒等含量较高。其他蔬菜也含有较丰富的维生素C，蔬菜中的叶部比茎部含量高，新叶比老叶含量高，有光合作用的叶部含量最高。

建议摄取量

0～1岁宝宝每日摄取量为40～50毫克；1～3岁宝宝每日摄取量为60毫克；4～7岁宝宝每日摄取量为70毫克。母乳中含有丰富的维生素C，每100毫升母乳中大约含有6毫克的维生素C，基本可以满足宝宝身体发育的需要。宝宝添加辅食后，对维生素C的需求可以通过食物获得满足，爸爸妈妈只需要给宝宝多准备新鲜的蔬菜和水果即可。

11.维生素D

走近维生素D

维生素D又称胆钙化醇、固化醇，为脂溶性维生素，是婴幼儿不可缺少的一种重要维生素。它被称作阳光维生素，皮肤只要适度接受太阳光照射便不会缺乏维生素D。维生素D也被称为抗佝偻病维生素，是人体骨骼正常生长的必要营养素，其中最重要的有维生素D_2和维生素D_3。维生素D_2的前体是麦角醇，维生素D_3的前体是脱氢胆固醇，这两种前体存在于人体组织内时是无作用的，当受到阳光的紫外线照射以后在皮肤内转变为维生素D。

维生素D的作用

维生素D是钙磷代谢的重要调节因子之一，可以提高机体对钙、磷的吸收，促进骨骼生长和钙化，健全牙齿，并可防止氨基酸通过肾脏丢失。

食物来源

维生素D的来源并不是很多，鱼肝油、沙丁鱼、小鱼干、动物肝脏、蛋类，以及

添加了维生素D的奶制品等都含有较丰富的维生素D。其中，鱼肝油是最丰富的来源。另外，通过晒太阳也能获得人体所需的维生素D。

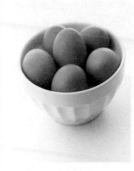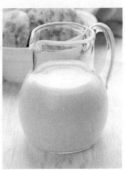

建议摄取量

建议摄取量为每日10微克，可耐受最高摄取量为每日20微克。

12.维生素E

走近维生素E

维生素E又名生育酚，属于酚类化合物。维生素E在体内可保护其他可被氧化的物质，接触空气或紫外线照射则减缓氧化变质。维生素E是一种很重要的血管扩张剂和抗凝血剂，在食用油、水果、蔬菜及粮食中均存在。

儿童发育中的神经系统对维生素E很敏感，当其缺乏维生素E又得不到及时的补充治疗，很有可能引发神经方面的症状。

维生素E的作用

维生素E是一种很强的抗氧化剂，具有改善血液循环、修复组织、保护视力、提高人体免疫力等功效。

食物来源

含有丰富的维生素E的食物有核桃、糙米、芝麻、蛋、牛奶、花生、黄豆、玉米、鸡肉、南瓜、西蓝花、杏、蜂蜜，以及坚果类食物、植物油等。

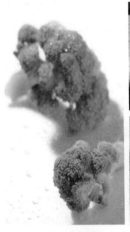
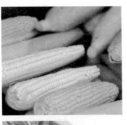
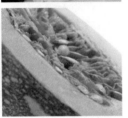

建议摄取量

0～1岁的宝宝，每日维生素E摄取量为14毫克；1～3岁宝宝每日维生素E摄取量为4毫克。

13.钙

走近钙

钙是人体的生命元素，在宝宝骨骼发育、大脑发育、牙齿发育等方面发挥了重要的作用。婴幼儿时期、学龄前期、学龄期到青少年期，是人体生长发育速度最快的阶段。这一时期，人体脑细胞发育增速，脑内部结构发育完善，牙齿发育完全，神经系统也逐渐成熟，为满足成长需要，此阶段需大量的钙。血压、组织液等其他组织中也有一定的钙含量，虽然占人体含钙量不到1%，但对于骨骼的代谢和生命体征的维持有着重要的作用。

钙的作用

钙是构成人体骨骼和牙齿硬组织的主要元素，除了可以强化牙齿及骨骼外，还可维持肌肉神经的正常兴奋、调节细胞及毛细血管的通透性、强化神经系统的传导功能等。

食物来源

钙的来源很丰富，乳类与乳制品：牛奶、羊奶、奶粉、乳酪、酸奶；豆类与豆制品：黄豆、毛豆、扁豆、蚕豆、豆腐、豆腐干、豆腐皮等；海产品：鲫鱼、鲤鱼、鲢鱼、泥鳅、虾、虾皮、螃蟹、海带、紫菜、蛤蜊、海参、田螺等；肉类与禽蛋：羊肉、猪肉、鸡肉、鸡蛋、鸭蛋、鹌鹑蛋、猪肉松等；蔬菜类：芹菜、油菜、胡萝卜、萝卜缨、香菜、雪里蕻、黑木耳、蘑菇等；水果与干果类：柠檬、枇杷、苹果、黑枣、杏仁、山楂、葡萄干、核桃、西瓜子、芝麻、南瓜子、花生、莲子等。

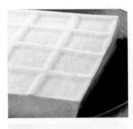
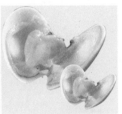
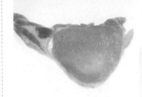
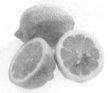

建议摄取量

0～6个月的宝宝，每日钙的摄取量为300毫克；6个月～1岁的宝宝，每日钙的摄取量为400毫克；1～3岁的宝宝，每日钙的摄取量为600毫克；4～10岁的宝宝，每日钙的摄取量为800毫克。

14.铁

走近铁

铁元素是构成人体必不可少的元素之一，其在人体内含量很少，主要和血液有关系，负责氧的运输和储存。人体中2/3的铁元素在血红蛋白中，是构成血红蛋白和肌红蛋白的元素。铁是人体生成红细胞的主要材料之一。老年人缺铁可以影响细胞免疫和机体系统功能，降低机体的抵抗力，使感染率增高。

铁的作用

铁元素在人体中具有造血功能，参与血蛋白、细胞色素及各种酶的合成，促进生长；铁还在血液中起运输氧和营养物质的作用；人的颜面泛出红润之美，离不开铁元素。人体缺铁会发生小细胞性贫血、免疫功能下降和新陈代谢紊乱，使人的脸色萎黄，皮肤也会失去光泽。

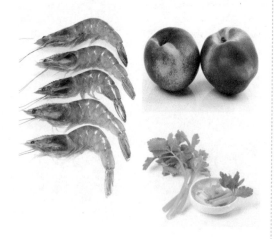

食物来源

食物中含铁丰富的有动物肝脏、动物肾脏、瘦肉、蛋黄、鸡肉、鱼、虾和豆类。绿叶蔬菜中含铁较多的有菠菜、芹菜、油菜、苋菜、荠菜、黄花菜、西红柿等。水果中以杏、桃、李、红枣、樱桃等含铁较多，干果中以葡萄干、核桃等含铁较多。其他如海带、红糖也含有丰富的铁。

建议摄取量

0～6个月的宝宝每日铁的摄取量为0.3毫克，6个月～1岁的宝宝每日铁的摄取量为10毫克，1～4岁的宝宝每日铁的摄取量为12毫克，4～11岁的儿童每日铁的摄取量为12毫克。

15.锌

走近锌

锌是人体必需的微量元素，被科学家称为"生命之素"，对人体的许多正常生理功能的完成起着极为重要的作用。锌是一些酶的组成要素，参与人体多种酶活动，还参与核酸和蛋白质的合成，能促进细胞的分裂和生长，对宝宝的生长发育、免疫功能、视觉及性发育有重要的作用。

锌的作用

锌在核酸、蛋白质的生物合成中起着重要作用，还参与碳水化合物和维生素A的代谢过程，能维持胰腺、性腺、脑下垂体、消化系统和皮肤的正常功能。缺锌会影响细胞代谢，妨碍生长激素轴的功能，导致宝宝生长发育缓慢，使其身高、体重均落后于同龄孩子，严重缺锌还会使脑细胞中的二十二碳六烯酸（DHA）和蛋白质合成发生障碍，影响宝宝智力发育。

食物来源

一般蔬菜、水果、粮食均含有锌，含

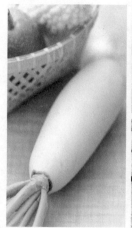
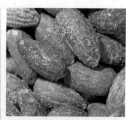
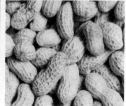

锌较多的有牡蛎、瘦肉、西蓝花、蛋、粗粮、核桃、花生、西瓜子、板栗、干贝、榛子、松子、腰果、杏仁、黄豆、银耳、小米、白萝卜、海带、白菜等。

建议摄取量

建议0～10岁儿童每日摄入10毫克的锌。母乳中的锌吸收率高，可达62%，比牛乳中的锌更易被吸收利用，母乳是预防宝宝缺锌的好途径。适量摄入含锌丰富的食物也能有效预防宝宝缺锌。

16.钾

走近钾

钾是人体内不可缺少的元素，是机体重要的电解质，其主要功能是维持酸碱平衡，参与能量代谢，维持神经、肌肉的正常运动。人体钾缺乏会造成全身无力、易疲乏，还可能会引起烦躁、心跳不规律、心电图异常、肌肉无力，严重者还会引起呼吸肌麻痹死亡，导致心跳停止。

钾的作用

钾可以调节细胞内的渗透压和体液的酸碱平衡，还参与细胞内糖和蛋白质的代谢。其有助于维持神经健康、心跳规律正常，可以协助肌肉正常收缩。

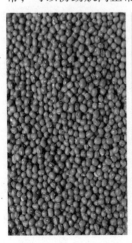
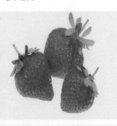
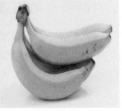

食物来源

含钾丰富的水果有猕猴桃、香蕉、草莓、柑橘、葡萄、柚子、西瓜等，菠菜、山药、毛豆、苋菜、黄豆、绿豆、蚕豆、海带、紫菜、黄鱼、鸡肉、牛奶、玉米面等也含有一定量的钾。各种果汁，特别是橙汁，也含有丰富的钾，而且能补充水分和能量。

建议摄取量

0～6个月的宝宝，每日钾的摄取量为350～925毫克；6个月～1岁的宝宝，每日钾的摄取量为425～1275毫克；1～3岁的宝宝，每日钾的摄取量为550～1650毫克；4～7岁的宝宝，每日钾的摄取量为775～2325毫克。

17.铜

走近铜

铜是人体健康不可缺少的微量营养素，广泛分布于生物组织中，大部分以有机复合物存在，很多是金属蛋白，以酶的形式起着功能作用。铜是人体健康必需的微量元素，对血液、中枢神经和免疫系统，头发、皮肤和骨骼组织以及大脑和肝脏、心脏等内脏的发育有着重要的作用。在血液中，铜对铁的利用还有重要的作用，可以帮助铁吸收，促进血红素形成，提高活力。

铜的作用

铜为体内多种重要酶系的成分，能够促进铁的吸收和利用，预防贫血，还能维持中枢神经系统的功能，促进大脑发育。而且对于血液、头发、皮肤和骨骼组织以及肝、心等内脏的发育和功能有重要作用。

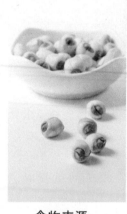
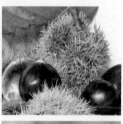
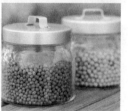

食物来源

食物中铜的丰富来源有口蘑、虾米、红茶、花茶、榛子、葵花子、芝麻酱、西瓜子、绿茶、核桃等。良好来源有蟹肉、蚕豆、蘑菇（鲜）、青豆、黑芝麻、豆制品、松子、龙虾、绿豆、花生米、黄豆、土豆粉、紫菜、莲子、芸豆、香菇、毛豆、板栗、坚果、黄豆粉和小麦胚芽等。

建议摄取量

母乳基本能满足宝宝对铜的需求。宝宝开始添加辅食后，可多食用一些含铜丰富的食品，从食物中获取营养素。为满足成长需要，每日应摄入约2毫克的铜。

18.碘

走近碘

碘是人体必需的微量元素，有"智力元素"之称，具有促进分解代谢、能量转换、增加氧耗量、加强产热的作用，还能参与并调节体温，使机体保持正常新陈代谢的生命活动。

碘的作用

婴幼儿时期是宝宝体格生长发育以及脑细胞发育的关键期，宝宝碘营养是否摄取充足，对宝宝身高、体重、肌肉、骨骼的增长以及智力水平的发育都会有重要影响。

食物来源

海洋生物含碘量很高，主要食物有海带、紫菜、淡菜、海鲜鱼、干贝、海蜇等。陆地食物中，蛋、奶含碘量也较高，其次为肉类、淡水鱼等。

建议摄取量

0～3岁的宝宝，每日碘的需求量为40～70微克；3岁以上的宝宝，每日碘的需求量为90～120毫克。

辅食添加的必知事项

1.为宝宝添加辅食的重要性

宝宝4个月后，为满足其成长发育的需要，除母乳外，还需要添加半流质或固体食物，简称辅食。宝宝逐渐成长，胃内分泌的消化酶也慢慢增加，消化能力渐渐提高，到宝宝4～6个月的时候，已经能够消化一些淀粉类的半流质食物。而此时，母乳中的营养成分，如维生素、微量元素等已经不能满足宝宝生长发育的需要，光吃母乳就会导致宝宝营养不良，虽然看上去体重仍然在增加，但维生素和铁质等将会越来越不够，宝宝就容易出现贫血、抵抗力下降等症状。不添加辅食，孩子就长得不结实，肌肉显得很松弛，而且双眼无神，情绪变坏。因此，添加辅食具有十分重要的意义。

2.自制辅食的注意事项

天然新鲜：给宝宝吃的水果、蔬菜要天然新鲜。做的时候一定要煮熟，避免发生感染，密切注意食用后是否会引起宝宝过敏反应。

清洁卫生：在制作辅食时要注意双

手、器具的卫生。蔬菜水果要彻底清洗干净，以避免有残存的农药。尤其是制作果汁时，如果采用有果皮的水果，如柳丁、苹果、梨等，要先将果皮清洗干净，避免果皮上的不洁物污染果肉。

营养均衡：选用各种不同的食物，让宝宝从不同的食品中摄取各种营养素。同时食物多变，还可以避免宝宝吃腻。

3.让宝宝爱上辅食的秘诀

对于宝宝来说，辅食是一个新的东西，不会有特殊的偏好。因此，妈妈可以运用一些小秘诀，帮助宝宝顺利爱上辅食。

秘诀一：示范如何咀嚼食物

初次喂宝宝食物时，有些宝宝因为不习惯咀嚼，会用舌头往外推，妈妈在这个时候可以给宝宝示范如何咀嚼食物并吞下去。耐心并放慢速度多试几次，让宝宝观察并鼓励他模仿学习。

秘诀二：不要喂太多或太快

根据宝宝的具体情况喂食，喂食的速度不要太快，喂食量也不宜过多。喂完食物后，让宝宝休息一下，不宜进行剧烈的运动。

秘诀三：品尝各种新口味

成人经常吃同一种食物都会觉得没有食欲，如果宝宝常常吃同一种食物，也会倒胃口，只有富有变化的饮食才能刺激宝宝的食欲。在宝宝原本喜欢的食物中，加入新材料，分量和种类由少到多，找出更多宝宝喜欢吃的食物。宝宝不喜欢某种食物，可减少供应量和次数，并在制作方式上多换花样，逐渐让宝宝接受，养成不挑食的好习惯。另外，还可以在丰富食材的

基础上，注意食物的颜色搭配，以引起宝宝对食物的兴趣。

秘诀四：鼓励宝宝主动探索

宝宝出生6个月之后，探索的欲望会加强，并逐渐有了自己的独立性，想自己动手拿东西吃。此时，妈妈要鼓励宝宝自己拿汤匙吃东西，给他自主学习的机会，也可以在地上铺餐布方便宝宝练习。如果宝宝喜欢用手抓东西吃，可制作易于用手拿的食物，满足宝宝的欲望，增强宝宝的食欲。

秘诀五：准备一套可爱的儿童餐具

用大碗、杯子盛满食物，会对宝宝产生压迫感，进而影响食欲。尖锐的叉子及易破的餐具也不宜让宝宝使用，以免发生意外。市场上销售的儿童餐具有鲜艳的颜色、可爱的图案，使用这样的餐具可以吸引宝宝的注意力，增强宝宝的食欲。

秘诀六：保持愉快的用餐情绪

保持愉快的情绪进餐可以增加宝宝的食欲，还可以增强宝宝对事物的兴趣，因此，不要强迫宝宝进食。经常强迫宝宝吃东西，不仅会影响宝宝的肠胃消化系统，还会让他认为吃饭是件讨厌的事情，对进食产生逆反心理。

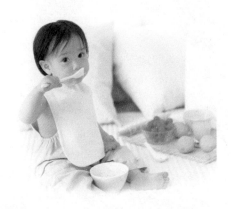

富于变化的食物更能刺激宝宝的食欲。

第二章

4 6个月宝宝吃什么？禁什么？

4~6个月的宝宝已经开始长牙了，开始能消化一些泥糊状的食物，爸爸妈妈可以为宝宝准备一些米糊或奶糊、菜水、稀释的果汁等，补充含铁高的食物，如蛋黄。从第6个月开始，可以添加菜泥、烂粥、土豆泥、水果泥、鱼肝油等。

4~6个月宝宝的喂养指南

1.添加辅食的时机

一般从4~6个月开始就可以给宝宝添加辅食了，但每个宝宝的生长发育情况不一样，存在着个体差异，因此添加辅食的时间也不能一概而论。父母可以通过以下几点来判断是否开始给孩子添加辅食了。

体重：婴儿体重需要达到出生时的2

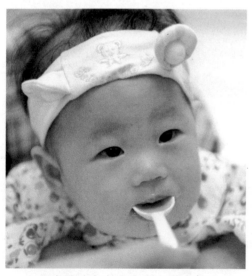

4~6个月的宝宝就需要添加辅食了。

倍，至少达到6千克。

发育：宝宝能控制头部和上半身，能够扶着或靠着坐，胸能挺起来，头能竖起来，宝宝可以通过转头、前倾、后仰等来表示想吃或不想吃，这样就不会发生强迫喂食的情况。

吃不饱：宝宝经常半夜哭闹，或者睡眠时间越来越短，每天喂养次数增加，但宝宝仍处于饥饿状态，一会儿哭，一会儿想吃。当宝宝在6个月前后进入生长加速期时，是开始添加辅食的最佳时机。

行为：如别人在宝宝旁边吃饭时，宝宝会感兴趣，可能还会来抓勺子、抢筷子。如果宝宝将手或玩具往嘴里塞，说明宝宝对吃饭有了兴趣。

吃东西：如果当父母舀起食物放进宝宝嘴里时，宝宝会尝试着舔进嘴里并咽下，宝宝表现出很高兴、很好吃的样子，说明宝宝对吃东西有兴趣，这时就可以放心给宝宝喂了。如果宝宝将食物吐出，把头转开或推开父母的手，说明宝宝不愿吃也不想吃。父母一定不能勉强，隔几天再试试。

2.菜水、果汁的添加方法

婴儿在满月之后，可以适量地添加一些菜水和果汁，以补充营养素的缺乏和满足宝宝生长发育的需要。这些不仅可以补充维生素及纤维素，还可以使大便变软，易于排出，而且果汁、菜汁好喝，宝宝比较容易接受。

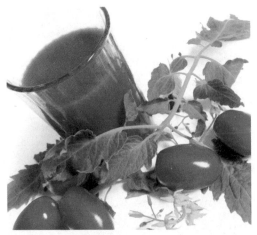

番茄汁营养丰富，妈妈可以兑水给宝宝饮用。

制作蔬菜汁时，宜选用新鲜、深色菜的外部叶子。将蔬菜叶洗净、切碎，放入干净碗中，再放入盛一定量开水的锅内蒸开，取出后将菜汁滤出。制作好的菜汁中可加少许盐再喂宝宝。

在不同的季节选用新鲜、成熟、多汁的水果，如橘子、橙子、西瓜、梨等。制作果汁前爸爸妈妈要洗净自己的手，再将水果冲洗干净，去皮，把果肉切成小块状放入干净的碗中，用勺子背挤压果汁，或用消毒干净的纱布过滤果汁。还可以直接用果汁机来制作果汁，既方便又卫生。制作好果汁后，加少量温开水，即可喂哺婴儿，不需加热，否则会破坏果汁中的维生素。当宝宝出现腹泻情况时，要终止喂果汁。

需要注意的是，在给宝宝喂养菜水和果汁的时候，不要使用带有橡皮奶头的奶瓶，应用小汤匙或小杯，以免造成乳头错觉，逐渐让宝宝适应用小勺喂养的习惯。一般一天喂两次，时间最好安排在两次喂奶之间，开始的时候可以用温开水稀释，第一天每次1汤匙，第二天每次2汤匙……直至第10天10汤匙。等宝宝习惯后就可以不用稀释。宝宝不愿意吃或吃了就吐时，不要勉强。

3.鱼肝油的添加方法

母乳中所含的维生素D较少，不能满足婴儿的发育及需求。维生素D主要是依靠晒太阳获得的。而且食物中也含有少量的维生素D，特别是浓缩的鱼肝油中含量较多。一旦孕妇在孕晚期没有补充维生素D及钙质，婴儿非常容易发生先天性佝偻病，因此在出生后2周就要开始给婴儿添加鱼肝油。添加时应从少量开始，观察大便性状，有无腹泻发生。

4.淀粉类食物的添加方法

宝宝在3个月后唾液腺逐渐发育完全，唾液量显著增加，富含淀粉酶，因而4个月起婴儿即可食用米糊或面糊等食物，即使乳量充足，仍应添加淀粉食品以补充能量，并培养婴儿用匙进食半固体食物的习惯。初食时，可将营养米粉调成糊状，开始较稀，逐渐加稠，要先喂1汤匙，逐渐增至3~4汤匙，每日2次。自5~6个月起，乳牙逐渐长出，可改食烂粥或烂面。一般先

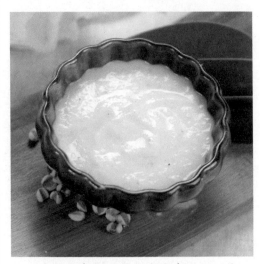

淀粉类食物既适宜宝宝食用，还能给宝宝补充能量。

喂大米制品，因其比小麦制品较少引起婴儿过敏。6个月以前的婴儿应以乳汁为主食，可在哺乳后添喂少量米糊，以不影响母乳量为标准。

5.米粉与米汤的添加方法

刚开始添加米粉时1~2勺即可，需用水调和均匀，不宜过稀或过稠。婴儿米粉的添加应该循序渐进，有一个从少到多、从稀到稠的过程，这个时候奶粉还是主食。

米汤味道香甜，含有丰富的蛋白质、脂肪、碳水化合物及钙、磷、铁、维生素C、B族维生素等，能促进宝宝消化系统的发育，也为宝宝添加粥、米粉等淀粉辅食打下良好基础。做法是将锅内水烧开，放入淘洗干净的大米，煮开后再用文火煮成烂粥，取上层米汤即可食用。

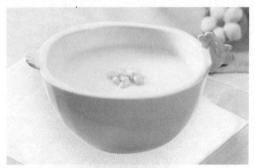

米汤营养丰富，能够促进宝宝消化系统的发育。

6.蔬菜与水果的添加方法

在辅食添加初期，当宝宝能熟练地吃米粉等谷物食品后，就可以尝试提供其他新的辅食，如蔬菜和果汁。妈妈需要谨记的是：必须先让宝宝尝试蔬菜，然后才是水果。

孩子天性喜欢甜食，如先吃水果，孩子就可能不爱吃蔬菜。刚开始可以提供1~2勺单一品种的过滤蔬菜或蔬菜泥，例如青菜、南瓜、胡萝卜、土豆。这些食物

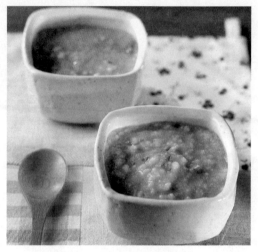

4个月后，母乳中的营养不能满足宝宝的营养需求，宝宝必须添加辅食。

不容易让宝宝产生过敏反应。这些蔬菜可以煮熟后做泥，是便捷又健康的婴儿食品。

食物的量渐渐增加至每次2~4勺，每天2次，具体的数量要取决于婴儿的胃口，不要硬喂。妈妈可以试着将蔬菜和水果混合，例如苹果和胡萝卜，或香蕉。根据婴儿的食欲，逐渐增加餐次和每餐的量。到6个月时，婴儿仍应在继续吃母乳或配方乳的基础上，每天吃两餐谷物、水果和蔬菜。

7.鱼泥与肝泥的添加方法

鱼类营养丰富，鱼肉纤维细嫩，最适合婴幼儿食用。婴儿到了4个月以后，就可以吃鱼泥了。做鱼泥的方法很简单，把鱼放少量盐以后清蒸，蒸的时间为8~10分钟，然后取去长骨，把鱼肉撕裂，用匙研碎，拌进米糊或稀饭里，不仅营养丰富，而且美味可口，可以增加食欲，消化吸收率在95%左右。

猪肝含铁十分丰富，还有维生素B_2、胡萝卜素及烟酸。婴儿到6个月以后，可以吃猪肝。猪肝泥的做法常有两种：一种方

法是把猪肝煮得嫩一点儿，切成薄片，用匙研碎，拌入米糊或稀饭中；另一种方法是煮粥的时候，把猪肝切开，在剖面上用刀刮，稀饭在滚开时，把猪肝一点点地刮下去，随着温度上升，肝泥也煮熟了。

8.妈妈不宜嚼食喂宝宝

许多父母怕婴儿嚼不烂食物，吃下去不易消化，就自己先嚼烂后再给宝宝吃，有的甚至嘴对嘴喂，有的则用手指头把嚼烂的食物抹在宝宝嘴里，这样做是很不卫生的。因为大人的口腔里常带有病菌，很容易把病菌带入宝宝的嘴里，大人抵抗力较强，一般带菌不会发生疾病，而婴儿抵抗力非常弱，很容易传染上疾病。因此，婴儿不能嚼或不能嚼烂的食物最好煮烂、切碎，用小匙喂给婴儿吃。

9.本阶段的喂养要点

从4～6个月开始，宝宝因需求大量营养而必须添加辅食，但是此时宝宝的消化系统尚未发育完全，如果辅食添加不当容易造成消化系统紊乱，因此在辅食添加方面需要掌握一定的原则和方法。

由于宝宝在此阶段的摄食量差别较大，因此要根据宝宝的自身特点掌握喂食量，辅食添加也应如此。添加辅食要循序渐进，由少到多，由稀到稠，由软到硬，由一种到多种。开始时可先加泥糊样食物，每次只能添加一种食物，还要观察3～7天，待宝宝习惯后再加另一种食物，如果宝宝拒绝饮食就不要勉强，过几天后可再试一次。另外，在宝宝快要长牙或正在长牙时，父母可把食物的颗粒逐渐做得粗大一点儿，这样有利于促进宝宝牙齿的生长，并锻炼宝宝的咀嚼能力。

每次给宝宝添加新的食材时，一天只

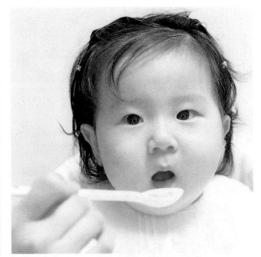

给宝宝喂食的食物应该稀一些，呈半流质状态。

能喂一次，而且量不宜大。每次进食新的食物时，要观察宝宝的大便性质有无异常变化，如有异常要暂缓添加。最好在哺乳前给宝宝添加辅食，饥饿中的宝宝更容易接受新食物，当宝宝生病或天气炎热时，不宜添加辅食；也不要在婴儿烦躁不安时尝试添加新的食物。

刚开始喂的食物应稀一些，呈半流质状态，为以后吃固态食物做准备。宜用勺子喂，不要把断奶食物放在奶瓶里让婴儿吮吸，对婴儿来说，"吞咽"与"吮吸"是截然不同的两件事。吞咽断奶食物的过程是一个逐渐学习和适应的过程。这个过程，婴儿可能会出现一些现象，如吐出食物、流口水等。因此，每种食物刚开始喂的时候，要少一些，先从1～2勺开始，等到婴儿想多吃一些时再增加喂食的量，一般一个星期左右婴儿就可以度过适应期了。婴儿的摄取量每天都在变化，因此只要隔几周少量地增加断奶食品的摄取量，就能自然地减少哺乳量。在这个时期，婴儿只能食用果汁或非常稀薄的断奶食品，因此需要通过母乳或奶粉补充所需的营养。

◎ 宝宝宜吃的食物

宝宝的消化系统尚未发育完全，能吃的食材还不是很多，爸爸妈妈在给宝宝选择食材、制作辅食时，一定要小心谨慎一些。

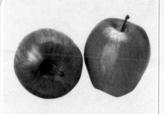

苹果
Pingguo

【适用量】每天1个为宜。

【热量】208 千焦 /100 克

【性味归经】性甘、凉，味微酸。入脾、胃经。

[别 名] 柰、林檎、里檎、来檎、频婆果。

【主打营养素】

果胶、锌

◎苹果中富含的果胶，能在宝宝肠内吸附水分，使粪便变得柔软而容易排出。此外，苹果中含有大量的锌元素，是促进生长发育的关键元素，还可以增强宝宝的记忆力。

◎食疗功效

苹果有润肠、安眠养神、益心气、消食化积等功效，同时能降低过旺的食欲，很适合食欲过盛、营养过剩的宝宝食用。苹果汁能杀灭传染性病毒、治疗腹泻、预防蛀牙。苹果中含有大量的纤维素，常吃可以预防宝宝便秘。

◎选购保存

选购苹果时，以色泽浓艳、果皮外有一层薄霜的为好。苹果应在低温增湿环境下保存，苹果切开后与空气接触会因发生氧化作用而变成褐色，可在盐水里泡15分钟左右。这样可防止苹果氧化变色。苹果放在阴凉处可以保存7～10天，如果装入塑料袋放进冰箱，能保存更长的时间。

◎搭配宜忌

苹果+芦荟 苹果+枸杞	✔	生津止渴、健脾益胃 提供更丰富的营养成分，治疗小儿下痢
苹果+海味 苹果+萝卜	✘	引起腹痛、呕吐 导致胃肠不适

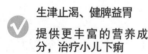

最好选择无公害、绿色和有机认证的苹果，这样的苹果重金属和农药残留会少得多，即便不等于零，也会比普通苹果皮中残留量小，吃起来会更放心。另外，平时有胃寒症状者不要生食苹果。

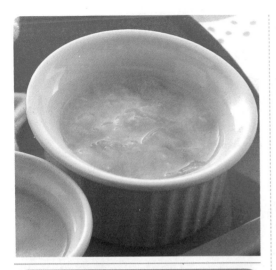

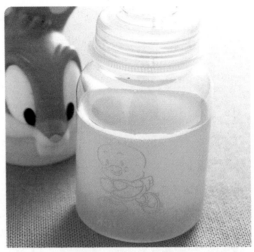

推荐菜例 1　苹果奶麦糊

| 原料 | 苹果 30 克，婴儿麦粉 30 克，配方奶 40 毫升

| 做法 | ①苹果洗净，去皮，去籽。②用研磨器磨成泥，过滤出苹果汁备用。③将婴儿麦粉、苹果汁和配方奶粉一起拌匀即可。

| 专家点评 | 苹果中含有丰富的锌，锌是人体必需微量元素，能促进细胞的分裂和生长，它对宝宝的生长发育、免疫功能、视觉及性发育有重要的作用。小宝宝容易出现缺铁性贫血，而铁质必须在酸性条件下和在维生素 C 存在的情况下才能被吸收，所以吃苹果燕麦糊对婴儿缺铁性贫血有较好的防治作用。苹果汁和婴儿的麦粉或配方奶混合食用口感会更好，宝宝会更加爱吃。

烹饪常识

做完之后在微波炉中热 1 2 分钟，这样就不会很烫也能保证营养元素的完整。

推荐菜例 2　稀释苹果汁

| 原料 | 苹果 2 个，橙汁少许，凉开水 40 毫升

| 做法 | ①苹果洗净去皮，去核，切丁。②将苹果丁放入榨汁机榨出汁，倒进奶瓶。③取 40 毫升凉开水，倒入奶瓶，加入橙汁搅匀。

| 专家点评 | 苹果含有丰富的矿物质和多种维生素，婴儿常吃苹果，可预防佝偻病。苹果可维持消化系统健康，减轻腹泻现象。而稀释的苹果汁对宝宝来说更易于吸收，能顺气消食。但是，1 岁以下的的婴儿肠胃特别敏感，所以喂食量不宜过多，一天最好不要超过半奶瓶。同时需要注意的是，不可以用苹果汁代替水。

烹饪常识

为了有效避免或者延长苹果氧化变黑，可以将苹果切成小块，在沸水中烫到半熟再榨汁，或者在榨汁时加入几滴柠檬汁。

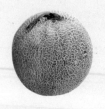

哈密瓜

Hamigua

【适用量】每天10～20克。

【热量】136千焦/100克

【性味归经】性寒，味甘。
归心、脾、肝经。

[别名] 洋香瓜、网仔瓜、黎子瓜、厚皮甜瓜。

◎食疗功效

哈密瓜有除烦、止渴、防暑、解饥、清肺热、止咳、解燥的作用，能够辅助治疗发热、中暑等，很适合在夏天给宝宝食用，尤其适合感染风热感冒的宝宝食用。哈密瓜是夏季解暑的佳果，对人体的造血功能也有显著的促进作用，能预防宝宝贫血。哈密瓜中的水溶性维生素C和B族维生素能确保机体保持正常的新陈代谢。

◎选购保存

挑选时用手摸一摸，如果瓜身坚实微软，说明成熟度比较适中，且皮色越黄成熟度越好。还可以看瓜皮上面是否有疤痕，疤痕越老的越甜。哈密瓜属后熟果类，放在阴凉通风处储存可放两周左右。切开的哈密瓜可用保鲜膜包好放入冰箱保存。

◎搭配宜忌

哈密瓜 + 银耳	✔	润肺止咳
哈密瓜 + 梨	✘	引起腹胀
哈密瓜 + 黄瓜		破坏维生素C

营养成分表

营养素	含量（每100克）
蛋白质	0.5克
脂肪	0.1克
碳水化合物	7.7克
膳食纤维	0.2克
维生素A	153微克
维生素C	12毫克
维生素E	—
叶酸	未检测
烟酸	—
钙	4毫克
铁	—
锌	0.13毫克
磷	19毫克

温馨提示

肾衰竭患者肾小球滤过率下降，处理钾的能力减退，如食用高钾食品，则会引起心动过缓。哈密瓜中钾离子含量相当高，所以，肾衰竭者不宜食用哈密瓜。

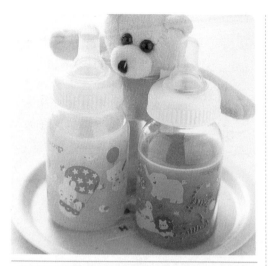

推荐菜例 1 哈密瓜草莓汁

| 原料 | 哈密瓜 100 克，草莓 100 克

| 做法 | ①哈密瓜洗净，取出果肉，切小块；草莓去蒂洗净，切小块。②将哈密瓜、草莓放入果汁机中，搅打均匀，倒入杯中。③加少许凉开水拌匀即可。

| 专家点评 | 哈密瓜中富含维生素 A、B 族维生素、膳食纤维及蛋白质等，能促进人体的造血功能，还可缓解身心疲惫、润肠通便。草莓的营养成分容易被人体消化、吸收，多吃也不会受凉或上火。草莓中所含的胡萝卜素是合成维生素 A 的重要物质，具有明目养肝的作用，对胃肠道有一定的滋补调理作用。此汁宝宝易吸收，经常食用有利于宝宝的身体健康。

 烹饪常识

　　去除草莓蒂时，可用一根吸管从草莓的底部往上推，草莓蒂就可以很容易地剔除了，不要觉得这样很浪费，因为蒂头部分很容易残留农药。

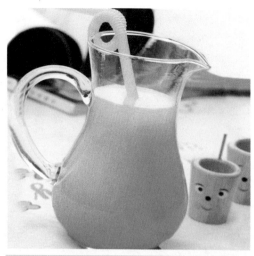

推荐菜例 2 哈密瓜奶

| 原料 | 哈密瓜 100 克，鲜奶 100 毫升，蜂蜜 5 毫升，凉开水少许

| 做法 | ①将哈密瓜去皮，去籽，放入榨汁机中榨汁。②将哈密瓜汁、鲜牛奶放入榨汁机中。③加入凉开水、蜂蜜，搅打均匀即可。

| 专家点评 | 鲜奶中的含钙量丰富，能促进宝宝的骨骼及牙齿的生长。鲜奶中含有的碘、铜、锌、铁、维生素 A 等能使宝宝的皮肤光滑丰满，促进宝宝大脑的健康发育，增强宝宝的免疫力。哈密瓜中富含大量的膳食纤维、蛋白质及维生素，有利于宝宝的肠道健康和顺利排便。二者搭配，能增强宝宝的食欲。

烹饪常识

　　哈密瓜切皮时，可以像切西瓜那样，将哈密瓜切成片状，再从果皮上取下整片的果肉，这样就比先切皮再切块方便。

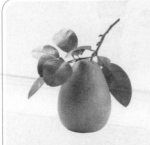

柚子
Youzi

【适用量】每日 50 克为宜。

【热量】401 千焦 /100 克

【性味归经】性寒，味甘、酸。归肺、脾经。

[别 名] 文旦、气柑。

【主打营养素】

维生素 C、胡萝卜素

◎柚子中含有大量的维生素 C，能提高宝宝身体的免疫功能。柚子中还含有丰富的胡萝卜素，可以帮助改善夜盲症、皮肤粗糙的状况，还可使身体免受自由基的伤害。

◎食疗功效

柚子中含有丰富的钾元素，有助于维持神经健康、心跳规律正常，并协助肌肉正常收缩，宝宝适量食用，有助于维持身体的正常功能。柚子还具有健胃、润肺、补血、清肠、利便等功效，可促进伤口愈合，对败血症等有良好的辅助疗效。

◎选购保存

最好选择上尖下宽的标准型，表皮须薄而光润，并且色泽呈淡绿或淡黄的柚子。刚采下来的柚子，滋味不是最佳，最好在室内放置几天，一般是两周以后，吃起来味更甜。柚子可存放 3 个月而不失香味。

营养成分表

营养素	含量（每 100 克）
蛋白质	0.8 克
脂肪	0.2 克
碳水化合物	9.5 克
膳食纤维	0.4 克
维生素 A	2 微克
烟酸	0.3 毫克
维生素 B_2	0.03 毫克
维生素 C	23 毫克
钙	4 毫克
钾	119 毫克
铁	0.3 毫克
锌	0.4 毫克
硒	0.7 微克

◎搭配宜忌

柚子 + 鸡肉 ✔	可补肺、下气、消痰止咳
柚子 + 胡萝卜	会破坏维生素 C
柚子 + 黄瓜 ✘	会破坏维生素 C
柚子 + 螃蟹	会刺激肠胃，引起不良反应

温馨提示

尤其适合患胃病、消化不良者，慢性支气管炎、咳嗽、痰多气喘者，心脑疾病、肾病患者食用，但脾虚便溏者慎食。柚子中含有的活性物质，对人体肠道的酶类有抑制作用，吃药时不宜食用柚子。

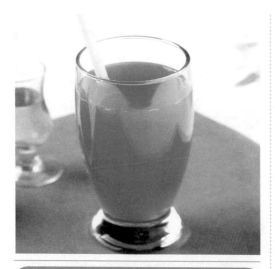

推荐菜例 1 西红柿沙田柚汁

| 原料 | 沙田柚半个，西红柿1个，蜂蜜少许

| 做法 | ①将半个沙田柚清洗干净，切开，放入榨汁机中榨汁。②然后将1个西红柿清洗干净，切块，与沙田柚汁、凉开水放入榨汁机内榨汁。③饮用前可加入适量蜂蜜于汁中。

| 专家点评 | 本饮品有开胃消食、健脾和胃的功效，适量给宝宝食用，还能防治便秘。柚子营养价值很高，含有丰富的蛋白质、糖类、有机酸及维生素A、维生素C和钙、磷、镁、钠等营养成分，可以补充多种宝宝身体所需的营养元素。

制作此饮品时加入苹果，味道会更好。

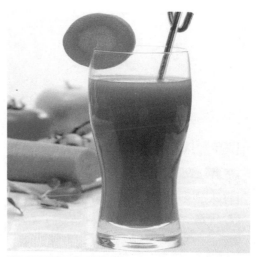

推荐菜例 2 西红柿柠檬柚汁

| 原料 | 沙田柚半个，柠檬半个，西红柿1个，蜂蜜少许

| 做法 | ①将沙田柚洗净，剥开，去果肉，放入榨汁机中榨汁。②将西红柿、柠檬洗净，切块，与沙田柚汁、凉开水放入榨汁机内榨汁。③加入少许蜂蜜调味即可。

| 专家点评 | 西红柿中含有丰富的番茄红素，对人体十分有益，宝宝食用不仅可以预防贫血，还可以补充宝宝身体所需的营养，提高宝宝的免疫力，对宝宝的发育十分有益。柠檬含有丰富的维生素C，能帮助维持机体各种组织和细胞间质的生成，保持人体正常的生理功能。柚子中含有维持宝宝皮肤和眼睛健康的胡萝卜素。以上三种混合制作成果汁，酸甜可口，不仅能补充宝宝身体所需的多种营养成分，还能激发宝宝食欲，改善营养不良。

也可在此果汁中调入牛奶，丰富果汁的口味，还能补充宝宝所需的钙质。

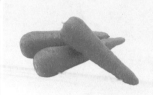

胡萝卜

HuluoBo

【适用量】每日 20 ~ 30 克。

【热量】149 千焦 /100 克

【性味归经】性平，味甘、涩，无毒。归心、肺、脾、胃经。

[别 名] 红萝卜、金笋、丁香萝卜。

维生素 A、植物纤维

◎维生素 A 是骨骼正常生长发育的必需物质，对促进婴幼儿的生长发育具有重要意义。胡萝卜含有植物纤维，可加强肠道的蠕动，有利于宝宝宽肠通便。

◎食疗功效

胡萝卜有健脾养胃、清热解毒、降气止咳等功效，对于肠胃不适、便秘、麻疹、小儿营养不良等症状有食疗作用。胡萝卜富含维生素，并有轻微而持续发汗的作用，可刺激皮肤的新陈代谢，增进血液循环，使皮肤细嫩光滑，肤色红润。

◎选购保存

选购胡萝卜，以色泽鲜嫩、匀称直溜、掐上去水分很多的为佳。颜色深的比浅的好。胡萝卜应避开与苹果、梨等能产生大量乙烯的东西混合存放。可将胡萝卜加热，放凉后用密封容器保存，冷藏可保鲜 5 天，冷冻可保鲜 2 个月左右。

◎搭配宜忌

| 胡萝卜+香菜 胡萝卜+绿豆芽 | ✓ | 开胃消食 排毒瘦身 |
| 胡萝卜+柠檬 胡萝卜+红枣 | ✗ | 破坏维生素 C 降低营养价值 |

营养成分表

营养素	含量（每 100 克）
蛋白质	1 克
脂肪	0.2 克
碳水化合物	7.7 克
膳食纤维	1.1 克
维生素 A	688 微克
维生素 C	13 毫克
维生素 E	0.41 毫克
叶酸	未检测
烟酸	0.6 毫克
钙	32 毫克
铁	1 毫克
锌	0.32 毫克
磷	27 毫克

温馨提示

注意不要生吃胡萝卜，胡萝卜虽是蔬菜，但只有烹调后所含的类胡萝卜素才较稳定。炒食营养可保存 76% 94%。

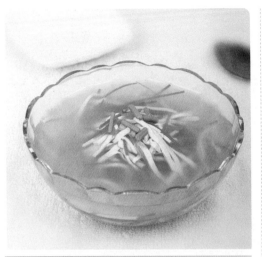

推荐菜例 **1** **胡萝卜豆腐汤**

| 原料 | 胡萝卜 100 克，豆腐 75 克，清汤适量，盐 5 克，香油 3 毫升

| 做法 | ①胡萝卜洗净去皮；豆腐洗净切丝备用。②净锅上火倒入清汤，下入胡萝卜、豆腐烧开，调入盐、香油煲至熟即可。

| 专家点评 | 胡萝卜富含胡萝卜素，能益肝明目，其转变的维生素 A 有助于增强机体的免疫功能，同时也是宝宝骨骼正常生长发育的必需物质。而胡萝卜中的木质素也能提高机体免疫机制，从而提高宝宝的免疫能力。豆腐除有增加宝宝营养、帮助消化、增进食欲的功能外，对牙齿、骨骼的生长发育也颇为有益。

 烹饪常识

　　在做这道汤时，最好选择老的豆腐，切成丝后才不至于一煮就烂，口感也会相对好一些。

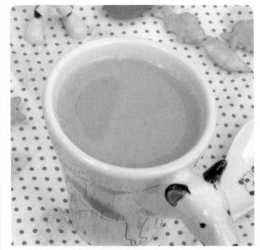

推荐菜例 **2** **胡萝卜豆浆**

| 原料 | 胡萝卜 30 克，黄豆 50 克

| 做法 | ①黄豆加水浸泡至变软，洗净。②胡萝卜洗净切成黄豆大小的块。③将胡萝卜和黄豆放入豆浆机中，加水搅打成浆，煮沸后滤出豆浆，装杯饮用即可。

| 专家点评 | 黄豆含有丰富的 B 族维生素以及钙、磷、铁等矿物质，对于宝宝生长发育及缺铁性贫血极其有益。胡萝卜素被宝宝吸收后转化成维生素 A，可增强宝宝自身的免疫能力，而且对宝宝的眼睛和皮肤都很有好处。食用此汁，也可以促进宝宝骨骼的健康生长，增强抵抗力。作为辅食，一天的食用量不要超过主食的量。

烹饪常识

　　用温水浸泡黄豆，可使其快速变软。

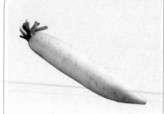

白萝卜

BailuoBo

[别名] 菜菔、罗菔。

【适用量】每日20～30克。

【热量】80千焦/100克

【性味归经】性凉，味辛、甘。归肺、胃经。

◎食疗功效

白萝卜能促进新陈代谢、增进食欲、化痰清热、帮助消化，对咳痰失声、痢疾、头痛、排尿不利等症有很好的食疗作用。白萝卜中的芥子油能促进胃肠蠕动，增加食欲，对食欲不振、消化不良的宝宝有很好的食疗功效。其含有的淀粉酶能够消除胃炎及胃溃疡。而其辛辣的成分可促进胃液分泌，调整胃肠功能。

◎选购保存

应选择个体大小均匀、根形圆整、表皮光滑的白萝卜。白萝卜最好能带泥存放，也可放在阴凉通风处晾一个晚上，等表皮起皱后装进密封袋存放。如果是已经切开的萝卜，可包好保鲜膜后再放入冰箱。

◎搭配宜忌

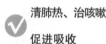

白萝卜+紫菜
白萝卜+豆腐
✔ 清肺热、治咳嗽
促进吸收

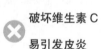

白萝卜+黄瓜
白萝卜+黑木耳
✘ 破坏维生素C
易引发皮炎

营养成分表

营养素	含量（每100克）
蛋白质	0.9克
脂肪	0.1克
碳水化合物	4克
膳食纤维	1克
维生素A	3微克
维生素C	21毫克
维生素E	0.92毫克
叶酸	未检测
烟酸	0.3毫克
钙	36毫克
铁	0.5毫克
锌	0.3毫克
磷	26毫克

温馨提示

白萝卜不适合脾胃虚弱的人食用，例如大便稀者应减少食用。值得注意的是在服用参类滋补药时忌食该品，以免影响疗效。白萝卜性偏寒凉而利肠，脾虚泄泻者慎食或少食。白萝卜略带辛辣味，所以宝宝食用时应以熟食为佳。

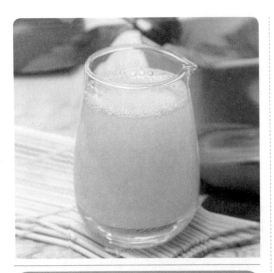

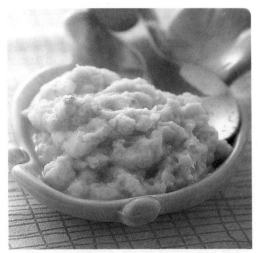

推荐菜例 1 白萝卜姜汁

| 原料 | 白萝卜半根，姜30克，蜂蜜少许

| 做法 | ①将白萝卜和姜洗净，去皮磨碎。②用纱布过滤出汁液。③将汁液倒入杯中，加入蜂蜜搅拌即可。

| 专家点评 | 白萝卜热量少，纤维素多。白萝卜含有丰富的维生素C,还含有一定量的钙、磷、碳水化合物及少量的蛋白质、铁及其他维生素，能够满足宝宝成长发育所需的一些营养元素，保证宝宝正常地生长发育，还能促进宝宝的胃肠蠕动，帮助宝宝的消化。姜具有解毒杀菌的作用，能促进宝宝的血液循环，振奋胃功能，起到健胃、解热的作用。二者一起搅打成汁，宝宝饮用后能够为健康加分。

烹饪常识

刚买来的白萝卜有辛辣味，经过冷冻之后其组织会被破坏，辛辣味从而去除。

推荐菜例 2 白萝卜土豆泥

| 原料 | 白萝卜50克，土豆50克，高汤适量

| 做法 | ①将白萝卜洗净去皮，切成小块。②土豆去皮，洗净，切成小块。③将切成块状的白萝卜和土豆放入锅中，蒸熟。④将蒸熟的土豆和白萝卜碾成泥状，再放入锅中加适量高汤煮成糊状。

| 专家点评 | 白萝卜除含有锌元素外，还含有淀粉酶，可以促进脂肪的吸收。这道菜对宝宝的生长发育和大脑发育极为有益。土豆中有丰富的淀粉、蛋白质、脂肪、糖类，还含有人体必需的21种氨基酸、多种维生素以及胡萝卜素、纤维素、钙、磷、铁、钾、钠、碘、镁和钼等营养元素，和白萝卜一起制作成泥给宝宝食用，不仅能补充宝宝身体发育所需的多种营养，而且能促进宝宝的大脑发育。

烹饪常识

土豆切开后容易氧化变黑，可将切开的土豆用冷水浸泡，这样就不会变黑了。

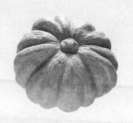

南瓜
Nangua

[别名] 麦瓜、番瓜、倭瓜、金冬瓜。

【适用量】一天30～50克。

【热量】368千焦/100克

【性味归经】性温，味甘。归脾、胃经。

【主打营养素】

糖类、胡萝卜素

◎南瓜多糖是一种非特异性免疫力增强剂，能增强宝宝的抗病能力。南瓜中含有的胡萝卜素，食用后可转化成维生素A，对宝宝皮肤组织的生长分化与骨骼的发育有重要作用。

◎食疗功效

南瓜具有消炎止痛、润肺益气、化痰、止喘、驱虫解毒等功效，可以减少粪便中的毒素对人体的危害。同时南瓜中的胡萝卜素含量也较高，可以维持宝宝眼睛的正常发育。南瓜富含锌，有益宝宝皮肤和指甲健康，所含果胶还可以保护胃肠道黏膜，免受粗糙食品刺激。南瓜含有丰富的钴，钴能活跃人体的新陈代谢，促进人体的造血功能。

◎选购保存

应选购外形完整，最好是瓜梗蒂连着瓜身的南瓜。如果要长时间储存，可购买未熟透的南瓜。吃不完的南瓜，可去掉南瓜子，裹好保鲜膜后再放入冰箱冷藏保存。

营养成分表

营养素	含量（每100克）
蛋白质	0.7克
脂肪	0.1克
碳水化合物	4.5克
膳食纤维	0.8克
维生素A	148微克
维生素C	8毫克
维生素E	0.36毫克
叶酸	未检测
烟酸	0.4毫克
钙	16毫克
铁	0.4毫克
锌	0.14毫克
磷	24毫克

◎搭配宜忌

南瓜+绿豆 ✓ 清热解毒、生津止渴

南瓜+山药 提神补气

南瓜+辣椒 ✗ 破坏维生素C

南瓜+虾 引起腹泻、腹胀

温馨提示

南瓜性温，胃热、湿热气滞的人要少吃南瓜，同时有脚气、黄疸、气滞湿阻病的人最好也不要食用。南瓜是发物，所以吃中药期间不要吃南瓜。患感染性疾病和有发热症状者不宜食用，以防止病情恶化。

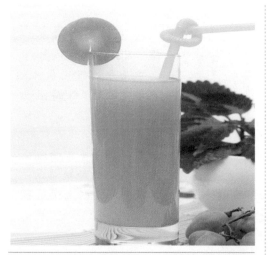

推荐菜例 ① 南瓜胡萝卜牛奶

|原料| 胡萝卜 80 克，南瓜 50 克，脱脂奶粉 20 克，温开水 200 毫升

|做法| ①南瓜去皮，切块蒸熟。②胡萝卜洗净去皮，切小丁，脱脂奶粉加温开水调开。③将所有的材料放入榨汁机中，搅拌两分钟即可。

|专家点评| 胡萝卜富含胡萝卜素，人体食用后转变的维生素 A 有助于增强宝宝的免疫力，同时也是宝宝骨骼正常生长发育的必需物质。南瓜所含果胶还可以保护宝宝的胃肠道黏膜，加强宝宝的胃肠蠕动，帮助食物消化；南瓜中还含有丰富的锌，锌是促进宝宝成长发育的重要物质。将这两种营养丰富的食材加工制作成果汁给宝宝饮用，能补充宝宝身体所需的多种营养。当然，宝宝一天不能吃太多，否则效果会适得其反。

南瓜心含有相当于果肉 5 倍的胡萝卜素，所以在蒸南瓜时，可以尽量利用南瓜心。

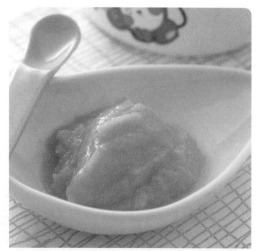

推荐菜例 ② 南瓜牛奶泥

|原料| 南瓜 120 克，牛奶适量

|做法| ①南瓜去皮去瓤。②锅注水，倒入南瓜煮透。③将南瓜和牛奶一起放入碗中，捣成泥即可。

|专家点评| 南瓜中含有的丰富的 B 族维生素、维生素 C 及纤维质，能够提高肠道的免疫力，改善宝宝由于便秘引起的身体虚弱的症状。牛奶中含有大量蛋白质，也是宝宝成长发育必不可少的物质。由于南瓜含有丰富的 β-胡萝卜素，注意不可食用过量，否则宝贝就会变成"黄皮"宝贝。

挑选无疤痕、无黑斑、表面光滑干净的南瓜，可以带皮煮，因为南瓜皮也有补脾胃的功效。

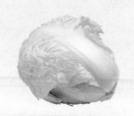

大白菜
DaBaicai

【适用量】每天20～50克。

【热量】68千焦/100克

【性味归经】性平，微寒，味甘。入大肠、胃经。

[别 名] 结球白菜、黄芽菜、菘、黄矮菜。

◎食疗功效

大白菜具有通利肠胃、清热解毒、止咳化痰、利尿养胃等功效，对伤口难愈、牙龈出血也有防治作用。大白菜中的粗纤维具有促进肠壁蠕动的功效，这个阶段的宝宝多食用，能防治便秘。白菜所含的锌，高于肉类和蛋类，有促进幼儿生长发育的作用。白菜富含钾且钠含量少，不会使机体保存多余的水分，可减轻心脏负担。

◎选购保存

应挑选包得紧实、新鲜、无虫害的大白菜，选购时要注意根部刀截部位是否变色，若变色则不宜购买。保存时应保留白菜外面的部分残叶，这些残叶可以自然风干，是保护白菜水分的一层"保护膜"。

◎搭配宜忌

大白菜 + 牛肉 ✓	健胃消食
大白菜 + 猪肉	补充营养、通便
大白菜 + 黄瓜 ✗	降低营养价值
大白菜 + 羊肝	破坏维生素C

营养成分表

营养素	含量（每100克）
蛋白质	1.5 克
脂肪	0.1 克
碳水化合物	2.4 克
膳食纤维	0.8 克
维生素 A	20 微克
维生素 C	31 毫克
维生素 E	0.76 毫克
叶酸	未检测
烟酸	0.6 毫克
钙	50 毫克
铁	0.7 毫克
锌	0.38 毫克
磷	31 毫克

温馨提示

腐烂的白菜含有亚硝酸盐等毒素，食后可使人体严重缺氧甚至有生命危险。所以在烹饪前，一定要注意大白菜是否腐烂。另外，大白菜炒熟后隔夜放置，亚硝酸盐含量会急剧增加，不宜食用，以免亚硝酸盐中毒。

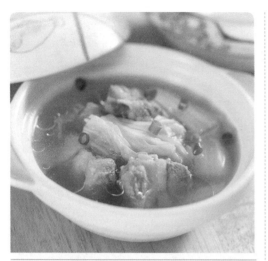

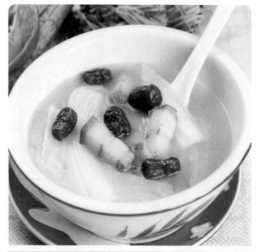

推荐菜例 ① 大白菜猪骨汤

| 原料 | 大白菜 200 克，猪骨 150 克，姜适量

| 做法 | ①将大白菜洗净,菜帮菜叶分开切段。②将猪骨放入沸水中煮 5 分钟，去油腻及血污，捞出，洗净。③煲内放适量水，放入猪骨，大火煮沸，再放入大白菜帮和姜。④转慢火煮 40 分钟后，再放入白菜叶，慢火再煮 20 分钟左右即可。

| 专家点评 | 这道汤可利肠胃，增进食欲，强筋壮骨。大白菜的含锌量居众蔬菜之首，并且富含膳食纤维和维生素，对宝宝的健康成长有重要的作用。此外，猪骨汤还含有丰富的钙，可促进宝宝骨骼的健康发育。宝宝食用这道汤，补锌又可补钙。

烹饪常识

为了让汤不油腻，可以选择把猪骨煮好后放冰箱冷藏，油会结成块浮出，把这一层刮去即可。

推荐菜例 ② 白菜红枣肉汤

| 原料 | 大白菜 100 克，烧肉 50 克，红枣 5 颗

| 做法 | ①将大白菜洗净，横切成段状；红枣洗净，加冷水浸泡。②锅中放适量水，将白菜段、准备好的烧肉、红枣入锅，用大火煮。③待水开后，转小火炖煮，至菜肉软烂为止。

| 专家点评 | 大白菜含有维生素C、胡萝卜素、钙、锌、磷、铁、粗纤维等营养素，能增强人的抵抗力，满足宝宝身体所需的多种营养。红枣含有丰富的蛋白质、有机酸、维生素C、维生素A等营养成分，能预防和缓解宝宝缺铁性贫血、消化不良等症状，具有健脾胃、补气血的功效。肉中含有丰富的蛋白质和脂肪，能够补充宝宝身体所需的热量。妈妈可以根据宝宝的具体情况，决定是否喂食宝宝菜汤。

烹饪常识

大白菜的菜帮煮时会出水，因此，烹饪时不宜加太多水。

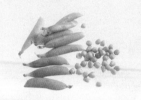

豌豆

Wandou

【适用量】每天10～30克。

【热量】420千焦/100克

【性味归经】性平，味甘。
归脾、胃经。

[别名] 寒豆、麦豆、雪豆。

【主打营养素】

蛋白质、粗纤维

◎豌豆中富含人体所需的各种营养物质，其中的优质蛋白质，可以提高机体的抗病能力和康复能力。豌豆中还富含粗纤维，能促进大肠蠕动，起到清洁大肠、防治宝宝便秘的作用。

◎食疗功效

豌豆具有益中气、止泻痢、利小便、消痈肿等功效，还可治脾胃不适、呃逆、呕吐、心腹胀痛等病症。豌豆含有丰富的维生素A原，维生素A原可在体内转化为维生素A，具有润泽皮肤的作用。豌豆中富含优质蛋白质，可以提高宝宝的抗病能力。

◎选购保存

鲜豌豆以色泽嫩绿、颗粒饱满、未浸水的为佳。保存时如果是去壳的豌豆，可用保鲜膜包好，放入冰箱保存就行了。若是带壳的豌豆，最好不要去外壳，用塑料袋装好保存即可。

◎搭配宜忌

豌豆＋虾仁	✔	提高营养价值
豌豆＋蘑菇		增强食欲
豌豆＋蕨菜	✘	降低营养
豌豆＋菠菜		影响钙的吸收

营养成分表

营养素	含量（每100克）
蛋白质	20.3克
脂肪	1.1克
碳水化合物	55.4克
膳食纤维	10.4克
维生素A	42微克
维生素C	—
维生素E	8.47毫克
叶酸	未检测
烟酸	2.4毫克
钙	97毫克
铁	4.9毫克
锌	2.35毫克
磷	259毫克

温馨提示

豌豆适合与富含氨基酸的食物一起烹调，可以明显提高豌豆的营养价值。豌豆多食会腹胀，易产气，故不宜长期大量食用，慢性胰腺炎患者忌食豌豆。炒熟的干豌豆尤其不易消化，过量食用可引起消化不良、腹胀等。

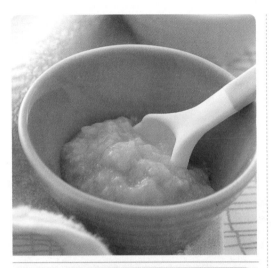

推荐菜例 1　豌豆米糊

| 原料 | 豌豆 60 克，大米 100 克

| 做法 | ①锅中注水，烧沸后加入洗净的豌豆，煮熟后将豌豆捞出，沥干水分；将大米洗净后加水浸泡。②将豌豆放入碗中，用汤勺压碎，过滤出豌豆泥备用。③将泡好的大米放入豆浆机中，按"米浆"键，待浆成后倒入碗中，将准备好的豌豆泥加入碗中，和米浆调和即可。

| 专家点评 | 这款米糊不仅能补充宝宝身体发育所需的钙质，还具有健脑的作用，让宝宝越吃越健康，越吃越聪明。妈妈还可以将大米磨成粉，宝宝能吃多少就用多少米粉，既便于保存，又不浪费。大米的营养非常丰富，含有蛋白质、脂肪、碳水化合物、钙、磷、铁以及多种维生素，用大米给宝宝制作米糊，方便又富有营养，是宝宝营养辅食的好选择。

 烹饪常识

　　莢用豌豆可清炒，也可做汤，粮用豌豆可与米煮粥。

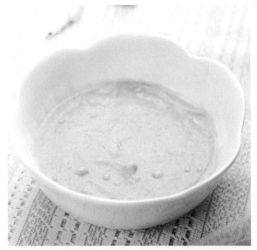

推荐菜例 2　豌豆黄瓜糊

| 原料 | 鲜豌豆 50 克，鲜黄瓜 50 克

| 做法 | ①将豌豆洗净后浸泡；鲜黄瓜洗净后去皮切小块。②将浸泡后的豌豆和黄瓜放入豆浆机中，按"米浆"键，打成糊即可。

| 专家点评 | 豌豆有清肝明目的作用。黄瓜的利尿功效名列前茅，在强健心脏和血管方面也占有重要的地位。黄瓜中含有维生素 B_1，有保护神经系统的作用，还能促进肠胃蠕动，增加宝宝的食欲。将黄瓜和豌豆混合做成米糊给宝宝食用，能补充宝宝身体所需的多种营养。肠胃上火而便秘的宝宝，特别适合食用此糊。

 烹饪常识

　　黄瓜皮表面凹凸不平，简单的清洗很难将黄瓜皮表层的农药清除掉，用来给宝宝制作食物的黄瓜一定要去皮。

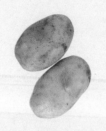

土豆
Tudou

[别 名] 马铃薯、土芋、山药蛋、地蛋、洋芋。

【适用量】每天10～30克。

【热量】305千焦/100克

【性味归经】性微寒，味甘。入胃、肠二经。

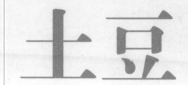

【主打营养素】

维生素C、膳食纤维

◎土豆含有大量的淀粉以及蛋白质，还有维生素C，能促进脾胃的消化。此外，土豆中的大量膳食纤维也能帮助机体及时排泄代谢毒素，防止便秘，预防肠道疾病的发生。

◎食疗功效

土豆具有和胃、活血、消肿等功效，可辅助治疗消化不良、习惯性便秘、神疲乏力等症。土豆富含维生素、钾、纤维素等，可以帮助通便，还可以增强机体的免疫力。常食土豆能有效地缓解人体的负面情绪，使人体保持活力。

◎选购保存

应选表皮光滑、个体大小一致、没有发芽的土豆。土豆应储存在低温、无阳光照射的地方，可保存2周左右。土豆可以和苹果放在一起，因为苹果产生的乙烯会抑制土豆牙眼处的细胞产生生长素。但土豆不能与红薯放在一块，否则会加速土豆发芽。

◎搭配宜忌

土豆 + 黄瓜	✓	有利于身体健康
土豆 + 醋		能分解有毒物质
土豆 + 西红柿	✗	易致消化不良
土豆 + 石榴		易引起中毒

营养成分表

营养素	含量（每100克）
蛋白质	2克
脂肪	0.2克
碳水化合物	16.5克
膳食纤维	0.7克
维生素A	5微克
维生素C	27毫克
维生素E	0.34毫克
叶酸	未检测
烟酸	1.1毫克
钙	8毫克
铁	0.8毫克
锌	0.37毫克
磷	40毫克

温馨提示

土豆切开后容易氧化变黑，属正常现象，不会造成危害。由于土豆的生物碱含量很高，孕妇不宜食用，以避免胎儿畸形。去了皮的土豆如不马上烧煮，应浸在凉水里，以免发黑，但不能浸泡太久，否则营养成分会流失。

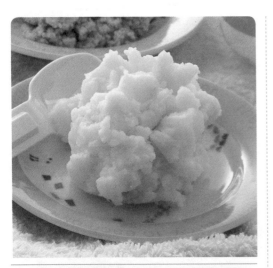

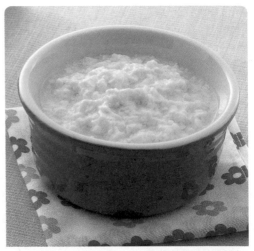

| 推荐菜例 **1** | 土豆泥 |

|原料| 土豆 80 克

|做法| ①将土豆去皮，洗净，切成小块。②将土豆块放入蒸锅中煮熟，用勺子碾成泥即可。

|专家点评| 土豆含有丰富的淀粉、蛋白质、脂肪、糖类，还含有人体必需的 21 种氨基酸、多种维生素以及胡萝卜素、纤维素、钙、磷、铁、钾、钠、碘、镁和钼等营养元素，能满足宝宝身体所需的多种营养，促进宝宝的肠胃蠕动，帮助宝宝的骨骼和牙齿健康生长，还能促进宝宝大脑健康发育。

烹饪常识

土豆可以选择老土豆，因为老土豆比较容易熟，也比较粉，食用起来口感比较好。

| 推荐菜例 **2** | 米汤土豆羹 |

|原料| 土豆 50 克，米汤适量

|做法| ①将土豆洗净，去皮后放入锅中用水煮熟。②将煮熟的土豆碾成泥状。③米汤入锅，将土豆泥加入汤中，用小火煮，搅拌成羹状即可。

|专家点评| 土豆和米汤混合搅拌，香甜可口，能够引起宝宝的食欲。米汤中含有维生素 B_1、维生素 B_2、磷、铁等，还有一定的碳水化合物及脂肪等营养元素，有益气、养阴、润燥的功能，还能帮助宝宝消化和吸收脂肪，对宝宝的健康和发育均有益处。米汤散发的清香能使这道食品味道更醇香，宝宝会更爱吃。

烹饪常识

土豆煮熟后，捞出放入凉开水中，做出的土豆羹味道会更好。存放过久的土豆表面往往有蓝青色的斑点，如在煮土豆的水里放些醋，斑点就会消失。

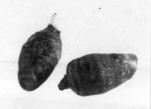

芋头
Yutou

【适用量】一天约1小个。

【热量】1909千焦/100克

【性味归经】性平，味甘、辛，有小毒。归肠、胃经。

[别名] 青芋、芋艿。

◎食疗功效

芋头具有益胃、宽肠、通便、解毒、消肿止痛等功效，对有便秘症状的宝宝有很好的食疗功效。芋头中的氟具有洁齿防龋、保护牙齿的作用，很适合出牙期的宝宝食用。芋头含有丰富的黏液皂素及多种微量元素，可补充宝宝身体所需的多种微量元素。对食欲不振、消化不良的宝宝也有很好的调理作用。

◎选购保存

应选择较结实、没有斑点的芋头。也可以观察芋头的切口，切口汁液如果呈现粉质，肉质则香脆可口。芋头买回后，应尽量吃完。芋头不耐低温，故鲜芋头一定不能放入冰箱，在气温低于7℃时，应存放于室内较温暖处，防止因冻伤造成腐烂。

◎搭配宜忌

芋头 + 芹菜 ✓	增食欲、补气虚
芋头 + 鲫鱼	辅助治疗脾胃虚弱
芋头 + 香蕉 ✗	引起腹胀

营养成分表

营养素	含量（每100克）
蛋白质	2.2克
脂肪	0.2克
碳水化合物	17.1克
膳食纤维	1克
维生素A	27微克
维生素C	6毫克
维生素E	0.45毫克
叶酸	未检测
烟酸	0.7毫克
钙	36毫克
铁	1毫克
锌	0.49毫克
磷	55毫克

温馨提示

芋头烹调时一定要烹熟，否则其中的黏液会刺激咽喉。对于有痰、过敏性体质（荨麻疹、湿疹、哮喘、过敏性鼻炎）者、小儿食滞及糖尿病患者应少食。食滞胃痛、肠胃湿热者忌食。

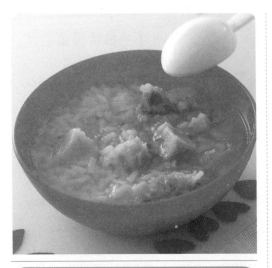

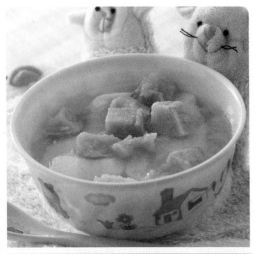

推荐菜例 **1**	芋头米粉汤

| **原料** | 芋头 70 克，粗米粉 50 克，芹菜少许，大骨汤 350 毫升

| **做法** | ①芋头洗净切丁；粗米粉洗净并泡水 10 分钟；芹菜洗净切末。②锅烧热，倒入大骨汤，下芋头煮软，倒入粗米粉煮熟。③撒入芹菜，焖煮 2 分钟即可。

| **专家点评** | 芋头中富含蛋白质、钙、磷、铁、钾、镁、钠、胡萝卜素等多种营养元素，其丰富的营养能够增强宝宝的免疫力，并且有健脾和胃的功效。同时还能够增进宝宝的食欲，帮助消化。此期正是幼儿身体长得最快的时期，骨骼和肌肉发育需要大量的钙，因而对钙的需求量非常大，大骨汤刚好满足了宝宝成长所需的钙。

烹饪常识

由于芋头的黏液中含有皂苷，能刺激皮肤使之发痒，因此削芋头皮时需小心。可以倒点儿醋在手中，搓一搓再削皮，或者戴上手套再削皮。

推荐菜例 **2**	芋头豆花

| **原料** | 芋头半个，豆花粉 35 克，水 1300 毫升

| **做法** | ①芋头洗净去皮，切成小块，蒸熟。②清水入锅，煮沸后加入豆花粉。③豆花粉煮开后，加入蒸熟的芋头，一起食用即可。

| **专家点评** | 芋头的营养价值很高，它的块茎淀粉含量达 70%，既可当粮食，又可做蔬菜。芋头还富含蛋白质、钙、磷、铁、钾、镁、胡萝卜素、烟酸、维生素、皂苷等多种营养成分，这些都是宝宝生长发育过程中必不可少的营养物质。高汤的加入会使汤汁口感更醇厚、香气更浓郁，宝宝会更爱喝。

烹饪常识

可以将芋头放在冰箱中半个小时，然后再拿出来去皮。另外，喂宝宝吃芋头时，一定要将芋头碾成泥状。

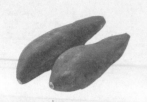

红薯

Hongshu

[别名] 番薯、甘薯、山芋、白薯、金薯、甜薯。

【适用量】一天约1/3小个。

【热量】397千焦/100克

【性味归经】性平，味甘。归脾、胃经。

【主打营养素】
膳食纤维、维生素C
◎红薯中含有大量的膳食纤维，能够通便排毒，降低肠道疾病的发生率。红薯中还富含维生素C，能提高宝宝的免疫力，还能维持牙齿、骨骼、血管的正常功能，促进钙、铁的吸收。

◎食疗功效

红薯能供给人体大量的黏液蛋白、糖、维生素A和维生素C，并且具有暖胃、和胃、宽肠通便、生津止渴的功效。红薯中的膳食纤维在肠道内无法被消化吸收，能刺激肠道增强蠕动，从而预防宝宝便秘。常吃红薯有助于补充叶酸，体内叶酸含量过低会增加得癌症的风险。

◎选购保存

要选择外表干净、光滑、形状好、坚硬和发亮的红薯，发芽、表面凹凸不平的红薯不新鲜，不宜购买。红薯买回来后，可放在外面晒一天，使其保持干爽，然后放到阴凉通风处。红薯不能和土豆放在一起，否则红薯会变硬。

◎搭配宜忌

红薯 + 莲子 ✓	润肠通便
红薯 + 猪排	补充膳食纤维
红薯 + 鸡蛋 ✗	不消化
红薯 + 西红柿	易得结石，腹泻

营养成分表

营养素	含量（每100克）
蛋白质	1.1克
脂肪	0.2克
碳水化合物	23.1克
膳食纤维	1.6克
维生素A	125微克
维生素C	26毫克
维生素E	0.28毫克
叶酸	未检测
烟酸	0.6毫克
钙	23毫克
铁	0.5毫克
锌	0.15毫克
磷	39毫克

温馨提示

红薯一定要蒸熟煮透再吃，因为红薯中的淀粉颗粒不经高温破坏，难以被人体消化。由于红薯缺少蛋白质和脂质，因此要搭配蔬菜、水果及蛋白质食物一起吃，才不会导致营养失衡。红薯最好在午餐这个黄金时段吃。

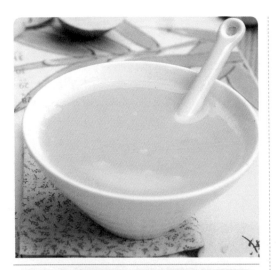

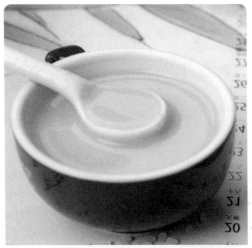

推荐菜例 1 红薯大米浆

| 原料 | 红薯 1 小个，大米 100 克，白糖适量

| 做法 | ①将红薯洗净，煮熟后去皮，切小块；大米洗净泡软。②将红薯、大米放入豆浆机中，加水，按"米浆"键。③待浆成，装杯，加入白糖调味即可。

| 专家点评 | 红薯是廉价食材，但它的营养却极丰富，尤其富含纤维素。纤维素能清肠胃、使排便顺畅，所以对于宝宝的胃和肠道有极大的益处，还可以有效地防止钙流失。大米是提供 B 族维生素的主要来源，而磨成米浆后，更易于宝宝吸收，具有补脾、和胃、清肺的功效。加入红薯煮成粥，不仅可以增加宝宝的食欲，而且还对宝宝的健康大有益处。

　　宝宝吃红薯后常常会腹胀、打嗝。若将红薯放在淡碱水中浸泡 20 分钟左右，然后再做熟，便可避免这种状况。

推荐菜例 2 红薯米糊

| 原料 | 红薯 40 克，大米 50 克，燕麦 30 克，生姜适量

| 做法 | ①红薯洗净，切成小粒；大米、燕麦分别淘洗干净，浸泡至软。②生姜去皮洗净，切片。③将上述材料放入豆浆机，加适量水，按豆浆机提示制作好米糊，装杯即可。

| 专家点评 | 米糊可以生胃津、健脾胃，作为中国传统的营养食品介于干性和水性之间，品质柔腻，易于宝宝消化吸收。而红薯是最健康的食品之一，富含膳食纤维、胡萝卜素、维生素 A、B 族维生素、维生素 C、维生素 E 等营养元素，营养价值很高。燕麦中含有大量的膳食纤维，能够促进宝宝的肠胃蠕动，使宝宝的肠胃更加健康。

烹饪常识

　　大米不宜多淘，因为米中含有一些溶于水的维生素和无机盐，多洗的话会损失米中的这些元素，所以淘 1　2 次为宜。

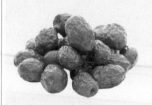

红枣

Hongzao

【适用量】每天10～30克。
【热量】488千焦/100克
【性味归经】性温，味甘。入脾、胃、心经。

[别名] 枣、大枣、良枣。

【主打营养素】
环磷酸腺苷、维生素C
◎红枣中含有大量的环磷酸腺苷，对宝宝常见的过敏症状有一定的辅助治疗效果。红枣中富含的维生素C能够帮助宝宝对铁的吸收，增强宝宝自身的免疫力。

◎食疗功效

红枣是我国的传统补品，既含蛋白质、脂肪、粗纤维、糖类、有机酸、黏液质、钙、磷、铁等，又含有多种维生素，故有"天然维生素丸"的美称。此外，吃一定量的红枣能提高免疫功能，从而起到养血安神、健脾和胃的功效。红枣中含有丰富的铁元素，宝宝适量食用，可以预防缺铁性贫血。

◎选购保存

好的红枣有自然光泽，手感紧实，捏之不变形，不脱皮，不粘连。将红枣置干燥处，可以防蛀。为防止红枣发黑，可在枣子上遮一层篾席，在通风阴凉处摊晾几天后加木盖或拌草木灰入桶内盖好。

◎搭配宜忌

红枣 + 白菜	✓	清热润燥
红枣 + 小麦		润燥安神
红枣 + 黄瓜	✗	破坏维生素C
红枣 + 鱼		易致消化不良

营养成分表

营养素	含量（每100克）
蛋白质	1.1 克
脂肪	0.3 克
碳水化合物	28.6 克
膳食纤维	1.9 克
维生素 A	40 微克
维生素 C	243 毫克
维生素 E	0.78 毫克
叶酸	未检测
烟酸	0.9 毫克
钙	22 毫克
铁	1.2 毫克
锌	1.52 毫克
磷	23 毫克

温馨提示

秋季食鲜枣，可以补充维生素C，但过量食用可伤脾胃。痰多者和大便秘结者应忌食，以免助火生热。糖尿病病人最好少食用，因为红枣含糖量太高。另外，红枣不易消化，吃时一定要充分咀嚼。宝宝食用最好去皮或者碾碎成泥。

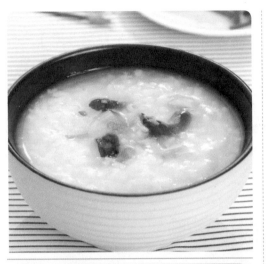

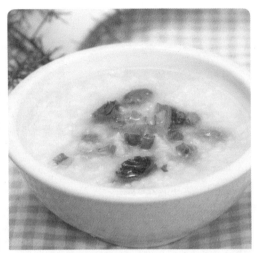

推荐菜例 1 红枣青菜粥

| 原料 | 干红枣 15 克, 青菜 15 克, 大米 50 克

| 做法 | ①将大米淘洗干净, 用冷水浸泡 30 分钟, 沥干水分备用。②将干红枣在水中浸泡 30 分钟, 洗净后放入锅内, 加入清水煮 15 20 分钟。③将青菜洗净后切碎; 将煮熟的红枣去掉红枣皮和核。④锅中加适量水, 放入大米、红枣和青菜, 先用大火煮沸, 再转小火熬煮, 至米粥烂熟即可。

| 专家点评 | 这道粥含有丰富的维生素 C、维生素 A、铁等营养成分, 能提高宝宝的免疫力, 预防和缓解宝宝缺铁性贫血、脾虚消化不良等症状, 具有健脾胃、补气血的功效。青菜中含有宝宝成长所需的维生素、胡萝卜素、钙、铁等, 有助于增强宝宝的免疫力。还可加入高汤熬煮粥, 营养更丰富, 口感更美味。宝宝适量食用此粥, 对健康有益。

烹饪常识

将蒸熟去核的红枣放在面粉筛里面, 用勺子轻压红枣, 红枣泥就能从网格里漏下去, 而皮则留在筛网里。

推荐菜例 2 花生红枣粳米粥

| 原料 | 粳米 150 克, 红枣干 15 克, 花生 20 克

| 做法 | ①将粳米淘洗干净, 用冷水浸泡 30 分钟, 沥干水分。②红枣洗净, 去核, 用冷水浸泡 30 分钟; 花生洗净。③锅中加适量水, 放入粳米、红枣和花生, 先用大火烧沸, 再转小火熬煮, 待米粥烂熟即可。

| 专家点评 | 花生的蛋白质含量很高, 且易被人体消化吸收, 它含有的谷氨酸和天门冬氨酸能促进脑细胞的发育, 有助于增强记忆力。红枣含有大量的铁、维生素 C 等营养素, 有助于宝宝身体的健康成长和大脑的健康发育, 还可以防治宝宝缺铁性贫血。粳米所含的人体必需氨基酸比较全面, 粳米米糠层的粗纤维分子还有助胃肠蠕动, 能够润肠排毒, 对宝宝便秘有很好的疗效。宝宝经常食用此粥, 能够更加健康地成长。

烹饪常识

可用筷子顶出枣核, 或者把红枣放在砧板上, 用刀拍扁, 枣核就很容易去掉。

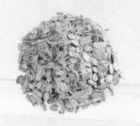

燕麦片

Yanmaipian

【适用量】每天10～30克。

【热量】1468千焦/100克

【性味归经】性平，味甘。归肝、脾、胃经。

[别 名] 雀麦片、野麦片。

【主打营养素】

蒽酰胺（生物碱）、蛋白质

◎燕麦中的蒽酰胺能消除皮肤表面泛红的症状，对过敏性皮肤具有较好的护理作用。燕麦中的蛋白质可润滑头发表层，促进宝宝头发的生长。

◎食疗功效

燕麦片具有健脾、益气、止汗、养胃、润肠的功效，而且对便秘以及水肿等有很好的辅助治疗作用，可以增强人的体力、促进血液循环、缓解生活压力。燕麦含有丰富的钙、磷、铁、锌等矿物质，不仅能改善血液循环，预防宝宝缺铁性贫血，还能促进宝宝骨骼和牙齿的发育。燕麦片中的植物纤维还可以使人体中的有毒物质及时排出体外。

◎选购保存

尽量不要选择甜味很浓与口感细腻、黏度不足的产品，这样的产品燕麦片含量不高。燕麦片应在保质期内食用，存放时需防潮、防污染、防虫害、防高温。

营养成分表

营养素	含量（每100克）
蛋白质	15克
脂肪	6.7克
碳水化合物	61.6克
膳食纤维	5.3克
维生素A	一
维生素C	一
维生素E	3.07毫克
叶酸	未检测
烟酸	1.2毫克
钙	186毫克
铁	7毫克
锌	2.59毫克
磷	291毫克

◎搭配宜忌

燕麦片 + 牛奶 燕麦片 + 南瓜		营养丰富 降低血糖
燕麦片 + 白糖 燕麦片 + 红薯		容易胀气 导致胃痉挛、腹胀

温馨提示

燕麦片一次不宜食用太多，否则会造成胃痉挛或者腹胀，食用过多也容易造成滑肠、催产，所以孕妇更应该忌食。另外，在购买的时候也要注意，麦片和燕麦片是不相同的，购买时要仔细区分。

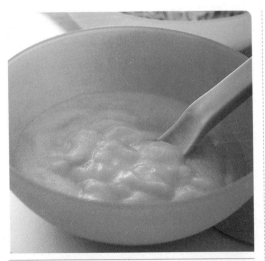

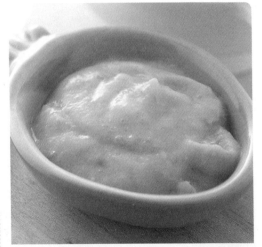

| 推荐菜例 1 | **燕麦糊** |

|原料| 婴幼儿燕麦粉 50 克，米汤 150 毫升

|做法| ①将婴儿燕麦粉装入碗中。②再加入米汤。③用汤匙充分拌匀即可。

|专家点评| 燕麦糊中富含赖氨酸和精氨酸，符合宝宝成长的需要。特别是在夏季，人的胃酸分泌减少，加之饮水较多冲淡胃酸，导致机体消化功能较弱，所以应多吃营养丰富、口味清淡的燕麦。燕麦是宝宝辅食中很好的选择，纤维含量高，还含有维生素 E、亚麻酸、铜、锌、硒、镁等营养元素，宝宝食用后有助于均衡营养。

| 推荐菜例 2 | **胡萝卜燕麦糊** |

|原料| 胡萝卜 80 克，婴儿燕麦粉 30 克，温开水 70 毫升

|做法| ①胡萝卜洗净去皮，切成小块，加水煮熟后捞出，沥干水分。②将煮好的胡萝卜用研磨器磨成泥状。③将婴儿燕麦粉、胡萝卜泥和温开水一起拌匀即可。

|专家点评| 燕麦中富含的膳食纤维能够润肠排毒、通便导泻，对宝宝大便干燥有很好的食疗功效。胡萝卜中含有的胡萝卜素被人体吸收后，不仅对宝宝的眼睛发育有好处，在人体内转化成的维生素 A 还能增强机体的免疫力，促进宝宝的骨骼生长。宝宝本身的抵抗力弱，食用这款食品可以增强宝宝的免疫力。

烹饪常识

燕麦除了加入牛奶、豆奶、米汤等液体食品外，也可以根据宝宝的喜好加入食品，如水果、坚果，只要适量就好。

烹饪常识

平时煮粥或煮饭的时候，可用麦片替代部分大米，如红豆粥，红豆、大米、麦片按 1：1：1 的比例，用高压锅煮10 分钟，这样煮出来的味道会更好。

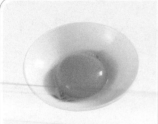

鸡蛋黄
Jidanhuang

【适用量】每天 2 个。

【热量】1302 千焦/100 克

【性味归经】性平，味甘。
归心、肾经。

[别名] 蛋黄。

【主打营养素】
卵磷脂、DHA、铁
◎鸡蛋黄含有丰富的卵磷脂和二十二碳六烯酸（DHA），对神经的发育有重要作用，可增强记忆力，有健脑益智的功效。蛋黄中还富含人体所需的铁元素，能补充宝宝身体所需的铁质。

◎食疗功效

鸡蛋黄中的卵磷脂、甘油酸酯、胆固醇和卵黄素对宝宝的神经系统和身体发育有很大的作用。

◎选购保存

选购鸡蛋时有如下几种方法。

看蛋壳：鲜蛋的蛋壳上附着一层白霜；

用手摇：轻轻摇鸡蛋，有水声的是陈鸡蛋；

闻味道：在鸡蛋上哈一口热气，然后闻一闻生鸡蛋的味道，鲜蛋有生石灰的味道。蛋黄不宜单独保存，最好将鲜蛋放在冰箱中存放。

营养成分表

营养素	含量（每100克）
蛋白质	15.2 克
脂肪	28.2 克
碳水化合物	3.4 克
膳食纤维	—
维生素 A	438 微克
胡萝卜素	1.7 微克
烟酸	0.1 毫克
维生素 C	—
维生素 E	5.06 毫克
钙	112 毫克
铁	6.5 毫克
锌	3.79 毫克
硒	27.01 微克

◎搭配宜忌

鸡蛋＋西红柿	✓	预防心血管疾病
鸡蛋＋豆腐		有利于钙的吸收
鸡蛋黄＋糖	✗	危害健康
鸡蛋＋红薯		易致腹痛

温馨提示

不可食用生鸡蛋。生鸡蛋的蛋白质结构致密，有很大部分不能被人体吸收，煮熟后的蛋白质才变得松软，人体胃肠道才能消化吸收。生鸡蛋有特殊的腥味，会抑制中枢神经，使胃液和肠液等消化液的分泌减少，从而导致食欲不振、消化不良。

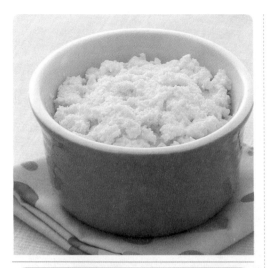

推荐
菜例 1 **蛋黄泥**

| **原料** | 鸡蛋 2 个，配方奶少许

| **做法** | ①鸡蛋洗净表面杂质。②锅置火上，水入锅，放入鸡蛋煮熟。③将煮熟的鸡蛋捞出凉凉，去壳取蛋黄。④将鸡蛋黄与配方奶放入容器内，碾压成泥即可。

| **专家点评** | 一般 5 6 个月的宝宝就可喂食鸡蛋黄了，有过敏史的宝宝，可以推迟几个月喂。还要添加其他食品，如肉类、肝脏等补充铁质。在给有过敏症状的宝宝制作有鸡蛋黄的辅食时，妈妈可以这样做：将鸡蛋煮 20 分钟，一定要煮熟、煮透，然后立刻剔除蛋白，取出蛋黄捣碎，再将蛋黄混在宝宝的谷类食物或蔬菜中烹调。

 烹饪常识

　　鸡蛋煮的时间过长，蛋黄表面会形成灰绿色硫化亚铁层，蛋白质也会老化，不仅影响食欲，也不易吸收。

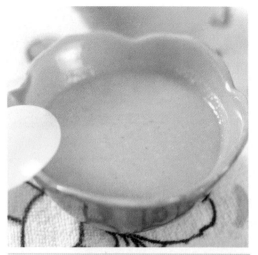

推荐
菜例 2 **蛋黄羹**

| **原料** | 鸡蛋 2 个，骨头汤 100 毫升

| **做法** | ①锅置火上，倒入适量水，将鸡蛋放入锅中，大火烧煮。②将鸡蛋煮熟后，去壳取蛋黄，压成蛋黄泥。③将骨头汤倒入蛋黄泥中调成糊状即可。

| **专家点评** | 鸡蛋黄中含有丰富的蛋白质、脂肪，包括中性脂肪、卵磷脂、胆固醇等，是宝宝生长发育必需的物质。鸡蛋中还含有丰富的钙、磷、铁等对人体有益的矿物质，对促进婴儿骨骼生长、脑细胞发育、预防婴幼儿贫血非常有益。骨头汤中不仅含有丰富的钙，还含有宝宝身体发育所需的蛋白质、脂肪、铁、磷等多种营养成分。用营养丰富的骨头汤混合蛋泥调成羹食用，味道鲜美，可以为正在快速发育的宝宝补充钙和铁，还能预防佝偻病和缺铁性贫血。

烹饪常识

　　鸡蛋在形成过程中会带菌，未熟的鸡蛋不能将细菌杀死，容易引起腹泻。因此鸡蛋要经高温后再吃，不要生吃。

◎ 宝宝禁吃的食物

小宝宝的肠胃还未完全发育成熟，很多食材都还不能进入宝宝的食谱计划，新爸妈一定要多多注意。

食盐

▶ 不宜食用食盐的原因

新生儿的肾脏发育不成熟，无法充分排出食盐中的钠。食盐中的钠滞留在体内，不仅容易引起局部水肿，还会增加宝宝将来患高血压的概率。同时，摄入过多的盐分还会导致人体内钾的大量流失，引起心脏肌肉衰弱，最后产生严重的后果。因此，9个月以内的宝宝最好不要食用食盐，9个月以后的宝宝每天食用食盐不应超过1克，1 6岁的宝宝每天不宜超过2克。

❌ 忌吃关键词

高钠、钾流失、水肿、高血压

味精

▶ 不宜食用味精的原因

父母在菜肴中加些味精的做法不仅会增加宝宝肠胃的负担，让宝宝产生美味综合征，还会因为食用味精导致宝宝出现缺锌的症状。味精中含有谷氨酸钠，能使血液中的锌转变为谷氨酸锌，最后从尿中排出，而锌是大脑发育的重要营养元素之一，人体一旦缺锌，不仅影响大脑发育，还会影响身体的发育。因此，爸爸妈妈在给宝宝制作营养餐时，应尽量避免使用味精等将食品提鲜的调料。

❌ 忌吃关键词

谷氨酸钠、缺锌

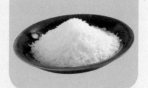

胡椒

▶ 不宜食用胡椒的原因

胡椒是热性食物，很多家长在宝宝出现腹泻的时候，认为吃点儿胡椒能缓解宝宝的腹泻；其实，这是不对的。宝宝还小，味觉正处于发育阶段，所食用辅食的味道太重，或味道太丰富，都不适合宝宝味觉发育。另外，胡椒属辛辣食物，刺激性强，食用后还会引起消化不良、便秘等不适。因此，1岁以前的宝宝不宜食用胡椒，1岁以后的宝宝最好少吃。

❌ 忌吃关键词

辛辣、刺激、偏食

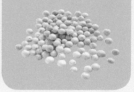

蛋白

▶️ 不宜食用蛋白的原因

1岁以内的宝宝胃肠道功能尚未发育完善，肠壁很薄，通透性很高。而蛋白中的白蛋白分子较小，可以直接透过肠壁进入宝宝的血液中，这种异体蛋白为抗原，可以使宝宝的体内产生抗体，再次接触异体蛋白时，宝宝会出现一系列过敏反应性疾病，如湿疹、荨麻疹、喘息性支气管炎等。另外，蛋白中含有一种抗生物素蛋白，在肠道中与生物素结合后，能阻止宝宝对维生素的吸收，造成宝宝维生素缺乏，从而影响宝宝身体健康。因此，在宝宝1岁以前，只宜喂食宝宝蛋黄，不宜喂蛋白。

❌ 忌吃关键词

白蛋白、过敏

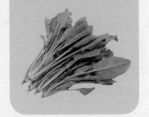

菠菜

▶️ 不宜食用菠菜的原因

很多人认为，菠菜中含铁高，多吃菠菜可以避免宝宝出现缺铁性贫血，有助于宝宝的生长发育。其实，菠菜中铁的含量虽然比较高，但实际能被人体吸收的很少，为宝宝补充铁剂、促进造血并没有太大的用处。反而，由于菠菜中含有大量的草酸，而草酸进入人体后，遇到肠胃中的钙质时，会凝固成不易溶解和吸收的草酸钙，影响宝宝对钙质的吸收，而宝宝的骨骼和牙齿的生长发育都离不开大量的钙质。因此，宝宝1岁以前，不宜食用太多的菠菜，爸爸妈妈可以选择苋菜、肝泥等给宝宝补充铁质。

❌ 忌吃关键词

草酸、阻止钙吸收

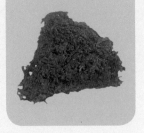

紫菜

▶️ 不宜食用紫菜的原因

紫菜的营养价值很高，含有维生素、碘等多种人体所需的营养成分，宝宝适量食用一些紫菜，对身体很有益处，但是，不建议9个月以内的宝宝食用。因为紫菜含有丰富的粗纤维，粗纤维本身难以消化，而宝宝消化功能还不够完善，因此，9个月以内的宝宝不建议食用紫菜。9个月以后的宝宝也不宜多食，食用时，爸爸妈妈要将紫菜弄碎。另外，紫菜味甘、咸，性凉，脾胃虚寒的宝宝也不宜食用紫菜。

❌ 忌吃关键词

粗纤维、难消化

第三章

7 9个月宝宝吃什么？禁什么？

7~9个月的宝宝，爸爸妈妈可以准备一些烂粥、烂面条、鱼泥、肝泥、肉糜、豆腐、水果泥、蒸鸡蛋羹、碎菜和鱼肝油等作为宝宝的辅食，也可以为宝宝准备一些烤面包片、饼干或馒头片，锻炼宝宝的咀嚼能力，帮助牙齿的生长发育。

7~9个月宝宝的喂养指南

宝宝又长大了一些，他的身上发生了很多变化，爸爸妈妈在惊喜宝宝变化的同时，也需要了解宝宝成长发育中需要注意的细节问题。

1.婴儿营养不良的表现及治疗

营养不良是由于营养供应不足、不合理喂养、不良饮食习惯及精神、心理等因素所致的。另外，因食物吸收利用障碍等引起的慢性疾病也会引起婴儿营养不良。

婴儿营养不良的表现为体重减轻，皮下脂肪减少、变薄。一般情况下，腹部皮下脂肪先减少，继而是躯干、臀部、四肢，最后是两颊脂肪消失而使婴儿看起来似老人，皮肤则干燥、苍白、松弛，肌肉发育不良，肌张力低。轻者常烦躁哭闹，重者反应迟钝，消化功能紊乱，可出现便秘或腹泻。

在治疗上，营养不良轻者可通过调节饮食促其恢复，重者应送医院进行治疗。

2.婴儿食欲缺乏的防治

一般情况下，婴儿每日每餐的进食量都是比较均匀的，但也可能出现某日或某餐进食量减少的现象。不可强迫孩子进食，只要给予充足的水分，孩子的健康不会受损。

婴儿的食欲可受多种因素（如温度变化、环境变化、接触不熟悉的人及体内消化和排泄状况的改变等）的影响。短暂的食欲缺乏不是病兆，如连续2~3天食量减少或拒食，并出现便秘、手心发热、口唇发干、呼吸变粗、精神不振、哭闹等现象，则应注意。不发热者，可给孩子助消化的中药和双歧杆菌等菌群调节剂，也可多喂开水（可加果汁、菜汁）。

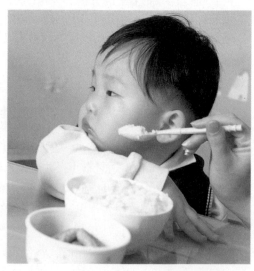

宝宝如果不愿意进食，妈妈不要强迫。

待婴儿积食消除、消化通畅，便会很快恢复正常的食欲。如无好转，应去医院做进一步的检查治疗。

3.不宜只让婴儿喝鱼汤和肉汤

宝宝长到七八个月时，就已经能吃一些鱼肉、肉末、肝末等食物，但不少父母仍只给宝宝喝汤，不让吃肉。这样做主要是父母低估了宝宝的消化能力，认为宝宝还没有能力去咀嚼和消化食物。也有的父母认为汤的味道鲜美，营养都在汤里面，其实这些看法都是错误的，这样做只会限制宝宝摄取更多的营养。

用鱼、鸡或猪等动物性食物煨汤，确实有一些营养成分会溶解在汤内，它们含有少量的氨基酸、肌酸、肉精、钙等，增加了汤的鲜味，但大部分的精华，像蛋白质、脂肪、无机盐都还留在肉内。肉类食物主要的营养成分是蛋白质，蛋白质遇热后会变性凝固，绝大部分都在肉里，只有少部分可溶性蛋白质跑到汤里去了。

科学而经济的喂养方法，应该是在补充肉类食物时，既让婴儿喝汤又要让其吃肉。因为鲜肉汤中的氨基酸可以刺激胃液分泌，增进食欲，帮助婴儿消化。而肉中丰富的蛋白质等更能提供婴儿所需的营养。尤其这些都是优质蛋白质，能促进宝宝的生长发育，使肌肉长得结实，免疫力增强，可以减少各种疾病的发生，保证宝宝健康成长。

4.宝宝出牙期的营养保健

有些宝宝在5个月的时候就开始长乳牙了，也有些宝宝到6个月以后才开始长乳牙，在出牙之前，宝宝吃奶靠牙床含住母亲的乳头。出牙是牙齿发育和宝宝生长发育过程中的一个重要阶段，正常情况下，营养好、身高较高、体重较重的宝宝比营养差、身高较矮、体重偏轻的宝宝出牙早一些。宝宝出牙的顺序通常是先长出下门牙，然后长出上门牙，多数宝宝1岁时已长出8颗乳牙，上下分别4颗。

宝宝出牙时一般无特别不适，但是有的宝宝会因为烦躁不安而不啃咬东西。此时，家长可以将自己的手指洗干净，帮宝

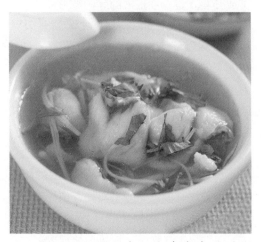

熬汤用的鱼肉中，含有丰富的蛋白质，别除鱼刺后可给宝宝食用。

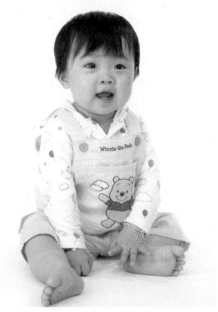

宝宝5~6个月时就开始长乳牙了。

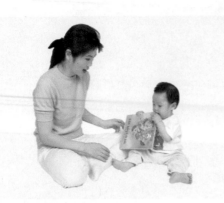

如果宝宝因长牙而啃咬东西，家长可以购买一些磨牙棒或磨牙饼干。

宝按摩牙床，刚开始按摩时，宝宝会因为摩擦的疼痛而排斥，不过当宝宝发现按摩使疼痛减轻了之后，很快会安静下来，并愿意让爸爸妈妈用手指帮他们按摩，有些宝宝还会主动抓住父母的手指咬住。个别宝宝在出牙期间可能还会出现突然哭闹不安，咬母亲乳头，咬手指或用手在将要出牙的部位乱抓乱划，口水增多等症状，这可能与牙龈轻度发炎有关。此时，母亲要耐心护理，分散宝宝的注意力，不要让他用手或筷子去抓划牙龈。

宝宝出牙期间易出现腹泻等消化道症状，这可能是出牙的反应，也可能是抗拒某种辅食的表现，可以先暂停添加，观察一段时间就可知道原因。

家长应给宝宝多吃些蔬菜、果条，这样不但有利于改掉其吮手指或吮奶瓶嘴的不良习惯，而且还可使牙龈和牙齿得到良好的刺激，减少出牙带来的痛痒，对牙齿的萌出和牙齿功能的发挥都有好处。另外，进食一些点心或饼干可以锻炼宝宝的咀嚼能力，促进牙齿的萌出和坚固，但同时也容易在口腔中残留渣滓，成为龋齿的诱因。因此，在食后最好给婴儿些凉开水或淡盐水饮服代替漱口。

5.宝宝出牙期间需要纠正的不良习惯

在宝宝出牙期间，许多不良的口腔习惯会影响到牙齿的正常排列和上下颌骨的正常发育，从而严重影响宝宝面部的美观。因此在宝宝出牙期间，父母应该注意纠正宝宝的这些不良习惯。

咬物：一些孩子在玩耍时，爱咬物体，如袖口、衣角、手帕等，这样在经常用来咬物的牙弓位置上易形成局部小开牙畸形（即上下牙之间不能咬合，中间留有空隙）。

偏侧咀嚼：一些婴儿在咀嚼食物时，常常固定在一侧，这种一侧偏用一侧废用的习惯形成后，易造成单侧咀嚼肌肥大，而废用侧因缺乏咀嚼功能刺激，使局部肌肉发育受阻，从而使面部两侧发育不对称，造成偏脸或歪脸现象。

吮指：婴儿一般从3~4个月开始，常有吮指习惯，一般在2岁左右逐渐消失。由于手指经常被含在上下牙弓之间，牙齿受到压力，使牙齿往正常方向长出时受阻，形成局部小开牙。同时由于经常做吸吮动作，两颊收缩使牙弓变窄，形成上前牙前突或开唇露齿等不正常的牙颌畸形。

张口呼吸：张口呼吸时上颌骨及牙弓易受到颊部肌肉的压迫，会限制颌骨的正常发育，使牙弓变得狭窄，前牙相挤排列不下引起咬合紊乱，严重的还可出现下颌前伸，下牙盖过上牙的情况，即俗称的"兜齿""瘪嘴"。

偏侧睡眠：这种睡姿易使颌面一侧长期承受固定的压力，造成不同程度的颌骨及牙齿畸形，两侧面颊不对称等情况。

下颌前伸：即将下巴不断地向前伸着玩，可形成前牙反颌，俗称"地包天"。

含空奶头：一些婴儿喜欢含奶瓶的

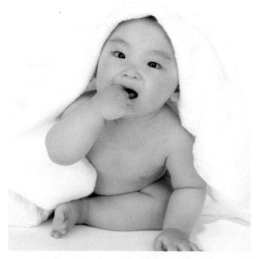

经常吮吸手指，会阻碍牙齿的正常生长。

空奶头睡觉或躺着吸奶，这样奶瓶易压迫上颌骨，而婴儿的下颌骨则不断地向前吮奶，长期反复地保持此动作，可使上颌骨受压，下颌骨过度前伸，形成下颌骨前突的畸形。

6.本阶段的喂养要点

这一阶段，母乳和奶类仍是宝宝的主食。经过前一阶段的辅食添加尝试，多数宝宝已经逐渐适应并接受泥状、糊状等食品，且食量日益增加，从一勺两勺到小半碗，甚至是一小碗，慢慢能用辅食代替某一时间段的母乳或奶粉。

7个月大的婴儿每天进食的奶量总体不变。此时，大部分宝宝夜间能睡整夜觉而不必喂奶，因此，可以在白天时分3～4次喂食母乳或奶粉。这一阶段，宝宝的乳牙开始萌出，咀嚼食物的能力逐渐增强，因此，辅食的品种可以更丰富一些。除了前一阶段添加的泥状、糊状等食品外，还可以喂宝宝一些米粥、鸡肉末、鱼肉末等。

宝宝8个月大的时候，母乳的分泌开始减少，质量开始下降。而这个阶段的宝宝正处于长身体的时期，需要大量的钙才能满足身体发育的需要，因此，不应再把母乳或奶粉作为宝宝单一的主食来源。这一时期，宝宝的奶量在保持不变的同时（每天500毫升左右），要加大宝宝的辅食量和辅食的次数。每天给宝宝喂辅食的次数可以增加到2次，喂食的时间可以分别安排在10时和14时。辅食次数和数量增加的同时，母乳或奶粉喂养的次数要相应减少到3～4次，喂养的时间可以分别安排在宝宝早起、中午、下午和晚上临睡前。此时，宝宝消化道内的消化酶已经可以充分消化蛋白质，因此，可以给宝宝多添加一些含蛋白质丰富的辅食，如口感较软的豆制品及奶制品等。

9个月的宝宝，已经可以和大人一样按时进食，每天吃早、中、晚三餐辅食。有的宝宝已经有3～4颗小牙，咀嚼能力又进一步提升，此时的辅食，可以适当添加一些相对较硬的食品，如面条、面片、碎菜叶等。此时，母乳或奶粉的喂养次数可以从4次减少到3次，可分别安排在宝宝早起、中午和晚睡时进行。9个月的宝宝在吃鸡蛋时不再局限于蛋黄，已经可以吃整个鸡蛋了，食材的选择更加丰富，要注意辅食中蛋白质、淀粉、维生素、脂肪等营养物质间的平衡。

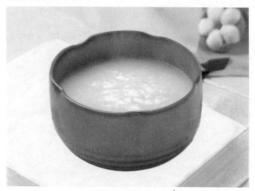

鱼肉粥味道鲜美，营养丰富，非常适合7个月大婴儿食用。

◎宝宝宜吃的食物

7~9个月的宝宝，对食材还有很多禁忌，具体哪些食材适合作为宝宝的食物，如何制作能给宝宝提供更多的营养，爸爸妈妈来了解一下吧。

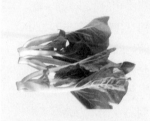

小白菜
XiaoBaicai

【适用量】每天 10~20 克。
【热量】104 千焦 /100 克
【性味归经】性温，味甘。归肺、胃、大肠经。

[别 名] 青菜、不结球白菜。

【主打营养素】

粗纤维、胡萝卜素、维生素C
◎小白菜中的粗纤维可促进大肠蠕动，保持大便通畅，增加大肠内毒素的排出。小白菜中所含的维生素C，可防止皮肤粗糙，使宝宝皮肤保持水嫩。

◎食疗功效

小白菜富含抗过敏的维生素 A、维生素 C、B族维生素、钾、硒等，它含钙量高，是防治维生素 D 缺乏（佝偻病）的理想蔬菜。其含有的维生素 B₁、维生素 B₆、泛酸等，具有缓解精神紧张的功能。小白菜能通肠利胃，促进宝宝肠蠕动，保持大便通畅。

◎搭配宜忌

小白菜 + 虾皮 ✓	营养全面
小白菜 + 猪肉	促进宝宝成长
小白菜 + 兔肉 ✗	引起腹泻和呕吐
小白菜 + 醋	营养流失

◎选购保存

新鲜的小白菜呈绿色、鲜艳而有光泽、无黄叶、无腐烂、无虫蛀现象。小白菜因质地娇嫩，容易腐烂变质，一般是随买随吃。如保存在冰箱内，最多能保鲜 1 ~ 2 天。保存的青菜忌用水洗，水洗后，茎叶细胞外的渗透压和细胞呼吸均发生改变，易造成茎叶溃烂、营养成分大损。

温馨提示

用小白菜制作菜肴，炒、煮的时间不宜过长，以免损失营养。脾胃虚寒、大便稀薄者及拉肚子的人或易痛经的女性不宜多吃。另外，由于现在农药普遍作用于农作物，因此，在制作小白菜前，最好用盐水浸泡清洗。

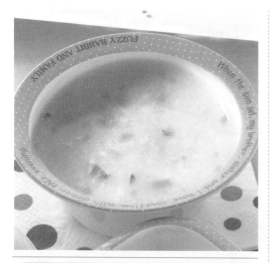

推荐菜例 ① 小白菜核桃粥

| 原料 | 泡好的白米 15 克，小白菜、白萝卜各 10 克，胡萝卜 5 克，磨碎的核桃 1 大匙，水 90 毫升

| 做法 | ①白米磨碎。②小白菜洗净剁碎，白萝卜和胡萝卜去皮，洗净磨碎。③平底锅中放进白米和水后煮熟，再放进蔬菜和核桃煮熟即可。

| 专家点评 | 小白菜又甜又清淡，富含的维生素 C 能够帮助宝宝的骨骼和牙齿健康生长，还能够提升宝宝的免疫力，帮助宝宝对铁的吸收，预防宝宝缺铁性贫血。小白菜中还含有大量的粗纤维，能促进宝宝的肠胃蠕动，帮助消化，防止宝宝便秘。核桃含有 B 族维生素和钙、磷、铁等多种矿物质元素，特别是核桃中的磷脂，对脑神经有很好的保健作用，对宝宝的大脑发育有好处。

小白菜不宜生食，用小白菜制作菜肴，煮的时间不宜过长，以免损失营养。

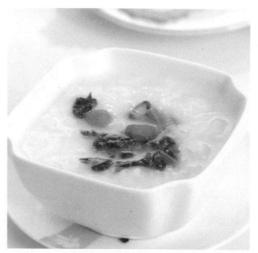

推荐菜例 ② 小白菜胡萝卜粥

| 原料 | 小白菜 30 克，胡萝卜少许，大米 100 克

| 做法 | ①小白菜洗净，切丝；胡萝卜洗净，切小块；大米泡发洗净。②锅置火上，注水后放入大米，用大火煮至米粒绽开。③放入胡萝卜、小白菜，用小火煮至粥成即可食用。

| 专家点评 | 小白菜的含钙量较高，几乎等于白菜含量的 2 ~ 3 倍，能够促进宝宝的骨骼生长，防止宝宝因缺钙而出现生长迟滞的症状。冬季温度较低，这时小白菜的碳水化合物转为糖，油脂含量增加，更富营养性，吃起来软糯可口、清香鲜美、带有甜味，会增加宝宝的食欲。胡萝卜富含维生素，并有轻微而持续发汗的作用，可刺激皮肤的新陈代谢，增进血液循环，从而使宝宝的皮肤细嫩光滑，肤色红润。

在清洗小白菜的时候，可以用盐水泡会儿再清洗，这样可以去除菜叶上的虫子，也可起到一定的杀菌作用。

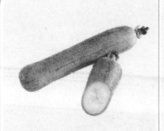

丝瓜
Sigua

[别 名] 天罗、绵瓜、布瓜、天络瓜、吊瓜。

【适用量】每天 20~30 克。

【热量】84 千焦 /100 克

【性味归经】性凉，味甘。入肺、肝经。

◎食疗功效

丝瓜具有清暑、解毒通便、润肌美容、利尿、活血、通经等功效，还能用于治疗热病烦渴、痰喘咳嗽等病症。丝瓜含铁丰富，能补充宝宝生长发育所需的铁质，具有预防并缓解宝宝缺铁性贫血的功效。

◎选购保存

要选择瓜形完整、无虫蛀、无破损的新鲜丝瓜。丝瓜放置在阴凉通风处可保存 1 周左右，或者将未洗的丝瓜用塑料袋装好，袋上留几个小孔，平放在通风口处，尽量不要层叠，可放半个月。如果一次买多了，可用塑料袋装好放冰箱，可放1 周。

◎搭配宜忌

丝瓜 + 鸡肉	✔	清热利肠
丝瓜 + 鸭肉		清热去火
丝瓜 + 菠菜	✘	会引起腹泻
丝瓜 + 芦荟		会引起腹痛、腹泻

营养成分表

营养素	含量（每 100 克）
蛋白质	1 克
脂肪	0.2 克
碳水化合物	3.6 克
膳食纤维	0.6 克
维生素 A	15 微克
维生素 C	5 毫克
维生素 E	0.22 毫克
叶酸	未检测
烟酸	0.4 毫克
钙	14 毫克
铁	0.4 毫克
锌	0.21 毫克
磷	29 毫克

温馨提示

长期食用丝瓜，还能使人皮肤变得光滑、细腻，因为丝瓜具有抗皱消炎，预防、消除痤疮及黑色素沉着的特殊功效。丝瓜性凉，体质虚寒，有腹泻症状的宝宝不宜多食。另外，患脚气、虚胀的人，应该少吃丝瓜。

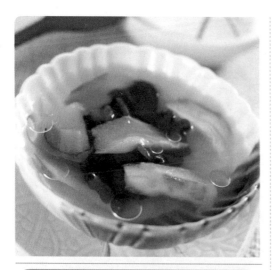

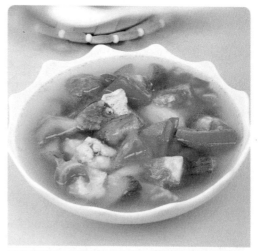

推荐菜例 ① 丝瓜木耳汤

| 原料 | 丝瓜 1 条，黑木耳 30 克，盐 3 克

| 做法 | ①丝瓜刨皮，洗净后切片。②将黑木耳泡发，去蒂后淘洗干净，撕成片状。③锅中加入清水 800 毫升，烧开后放入丝瓜、盐，煮至丝瓜断生时，下木耳略煮片刻，待熟后盛入汤碗即可。

| 专家点评 | 丝瓜和木耳有补铁补血、清暑解毒、通便化痰等功效，是宝宝在夏季的营养美食。另外，丝瓜中 B 族维生素和维生素 C 的含量比较高，不仅有利于宝宝的大脑发育，还可以补充维生素 C，增强宝宝的抵抗力。黑木耳中含有丰富的纤维素和一种特殊的植物胶原，这两种物质能够促进胃肠蠕动，促进宝宝体内的有毒物质及时排泄。

烹饪常识

丝瓜的烹饪方法多种多样，可依据个人喜好选择，建议做汤食用，这样营养流失较少。

推荐菜例 ② 丝瓜排骨汤

| 原料 | 丝瓜 100 克，卤排骨 100 克，西红柿 100 克，高汤适量，白糖 2 克，盐 2 克

| 做法 | ①西红柿洗净，切成块状；丝瓜去皮，洗净切滚刀块。②汤锅上火，倒入高汤，下入切好的西红柿、丝瓜、卤排骨。③大火烧开后转小火继续煲 1 小时，调入食盐和白糖即可。

| 专家点评 | 丝瓜含有皂苷、苦味素、木聚糖、蛋白质、B 族维生素、维生素 C 等成分，且味甘、性凉，具有清热、解毒的功效。另外，丝瓜对保持宝宝的皮肤滑嫩有很好的效果。西红柿含有多种有机酸，可促进钙、铁元素的吸收，还能补充宝宝身体所需的其他营养。将丝瓜、西红柿和含钙丰富的卤排骨一起煮汤，营养健康，且味道鲜美，能勾起宝宝的食欲。

烹饪常识

丝瓜不宜生吃，可烹食，煎汤服，丝瓜的味道清甜，烹煮时不宜加酱油和豆瓣酱等口味较重的酱料，以免抢味。

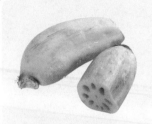

莲藕

Lianou

[别名] 荷梗、雪藕。

【适用量】每天 10~50 克。

【热量】401 千焦/100 克

【性味归经】性寒，无毒，味甘涩。入心、肺、脾、胃经。

【主打营养素】

黏液蛋白、膳食纤维、铁

◎莲藕中含有黏液蛋白和膳食纤维，能与人体内胆酸盐、食物中的胆固醇及甘油三酯结合，使其从粪便中排出。在块茎类食物中，莲藕含铁量较高，可以有效地预防宝宝缺铁性贫血。

◎食疗功效

藕可以消暑清热，是夏季良好的祛暑食物。生藕能消瘀清热、除烦解渴、止血健胃，熟藕补心生血、健脾开胃、滋养强壮，煮汤饮能利小便、清热润肺。藕还可以治郁怒、止泄、治病后干渴及消食解酒毒。煮熟的藕性味甘温，能健脾开胃、益血补心，故主补五脏，有消食、止渴、生津的功效。莲藕散发出一种独特的清香，有一定健脾止泻的作用，能增进食欲。

◎选购保存

要挑选外皮呈黄褐色、肉肥厚而白、断口处有清香味的莲藕。没切过的莲藕可在室温中放置1周的时间，切过的莲藕要在切口处覆以保鲜膜，可冷藏保鲜1周左右。

◎搭配宜忌

莲藕 + 猪肉	✓	滋阴血、健脾胃
莲藕 + 生姜		止呕吐
莲藕 + 菊花	✗	易致腹泻
莲藕 + 人参		药性相反

营养成分表

营养素	含量（每100克）
蛋白质	1.9 克
脂肪	0.2 克
碳水化合物	15.2 克
膳食纤维	1.2 克
维生素 A	3 微克
维生素 C	44 毫克
维生素 E	0.73 毫克
叶酸	未检测
烟酸	0.3 毫克
钙	39 毫克
铁	1.4 毫克
锌	0.23 毫克
磷	58 毫克

温馨提示

煮熟的莲藕，其性也由凉变温，有养胃滋阴、健脾益气的功效，是一种很好的食补佳品。而用藕加工制成的藕粉，既富营养，又易于消化，有养血止血、调中开胃之功效。由于藕性偏凉，糖尿病病人和脾胃虚寒之人不宜食用。

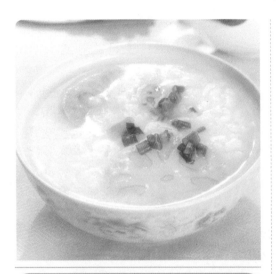

鲜莲藕粥

| 原料 | 鲜藕 50 克，大米 50 克，熟虾仁 2 粒，葱适量

| 做法 | ①大米洗净，浸泡 30 分钟；藕浸泡洗净，去皮切薄片；葱洗净切段。②泡好的大米与藕片一起放入锅中，加适量水熬成粥。③待粥熟烂后，将葱花和虾仁撒在粥上做装饰即可。

| 专家点评 | 虾仁营养丰富，是健脑益智的好食材，用虾仁和葱段做装饰，会让宝宝更有食欲。煮熟的藕性味甘温，具有健脾开胃、益血补心的作用，对宝宝便中带血、上火便秘、食欲缺乏等症有一定的食疗作用。莲藕中含有大量淀粉、蛋白质、B 族维生素、维生素 C、脂肪、碳水化合物，能够强壮筋骨、补血养血，还能够改善血液循环，有益于宝宝的身体健康。

烹饪常识

藕切片后放入烧开的水中片刻，捞出后放在清水中，可使藕不变色，还能保持爽脆。

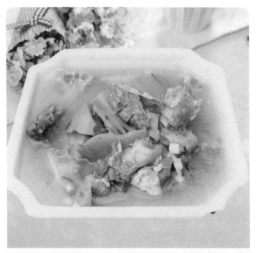

莲藕排骨汤

| 原料 | 猪排骨 250 克，莲藕 150 克，姜片少许，葱花少许

| 做法 | ①将莲藕去皮洗净，切厚片。②将猪排骨洗净过水，并冲洗干净。③将排骨、莲藕和姜片放入煲内，加适量水，待水开后改小火煲两小时，起锅装碗，撒上葱花即可。

| 专家点评 | 此汤可祛湿清热、健脾胃、壮筋骨，能促进宝宝健康成长。莲藕含有淀粉、蛋白质、天门冬素、纤维素、维生素 C 以及氧化酶成分，煮熟的藕性味甘温，能健脾开胃、益血补心。莲藕中含有的纤维素有助于宝宝的消化吸收，能够帮助宝宝将体内的有毒物质及时排出体外。排骨中含有大量的钙和蛋白质，有助于宝宝骨骼的成长和身体的发育。宝宝食用这道汤，清热又补钙，能够帮助宝宝茁壮成长。

烹饪常识

为防止藕变成褐色，可把去皮后的藕放在加入少许醋的清水中浸泡 5 分钟。需要注意的是，秋季的莲藕不宜生吃。

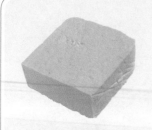

豆腐

Doufu

【适用量】每天 10~20 克。

【热量】2200 千焦 /100 克

【性味归经】性凉，味甘。归脾、胃、大肠经。

[别名] 水豆腐、老豆腐。

【主打营养素】

钙、蛋白质

◎豆腐中含有大量的钙，宝宝身体正在成长期，食用适量的豆腐能够满足宝宝骨骼生长发育的需要。豆腐富含优质蛋白，能促进宝宝的新陈代谢，增强宝宝的体质。

◎食疗功效

豆腐能生津润燥、清热解毒、和脾胃，还可以保护肝脏、促进机体的新陈代谢。豆腐除有增加营养、帮助消化、增进食欲的功能外，对牙齿、骨骼的生长发育也颇为有益，在造血功能中可增加血液中铁的含量。豆腐中含有丰富的大豆卵磷脂，有益于神经、血管、大脑的生长发育。豆腐中的甾固醇、豆甾醇均是抑癌的有效成分。

◎选购保存

好的豆腐颜色呈均匀的乳白色或淡黄色，稍有光泽，块形完整，软硬适度，富有一定的弹性，质地细嫩，结构均匀，无杂质。豆腐买回后，应立刻浸泡于清水中，并置于冰箱中冷藏，待烹调前取出。

◎搭配宜忌

豆腐 + 鱼	✔	补钙
豆腐 + 西红柿		补脾健胃
豆腐 + 鸡蛋	✘	影响蛋白质吸收
豆腐 + 木耳菜		破坏营养素

营养成分表

营养素	含量（每100克）
蛋白质	8.1 克
脂肪	3.7 克
碳水化合物	3.8 克
膳食纤维	0.4 克
维生素 A	—
维生素 C	—
维生素 E	2.71 毫克
叶酸	未检测
烟酸	0.2 毫克
钙	164 毫克
铁	1.9 毫克
锌	1.11 毫克
磷	119 毫克

温馨提示

豆腐营养丰富，口感绵软，很适合宝宝食用。但是，豆腐中含有极为丰富的蛋白质，一次食用过多不仅阻碍人体对铁的吸收，而且容易引起蛋白质消化不良，出现腹胀、腹泻等不适症状，因此，不宜让宝宝一次性食用过多。

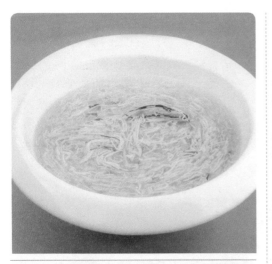

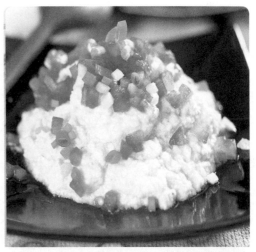

| 推荐菜例 | 1 | 文丝豆腐羹 |

| 原料 | 鲜豆腐 100 克，笋 50 克，盐适量

| 做法 | ①豆腐洗净切成丝；笋洗净切丝。②锅中下水，放入豆腐丝和笋丝，大火煮沸。③起锅前放入适量盐调味即可。

| 专家点评 | 豆腐营养丰富，含有钙、铁、磷以及蛋白质、脂肪等多种营养元素，有助于宝宝强健身体、发展智力，其含有的钙元素可预防佝偻病。豆腐还有增加营养、帮助消化、增进食欲的功能，对牙齿、骨骼的生长发育也颇为有益。竹笋中含有丰富的蛋白质、氨基酸、脂肪、胡萝卜素、铁、钙、维生素 C，是天然低脂、低热量食品。此汤将豆腐与竹笋均切成极细的丝，不仅能为宝宝补充营养，还不会给宝宝稚嫩的肠胃造成负担。

烹饪常识

豆腐下锅之前，先在开水中浸泡 10 多分钟，便可除去泔水异味，这样做出的豆腐口感才好。

| 推荐菜例 | 2 | 西红柿豆腐泥 |

| 原料 | 西红柿 250 克，豆腐两块

| 做法 | ①将豆腐洗净按成蓉状；西红柿洗净，入沸水后去皮、去籽，切成粒。②将豆腐入锅，加入西红柿匀成豆腐泥，盛出。③油锅烧热，倒入豆腐泥翻炒至香熟，拌匀，起锅上桌。

| 专家点评 | 豆腐中富含钙，可促进宝宝的身体发育，有利于宝宝的健康成长。豆腐还可以清热解毒，宝宝平时吃奶容易上火，适当的食用这道汤，有助于宝宝清热降火。西红柿内的苹果酸和柠檬酸等有机酸，有增加胃液酸度、帮助宝宝消化、调整胃肠功能的作用。二者搭配，能够很好地辅助宝宝的成长。

烹饪常识

南豆腐水分多，嫩，但不适合炒菜，可以用来做汤。饭馆里的小葱拌豆腐，都是用的南豆腐（水豆腐）。

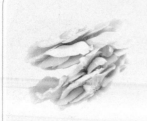

平菇
Pinggu

【适用量】每天 2~3 小瓣。

【热量】80 千焦 /100 克

【性味归经】性微温，味甘。归脾、胃经。

[别 名] 侧耳、糙皮侧耳、黑牡丹菇、蚝菇。

【主打营养素】

氨基酸、蛋白糖

◎平菇中的氨基酸种类齐全，其中的赖氨酸对促进记忆、增进智力有独特的作用，对婴儿大脑健康发育十分重要。平菇还含有平菇素等生物活性物质，对防治癌症有一定的效果。

◎食疗功效

平菇具有补虚、舒筋活络的功效，可治腰腿疼痛、手足麻木、筋络不通等症，对预防尿道结石也有一定的作用，还对慢性胃炎、十二指肠溃疡、软骨病、高血压等有辅助治疗效果。平菇中的蛋白多糖体对癌细胞有很强的抑制作用，能增强机体免疫功能。

◎选购保存

应该选择菇形整齐、颜色正常、质地脆嫩而肥厚、气味纯正清香、无杂味、无病虫害、八成熟的鲜平菇。平菇购买后应立即清洗、浸水，然后余水或烹炒，或包装好后低温贮藏。新鲜平菇可用塑料膜包装后在低温下贮藏 3 ~ 7 天。

◎搭配宜忌

平菇 + 豆腐 ✓	利于营养吸收
平菇 + 西蓝花	提高免疫力
平菇 + 野鸡 ✗	引发痔疮
平菇 + 驴肉	引发腹痛

营养成分表

营养素	含量（每100克）
蛋白质	1.9 克
脂肪	0.3 克
碳水化合物	2.3 克
膳食纤维	2.3 克
维生素 A	2 微克
维生素 C	4 毫克
维生素 E	0.79 毫克
叶酸	未检测
烟酸	3.1 毫克
钙	5 毫克
铁	1 毫克
锌	0.61 毫克
磷	86 毫克

温馨提示

市售的平菇我们一般按照颜色来简单分为白色平菇、浅色平菇、褐黄色平菇三种，以褐黄色平菇最好，肉厚、鲜嫩、润滑。平菇营养丰富，对增强体质有一定的好处，宝宝可以经常食用。平菇不应在厨房裸放，会引起过敏。

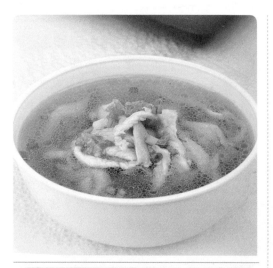

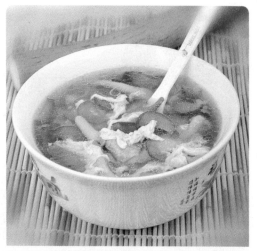

推荐菜例 ① 平菇虾米肉丝汤

原料 | 鸡胸肉200克，平菇45克，虾米5克，高汤适量。

做法 | ① 将鸡胸肉洗净，切丝氽水；平菇洗净撕成条；虾米洗净稍泡备用。② 净锅上火倒入高汤，下入鸡胸肉、平菇、虾米煮熟即可。

专家点评 | 虾米营养丰富，蛋白质含量是鱼、蛋、奶的几倍到几十倍，并且易于消化，是宝宝补充蛋白质的良品。虾米含有丰富的镁，镁对心脏活动具有重要的调节作用。鸡肉含有维生素C、维生素E等，蛋白质的含量比例较高且种类多，而且消化率高，很容易被人体吸收利用，有增强宝宝体力、强壮身体的作用。平菇中所含的营养元素对宝宝的智力发育有一定的作用。给宝宝适量喂食此汤，可以促进宝宝健康成长。

烹饪常识

用温水将虾米洗净，再用沸水浸泡3~4个小时，待虾米回软时，即可使用。

推荐菜例 ② 鲜菇丝瓜蛋花汤

原料 | 丝瓜125克，鲜平菇50克，鸡蛋1个，花生油适量。

做法 | ① 将丝瓜洗净切片；鲜平菇洗净撕成丝；鸡蛋打入容器搅匀备用。② 净锅上火倒入花生油，下入丝瓜、鲜平菇同炒，倒入水，再淋入蛋液煲至熟即可。

专家点评 | 丝瓜中B族维生素的含量高，有利于小儿大脑发育。丝瓜藤茎的汁液具有保持皮肤弹性的特殊功能，能够使宝宝的皮肤保持水嫩。丝瓜中的维生素C含量较高，能够满足宝宝的需要，并且还可增强宝宝的抵抗力。鸡蛋基本上含有人体所需要的所有营养物质，宝宝食用后，有益于智力的发育和身体的成长。平菇也能够增进宝宝的记忆力，使宝宝的思维更加活跃。本品是一款对宝宝健康有益的汤品，宝宝可经常食用。

烹饪常识

淋入鸡蛋的时候最好从锅的边缘倒入，这样会形成非常漂亮的蛋花，做出来后会让人食欲倍增。

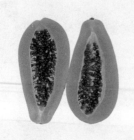

木瓜

Mugua

【适用量】每天 20~50 克。

【热量】108 千焦 /100 克

【性味归经】性温，味酸。入肝、脾经。

[别 名] 木瓜实、铁脚梨、宣木瓜、乳瓜、番瓜、万寿果。

【主打营养素】

维生素 C、酵素

◎木瓜中维生素 C 的含量非常高，能够增强机体对外界环境的抗应激能力和免疫力，促进宝宝牙齿和骨骼的健康生长。木瓜里的酵素会帮助分解肉食，帮助消化，防治便秘。

◎食疗功效

木瓜是一种营养丰富、有百益而无一害的水果，具有平肝和胃、抗菌消炎、抗癌防癌、增强体质的保健功效，助消化之余还能消暑解渴、润肺止咳。木瓜中特有的木瓜酵素能清心润肺，还可以帮助消化、治胃病，它独有的木瓜碱具有抗肿瘤功效。

◎选购保存

购买时要选择果皮完整、无损伤的果实，买时用手触摸，果实坚而有弹性者为佳。优质木瓜的果皮很亮，橙色均匀，没有色斑。木瓜在常温下能储存 2～3 天，建议购买后尽快食用完。一般情况下，不要将木瓜放在冰箱中，因为冰箱会催熟木瓜加快变坏。

营养成分表

营养素	含量（每 100 克）
蛋白质	0.4 克
脂肪	0.1 克
碳水化合物	6.2 克
膳食纤维	0.8 克
维生素 A	145 微克
维生素 C	43 毫克
维生素 E	0.3 毫克
叶酸	未检测
烟酸	0.3 毫克
钙	17 毫克
铁	0.2 毫克
锌	0.25 毫克
磷	12 毫克

◎搭配宜忌

木瓜 + 牛奶 木瓜 + 猪肉 ✔	消除疲劳、润肤养颜 有助于蛋白质吸收
木瓜 + 南瓜 ✘	降低营养价值

温馨提示

木瓜中含有的番木瓜碱有小毒，一般情况下不会影响人的身体健康，但不宜多食。过敏体质者也应慎食。木瓜中含有胡萝卜素，此物见光即分解为黑色素，建议吃完木瓜后 4 个小时内不要晒太阳。

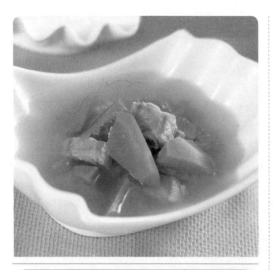

推荐菜例 1 　**木瓜排骨汤**

| 原料 | 木瓜 100 克，排骨 100 克，盐少许

| 做法 | ①木瓜去皮、去核后切厚块；排骨洗净，斩成段状。②木瓜、排骨同入锅内，加适量清水，用大火煮沸后改用小火煮，煮两小时左右。③煮好后，加少许盐调味即可。

| 专家点评 | 木瓜中含有大量的糖、蛋白质、脂肪、维生素等人体所需成分。排骨除了含有蛋白质和维生素之外，还含有大量磷酸钙、骨胶原、骨黏蛋白等，能补充宝宝骨骼发育和牙齿发育所需的钙质。将木瓜和排骨炖汤喂养宝宝，可以补充宝宝身体发育中所需的多种营养，增强宝宝身体的抗病能力。木瓜中的木瓜蛋白酶有助于宝宝对食物的消化和吸收，有健脾消食的功效，因此，这道菜尤其适合消化不良、脾胃失调的宝宝食用。

 烹饪常识

治病多采用宣木瓜，此种木瓜不宜鲜食。食用多用番木瓜，可以生吃，也可作为蔬菜和肉类一起炖煮。

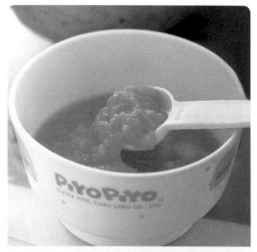

推荐菜例 2 　**木瓜泥**

| 原料 | 木瓜 200 克，白糖少许

| 做法 | ①木瓜洗净，切开去籽。②用汤匙掏出果肉，放入研钵中，用汤匙碾压成泥。③加入白糖拌匀即可。

| 专家点评 | 木瓜是营养极其丰富的水果，制作好的木瓜泥中包含各种酶元素、维生素及矿物质，尤其是维生素 A、B 族维生素、维生素 C 及维生素 E 等维生素类的含量非常丰富。食用木瓜泥能帮助消化，促进肠胃蠕动，对有便秘的宝宝大有益。同时，木瓜还能维持头皮和头发的健康，保护骨骼和牙齿的健康生长。宝宝食用时也要记得适量，多食对人体不利。

 烹饪常识

木瓜中的木瓜籽含有的木瓜酵素会让鲜肉软化，可以用来腌制牛肉，可使牛肉变得酥软。

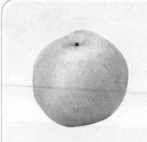

梨
Li

【适用量】每天1个为宜。

【热量】200千焦/100克

【性味归经】性凉，味甘、微酸。入肺、心、胃经。

[别 名] 快果、沙梨、玉乳、白梨。

【主打营养素】

B族维生素、碳水化合物

◎梨水分充足，含有丰富的B族维生素，可以促进宝宝肝脏的代谢。梨中还富含碳水化合物，能够维持大脑功能必需的能源，还可以提供膳食纤维，有利于肠道的健康。

◎食疗功效

梨具有止咳化痰、清热降火、养血生津、润肺去燥等功效，对反胃吐食、口渴便秘、眼红肿痛也有很好的辅助治疗效果，还能利大小便、醒酒解毒。尤其对小儿风热、咽干喉痛、大便燥结等症有很好的食疗效果。梨中富含的多种维生素、矿物质和碳水化合物能够帮助器官排毒、净化，促进血液循环和钙质的输送，维持机体的健康。

◎选购保存

梨以表皮光滑、无孔洞虫蛀、无碰撞、能闻到果香的为佳。保存时，置于室内阴凉角落处即可，如需冷藏，可装在纸袋中放入冰箱储存2~3天。

营养成分表

营养素	含量（每100克）
蛋白质	0.4克
脂肪	0.2克
碳水化合物	10.2克
膳食纤维	3.1克
维生素A	6微克
维生素C	6毫克
维生素E	1.34毫克
叶酸	未检测
烟酸	0.3毫克
钙	9毫克
铁	0.5毫克
锌	0.46毫克
磷	14毫克

◎搭配宜忌

梨 + 姜汁	✔	止咳去痰
梨 + 蜂蜜		缓解咳嗽
梨 + 螃蟹	✘	引起腹泻，损伤肠胃

温馨提示

梨肉脆汁多、酸甜可口，营养丰富，有益健康，常吃可改善呼吸系统和肺功能，保护肺部免受空气中灰尘和烟尘的影响，一般人都可食用。但是，由于梨性寒凉，不宜多吃，脾胃虚寒、发热者宜加冰糖煮水服用。

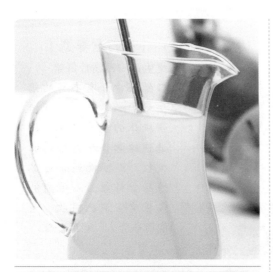

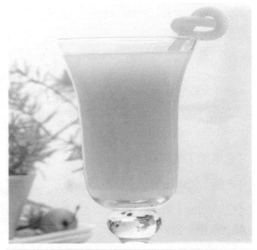

推荐菜例 1 白萝卜煮梨汁

| 原料 | 白萝卜半个，梨半个

| 做法 | ①将白萝卜和梨洗净，白萝卜切丝，梨切薄片。②将白萝卜倒入锅中，加适量水烧开，用小火煮10分钟，放入梨片再煮5分钟，取汁即可。

| 专家点评 | 白萝卜富含蛋白质、维生素C、铁冬素等营养成分，具有止咳润肺、帮助消化等保健作用。梨含有一定量的蛋白质、脂肪、胡萝卜素、维生素B$_1$、维生素B$_2$及苹果酸等营养成分，不仅可以帮助宝宝补充维生素和矿物质，同时对咳嗽的宝宝也有辅助治疗作用。其含有的胡萝卜素对宝宝的眼睛也大有益处，还对大便干燥的宝宝有很好的食疗功效。

推荐菜例 2 水梨汁

| 原料 | 水梨250克，葡萄糖适量

| 做法 | ①水梨洗净削皮，去核后切小块。②将水梨块放入电动搅拌机中，搅打过滤成汁。③将开水、水梨汁倒进奶瓶，加葡萄糖拌匀即可。

| 专家点评 | 梨的汁水丰富，清热降火、润肺去燥的功效较好，特别是在夏季，吃奶的宝宝比较容易上火，所以适量喝点儿水梨汁能够很好地清热去火，帮助宝宝润肠通便。而且加上水梨味道甘甜，口感较好，宝宝比较爱喝。适量的葡萄糖又能够及时补充宝宝体内的糖分和水分，还能直接参与体内的新陈代谢，是宝宝去火消食的佳品。

 烹饪常识

为防止农药危害宝宝健康，妈妈在给宝宝食用梨以及其他水果时，最好洗净削皮再给宝宝食用。

 烹饪常识

用刀去梨核不是很方便，可以先将梨一分为二，然后用铁质的调羹沿着梨核开挖，这样就比较便捷。

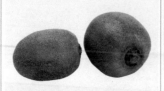

猕猴桃
Mihoutao

【适用量】每天半个。

【热量】224 千焦 /100 克

【性味归经】性寒，味甘、酸。入胃、肾、膀胱经。

[别 名] 奇异果、藤梨、杨桃藤、猕猴梨、猴子梨、羊桃、野梨。

【主打营养素】

维生素C、膳食纤维

◎猕猴桃含有丰富的维生素C，维生素C可增强机体的免疫系统，促进伤口愈合和对铁质的吸收。猕猴桃还含可溶性膳食纤维，不但能够促进宝宝消化吸收，还能清热降火、润燥通便。

◎食疗功效

猕猴桃具有生津解热、止渴利尿、滋补强身的功效，具有提高免疫力、抗癌、抗炎的功能，对食欲不振、消化不良等症有良好的改善作用。猕猴桃含有的血清具有稳定情绪、镇静心情的作用。猕猴桃中富含的肌醇及氨基酸，还可抑制抑郁症，补充脑力所消耗的营养。

◎选购保存

要选择果实饱满、绒毛尚未脱落的果实，过于软的果实不要买。还未成熟的果实可以和苹果放在一起，有催熟作用，保存时间不宜太长，应尽快食用。存放时应挑选出柔软可食用的猕猴桃，将硬的猕猴桃放入箱子中保存。

营养成分表

营养素	含量（每100克）
蛋白质	0.8 克
脂肪	0.6 克
碳水化合物	11.9 克
膳食纤维	2.6 克
维生素 A	22 微克
维生素 C	62 毫克
维生素 E	2.43 毫克
叶酸	未检测
烟酸	0.3 毫克
钙	27 毫克
铁	1.2 毫克
锌	0.57 毫克
磷	26 毫克

◎搭配宜忌

猕猴桃 + 蜂蜜	✓	清热生津、润燥止渴
猕猴桃 + 生姜		清热和胃
猕猴桃 + 黄瓜	✗	破坏维生素 C
猕猴桃 + 胡萝卜		破坏维生素 C

温馨提示

虽然猕猴桃能补充人体所需的多种营养元素，但是，猕猴桃性寒，易引起腹泻，因此不宜多食，脾胃虚寒者更应慎食。另外，个别宝宝会对猕猴桃产生过敏反应，父母第一次喂食时，应少量喂食，注意观察宝宝食用后的反应。

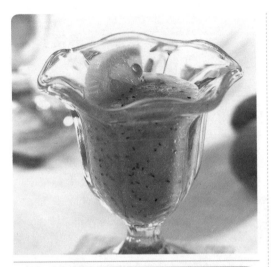

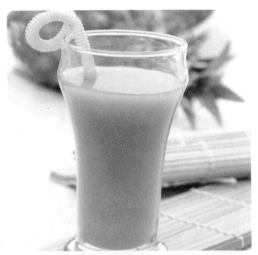

推荐菜例 1　猕猴桃汁

| 原料 | 猕猴桃 3 个, 柠檬 1/2 个

| 做法 | ①猕猴桃用水洗净去皮, 每个切成 4 块。②果汁机中放入柠檬、猕猴桃搅打均匀。③把搅打好的果汁倒入杯中即可。

| 专家点评 | 猕猴桃美味可口, 营养丰富、均衡, 被人们称之为"超级水果"。猕猴桃果实肉肥汁多、清香鲜美, 它含有丰富的维生素 C、维生素 A、维生素 E 以及钾、镁、纤维素之外, 还含有叶酸、胡萝卜素、钙、黄体素、氨基酸、天然肌醇。宝宝适量食用, 可强化免疫系统, 促进伤口愈合和对铁质的吸收。

烹饪常识

　　猕猴桃除了对半切开用勺子挖出果肉外, 还有一种方法就是先用刀将猕猴桃头尾去除, 然后用牙签顺着果肉间隙处挖。

推荐菜例 2　猕猴桃柳橙汁

| 原料 | 猕猴桃 2 个, 柳橙 2 个, 糖水 30 毫升

| 做法 | ①将猕猴桃洗净, 对切, 挖出果肉; 柳橙洗净, 切成块。②将猕猴桃和块状的柳橙以及糖水放入榨汁机中, 榨汁即可。

| 专家点评 | 猕猴桃含有优良的膳食纤维和丰富的抗氧化物质, 能够润燥通便, 可帮助快速清除体内堆积的有害代谢产物, 防治、预防宝宝大便秘结。柳橙也含有丰富的膳食纤维, 维生素 A、B 族维生素、维生素 C、磷、苹果酸等, 还含有抗氧化成分, 可以增强人体免疫力。猕猴桃和柳橙一起榨的果汁, 味道甜美, 能促进宝宝消化和吸收, 增强宝宝身体免疫力。

烹饪常识

　　柳橙巧去皮: 可以先用小刀或者牙签在柳橙皮上, 顺着柳橙从上到下划开, 可依次划 4~5 条印记, 然后直接顺着印记将皮剥开就可以了。

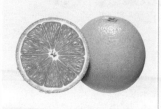

橙子

Chengzi

【适用量】每天1个。

【热量】220 千焦 /100 克

【性味归经】性微凉，味甘、酸。入肺、脾、胃经。

[别名] 甜橙、黄果、橙、金球、金橙、鹄壳。

【主打营养素】

维生素C、果胶

◎橙子的维生素C含量丰富，能增强人体抵抗力，是名副其实的保安康抗氧化剂。果胶能帮助人体尽快排泄脂类及胆固醇，并减少外源性胆固醇的吸收，故具有降低血脂的作用。

◎食疗功效

橙子所含纤维素和果胶物质，可促进肠道蠕动，有利于清肠通便。橙子中维生素C、胡萝卜素的含量高，对皮肤干燥很有效，非常适合在干燥的秋冬季节食用。橙子皮含有的橙皮素还有健胃、祛痰、镇咳、止逆和止胃痛等功效。经常食用橙子，能够保持皮肤的湿润，有助于大脑保持活力，提高反应敏锐度。橙子有生津止渴、疏肝理气、消食开胃等功效。

◎选购保存

要选择表皮颜色呈深黄色、质地较硬、味道清新的橙子。保存时，先用苏打水把橙子洗一遍，自然晾干，然后把它们放到塑料袋里，最后将袋子封口。

◎搭配宜忌

| 橙子 + 玉米 | 促进维生素的吸收 |
| 橙子 + 蜂蜜 | 治胃气不和、呃逆 | ✓
| 橙子 + 黄瓜 | 破坏维生素C |
| 橙子 + 牛奶 | 影响消化 | ✗

营养成分表

营养素	含量（每100克）
蛋白质	0.8 克
脂肪	0.2 克
碳水化合物	10.5 克
膳食纤维	0.6 克
维生素 A	27 微克
维生素 C	33 毫克
维生素 E	0.56 毫克
叶酸	未检测
烟酸	0.3 毫克
钙	20 毫克
铁	0.4 毫克
锌	0.14 毫克
磷	22 毫克

温馨提示

橙子营养丰富，尤其是维生素C的含量较高。但是，过量食用会出现全身变黄等症状，建议不要让宝宝食用过多。食用橙子后不要立即饮用牛奶，因为橙子中的维生素C可破坏牛奶中的蛋白质，容易导致腹泻、腹痛。

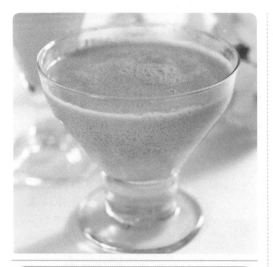

推荐
菜例 **1** # 南瓜橙子汁

|原料| 橙子 100 克，南瓜 50 克，胡萝卜 50 克，蜂蜜少许

|做法| ①将南瓜洗净，去皮切块，入锅加水煮至软烂。②橙子洗净去皮，再把内皮剥除；胡萝卜洗净，削皮，切小块。③将所有材料放入搅拌机中搅打成汁，加少许蜂蜜搅匀即可。

|专家点评| 本品是宝宝补充维生素的最好食物之一。南瓜富含维生素 C、维生素 B₁、维生素 B₂、膳食纤维，以及钾、磷、钙、铁、锌等矿物质，能补充宝宝每日所需的营养。橙子含丰富的铁和维生素 C，可以改善人体对铁、钙和叶酸的消化和利用，预防宝宝缺铁性贫血，可以促进宝宝牙齿和骨骼的生长，增强宝宝的免疫力。橙子中富含的纤维素和果胶，可防止宝宝大便干燥，有助于宝宝润肠排便。

不要用橙皮泡水饮用，因为橙皮上一般都会有保鲜剂，很难用水洗净。

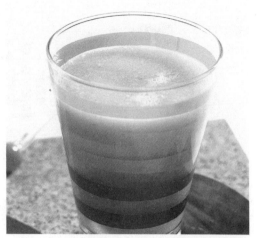

推荐
菜例 **2** # 鲜橙汁

|原料| 橙子 1 个

|做法| ①将橙子外皮用水洗净，切成小瓣，去皮核，取出果肉备用。②将果肉倒入果汁机中打成汁即可。

|专家点评| 在给宝宝喂食这款饮品时，妈妈可以加一些温水，兑水的比例从 2∶1 到 1∶1。鲜橙汁味甜而香，并且含有大量维生素 C，营养价值很高。让宝宝食用鲜橙汁可以增强身体免疫力，促进大脑发育。橙子中含量丰富的维生素 C、维生素 A，能增强机体抵抗力，增强毛细血管的弹性。在服药期间吃一些橙子或饮橙汁，可使机体对药物的吸收量增加，从而使药效更明显。

烹饪常识

去橙子皮时，可用刀从中间切开，大的切 6 瓣，小的切 4 瓣。然后每瓣将皮从一端分开。

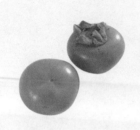

柿子

Shizi

[别 名] 大盖柿、红柿。

【适用量】1/3 个。

【热量】284 千焦 /100 克

【性味归经】性寒，味甘、涩。归心、肺、脾经。

◎食疗功效

柿子中含有丰富的蔗糖、葡萄糖、果糖、蛋白质、胡萝卜素、维生素C等营养元素，具有涩肠、润肺化痰、和胃、生津润肠、凉血止血的功效，可以医治小儿痢疾，有益心脏健康。新鲜柿子中含有丰富的碘，可预防碘引起的地方性甲状腺肿大，还可以缓解大便干结、痔疮疼痛或出血、干咳、喉痛等症状。

◎选购保存

选购柿子时，要观察柿子的外形，以个大、颜色鲜艳、没有斑点、没有伤烂、没有裂痕的为佳。如果买的是硬柿子，可以放在大米里或者和苹果放在一起；如果是熟透的柿子，可以选择放在冰箱保存。

◎搭配宜忌

柿子 + 猪肉	✓	滋补身体
柿子 + 黑豆		辅助治疗尿血
柿子 + 梨	✗	损伤胃、导致腹泻
柿子 + 白萝卜		降低营养价值

营养成分表

营养素	含量（每100克）
蛋白质	0.4 克
脂肪	0.1 克
碳水化合物	17.1 克
膳食纤维	1.4 克
维生素 A	20 微克
维生素 C	30 毫克
维生素 E	1.12 毫克
叶酸	未检测
烟酸	0.3 毫克
钙	9 毫克
铁	0.2 毫克
锌	0.08 毫克
磷	23 毫克

温馨提示

最好不要空腹吃柿子，因为柿子中含有较多的鞣酸及果胶，在空腹的情况下食用柿子会在胃酸的作用下形成大小不等的硬块，容易滞留得肾结石。另外柿子性寒，胃部寒凉者不宜食用。

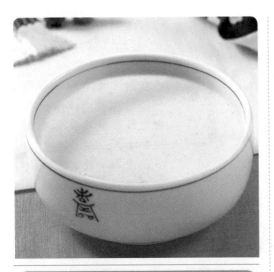

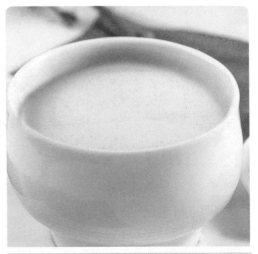

推荐菜例 1　柿子稀粥

| 原料 | 白米 10 克，甜柿子 15 克，水 1/2 杯

| 做法 | ①把白米磨碎，再加水熬成米粥。②甜柿子去皮和籽后磨成泥。③在米粥里放入柿子泥，熬煮片刻即可。

| 专家点评 | 100 克甜柿子中含有 70 毫克的维生素 C，是橘子的两倍。宝宝补充维生素C，可预防感冒，并且对贫血、食欲不振有不错的效果。柿子中还富含膳食纤维，对宝宝润肠通便有很好的效果，还可在一定程度上预防宝宝大便干燥。适量食用柿子，还可预防宝宝因缺碘造成的甲状腺肿大。大米中富含的大量营养元素，都是宝宝成长发育所需要的，和柿子煮成粥，更加便于宝宝对营养的吸收。

烹饪常识

如果购买的是涩柿，需要人工脱涩。脱涩的方法一般有放置一段时间，或用温水或石灰水浸泡。

推荐菜例 2　糯米糙米柿子稀粥

| 原料 | 泡好的白米 10 克，泡好的糯米、糙米各 5 克，甜柿子 15 克，水 1 杯

| 做法 | ①把泡好的白米、糯米、糙米磨碎，再加水熬成米粥。②甜柿子去皮和籽后磨成泥。③在米粥里放入柿子泥，再熬煮片刻即可。

| 专家点评 | 糙米的维生素 B_1、维生素 E 含量比白米多 4 倍以上，维生素 B_2、脂肪、铁、磷等的含量也多出白米 2 倍以上。糯米含有蛋白质、钙、磷、铁等，具有补虚、补血、健脾暖胃等作用。其还可以帮助宝宝增加食欲，对于腹胀、腹泻的症状有一定缓解作用。柿子中含有大量的维生素 C，帮助宝宝的骨骼和牙齿发育，是宝宝成长期一道不错的辅食。

烹饪常识

糙米的营养比大米丰富很多，但宝宝可能无法完全吸收，所以做这道辅食的时候要少放一点儿。

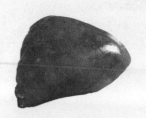

猪肝
Zhugan

【适用量】每天 1~5 片。

【热量】539 千焦 /100 克

【性味归经】性温，味甘、苦。归肝经。

[别 名] 血肝。

【主打营养素】

卵磷脂、维生素 A

◎猪肝中含有卵磷脂，能分解体内的毒素，为宝宝的皮肤提供充足的水和氧气，使皮肤变得光滑柔润。猪肝中含有丰富的维生素 A，能维持骨骼正常生长发育，帮助牙齿生长。

◎食疗功效

猪肝可预防眼睛干涩、调节和改善贫血，还能帮助机体排毒。猪肝中含有一般肉类食品中缺乏的维生素 C 和微量元素硒，能增强人体的免疫力。猪肝中铁质丰富，食用猪肝可改善贫血。其含有的维生素 A 能保护眼睛，防止眼睛干涩、疲劳，维持健康的肤色。

◎选购保存

新鲜的猪肝呈褐色或紫色，用手按压坚实有弹性，有光泽，无腥臭异味。色赭红显白，手指压迫处会下沉，片刻复原，切开后有水外溢的猪肝一般都是灌水猪肝。切好的猪肝一时吃不完，可用豆油将其涂抹搅拌，然后放入冰箱内保存。

营养成分表

营养素	含量（每100克）
蛋白质	19.3 克
脂肪	3.5 克
碳水化合物	5 克
膳食纤维	一
维生素 A	4972 微克
维生素 C	20 毫克
维生素 E	0.86 毫克
叶酸	未检测
烟酸	15 毫克
钙	6 毫克
铁	22.6 毫克
锌	5.78 毫克
磷	310 毫克

◎搭配宜忌

| 猪肝 + 松子 猪肝 + 腐竹 ✓ | 促进营养物质的吸收 提高人体免疫力 |
| 猪肝 + 鲤鱼 猪肝 + 山楂 ✗ | 影响消化 破坏维生素 C |

温馨提示

肝脏是动物的排毒系统，一般会有大量的毒素堆积，因此，在用肝加工做菜之前，最好将其在水龙头下冲洗 5~10 分钟，然后用盐水浸泡半小时左右。炒猪肝不要一味求嫩，否则，既不能有效去毒，又不能杀死病菌、寄生虫卵。

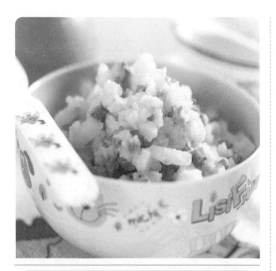

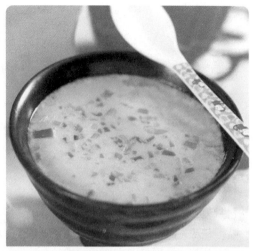

| 推荐菜例 **1** | # 猪肝土豆泥 |

|原料| 猪肝 30 克，土豆 80 克

|做法| ①新鲜猪肝洗净，水入锅，待水烧开后，将洗净的猪肝放入沸水中煮熟。②土豆去皮洗净，放入锅中蒸熟。③将熟制的猪肝切成碎末混入土豆中，加少许温开水搅拌均匀即可。

|专家点评| 动物的肝脏含有丰富的蛋白质、维生素、矿物质和胆固醇等营养物质，对促进宝宝的生长发育、维持宝宝的身体健康都有一定的益处。此外，由于肝脏中含有丰富的维生素 A，因此，食用肝脏还可以防治因缺乏维生素 A 所引起的夜盲症、角膜炎等眼病。用猪肝和土豆制作的泥状食物，易消化且营养丰富，能补充宝宝身体所需的多种营养，因此，这道菜可以作为宝宝初期辅食添加的一道常用菜。

烹饪常识

买回的猪肝要在自来水龙头先冲洗，然后置于盆内用盐水浸泡半小时，以消除残血和残毒。

| 推荐菜例 **2** | # 蛋蒸肝泥 |

|原料| 新鲜猪肝 80 克，鸡蛋 2 个，香油、盐、葱花各少许

|做法| ①将猪肝中的筋膜去除，切成小片，和葱花一起炒熟。②将熟制的肝片剁成细末，备用。③把猪肝、鸡蛋、香油、盐、葱花搅拌均匀，上蒸锅蒸熟即可。

|专家点评| 猪肝含有多种营养物质，它富含维生素 A 和微量元素铁、锌、铜。适量食用，对维持宝宝眼部健康极为有益。鸡蛋是蛋白质的优质来源，是宝宝成长必不可少的营养食材。将猪肝和鸡蛋混合制作，可以补充宝宝身体所需的多种营养，预防并改善宝宝缺铁性贫血等多种症状。

烹饪常识

猪肝泥有点儿苦，建议煮猪肝泥稀饭加鱼泥、肉泥一起，那样宝宝就不会觉得难以接受了。

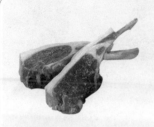

猪肉
Zhurou

【适用量】每天10克左右。

【热量】464千焦/100克

【性味归经】性温，味甘、咸。归脾、胃、肾经。

[别名] 豚肉、豕肉。

维生素 B₁、脂肪

◎猪肉中含有维生素 B₁，能促进血液循环并消除身体疲劳，增强体质。猪肉中的脂肪含量高，而脂肪对人体健康非常重要，可满足宝宝生长发育所需的热量。

◎食疗功效

猪肉具有滋阴润燥、养血的功效，对于消渴、热病伤津、便秘、燥咳等病症有食疗作用。猪肉即可提供血红素和促进铁吸收的半胱氨酸，又可提供人体所需的脂肪酸，经常食用可改善缺铁性贫血。猪肉还含有丰富的B族维生素，可以使身体感到更有力气。猪肉还有滋阴润燥、丰肌泽肤的作用。

◎选购保存

新鲜猪肉有光泽、肉质红色均匀、脂肪洁白，肉的表面微干或湿润、不粘手，肉质有弹性且指压后的痕迹会立即消失，气味正常。买回的猪肉先用水洗净，然后分割成小块，装入保鲜袋，再放入冰箱。

◎搭配宜忌

猪肉 + 白萝卜 ✓	消食、除胀、通便
猪肉 + 白菜	开胃消食
猪肉 + 杏仁 ✗	引起腹痛
猪肉 + 豆类	降低营养

营养成分表

营养素	含量（每100克）
蛋白质	13.2 克
脂肪	37 克
碳水化合物	2.4 克
膳食纤维	—
维生素 A	18 微克
维生素 C	—
维生素 E	0.35 毫克
叶酸	未检测
烟酸	3.5 毫克
钙	6 毫克
铁	1.6 毫克
锌	2.06 毫克
磷	162 毫克

温馨提示

猪肉是常见食品，一般人均可食用，但多食令人虚肥，易引起腹胀、腹泻。对于高血压或偏瘫（中风）病及肠胃虚寒、宿食不化者来说应慎食之。需要注意的是，猪肉不能与菱角同食，否则很容易导致宝宝腹泻。

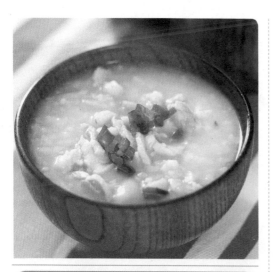

推荐菜例 1 鱼蓉瘦肉粥

|原料| 鱼肉 25 克，猪瘦肉 20 克，大米 50 克，盐少许

|做法| ①鱼肉入锅煮熟，取出待凉制成蓉状；瘦肉洗净后切成碎状。②砂锅中注水，放入大米熬煮，待水烧开后加入鱼蓉、碎肉，煮至米肉糜烂，加入少许盐即可。

|专家点评| 鱼肉、猪瘦肉含有丰富的营养，是宝宝营养餐的好选择，二者一同熬煮的粥富含人体所需的多种微量元素，能均衡宝宝的营养需求。同时，鱼肉中富含对神经系统和身体发育有利的二十二碳六烯酸（DHA）、卵磷脂和卵黄素，能提高宝宝的记忆力，具有健脑益智的功效。

烹饪常识

新鲜猪肉煮沸后肉汤透明澄清、脂肪团聚表面、有香味，而变质的猪肉煮沸后的肉汤混浊，有腐臭味。

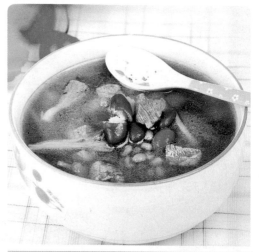

推荐菜例 2 双豆瘦肉木瓜羹

|原料| 猪瘦肉 200 克，木瓜 100 克，红腰豆、绿豆各 50 克，盐少许，高汤、花生油各适量，姜丝 3 克

|做法| ①将猪瘦肉洗净，切丁、余水；木瓜去皮、去瓤、切丁；红腰豆、绿豆浸泡洗净。②净锅上火倒入花生油，将姜爆香，加入高汤、猪瘦肉、红腰果、绿豆煮至熟，调入盐，最后加入木瓜即可。

|专家点评| 猪肉中含有维生素 B_1，这对促进宝宝的血液循环以及尽快消除身体疲劳、增强体质都有重要的作用。木瓜里的酵素会帮助分解肉食，减低胃肠的工作量，帮助消化，防治便秘，并可预防消化系统癌变。绿豆中所含蛋白质、磷脂均有兴奋神经、增进宝宝食欲的功能。适当地给宝宝喂食本品，对宝宝的健康大有益处。

烹饪常识

用来煲汤的木瓜最好不要熟透的，稍微生一点儿煲汤味道会更好。

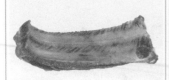

猪骨

Zhugu

【适用量】每天 50 克。

【热量】757 千焦 /100 克

【性味归经】性温，味甘、咸。入脾、胃经。

[别 名] 猪排骨、猪大骨。

【主打营养素】

蛋白质、骨胶原

◎猪骨中富含蛋白质，蛋白质能为人体提供能量，还参与生理功能的调节。猪骨中还含有丰富的骨胶原和骨黏蛋白等物质，能够为宝宝提供骨骼发育所需的营养元素。

◎食疗功效

猪骨有补脾气、润肠胃、生津液、丰肌体、泽皮肤、补中益气、养血健骨的功效。处于生长发育期的宝宝需要的钙含量很多，经常喝骨头汤，能及时补充宝宝所需的骨胶原等物质，增强骨髓造血功能，促进骨骼和牙齿的生长发育。

◎选购保存

选猪骨头最好选猪骨，要靠近尾巴的那一段，因为这一段骨质软，骨髓多，煲的汤也比其他部位甜。还要看看骨头的颜色，不新鲜的会有点儿黑，是紫红色的，而新鲜的是红色的。用浸过醋的湿布将鲜肉包起来，可保鲜一昼夜。或者装入保鲜袋中直接放进冰箱冷冻。

◎搭配宜忌

猪骨 + 西洋参 ✓	滋养生津
猪骨 + 洋葱	抗衰老
猪骨 + 甘草 ✗	引起中毒
猪骨 + 苦瓜	阻碍钙质的吸收

营养成分表

营养素	含量（每 100 克）
蛋白质	18.3 克
脂肪	20.4 克
碳水化合物	1.7 克
膳食纤维	一
维生素 A	12 微克
维生素 C	一
维生素 E	0.11 毫克
叶酸	未检测
烟酸	5.3 毫克
钙	8 毫克
铁	0.8 毫克
锌	1.72 毫克
磷	125 毫克

温馨提示

骨头的营养成分比植物中的营养成分更容易被人体吸收，尤其适合胃肠功能不佳的老人和儿童食用。但是，患有感冒发热、急性肠炎的患者应忌食。骨折初期不宜饮用排骨汤，中期可少量进食，后期饮用可达到很好的食疗效果。

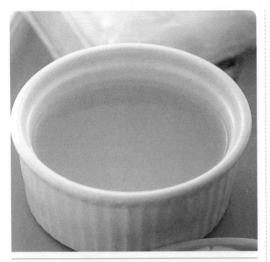

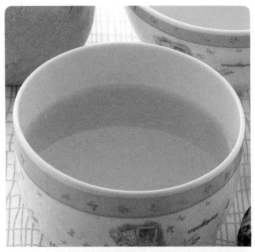

推荐菜例 ①	大骨汤

| **原料** | 猪大骨200克，盐少许

| **做法** | ①将猪大骨洗净，斩成小块，用开水汆烫后漂去浮沫。②在煲中加适量清水，将猪大骨放入煲中，大火煮开后转小火继续煲2小时。③加盐调味，用网筛滤取汤汁，待凉后即可饮用。

| **专家点评** | 动物骨里80%以上都是钙，是天然的钙源，其中猪骨钙的含量最为丰富。猪大骨中的营养成分非常丰富，不仅含有丰富的蛋白质、脂肪、维生素，还含有大量骨钙、磷酸钙、骨胶原、骨黏蛋白等，对人体有滋补、保健等功效，是宝宝补钙健骨的天然理想食材。

    妈妈们做这道汤时可以不用加盐，切几块苹果放入汤中熬煮，这样熬煮出来的汤便会有苹果的清香味。

推荐菜例 ②	猪骨胡萝卜汤

| **原料** | 猪脊骨200克，胡萝卜200克，盐少许

| **做法** | ①将胡萝卜洗净切成块状。②将猪脊骨洗净，斩成小块，用开水汆烫后撇去浮沫。③锅中注入水，将胡萝卜和猪脊骨放入锅中炖煮，大火将水烧开后转小火继续熬煮1小时。④加盐调味后，将煮好的汤用过滤网过滤即可。

| **专家点评** | 猪脊骨含有镁、钙、磷、铁等多种无机盐。胡萝卜富含胡萝卜素，能益肝明目，其转变的维生素A有助于增强机体的免疫功能，同时也是宝宝骨骼正常生长发育的必需物质。用猪骨、胡萝卜熬煮的汤可以补充宝宝生长发育所需的镁、铁、钙、磷等无机元素，促进宝宝的健康成长。

    选购胡萝卜时，以色泽鲜嫩、匀称直溜、掐上去水分很多的为佳。颜色深的比浅的好。

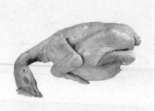

鸡肉
Jirou

【适用量】每天 10~30 克。
【热量】648 千焦 /100 克
【性味归经】性平、温，味甘。归脾、胃经。

[别 名] 家鸡肉、母鸡肉。

【主打营养素】
蛋白质、维生素 E
◎鸡肉内含有的蛋白质是促进体内新陈代谢的重要物质，有利于宝宝骨骼和牙齿的健康生长。鸡肉中还含有大量的维生素 E，能够保护宝宝的皮肤免受紫外线和污染的伤害。

◎食疗功效

鸡肉具有健脾胃、益五脏、补精添髓等功效，可以增强体力、强壮身体。冬季多吃可以提高自身的免疫力，还有助于缓解感冒引起的鼻塞、咳嗽等症状。鸡皮中还含有大量的胶原蛋白，能保持肌肤的弹性和水嫩。鸡肉对营养不良、畏寒怕冷、乏力疲劳、虚弱等症有很好的食疗作用。

◎选购保存

新鲜的鸡肉肉质紧密，颜色粉红且有光泽，鸡皮呈米色，并有光泽和张力，毛囊突出。注过水的鸡，翅膀下一般有红针点或乌黑色，其皮层有打滑的现象，肉质也特别有弹性。购买的鸡肉如一时吃不完，最好将剩下的鸡肉煮熟保存。

◎搭配宜忌

鸡肉 + 人参 ✔	止渴生津
鸡肉 + 金针菇	增强记忆力
鸡肉 + 大蒜 ✘	引起消化不良
鸡肉 + 芹菜	易伤元气

营养成分表

营养素	含量（每 100 克）
蛋白质	19.3 克
脂肪	9.4 克
碳水化合物	1.3 克
膳食纤维	—
维生素 A	48 微克
维生素 C	—
维生素 E	0.67 毫克
叶酸	未检测
烟酸	5.6 毫克
钙	9 毫克
铁	1.4 毫克
锌	1.09 毫克
磷	156 毫克

温馨提示

鸡屁股是淋巴结集中的地方，含有多种病毒、致癌物质，所以不可食用。鸡肉中磷的含量较高，为避免影响铁元素的吸收，患者在服用补铁剂时暂不要食用鸡肉。

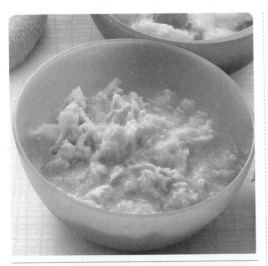

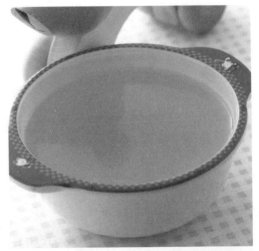

推荐菜例 1 蔬菜鸡肉麦片糊

|原料| 速溶麦片50克，白菜、鸡腹肉各适量，鸡骨高汤100毫升，盐3克

|做法| ①白菜洗净，撕成小片；鸡腹肉收拾干净，剁细后加盐腌渍入味。②将白菜与鸡腹肉放入碗中抓匀，上蒸笼蒸熟，取出。③将鸡骨高汤加热，加入速溶麦片，倒入蒸熟的白菜与鸡腹肉中，搅成糊即可。

|专家点评| 白菜含有丰富的粗纤维，不但能起到润肠、促进排毒的作用，还能刺激肠胃蠕动、促进大便排泄、帮助消化。鸡肉中富含大量的蛋白质和维生素，能增强宝宝的食欲，促进宝宝的骨骼发育。麦片又是粗粮食品，也含有大量的膳食纤维，有助于宝宝排便，对宝宝肠胃的健康能起到很好的促进作用，是宝宝健康成长发育的重要辅食之一。

烹饪常识

鸡肉用药膳炖煮，营养更全面。带皮的鸡肉含有较多的脂类物质，较肥的鸡应该去掉鸡皮再烹制。

推荐菜例 2 鸡骨高汤

|原料| 鸡胸骨400克，盐少许

|做法| ①鸡胸骨洗净，用刀背稍打裂。②净锅倒入水，下鸡胸骨汆水去血渍，捞出洗净。③在瓦煲内倒入500毫升清水，放入鸡胸骨煮透，过滤出汤汁，加盐调味，凉后刮出表面油脂即可饮用。

|专家点评| 鸡肉中含有维生素E，蛋白质的含量也较高，鸡肉对营养不良、畏寒怕冷、乏力疲劳有很好的食疗作用。鸡肉还可以增强宝宝自身对病毒的抵抗力，煲成高汤之后，更加易于宝宝对营养的吸收，过滤出的汤汁去除了表面的油脂，宝宝喝起来就不会那么油腻。这是一款帮助宝宝骨骼健康生长的汤品。

烹饪常识

烹饪鸡肉时，激素会从鸡骨头中渗出，这是因为其中含铁，不可以食用。鸡骨周围发黑说明熟鸡肉有激素，建议不要食用。

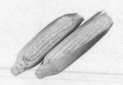

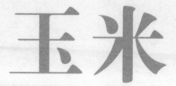

【适用量】每天 10~20 克（最好是玉米糊或者玉米面）。

【热量】820 千焦 /100 克

【性味归经】性平，味甘、淡。归胃、大肠经。

[别 名] 苞谷、珍珠米、玉高粱、御麦、西番麦、苞米。

【主打营养素】

异麦芽低聚糖、镁

◎玉米中含有异麦芽低聚糖，能使宝宝的肠道菌群达到平衡状态，让肠道消化功能良好。玉米中富含的镁能够促进骨的形成，对维持骨骼和牙齿的强度和密度具有重要作用。

◎食疗功效

玉米具有开胃益智、增强记忆力的作用，玉米中含有一种特殊的抗癌物质——谷胱甘肽，它进入人体内可与多种致癌物质结合，使其失去致癌性。玉米含有丰富的纤维素，不但可以刺激肠蠕动，防止便秘，还可以促进胆固醇的代谢，加速肠内毒素的排出。玉米还含有丰富的 B 族维生素、烟酸等，能保护神经传导和胃肠功能。

◎选购保存

玉米以玉米粒整齐、饱满、无缝隙、色泽金黄、表面光亮的为佳。玉米棒可风干水分保存。如需保持新鲜的玉米，可留 3 层玉米的内皮，不去玉米须，不清洗，放入保鲜袋或塑料袋中，封口，放入冰箱。

营养成分表

营养素	含量（每 100 克）
蛋白质	4 克
脂肪	1.2 克
碳水化合物	19.9 克
膳食纤维	2.9 克
维生素 A	—
维生素 C	16 毫克
维生素 E	0.46 毫克
叶酸	未检测
烟酸	1.8 毫克
钙	—
铁	1.1 毫克
锌	0.9 毫克
磷	117 毫克

◎搭配宜忌

玉米 + 大豆 ✓ 提高营养价值

玉米 + 花菜 健脾益胃、助消化

玉米 + 田螺 ✗ 引起中毒

玉米 + 红薯 造成腹胀

温馨提示

玉米的营养并不全面，如果把玉米作为宝宝的主食会导致营养不良，不利于宝宝的成长。但是，玉米中的某些营养成分又是其他食物无法替代的，因此，父母可将玉米制作为点心或零食让宝宝食用。

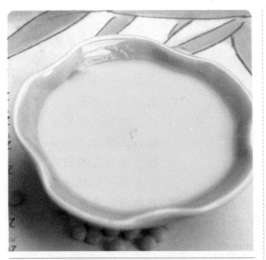

牛奶玉米汁

|原料| 玉米粒200克，牛奶100毫升，糖少许

|做法| ①将玉米洗净。②将牛奶和洗净的玉米倒入豆浆机中，按"米浆"即可。③待玉米牛奶汁制作好后，倒入碗中加少许糖调味即可。

|专家点评| 玉米粥中含有大量的植物纤维，可以增加肠蠕动，防止便秘，还可以促进胆固醇的代谢，加速肠内毒素的排出。制作成米浆的玉米很容易消化，且玉米的营养丰富，其中的维生素E、镁、锌、磷等物质，都是人体生长发育不可缺少的矿物质元素。牛奶中含有丰富的优质蛋白质、脂肪、糖类、钙、磷、铁及维生素A、维生素D、维生素B_1、维生素B_2和烟酸等。用牛奶与玉米浆合煮熬成的粥，可以促进宝宝的生长发育，让宝宝既健康又聪明。

烹饪常识

可以选择在粥中加入适量的枣泥，这样会增加粥的口感，宝宝会更爱吃。

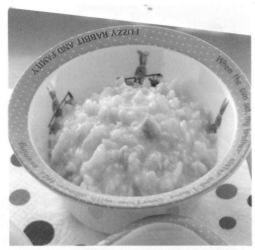

玉米碎肉粥

|原料| 大米10克，玉米粒、猪瘦肉各50克，盐少许

|做法| ①大米洗净，加水浸泡10分钟；玉米粒洗净；猪瘦肉洗净剁碎。②水入锅，烧开后放入大米、玉米粒和猪瘦肉。③煮稠成粥后，加少许盐调味，盛碗即可。

|专家点评| 这个阶段的宝宝消化能力还不是很好，猪瘦肉相对更容易消化吸收。另外，猪瘦肉中含有丰富的蛋白质和脂肪，能补充宝宝身体所需的热量和脂肪。玉米是粗粮中的佳品，含有蛋白质、脂肪、淀粉、钙、磷、铁、维生素以及胡萝卜素等身体所需的营养元素，且颜色艳丽，更容易引起宝宝的食欲。二者同大米熬煮成的粥，含有人体所需的淀粉、碳水化合物、维生素等多种营养成分，能使宝宝的身体更强壮。

烹饪常识

剥玉米粒的时候，可以用叉子顺着玉米的纹路往下推，玉米粒就能又快又完整地剥下来了。

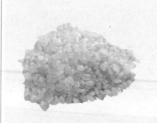

粳米
Jingmi

[别 名] 白米、粳粟米、稻米、大米、硬米。

【适用量】每天10克左右。

【热量】1435 千焦/100 克

【性味归经】性平，味甘。归脾、胃、肺经。

◎食疗功效

粳米能提高人体免疫功能，促进血液循环。粳米有健脾和胃、补中益气、除烦渴、止泻痢的功效，能使五脏血脉精髓充盈、筋骨肌肉强健，它可刺激胃液分泌，有助于消化，且能帮助脂肪的吸收。粳米所供养的红细胞生命力强，又无异体蛋白进入血流，故能防止一些过敏性皮肤病的发生。粳米对脾胃虚弱、烦渴、营养不良、病后体弱等病症也有很好的食疗效果。

◎选购保存

粳米以外观完整、坚实、饱满、无虫蛀、无霉点、没有异物夹杂的为佳。粳米可用木质有盖容器装盛，置于阴凉、干燥、通风处保存。在米里放几瓣剥过皮的大蒜，能有效地防止米虫。

◎搭配宜忌

粳米 + 牛奶 ✅ 补虚损、润五脏

粳米 + 油菜 ✅ 健脾补虚、清热消炎

粳米 + 马肉 ❌ 易引发固疾

营养成分表

营养素	含量（每100克）
蛋白质	7.7 克
脂肪	0.6 克
碳水化合物	76.8 克
膳食纤维	0.6 克
维生素 B$_1$	0.08 毫克
维生素 B$_2$	0.04 毫克
维生素 E	1.01 毫克
叶酸	未检测
烟酸	1.3 毫克
钙	11 毫克
铁	1.1 毫克
锌	1.45 毫克
磷	121 毫克

温馨提示

一般人都可食用粳米，尤其是体虚、高热、久病初愈者和婴幼儿等消化能力比较弱的人群。但是，由于粳米中的碳水化合物和糖分含量较高，因此，粳米并不是很适合糖尿病患者食用。

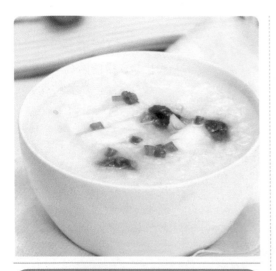

红枣鱼肉粥

| 原料 | 粳米 150 克，红枣（干）25 克，鱼肉 50 克，白糖适量

| 做法 | ① 将粳米淘洗干净，用冷水浸泡 30 分钟，捞出，沥干水分；红枣洗净，去核。② 鱼肉清洗干净后，切小片，将鱼刺挑出。③ 锅中加适量水，放入粳米、鱼肉和红枣，先用大火烧沸，再转小火熬煮。④ 待米粥烂熟时，下白糖，再稍煮片刻即可。

| 专家点评 | 红枣含有大量的铁、维生素 C 等营养素，有助于宝宝身体和大脑发育，可防治宝宝缺铁性贫血。粳米米糠层的粗纤维分子有助胃肠蠕动，对宝宝便秘有很好的疗效。鱼肉含有促进大脑发育的物质。三者搭配煮成粥，让宝宝吃得开心，吃得健康。

 烹饪常识

　　红枣去核时，可把枣竖放在隔水垫的孔上，再用筷子从一头顶到另外一头，红枣核就从小孔中出来了。

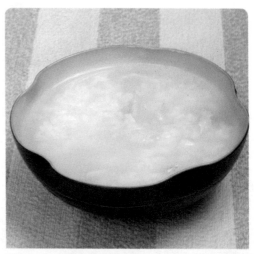

百合粳米粥

| 原料 | 粳米 50 克，鲜百合 50 克，冰糖适量

| 做法 | ① 先将粳米洗净、泡发，备用。② 将泡发的粳米倒入砂锅内，加水适量，用大火烧沸后改小火煮 40 分钟。③ 至煮稠时，加入百合，稍煮片刻，在起锅前加入冰糖即可。

| 专家点评 | 百合洁白娇艳，鲜品富含黏液质及维生素，对宝宝皮肤细胞的新陈代谢有益。百合甘凉清润，主入肺心，有利于清肺、润燥、止咳。粳米本身就富含粗纤维以及蛋白质等，有助于宝宝消化，利于宝宝排便，并且还可以促进宝宝的血液循环，提高自身的免疫力。两者搭配起来，是宝宝消化清热的佳品。

烹饪常识

　　百合用来煮粥，关键要新鲜，要挑柔软、颜色洁白、有光泽、无明显斑痕、鳞片肥厚饱满、无烂斑的百合。

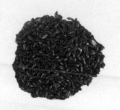

黑米

Heimi

【适用量】每天 10 克左右。

【热量】276 千焦 /100 克

【性味归经】性平，味甘。
归脾、胃经。

[别 名] 血糯米。

【主打营养素】

无机盐、维生素C

◎黑米所含微量元素比大米高 1~3 倍。这些微量元素对宝宝的骨骼和牙齿的发育都很重要。黑米还含有丰富的膳食纤维，可促进肠胃蠕动。黑米中含有的维生素 B₁ 能保护宝宝的神经系统的发育。

◎食疗功效

黑米具有健脾开胃、益气强身、补肝补肾等功效，是防病强身的滋补佳品。同时，黑米中还含 B 族维生素、蛋白质等，对于流感、咳嗽都有食疗保健作用。黑米还具有健脾暖肝、明目活血的作用，可以辅助治疗贫血、头昏、视物不清、头发早白等多种病症。黑米还具有抗菌、降低血压、抑制癌细胞生长的功效。

◎选购保存

好的黑米有光泽，米粒大小均匀，无虫，不含杂质，气味清香，挑选黑米时用手搓黑米，如果掉色，则不是优质的黑米。保存时，用木质有盖容器装盛，置于阴凉、干燥、通风处。

◎相宜搭配

黑米 + 生姜	降胃火
黑米 + 牛奶 ✓	益气、补血、生津、健脾胃
黑米 + 红豆	可气血双补
黑米 + 绿豆	可健脾胃、去暑热

营养成分表

营养素	含量（每100克）
蛋白质	9.4 克
脂肪	2.5 克
碳水化合物	68.3 克
膳食纤维	3.9 克
维生素 B₁	0.33 毫克
维生素 B₂	0.13 毫克
维生素 E	0.22 毫克
叶酸	未检测
烟酸	7.9 毫克
钙	12 毫克
铁	1.6 毫克
锌	3.8 毫克
磷	356 毫克

温馨提示

黑米淘洗次数过多会导致营养成分流失，所以淘洗干净即可。黑米需要长时间熬煮至熟烂，未煮熟的黑米不能食用，易引起急性胃肠炎。黑米外有一层坚韧的种皮，不易煮烂，建议煮前将黑米清洗干净，用清水浸泡数小时。

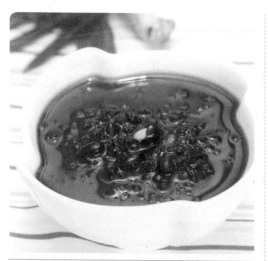

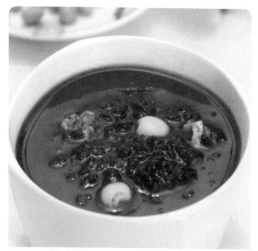

推荐菜例 1 黑米粥

| 原料 | 黑米 80 克，白糖少许

| 做法 | ①黑米洗净，置于冷水锅中浸泡半小时，捞出沥干水分。②锅中加入适量清水，放入黑米以大火煮至开花。③再转小火将粥煮至呈浓稠状，调入少许白糖即可。

| 专家点评 | 黑米是一种高蛋白质、维生素及纤维素含量丰富的食品，还含有人体不能自然合成的多种氨基酸和微量元素，具有滋阴补肾、明目聪耳的功效。黑米中富含的粗纤维也能促进宝宝的肠胃蠕动，有助于宝宝的排便。煮成粥，有助于宝宝肠胃的吸收，此粥对宝宝有很好的食补作用。

烹饪常识

　　口感较粗的黑米适合用来煮粥。如果不选择磨成粉状，煮粥前可以先浸泡，充分吸收水分。泡米用的水要与米同煮，以保存其中的营养成分。

推荐菜例 2 核桃莲子黑米粥

| 原料 | 核桃仁 20 克，莲子 20 克，黑米 80 克

| 做法 | ①将核桃仁、黑米洗净备用。②莲子去心洗净，备用。③将核桃仁研碎，待水烧开后，下核桃、黑米和莲子。④粥开后转小火，煮至莲子软烂，粥至浓稠状即可。

| 专家点评 | 黑米中不仅含有丰富的锌、铜、锰等矿物质，还含有大米中所缺乏的维生素 C、叶绿素、胡萝卜素等营养元素。核桃仁含有较多的蛋白质及人体必需的不饱和脂肪酸，能滋养宝宝的脑细胞，增强大脑功能。将核桃、莲子和黑米同煮食用，具有强身健体、健脑益智的作用，对宝宝大脑健康发育具有很大的帮助。

烹饪常识

　　因为核桃油很多，研细了会变黏，很难弄，如果想研磨得像酱一样没有颗粒，可用一个长筒形杯子用擀面杖反复捣即可。

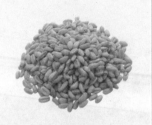

小麦

Xiaomai

[别名] 麦子。

【适用量】每天20~30克。

【热量】1326千焦/100克

【性味归经】性凉，味甘。归心经。

◎食疗功效

小麦具有生津止汗、镇静益气、健脾厚肠、除热止渴的功效，对于宝宝体虚多汗、心烦失眠等症有一定的辅助疗效。磨成末服用，能杀蛔虫。将陈麦煎汤饮用，还可以止虚汗。将它烧成灰，用油调和，可涂治各种疮及汤火灼伤。长时间食用，可养肠胃、增强气力，使人肌肉结实。它可以养气，补不足，还可以治疗中暑、肺热。

◎选购保存

应该选择干净、无霉变、无虫蛀、无发芽的优质小麦，小麦的籽粒要饱满、圆润、无杂质、干燥。小麦应以低温储藏，可通过日晒降低小麦含水量。

◎搭配宜忌

小麦+荞麦 小麦+山药 ✓	营养更全面 辅助治疗小儿脾胃虚弱
小麦+食用碱 小麦+蜂蜜 ✗	破坏维生素 引起身体不适

营养成分表

营养素	含量（每100克）
蛋白质	11.9克
脂肪	1.3克
碳水化合物	64.4克
膳食纤维	10.8克
维生素A	一
维生素C	一
维生素E	1.82毫克
叶酸	未检测
烟酸	4毫克
钙	34毫克
铁	5.1毫克
锌	2.33毫克
磷	325毫克

温馨提示

存放时间适当长些的小麦粉比新磨的麦粉的品质好，民间有"麦吃陈，米吃新"的说法，麦粉与大米搭配着吃最好。另外，因为小麦不容易煮熟，因此，用新鲜小麦熬粥食用时，应提前将小麦洗净，加水浸泡。

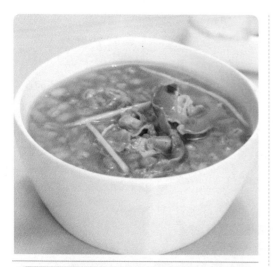

推荐菜例 1 瘦肉麦仁粥

| 原料 | 瘦肉 100 克，麦仁 80 克，姜丝 2 克

| 做法 | ①将瘦肉洗净，切片；麦仁淘净，浸泡 3 个小时。②锅中注水，下入麦仁，大火煮沸，再下入切好的瘦肉和姜丝。转中火熬煮至麦粒开花。③改小火，待粥熬出香味即可。

| 专家点评 | 瘦肉中的部分水溶性物质，比如氨基酸和含氮物质能使汤味鲜美，它们溶解越多，粥的味道越浓，越能刺激人体胃液分泌，增进宝宝的食欲。瘦肉所含营养成分相近于人体所需，且较肥肉更加易于宝宝的消化。而麦仁中含有大量的膳食纤维，对宝宝的肠胃有极大的益处，其含有的铁还可增强血液的携氧功能，促进宝宝的血液循环。这款粥不仅味道鲜美，同时还满足了宝宝身体发育所需的各种营养元素。

磨小麦粉时，小麦不要研磨得太细，否则谷粒表层所含的维生素、矿物质等营养素会流失。

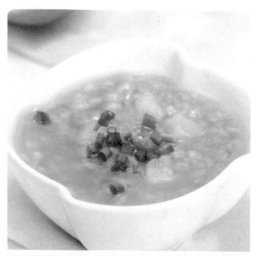

推荐菜例 2 菠萝麦仁粥

| 原料 | 菠萝 30 克，麦仁 80 克，白糖 12 克，葱少许

| 做法 | ①菠萝去皮洗净，切块，浸泡在淡盐水中；麦仁泡发洗净；葱洗净，切花。②锅置火上，注入清水，放入麦仁，用大火煮至熟，放入菠萝同煮。③改用小火煮至浓稠，可闻到香味时，入白糖调味，撒上葱花即可。

| 专家点评 | 麦仁中不含胆固醇，富含的膳食纤维能促进宝宝肠道的蠕动，帮助宝宝消化和排便，预防宝宝便秘；麦仁还含有少量矿物质，如铁和锌，可强化宝宝的免疫功能，增强宝宝的抗病毒能力。菠萝中所含的蛋白质分解酵素可以分解蛋白质，还能助消化；菠萝富含的维生素 B_1 能促进新陈代谢，消除疲劳感。这款粥品是宝宝消化积食、促进成长发育的不错辅食之选。

一般情况下，麦仁必须煮 20 30 分钟，但是可以通过炒制缩短其烹调时间。

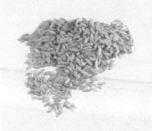

燕麦
Yanmai

【适用量】每天 20~30 克。
【热量】1500 千焦 /100 克
【性味归经】性温，味甘。

[别 名]雀麦。

膳食纤维、脂肪酸
◎燕麦中富含膳食纤维，能够促进宝宝消化和顺利排便，预防便秘。燕麦富含优质油脂，主要由不饱和脂肪酸组成，对宝宝的皮肤保湿有很好的效果。

◎食疗功效

燕麦中的 B 族维生素、烟酸、叶酸、泛酸都比较丰富，特别是维生素 E，每 100 克燕麦粉中含量高达 15 毫克，能够极大地满足人体对维生素 E 的需要。燕麦还可治疗皮肤干燥性瘙痒。燕麦中的蛋白质、多肽和氨基酸还是组织和细胞生长发育必需的营养物质，还可以滋润肌肤、营养细胞、促进皮肤组织的生长发育，还对全身乏力、食欲不振、头晕等有一定的效果。

◎选购保存

要选择洁净、不含谷壳和杂物、无异味的燕麦。燕麦保存时要密封起来，放在阴凉、干燥的地方，注意不要超过保质期，也可放在冰箱储存。

◎搭配宜忌

燕麦 + 橙子	✔	预防胆结石
燕麦 + 山药		健身益寿
燕麦 + 白糖	✘	产生腹胀
燕麦 + 红薯		导致胃痉挛、腹胀

营养成分表

营养素	含量（每 100 克）
蛋白质	15 克
脂肪	6.7 克
碳水化合物	66.9 克
膳食纤维	5.3 克
维生素 A	一
维生素 C	一
维生素 E	3.07 毫克
叶酸	未检测
烟酸	未检测
钙	186 毫克
铁	7 毫克
锌	2.59 毫克
磷	291 毫克

温馨提示

每餐食用燕麦面食品（或燕麦片）100 克能摄入丰富的膳食纤维，对控制餐后血糖急剧上升和预防糖尿病非常有效。吃燕麦一次不宜太多，否则会造成胃痉挛或是胀气。煮燕麦片时，时间不宜过长，否则会造成营养流失。

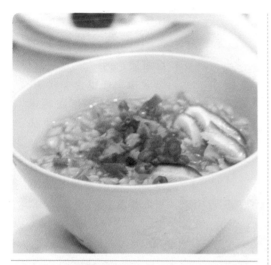

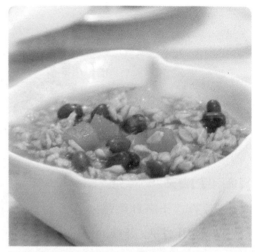

香菇燕麦粥

| 原料 | 香菇适量，白菜适量，燕麦60克，葱花适量

| 做法 | ①燕麦泡发洗净；香菇洗净，切片；白菜洗净，切丝。②锅置火上，倒入清水，放入燕麦片，以大火煮开。③加入香菇、白菜同煮至浓稠状，撒上葱花即可。

| 专家点评 | 香菇中的维生素D含量很丰富，有益于宝宝的骨骼健康。香菇的有效成分可提高宝宝抵御各种疾病的免疫功能。香菇中所含的粗纤维、半粗纤维和木质素，可保持肠内水分，对预防便秘有很好的效果。燕麦富含油脂，燕麦油脂成分和水合特性能乳化大量的水分，燕麦油可以在皮肤表面形成一层油膜，起到长效保湿护肤的作用。

烹饪常识

在泡香菇时，可以经常换水并用手挤出水分，这样能够泡发彻底，还不会造成营养大量流失。

红豆燕麦牛奶粥

| 原料 | 燕麦40克，红豆30克，山药、牛奶、木瓜各适量，白糖5克

| 做法 | ①燕麦、红豆均洗净，泡发；山药、木瓜均去皮洗净，切丁。②锅置火上，加入适量的清水，放入燕麦、红豆、山药以大火煮开。③再下入木瓜，倒入牛奶，待煮至浓稠状时，调入白糖拌匀即可。

| 专家点评 | 红豆有较多的膳食纤维，具有良好的润肠通便作用。牛奶中含有促进宝宝骨骼生长的钙质，能帮助宝宝健康成长。山药具有滋养壮身、助消化、止泻的作用，并且还有增强宝宝免疫力的效果。木瓜可辅助治疗消化不良、上吐下泻、腹痛等症状，对宝宝的皮肤和头发都很有好处。燕麦中富含大量的粗纤维，能促进消化，有益于肠道健康。

烹饪常识

山药去皮切丁时，直接用手接触会使手部皮肤有发麻的感觉，最好戴上手套后再进行。

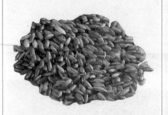

紫米
Zimi

【主打营养素】

纤维素、钙

◎紫米中纤维素含量高，有充盈肠道、促进肠道蠕动等作用。紫米中的钙能保证宝宝体内钙质平衡，对维持强健的骨骼和健康的牙齿等都有一定作用。

【适用量】每天 20~30 克。

【热量】1332 千焦 /100 克

【性味归经】性平，味甘。

[别 名] 紫糯米、接骨糯、紫珍珠。

◎食疗功效

紫米含有淀粉、蛋白质、脂肪、纤维素、多种维生素，同时含有铁、钙、锌、硒等多种矿物质，且氨基酸含量丰富，对改善儿童的精神状态、使注意力集中、防治缺铁性贫血、促进发育、增强抗病能力、抗疲劳、护肤等有一定功效，对预防心血管疾病、防治头皮屑等有一定作用，还对防治癌症有一定的效果。

◎选购保存

选购时，要选购外观色泽呈紫白色或紫白色夹小紫色块的紫米。紫米放在通风处摊开晾吹（注意不宜在阳光下暴晒）干透，然后密封放在阴凉干燥处保存。

营养成分表

营养素	含量（每100克）
蛋白质	7.4 克
脂肪	3.21 克
碳水化合物	未检测
膳食纤维	0.6 克
维生素 A	未检测
维生素 C	未检测
维生素 E	0.46 毫克
叶酸	未检测
烟酸	未检测
钙	13 毫克
镁	34 毫克
钾	103 毫克
钠	3.8 毫克

◎搭配宜忌

紫米 + 牛奶	✔	益气补血、健脾胃
紫米 + 大米		开胃益中、明目
紫米 + 绿豆	✘	作用相反

温馨提示

紫米很难煮，因此，在制作前，建议洗净后先加水浸泡 1~2 小时。紫米与白米拼配蒸或煮，按 1：3 的比例掺和，口感极佳。紫米易溶于水，可用冷水轻轻淘洗，不用揉搓。

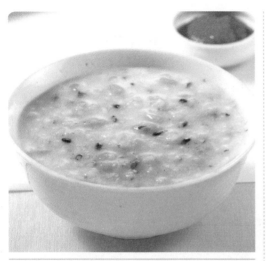

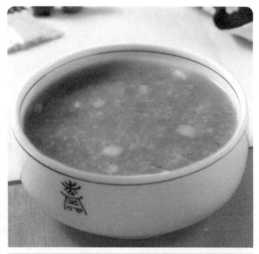

推荐菜例 ① 紫糙米甜南瓜粥

| 原料 | 泡好的白米 15 克，泡好的紫米、糙米各 5 克，甜南瓜 20 克，黑豆 5 克

| 做法 | ①白米和糙米洗净备用。②煮熟的南瓜磨碎，黑豆汆烫后去皮。③在碎南瓜中加入黑豆，加水熬煮，再倒入白米和糙米煮熟，最后再放进紫米熬煮。

| 专家点评 | 糙米中的蛋白质质量较好，主要含有米精蛋白、氨基酸，宝宝容易消化吸收；还含有较多的脂肪和碳水化合物，短时间内可以为人体提供大量的热量。南瓜中含有丰富的锌，参与人体核酸、蛋白质的合成，是肾上腺皮质激素的固有成分，为宝宝生长发育的重要物质。紫米中含有大量的钙质，可以促进宝宝骨骼、牙齿的健康发育，还可增强宝宝的免疫力。宝宝适量食用这款粥，对健康成长大有帮助。

烹饪常识

下水清洗或浸泡紫米会出现掉色现象，因此不宜用力搓洗，浸泡后的水（红色）请随紫米一同煮食。

推荐菜例 ② 紫米南瓜粥

| 原料 | 泡好的白米 15 克，泡好的紫米 5 克，老南瓜、夏南瓜各 10 克，豌豆 5 克，杏仁粉 1 大匙

| 做法 | ①在泡好的白米和紫米中倒入水，再磨成末，放在筛子里过筛。②煮熟的老南瓜冷却后用汤匙盛在碗里。③夏南瓜切碎，豌豆汆烫后去皮磨碎。④在碎南瓜中加水熬煮，放进白米和紫米一起搅拌，熟到一定程度后放进其他材料煮熟。

| 专家点评 | 紫米富含大量的营养元素，能够增强身体的体质，强化免疫力、预防疾病、抗贫血。南瓜中丰富的胡萝卜素在机体内可转化成具有重要生理功能的维生素 A，从而对上皮组织的生长分化、维持正常视觉、促进骨骼的发育具有重要生理功能。这款粥适合宝宝经常食用。

烹饪常识

豌豆除了汆水后去皮，也可以用热水直接泡大约 10 分钟，表皮就浮在水面了，这时只需轻轻用手剥落即可。

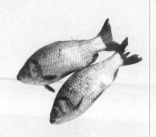

鲫鱼
Jiyu

【适用量】每天 10~80 克。

【热量】451 千焦 /100 克

【性味归经】性平，味甘。归脾、胃、大肠经。

[别 名] 鲋鱼、鲫瓜子、肚米鱼。

◎食疗功效

鲫鱼具有清热解毒、利水消肿、益气健脾的功效，鲫鱼肉中富含极高的蛋白质，而且易于被人体吸收，氨基酸也很高，所以对促进智力发育也有明显的作用。其还可以治小儿头疮、口疮、重舌和视物不清等症，对慢性肾炎水肿、营养不良性水肿、脾胃虚弱、食欲缺乏有很好的食疗效果。

◎选购保存

鲫鱼要买身体扁平、全身颜色都是金黄的，这样的鲫鱼肉质会很嫩，颜色偏白的次之。好的鲫鱼鱼鳞发亮，不掉鳞。在保存时，可以用浸湿的纸贴在鱼眼上，防止鱼视神经后的死亡腺离水后断掉，这样可延长鱼的寿命。

◎搭配宜忌

鲫鱼 + 黑木耳	✓	润肤、抗衰老
鲫鱼 + 西红柿		营养丰富
鲫鱼 + 蜂蜜	✗	易中毒
鲫鱼 + 鸡肉		不利于营养吸收

营养成分表

营养素	含量（每 100 克）
蛋白质	17.1 克
脂肪	2.7 克
碳水化合物	3.8 克
膳食纤维	—
维生素 A	17 微克
维生素 C	—
维生素 E	0.68 毫克
叶酸	未检测
烟酸	2.5 毫克
钙	79 毫克
铁	1.3 毫克
锌	1.94 毫克
磷	193 毫克

温馨提示

在熬鲫鱼汤时，可以先用油将鲫鱼煎一下，再用开水小火慢熬，鱼肉中的嘌呤就会逐渐溶解到汤里，整个汤呈现出乳白色，味道更鲜美。鲫鱼肉嫩味鲜，可做粥、做汤、做菜、做小吃等，有较强的滋补作用，也适合宝宝食用。

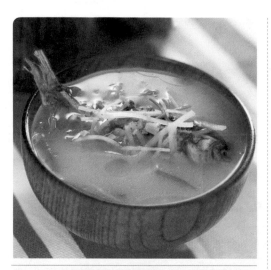

推荐菜例 1 白萝卜鲫鱼汤

| 原料 | 鲫鱼300克，白萝卜、胡萝卜各50克，植物油、盐、葱花各少许

| 做法 | ①将鲫鱼洗净；白萝卜、胡萝卜去皮切丝；葱洗净切段。②植物油入锅，将鲫鱼放入锅中煎，双面煎出香味。③锅中加入适量水，放入白萝卜丝和胡萝卜丝，水开后小火炖煮1小时，锅中汤汁为乳白色时，放盐调味，散入葱花即可。

| 专家点评 | 鲫鱼肉质细嫩，肉味甜美，营养价值很高，用它烹煮的汤不仅味香汤鲜，还有助于促进宝宝的身体发育和大脑发育。胡萝卜含有丰富的维生素和微量元素锌，有助于增强机体的免疫功能，提高抗病能力。白萝卜中的芥子油能促进胃肠蠕动，从而增加食欲，帮助宝宝进行消化。

以防万一，宝宝喝鱼汤时会被鱼刺卡住，可以将鱼肉取出，经纱布过滤后再给宝宝喂食。

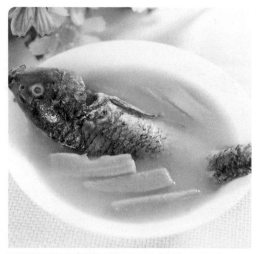

推荐菜例 2 木瓜鲫鱼汤

| 原料 | 木瓜300克，鲫鱼500克，姜两片

| 做法 | ①木瓜洗净，切块；鲫鱼洗净。②起油锅，入姜片，将鲫鱼煎至金黄色。③将适量清水放入瓦煲内，煮沸后加入木瓜和鲫鱼，大火煲滚后，改用小火煲两个小时即可。

| 专家点评 | 鲫鱼具有清心润肺、健胃益脾的作用，鲫鱼是饮食中常见的佳肴，有很高的营养价值。鲫鱼还能补虚、利水消肿，还能治呕吐反胃，外用还有解毒消炎的作用。鲫鱼含动物蛋白和不饱和脂肪酸，常吃鲫鱼能使宝宝身强体壮。木瓜营养丰富、味道清甜、肉质软滑、多汁，木瓜中含有的胡萝卜素和维生素C有很强的抗氧化能力，能帮助机体修复组织，消除有毒物质，还可增强宝宝的免疫力。

一般鲫鱼以小鲫鱼为佳，炖熟即可，不宜太烂，否则会影响食物的味道。

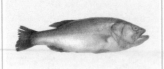

鲈鱼
Luyu

【适用量】每天 10~30 克。

【热量】439 千焦 /100 克

【性味归经】性平、淡、味甘。

[别 名] 鲈板、花鲈、花寨、鲈子。

【主打营养素】
铜、维生素 A、B 族维生素
◎鲈鱼中含有较多的铜元素，铜能维持神经系统的正常功能，对宝宝身体功能的健康运行很有帮助。鲈鱼是高蛋白肉类，富含维生素 A 和 B 族维生素，可以滋补宝宝的肝肾脾胃。

◎食疗功效

鲈鱼富含脂肪，还有灰分、维生素、烟酸和钙、磷、铁等多种营养成分。它具有补肝肾、益脾胃、化痰止咳、健身补血等功效，对慢性肠炎、慢性肾炎、手术后伤口难愈合等有食疗作用。鲈鱼中丰富的蛋白质对儿童的骨骼组织也有益。鲈鱼鳃不洗晒干，用水煎服，可以治小儿百日咳。

◎选购保存

选购鲈鱼以鱼身偏青色、鱼鳞有光泽、透亮的为好，翻开鳃呈鲜红者、表皮及鱼鳞无脱落的鲈鱼才是新鲜的。不要买尾巴呈红色的鲈鱼，因为这表明鱼身体有损伤。保存时可先去除内脏、清洗干净、擦干水，用保鲜膜包好，放入冰箱即可。

◎搭配宜忌

鲈鱼 + 胡萝卜 ✓	延缓衰老
鲈鱼 + 南瓜	预防感冒
鲈鱼 + 奶酪 ✗	影响钙的吸收
鲈鱼 + 蛤蜊	导致铜、铁的流失

营养成分表

营养素	含量（每 100 克）
蛋白质	18.6 克
脂肪	3.4 克
碳水化合物	—
膳食纤维	—
维生素 A	19 微克
维生素 C	—
维生素 E	0.75 毫克
叶酸	未检测
烟酸	3.1 毫克
钙	138 毫克
铁	2 毫克
锌	2.38 毫克
磷	242 毫克

温馨提示

鲈鱼肉质白嫩、清香，没有腥味，肉为蒜瓣形，最宜清蒸、红烧或炖汤。宝宝吃鲈鱼既补身又不会造成营养过剩，是健身补血、健脾益气的佳品。鲈鱼的鱼肝不能用，否则使人面皮肃脱，如不慎误食，可用芦根汁解毒。

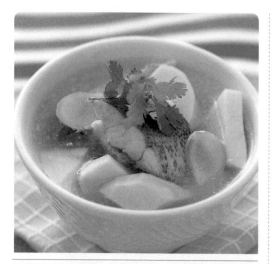

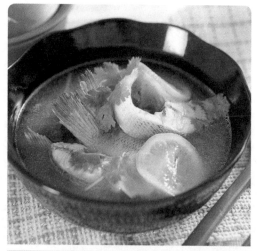

推荐菜例 1 鲈鱼土豆汤

| 原料 | 鲈鱼300克，土豆200克，姜、香菜末各适量

| 做法 | ①鲈鱼处理好，切小块；土豆削皮，切块备用。②将姜片及土豆、鱼块放入锅中，以中小火煮沸，转至小火续煮10分钟煮滚，依个人口味撒上香菜末即可。

| 专家点评 | 鲈鱼富含蛋白质、维生素A、B族维生素、钙、镁、锌、硒等营养元素，有补肝肾、益脾胃、化痰止咳的功效。土豆中含有多种营养物质，食用后可消除疲劳、恢复活力。宝宝缺锌或者硒，则会造成智力发育障碍，宝宝适量喝点儿鲈鱼煲出的汤，能补充锌和硒及多种维生素，能够促进宝宝大脑的健康发育，也有益于宝宝骨骼的健康生长。

烹饪常识

鲈鱼有多种做法，可红烧、清蒸或做羹、汤，其味鲜美。鲈鱼亦可腌制食用，最有名的是"鲈鱼脍"。

推荐菜例 2 柠檬红枣炖鲈鱼

| 原料 | 鲈鱼1条，红枣8颗，柠檬1个，老姜、香菜各少许

| 做法 | ①鲈鱼洗净切块；红枣泡软去核；柠檬洗净切片。②汤锅内倒入1500毫升水，加入红枣、姜片、柠檬片，以大火煲至水开，放入鲈鱼，改中火继续煲半个小时至鲈鱼熟透，按个人口味放入香菜即可。

| 专家点评 | 鲈鱼中富含维生素及多种矿物质元素，特别是鲈鱼血中还有较多的铜元素，能维持宝宝神经系统的正常功能，还可促进宝宝的智力发育，使宝宝的思维更加活跃。红枣具有养血安神、健脾和胃等功效，经常食用还能提高人的免疫功能。柠檬中富含维生素C，具有生津止渴、健脾消食的功效，对于预防癌症和一般的感冒很有帮助。此款食品，是宝宝成长期可供选择的佳品。

烹饪常识

想要去掉鱼腥味，可以放盐、料酒和胡椒粉稍微腌渍，但要注意胡椒粉不要放太多，否则味道会很刺激。

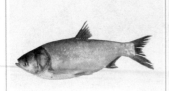

鲢鱼
Lianyu

【适用量】每天10~30克。

【热量】435千焦/100克

【性味归经】性温，味甘。归脾、胃经。

[别名] 鲢子、白鲢、水鲢、跳鲢、白胖头。

胶原蛋白、钙

◎鲢鱼能提供丰富的胶原蛋白，它对宝宝皮肤粗糙、头发干脆易脱落等症均有疗效，还可让皮肤免受太阳光紫外线的损害。鲢鱼中也含有宝宝骨骼和牙齿发育所需的钙。

◎食疗功效

鲢鱼能治疗脾胃虚弱、食欲减退、瘦弱乏力、腹泻等症，还具有温中暖胃、散热、补气、泽肤、乌发、养颜等功效，对于脾胃虚寒体质、便溏、皮肤干燥者也有很大的补益作用，特别适合冬天食用。鲢鱼富含蛋白质、脂肪酸，能促进智力发育，对于心脑血管疾病、癌症等具有明显的食疗作用。

◎选购保存

选购鲢鱼时，以头形浑圆者为佳。买回的鲢鱼过多要进行保存，可以将鲢鱼杀后洗净，切成块分装在塑料袋里放入冷冻室。或者放点儿盐腌一下，用保鲜袋装上，再放冰箱里冷冻。

◎搭配宜忌

鲢鱼 + 豆腐 ✓	解毒美容
鲢鱼 + 白萝卜	利水消肿
鲢鱼 + 西红柿 ✗	不利营养的吸收
鲢鱼 + 甘草	引起中毒

营养成分表

营养素	含量（每100克）
蛋白质	17.8克
脂肪	3.6克
碳水化合物	—
膳食纤维	—
维生素A	20微克
维生素C	—
维生素E	1.23毫克
叶酸	未检测
烟酸	2.5毫克
钙	53毫克
铁	1.4毫克
锌	1.17毫克
磷	190毫克

温馨提示

鲢鱼适用于烧、炖、清蒸、油浸等烹调方法，尤以清蒸、油浸最能体现鲢鱼清淡、鲜香的特点。由于鲢鱼性温，脾胃蕴热者不宜食用，瘙痒性皮肤病、内热、荨麻疹、癣病者应忌食。感冒、发烧、口腔溃疡等病患者也应忌食。

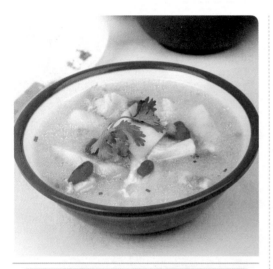

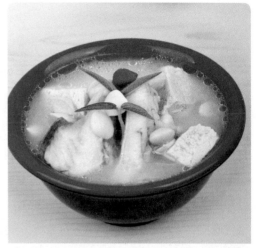

推荐菜例 **1** 山药鱼头汤

| 原料 | 鲢鱼头 400 克，山药 100 克，枸杞子 10 克，花生油适量

| 做法 | ①将鲢鱼头洗干净剁成块；山药浸泡，洗净备用；枸杞子洗净。②净锅上火，倒入花生油，下入鱼头略煎加水，下山药、枸杞子煲至熟即可。

| 专家点评 | 鲢鱼头肉质细嫩、营养丰富，除了含蛋白质、脂肪、钙、磷、铁、维生素 B_1，它还含有鱼肉中所缺乏的卵磷脂，可增强记忆，让宝宝变得聪明。鱼头还含有丰富的不饱和脂肪酸，它对宝宝大脑的发育尤为重要，可使大脑细胞异常活跃。山药富含多种维生素、氨基酸和矿物质，可以增强宝宝的免疫能力。宝宝食用这款食品既可健脑，又可增强抵抗力。

（烹饪常识）

清洗鲢鱼的时候，要将鱼肝清除掉，因为其含有有毒物质。

推荐菜例 **2** 鲢鱼家常汤

| 原料 | 鲢鱼 350 克，豆腐 125 克，杏仁 25 克，姜片适量

| 做法 | ①将鲢鱼杀洗干净，斩块；豆腐洗净切块；杏仁洗净备用。②汤锅上火，倒入花生油、姜炝香，下鲢鱼稍煎一下，倒入水烧沸，下入豆腐、杏仁用小火煲至熟既可。

| 专家点评 | 杏仁富含蛋白质、脂肪、糖类、胡萝卜素、B 族维生素、维生素 C、维生素 P 以及钙、磷、铁等营养成分，具有生津止渴、润肺定喘、润肠通便的功效，能够促进皮肤微循环，使皮肤红润光泽，还具有抗癌的功效。鲢鱼富含大量的蛋白质以及卵磷脂，对宝宝的智力发育很有帮助，豆腐也具有预防和抗癌的效果。宝宝经常食用这道汤，能生长发育得更好。

（烹饪常识）

鱼的表皮有一层黏液非常滑，若在切鱼时，将手放在盐水中浸泡一会儿，切起来就不会打滑了。

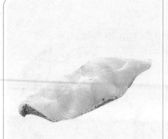

鳕鱼
Xueyu

【适用量】每天 20~30 克。

【热量】352 千焦 /100 克

【性味归经】性平，味甘。

[别 名] 鳘鱼、大头青、大口鱼、大头鱼。

◎食疗功效

鳕鱼含丰富的蛋白质、维生素 A、维生素 D、钙、镁、硒等营养元素，营养丰富、肉味甘美。鳕鱼低脂肪、高蛋白、刺少，具有高营养、低胆固醇、易于被人体吸收等优点。鳕鱼的肝脏含油量高，除了富含普通鱼油所含有的二十二碳六烯酸（DHA）、二十二碳五烯酸（DPA）外，还含有人体所必需的维生素 A、维生素 D、维生素 E 和其他多种维生素。鳕鱼鱼肝油中这些营养成分的比例，正是人体每日所需要量的最佳比例。

◎选购保存

新鲜鳕鱼以颜色雪白且未解冻的为宜，新鲜的鳕鱼摸起来饱满结实，不会析出太多油脂。在保存时，可以把盐撒在鱼肉上，然后用保鲜膜包起来，放入冰箱冷冻室，这样不仅可以去腥、抑制细菌繁殖，而且能增添鳕鱼的美味及延长保存期。

◎搭配宜忌

 帮助消化

鳕鱼 + 咖喱

鳕鱼 + 辣椒 增进食欲

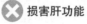 鳕鱼 + 香肠 ✗ 损害肝功能

营养成分表

营养素	含量（每 100 克）
蛋白质	20.4 克
脂肪	0.5 克
碳水化合物	0.5 克
膳食纤维	—
维生素 A	14 微克
维生素 C	—
维生素 E	—
叶酸	未检测
烟酸	2.7 毫克
钙	42 毫克
铁	0.5 毫克
锌	0.86 毫克
磷	232 毫克

温馨提示

鳕鱼为冷水鱼，富含可溶性钙，具有极高的生物安全性，易被人体吸收，因此，很适合宝宝食用。但是，目前市场上有假鳕鱼出售，以龙鳕鱼、水鳕鱼冒充鳕鱼，其实这些鱼都是油鱼，食用后可能会造成腹泻，所以在购买时要注意辨别。

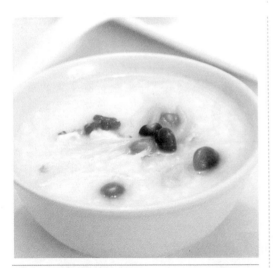

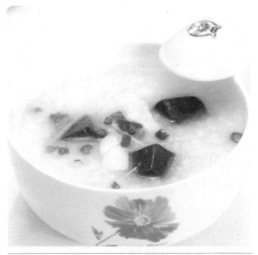

推荐菜例 1 　鳕鱼蘑菇粥

| **原料** | 大米 80 克，冷冻鳕鱼肉 50 克，蘑菇 20 克，青豆 20 克，枸杞子适量，盐、姜丝各适量

| **做法** | ①大米洗净；鳕鱼肉洗净，用盐腌渍去腥；青豆、蘑菇洗净。②锅置火上，放入大米，加适量的清水煮至五成熟。③放入鳕鱼、青豆、蘑菇、姜丝、枸杞子煮至粥黏稠即可。

| **专家点评** | 蘑菇中维生素 D 的含量很丰富，有益于宝宝的骨骼健康。蘑菇中纤维素含量也超过一般蔬菜，能有效防止便秘，其还含有一种蛋白，能有效地阻止癌细胞合成，具有一定的抗癌作用。鳕鱼中也含有促进宝宝智力发育的营养元素，食用后有益于宝宝的大脑健康发育。经常食用这款粥，能促进宝宝的大脑发育及增强宝宝的抵抗力。

 烹饪常识

　　鳕鱼切片时，一定要用推拉刀切，鱼片才不会被切破。

推荐菜例 2 　鳕鱼猪血粥

| **原料** | 大米 80 克，猪血 30 克，鳕鱼 30 克，盐、姜丝、葱、料酒各少许

| **做法** | ①将大米淘洗干净，放入清水中浸泡；猪血用料酒腌渍，洗净切小块；鳕鱼洗净切小块，用盐腌渍去腥。②锅置火上，放入大米，加适量的清水煮至五成熟。③放入鳕鱼、猪血、姜丝煮至米粒开花，依据个人口味撒上葱花即可。

| **专家点评** | 猪血中含铁量较高，而且以血红素铁的形式存在，容易被人体吸收利用，处于生长发育阶段的宝宝吃些猪血，可以防治缺铁性贫血。猪血所含的锌、铜等微量元素，具有提高免疫功能的作用。鳕鱼含有丰富的蛋白质、维生素 A、维生素 D、钙、镁、硒等营养元素，营养丰富、肉味甘美。这款粥能很好地补充宝宝成长发育所需要的营养。

 烹饪常识

　　因猪血腥味较重，烹调时应用料酒腌渍，配葱、姜等调味。

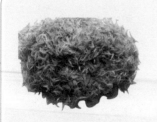

虾皮
Xiapi

[别 名] 中国毛虾皮、日本毛虾皮。

【适用量】每天 5~15 克。

【热量】640 千焦 /100 克

【性味归经】性温，味甘、咸。

【主打营养素】

钙、镁

◎虾皮中含有丰富的蛋白质和矿物质，尤其是钙的含量极为丰富，有"钙库"之称，能促进宝宝骨骼的发育和身体健康成长。虾皮中含有丰富的镁元素，能保护人体的心血管系统。

◎食疗功效

虾皮的矿物质种类丰富，除了含有陆生、淡水生物缺少的碘元素外，铁、钙、磷的含量也很丰富。虾皮具有补肾、理气开胃的功效，还有镇定作用，常用来治疗神经衰弱、自主神经功能紊乱等症。虾皮中含有丰富的镁元素，对于预防动脉硬化、高血压有一定的作用，对提高宝宝和老年人的食欲和增强体质都很有好处。

◎选购保存

市售虾皮有两种，一种是生晒虾皮，另一种是熟煮虾皮。前者无盐分，鲜味浓，口感好，可长期存放。买时要注意色泽，以色白明亮、有光泽、个体完整者为佳。宜放入干燥、密闭的容器里保存。

◎搭配宜忌

虾皮 + 豆腐 ✔	有利于消化
虾皮 + 白菜	增强机体免疫力
虾皮 + 红枣 ✘	易致中毒
虾皮 + 菠菜	影响钙质的吸收

营养成分表

营养素	含量（每 100 克）
蛋白质	30.7 克
脂肪	2.2 克
碳水化合物	2.5 克
膳食纤维	未检测
维生素 A	19 微克
维生素 C	未检测
维生素 E	0.92 毫克
叶酸	20.7 微克
烟酸	3.1 毫克
钙	991 毫克
铁	6.7 毫克
锌	1.93 毫克
磷	582 毫克

温馨提示

虾皮营养丰富，一般人群都可食用，是宝宝补钙的主要食材之一。患过敏性鼻炎、支气管炎、过敏性皮炎的老年人不宜吃虾皮。虾为动风发物，患有皮肤疥癣者忌食。

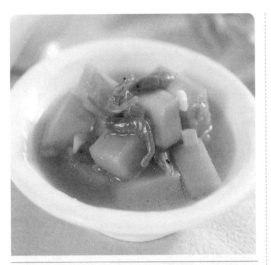

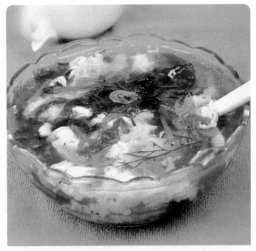

推荐菜例 1　南瓜虾皮汤

| 原料 | 南瓜 400 克，虾皮 20 克，食用油适量

| 做法 | ①南瓜洗净切块。②食用油爆锅后，放入南瓜块稍炒，加入虾皮，再炒片刻。③添水煮成汤，煮熟即可吃南瓜喝汤。

| 专家点评 | 虾皮富含多种矿物质元素，特别是虾皮中的钙含量很丰富，能够促进宝宝的骨骼发育，还可改善宝宝因缺钙而导致的生长迟滞、情绪不稳定、睡眠质量差等症状。虾皮中还富含镁，能够保护宝宝的心血管系统。南瓜中丰富的胡萝卜素，人体吸收后可转化成具有重要生理功能的维生素 A，对维持正常视觉、促进骨骼的发育具有重要作用。南瓜还能提高宝宝的免疫功能，促进细胞因子生成。这道辅食对宝宝的健康大有益处。

烹饪常识

　　南瓜在切块的时候，不宜切得太大，否则很难煮熟，宜切成小块。

推荐菜例 2　虾皮紫菜蛋汤

| 原料 | 紫菜 12 克，虾皮 8 克，鸡蛋 1 个，南瓜 15 克

| 做法 | ①将紫菜稍泡；虾皮洗净；鸡蛋打入盛器内搅匀；南瓜去皮、去籽，洗净后切丝备用。②净锅上火倒入水，下入紫菜、虾皮、南瓜煲至汤沸，浇入蛋液煲至熟即可。

| 专家点评 | 南瓜中富含多种维生素及矿物质元素，可以增强宝宝的免疫力。紫菜中 B 族维生素含量较高，特别是维生素 B_{12} 的含量很高，对活跃脑神经有很好的效果。鸡蛋几乎含有人体所有需要的营养物质，鸡蛋黄中的卵磷脂、甘油三酯、胆固醇和卵黄素，对宝宝神经系统和身体发育有很大的作用。虾皮也可帮助宝宝补充身体成长所需要的钙。四者搭配煮成汤，更加有利于宝宝对营养的吸收。

烹饪常识

　　洗紫菜的时候最好向一个方向搅动，这样能轻松地把紫菜里的沙洗干净。

◎ 宝宝禁吃的食物

很多常见的食材营养丰富，看似没有特别的禁忌，但其实并不适合7 9个月的宝宝食用，对这些食材，爸爸妈妈一定要了解清楚。

醋

❚❚ 不宜食用醋的原因

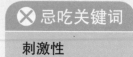

❌ 忌吃关键词

刺激性

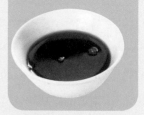

醋是有刺激性的酸性食物，对肠胃有一定的刺激作用。宝宝的胃肠道等消化系统还不够完善，受到刺激很容易出现腹泻等不良症状。另外，酸性食物会损伤牙齿，食用过多会增加宝宝日后牙齿易于酸痛的隐患。因此，1周岁以内的宝宝最好不要食用醋类物质，1岁以后食用时，也应用水稀释。

竹笋

❚❚ 不宜食用竹笋的原因

❌ 忌吃关键词

草酸

新鲜竹笋中含有大量人体难以溶解的草酸，草酸会在胃肠道中与其他食物中的钙质结合，生成草酸钙，过量食用竹笋会对宝宝的泌尿系统和肾脏不利。宝宝身体各脏器还未发育完善，骨骼和牙齿的发育都需要大量的钙，大脑发育需要适量的锌，而竹笋中的草酸会影响人体对钙、锌的吸收，2岁以前的宝宝如果食用过多，会导致缺钙、缺锌。因此，1岁前的宝宝最好不要食用竹笋，1岁以后的宝宝不宜多吃。

辣椒

❚❚ 不宜食用辣椒的原因

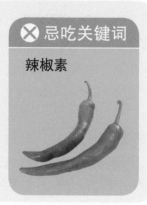

❌ 忌吃关键词

辣椒素

宝宝的消化器官还没有发育成熟，对于辛辣食物的耐受性差，而辣椒属于大辛大热之物，食用后会影响宝宝的正常生理功能。因为辣椒中含有的辣椒素很容易消耗肠道水分而使胃腺体分泌减少，造成胃痛、肠道干燥、痔疮、便秘。因此，1岁以内的宝宝最好不要食用辣椒，1岁以后的宝宝可以适量食用一些不辣的灯笼椒。

花椒

ⓘ 不宜食用花椒的原因

花椒味辛，性温，有小毒，归脾、胃、肾经，是辛辣的调料，虽然可以除各种肉类的腥膻气味，能促进唾液分泌、增加食欲，但是不建议宝宝食用。一方面，花椒容易消耗肠道水分而使胃腺体分泌减少，造成人体肠道干燥、便秘等症状；另一方面，宝宝的味蕾很敏感，且处于发育阶段，花椒的口味太重，食用过多易造成宝宝口味偏重，不利于宝宝味蕾的发育。因此，2岁以内的宝宝不宜食用花椒，2岁后的宝宝也不宜多食。

❌ 忌吃关键词

辛辣、不利于味蕾发育

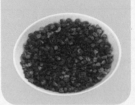

牛奶

ⓘ 不宜喝牛奶的原因

1岁以内的宝宝不宜喝牛奶，因为宝宝的胃肠道、肾脏等系统发育尚不成熟，而牛奶中的蛋白质、矿物质等成分较高，不仅会加重宝宝肝肾脏的负担，导致宝宝出现慢性脱水、大便干燥、上火等症状，还会影响宝宝对其他营养成分的吸收。另外，牛奶中的脂肪主要是动物性饱和脂肪，这种脂肪会刺激宝宝的肠道，引起贫血等病症。因此，1岁以内的宝宝要禁止食用牛奶，最好等到宝宝2岁以后再喝。

❌ 忌吃关键词

蛋白质、矿物质、动物性饱和脂肪

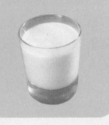

海带

ⓘ 不宜食用海带的原因

海带是一种营养价值很高的蔬菜，含有丰富的维生素、糖、钙、铁等多种人体所需的营养元素，但是，不建议9个月以内的宝宝食用。因为海带中含有大量的胶质和粗纤维，这些物质都很难消化，而宝宝还小，消化功能还不够健全，食用海带很容易造成消化不良，引起腹痛、腹胀等症状。另外，海带中含有丰富的碘，而宝宝的肾脏功能还未发育完善，无法排出体内多余的碘元素，过多的碘又容易引起甲状腺功能障碍。因此，建议宝宝1岁以后再食用海带。

❌ 忌吃关键词

胶质、粗纤维

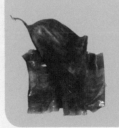

第四章

10　12个月宝宝吃什么？禁什么？

10　12个月的宝宝，爸爸妈妈可以为宝宝制作一些软饭、馒头、饼干及肉末、碎菜和水果等食物，丰富一下食物种类。还可以适当增加宝宝的食量，每日喂食2　3次辅食，代替1　2次母乳，以补充宝宝身体发育所需的营养元素。

10 ~ 12个月宝宝的喂养指南

1.培养宝宝良好的饮食习惯

培养宝宝良好的饮食习惯要从辅食添加开始，不仅要训练宝宝规律饮食，给宝宝创造安静的饮食环境，还要在固定的饮食地点进食。那么，培养宝宝良好的饮食习惯究竟要怎么做呢？

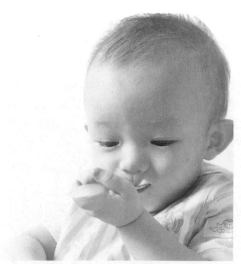

父母要创造让宝宝自己进食的环境，鼓励宝宝自己进食。

如果宝宝拒绝吃饭，父母不要强迫他进食，不能将吃饭变为一场战争。在尊重孩子的同时，了解他不愿意进食的原因。如果是因为吃太多零食，妈妈就要控制他的零食摄取量了，到正常进餐之前，不让他吃任何零食。如果是因为贪玩或被某一事物吸引而不愿意吃饭，可以给予适当的惩罚。

10 ~ 12个月的宝宝颈部和背部的肌肉已经明显成熟，能够稳稳地坐在专属婴儿的高背椅上，手和嘴的配合协调性已经有了一定的进步，已经具备了自己进食的基本能力。此时，妈妈可以为宝宝准备专属座椅和婴幼儿专用的餐具，创造宝宝自己进食的环境，鼓励宝宝自己进食。

在宝宝自己进食的过程中，爸爸妈妈要有耐心，如果宝宝能够顺利完成，不仅锻炼了宝宝的综合能力，还可以增强宝宝的自信心。妈妈还可以邀请宝宝到餐桌上和家人共同进餐，大家一起享受美食，宝宝会受到感染，从而增加食欲。在进餐时，注意不要让他成为全桌人关注的中心。

2.如何应对宝宝的挑食、厌食

经过前一阶段的辅食喂养，这一阶段的宝宝表达自我的意识更加强烈了，尤其是在饭桌上。有些宝宝对妈妈精心制作的辅食挑三拣四：只吃某一样食物，或者只吃几口就拒绝再吃……整个饭桌就像是一场以妈妈和宝宝为主角展开的持久战。妈妈们常在喂食时使出浑身解数，就为了宝宝能多吃两口，保证营养均衡，身体健康成长。其实，宝宝挑食与妈妈的喂养方法有很大关系，妈妈们不妨试试下面这些方法，及时纠正宝宝的挑食、厌食行为。

（1）丰富食物种类

为宝宝准备辅食的时候，妈妈应经常变换辅食的种类和口味。不同口味和颜色的辅食，能够从视觉和味觉上吸引宝宝的兴趣。如果每天都是同样的食物，即使是成人也会因每天一成不变的食物而感到厌烦。相反，如果妈妈在菜色和口感上多做一些改变，不仅能满足宝宝的营养添加需求，还能吸引宝宝对食物的兴趣。宝宝每餐食物种类以2～3种为宜，这样不仅能满足宝宝生长发育对营养的需求，还有益于消化和吸收。

（2）及时鼓励和表扬

任何一个孩子都希望得到父母的鼓励。父母的夸奖和鼓励，不仅可以激励宝宝下一次吃饭时能够表现好，还能培养他的自信心。当宝宝在饭桌上有不错的表现时，妈妈一定要及时表扬他。在以后进餐的时候，妈妈还可以以某一次宝宝表现作为范例来激励宝宝，甚至还可以以比赛的形式来鼓励宝宝进餐。

（3）父母要做好榜样

偏食不是天生的，很多宝宝都是因受家人不良饮食习惯的影响造成的。例如，父母对某一种蔬菜或水果表现出不喜欢甚至厌恶的情绪，那么，宝宝会在父母的影响下也讨厌这种蔬菜或水果。因此，培养宝宝不挑食的饮食习惯，首先父母在饭桌上不要挑食，以免给宝宝造成某些菜不好吃的印象。其次，如果父母想让宝宝喜欢新鲜的水果和蔬菜，自己也要喜欢并吃这

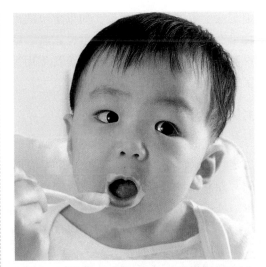

妈妈应该经常变换宝宝辅食的种类和口味。

些食物，在饭桌上给宝宝树立好的榜样。

（4）控制宝宝的零食

吃饭前要控制好宝宝的零食摄取量，特别是在饭前1小时内。因为零食吃多了，会影响宝宝正餐时的食欲。虽然控制宝宝饭前的零食是必需的，但并不是说要禁止宝宝吃零食，这样往往容易引起反效果。在正常饮食之间添加零食喂养的宝宝比只吃正餐的宝宝，在营养方面来得更均衡一些。妈妈需要做的是正确地引导宝宝的零食时间，控制零食的摄取量，制订健康的零食方案。

（5）不要逼迫进食

很多父母以宝宝的健康为目的，从经验出发，经常逼迫孩子再多吃一口。其实，宝宝食量时大时小是很正常的，不应以宝宝哪次吃得多作为宝宝进食的标准。逼迫进食不仅容易损伤脾胃功能，导致营养不良，还容易伤害宝宝的心理健康，对进食产生恐惧感，如：有些宝宝可能会因为逼迫进食而造成看到饮食就呕吐的现象。正确的喂食方法是：用几天的时间仔

细观察宝宝的日均进食量，如果宝宝的进食量在平均值附近，身高体重也正常，就说明宝宝的生长发育正常，妈妈就不用为宝宝某天吃得少而担心着急。

3.用饮食调理宝宝的体质

宝宝的体质由先天遗传和后天调养而决定。先天的条件与妈妈的体质和孕育时的营养补充等各方面有关，后天调养则与生活环境、季节气候、食物调养、药物、运动等多种因素相关，其中，饮食调养是最重要的，也是父母最容易掌控的。出生时体质较好的宝宝，会因为喂养不当而使体质变弱，而先天不足的宝宝，如果在后天的喂养中，能够调理得当，体质也会逐渐增强，因此，家长根据宝宝的具体情况调整饮食，对宝宝的体质强弱有很重要的作用。

宝宝的体质分为以下几种，家长可针对宝宝的体质进行调整。

健康型体质：健康型体质的宝宝身体壮实、面色红润、精神饱满、胃口好、大小便规律。饮食调养的原则是保证食物多样化和营养均衡。

寒型体质：寒型体质的宝宝形寒肢冷、面色苍白、不爱说话、胃口不好，吃生冷食物后容易腹泻。饮食调养原则是温养胃脾，妈妈可多给宝宝吃羊肉、牛肉、鸡肉、核桃、桂圆等性辛甘温的食物，不要给宝宝食用西瓜、冬瓜等寒凉的食品。

热型体质：热型体质的宝宝形体壮实、面赤唇红、畏热喜凉、口渴多饮、烦躁易怒、胃口欠佳且大便易秘结。这一类型的宝宝易患咽喉炎，外感后容易发热。饮食调理的原则应以清热为主，要多吃性甘淡寒凉的食物，如苦瓜、冬瓜、白萝

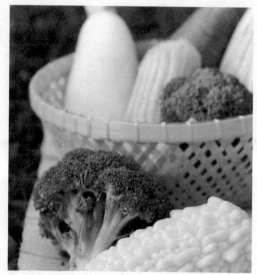

热型体质的人宜进食性寒凉、味甘淡的食物。

卜、绿豆、芹菜、鸭肉、梨、西瓜等。

虚弱体质：虚型体质的宝宝的特征为面色萎黄、少气懒言、神疲乏力、不爱活动、汗多、胃口差、大便溏泄。此类宝宝易患贫血和反复呼吸道感染，饮食调养的原则是气血双补，要多吃羊肉、鸡肉、牛肉、海参、虾蟹、木耳、核桃、桂圆等，不要给宝宝食用苦寒生冷食品，如苦瓜、绿豆等。

湿型体质：湿型体质宝宝的特征为爱吃肥甘厚腻的食物，形体多肥胖、动作迟缓、大便溏稀。饮食调养原则以健脾湿、化痰为主，可以多给宝宝吃高粱、扁豆、海带、白萝卜、鲫鱼、橙子等食物。不要给宝宝食用甜腻酸涩的食物，如石榴、蜂蜜、红枣、糯米、冰镇饮料等。

4.根据季节给宝宝添加辅食

一年四季，气候各有不同，有春暖、夏热、秋燥、冬寒之特点，宝宝的饮食也要根据季节的轮换而进行适当调整。

春季，气候由寒转暖，万物复生，

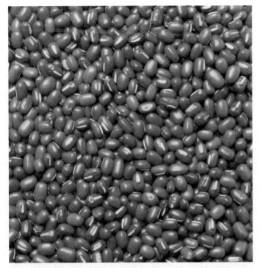

红小豆味甘、性平，可在春季煮汤给宝宝食用。

是传染病和咽喉疾病易发季节，在饮食上应清温平淡，主食可选用大米、小米、红小豆等，牛肉、羊肉、鸡肉等副食品不宜过多。春季蔬菜品种增多，除应多选择绿叶蔬菜如小白菜、油菜、菠菜等外，还应给宝宝吃些萝卜汁、生拌萝卜丝等。这样不仅能清热，而且可以利咽喉，预防传染病。

夏季，气候炎热，体内水分蒸发较多，加之易食生冷食物，胃肠功能较差，此时不仅要注意饮食卫生，而且要少食油腻食物，可多吃些瘦肉、鱼类、豆制品、咸蛋、酸奶等高蛋白食物，还可多食新鲜蔬菜和瓜果。

秋季，气候干燥，也是瓜果旺季，宜食生津食品，可多给宝宝吃些梨，以防秋燥。还要注意饮食品种多样化，不要过多食用生冷的食物。

冬季，气候寒冷，膳食要有足够的热能，可多食些牛肉、羊肉等厚味食物。避免用西瓜等寒冷食物，同时要多吃些绿叶蔬菜和柑橘等。

5.防止宝宝营养过剩

随着生活水平的提高，宝宝营养过剩的现象也越来越普遍了。这不仅影响宝宝的大脑发育，还会威胁宝宝的身体健康。

营养过剩的宝宝，最明显的表现为体型肥胖，这是因为宝宝能量摄取超过消耗和生长发育的需要，体内剩余的能量转化为脂肪堆积在体内所造成的。而之所以会这样，喂养不合理是主要原因。例如，用过多、过浓的配方奶粉代替母乳喂养；辅食添加不合理，养成宝宝不喜欢吃蔬菜，而对高脂、高糖食物的偏好；喂养过于随意，未遵循定时定量、循序喂养的原则；家长为省事，降低看护难度，让宝宝缺乏足够的运动机会等。

那么，体重究竟是多少才算肥胖呢？

宝宝的体重超过标准体重的10%为超重，超过20%为肥胖，超过40%为过度肥胖，爸爸妈妈可以用下面的公式测量宝宝的体重是否正常。

出生后1~6个月：体重（千克）=出生体重+月龄×0.6

出生后7~12个月：体重（千克）=出生体重+月龄×0.5

出生后13~36个月：体重（千克）=年龄×2+8

预防营养过剩，防治单纯性肥胖的主要方法是控制宝宝饮食并增加宝宝的运动量。控制饮食可以使吸收和消耗均衡，减少体内脂肪堆积；增加运动可以增加皮下脂肪的消耗，使肥胖逐渐减轻，还能增强宝宝体质。需要注意的是，营养过剩的宝宝，因为体重增加，心肺的负担加重，体力较差，所以即使增加运动量，父母也要切忌急于求成，应该循序渐进地控制宝宝的饮食，加强锻炼。

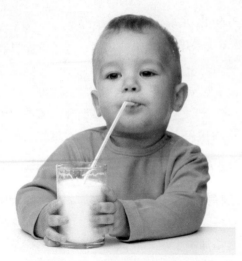
营养过剩会影响宝宝的大脑发育和身体健康。

单纯性的肥胖主要是因为营养过剩，那么，瘦宝宝就肯定不用担心营养过剩了吗？答案是否定的。

瘦宝宝的体型较为瘦弱，有些父母会为他们额外补充营养，以免因为营养不良、能量不足而影响生理发育。然后，在补充营养时，一不注意，就会造成宝宝维生素、矿物质过剩，相比肥胖而言，这类型的"营养过剩"对宝宝的危害更大。例如，补钙过度易患低血压，并增加宝宝日后患心脏病的危险；补锌过度可造成中毒，同时，锌还会抑制铁的吸收和利用，造成宝宝缺铁性贫血；鱼肝油过度易导致维生素A、维生素D中毒，宝宝会出现厌食、表情淡漠、皮肤干燥等多种症状。

对于体型瘦弱的宝宝，如何预防营养过剩呢？

一方面，爸爸妈妈必须要知道，体型瘦弱不一定是营养不良，爸爸妈妈如果想要改善宝宝的体型，需要做的是调整宝宝的饮食，培养宝宝良好的饮食习惯。另一方面，除非有明确的缺乏，经医生确诊，

才可为宝宝专门配备补充的营养素，若贸然为宝宝补充营养，非但不必要，还有可能对宝宝的健康造成威胁。

有的爸爸妈妈们发现自己的宝宝比其他的同龄宝宝瘦小，心里焦急，就不断给宝宝增加营养因而引起肥胖。实际上每个孩子的个体差异很大，有各自的生长轨迹，只要孩子在正常范围内生长，生长速度正常，即是正常的孩子。

为预防宝宝的营养过剩所引起的肥胖，爸爸妈妈们要定期给宝宝做检查，测量体重、身高，当发现体重增加过快时，应及时引起爸爸妈妈们的注意，并要适当控制宝宝的饮食。此外，要培养宝宝热爱运动的天性，让孩子多爬行，保持活泼好动，这样也能促进宝宝对食物的消化吸收。

6.本阶段的喂养要点

10~12个月的宝宝，每天的营养绝大多数来源于辅食，而此时的宝宝，已经有了5~6颗乳牙，咀嚼能力进一步提升。在宝宝学会咀嚼食物、学会用牙龈磨碎食物的前提下，宝宝的辅食可由原来每日2次增加到3次，可分别在10时、14时和18时进行。此时，要注意控制宝宝的进餐时间和进餐习惯，以培养宝宝良好的饮食习惯，如进餐时间以20~30分钟为限，让宝宝坐在儿童餐椅上，和大人一同吃饭等。

在此期间，父母要注意宝宝的营养平衡，在制作辅食时，要考虑到均衡膳食，保证蛋白质和热量的供应，蔬菜和水果以及荤素的合理搭配，并密切关注宝宝有无偏食的倾向。由于此时宝宝的个人差异性已经越来越明显，在食物制作和进食量上需要根据宝宝的实际情况进行调整，父母切忌与其他宝宝进行比较，进而调整宝宝

的饮食。

这一阶段的宝宝由于辅食次数和食量的增加，对母乳和奶类的需求量可以相应减少了。一般情况下，此阶段宝宝的食量是成人食量的1/3～1/2，每餐的辅食量可增加到半小碗左右，母乳和奶类喂养作为补充即可。

父母在为这一阶段的宝宝制作辅食时，可以不必像之前一样，做得那么细、软、烂，但也不能过硬。有些蔬菜只要切成丝或薄片即可，主食也可食用一些稀饭、软面条，甚至可以在稀饭中加入肉末、鱼肉、土豆、胡萝卜等。因为经过不断的咀嚼训练，此时的宝宝已经会用牙龈咀嚼并磨碎食物了，且经过一段时间的咀嚼食物，宝宝可能已经不喜欢太软的流食或半流食了。

9个月后是宝贝建立进餐规律的阶段，他们开始"登堂入室"，在餐桌上占有一席之地了。他们正式进入离乳期，规律的进食将会慢慢替代乳品的营养地位。经过几个月的辅食添加训练，宝宝们耐受的食物范围扩大了，常见的食物已不在话下。虽然宝贝在餐桌上仍是个"小麻烦"，但这是让他们领会正常进食规律的一个重要过渡。

如果辅食添加正常，9~12个月大的宝贝每天应保持饮奶300~500毫升，以满足生长发育的需要。很多妈咪担心宝贝的心脏、肾脏功能发育不完善，不敢让宝贝品尝咸、酸、甜、油的食物，实际上，适当的味觉刺激能够调动宝贝的食欲，甚至可让他们更快乐、更聪明。妈咪不妨以自己的口感作为标准，感到稍稍淡些，宝贝就可以耐受了。

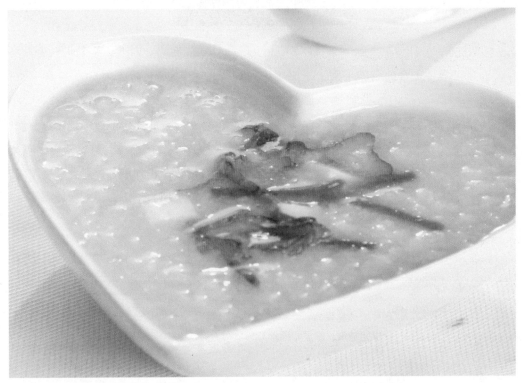

宝宝的稀饭中可以添加一些切成丝或薄片的蔬菜。

◎宝宝宜吃的食物

这个阶段宝宝可以食用的食材更多了，爸爸妈妈制作的方式也更丰富了。来了解一下，如何为宝宝制作健康又营养的辅食吧。

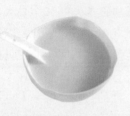

豆浆
Doujiang

[别名] 豆腐浆。

【适用量】每天食用 200 毫升左右为宜。

【热量】48 千焦 /100 克

【性味归经】性平，味甘。归心、脾、肾经。

【主打营养素】

蛋白质、矿物元素、维生素

◎豆浆含有丰富的植物蛋白、维生素 B_1、维生素 B_2、烟酸。豆浆还含有铁、钙、硒等矿物元素。豆浆所含的钙，比其他任何乳类都高，对宝宝十分有益。

豆浆可维持正常的营养平衡，全面调节人体内分泌系统，降低血压、血脂，减轻心血管负担，增强心脏活力，优化血液循环，保护心血管，并有平补肝肾、抗癌、增强免疫力等功效，是心血管的保护神。常饮鲜豆浆能补充宝宝身体所需的钙质，维持宝宝骨骼和牙齿的正常发育，对有便秘症状的宝宝还有很好的食疗功效。

好豆浆应有股浓浓的豆香味，浓度高，略凉时表面有一层油皮，口感滑爽。豆浆不能放在保温瓶里存放，否则会滋生细菌，使豆浆里的蛋白质变质，影响人体健康。

◎搭配宜忌

豆浆 + 花生	可润肤补虚、降血糖、降血脂
豆浆 + 核桃 ✔	可增强免疫力
豆浆 + 莲子	滋阴益气、清热安神、降血糖、降血压
豆浆 + 红糖 ✘	会破坏营养成分

温馨提示

宝宝喝豆浆是防止缺铁性贫血等多种病症的有效措施之一。个别宝宝对黄豆豆浆有过敏反应，在喂食宝宝的时候，一定要多加注意。有消化不良的宝宝，最好不要喝豆浆。

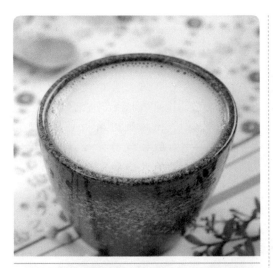

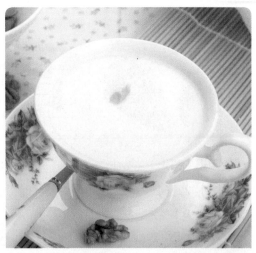

推荐菜例 **1** 黄豆豆浆

| 原料 | 黄豆 75 克，白糖适量

| 做法 | ①黄豆加水浸泡 6   16 小时，清洗干净备用。②将泡好的黄豆装入豆浆机中，加适量清水搅打成豆浆，煮熟。③将煮好的豆浆过滤，加入白糖调匀即可。

| 专家点评 | 黄豆富含的优质蛋白质是植物中唯一类似于动物蛋白质的完全蛋白质，并且大豆蛋白不含胆固醇，可降低人体血清中的胆固醇，而且大豆蛋白中人体必需的 8 种氨基酸配比均衡，非常适合人体的需要。豆浆中还含有宝宝大脑发育所需的卵磷脂，适量地饮用，对宝宝的大脑发育也很有益处。

烹饪常识

　　豆浆煮沸后要再煮几分钟，当豆浆加热到 80℃左右时会形成假沸，产生泡沫，只有加热到 90℃以上才能破坏皂毒素。

推荐菜例 **2** 核桃豆浆

| 原料 | 黄豆 100 克，核桃仁 30 克，白糖适量

| 做法 | ①将黄豆泡软，清洗干净；核桃仁清洗干净。②将黄豆、核桃仁放入豆浆机中，添水搅打成豆浆，烧沸后滤出豆浆，加入白糖搅拌均匀即可。

| 专家点评 | 黄豆中富含蛋白质、钙、锌、铁、膳食纤维、卵磷脂、维生素 B_1 和维生素 E 等营养素，是所有豆类中营养价值最高的，其所富含的钙能促进宝宝骨骼和牙齿的发育，卵磷脂能促进宝宝脑部的发育。核桃仁中含有较多的蛋白质及人体营养必需的不饱和脂肪酸，这些成分皆为大脑组织细胞代谢的重要物质，能滋养脑细胞，增强脑功能，对脑神经有良好的保健作用。用黄豆和核桃仁搅打的豆浆，可为宝宝提供大脑及身体发育所需的营养。

烹饪常识

　　黄豆及核桃仁可提早浸泡好，这样便于搅打。核桃吃多了容易上火，每天吃两三个即可。

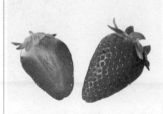

草莓
Caomei

【适用量】每天1~2个。

【热量】122千焦/100克

【性味归经】性凉，味甘、酸。归脾、胃、肺经。

[别 名] 洋莓、红莓、蛇莓。

【主打营养素】

维生素C、纤维素

◎维生素C能消除细胞间的松弛与紧张状态，使脑细胞结构坚固，皮肤细腻有弹性，对宝宝的大脑和智力发育有重要作用。纤维素可促进宝宝的胃肠蠕动、帮助消化、改善便秘。

◎食疗功效

草莓具有生津润肺、养血润燥、健脾的功效，可以用于烦躁口渴、积食腹胀等，很适合夏季给宝宝食用，对食欲不振、消化不良的宝宝，也有一定的食疗功效。草莓中还含有一种胺类物质，对白血病、再生障碍性贫血等也有很好的辅助治疗作用

应选购硕大坚挺、果形完整、无畸形、外表鲜红发亮及果实无碰伤、冻伤或病虫害的果实。太大的草莓忌买，过于水灵的草莓以及长得奇形怪状的畸形草莓都不宜购买。草莓保存前不要清洗，带蒂轻轻包好勿压，放入冰箱中即可。

营养成分表

营养素	含量（每100克）
蛋白质	1克
脂肪	0.2克
碳水化合物	6克
膳食纤维	1.1克
维生素A	5微克
维生素C	47毫克
维生素E	0.71毫克
叶酸	未检测
烟酸	0.3毫克
钙	18毫克
铁	1.8毫克
锌	0.14毫克
磷	27毫克

◎搭配宜忌

草莓 + 冰糖	解渴除烦
草莓 + 山楂	补虚养血
草莓 + 黄瓜	破坏维生素C
草莓 + 樱桃	容易上火

温馨提示

草莓虽然是很好的开胃水果，但是性凉，所以在早春不要一次吃太多，尤其是脾胃虚寒、容易腹泻、胃酸过多的人。另外，要注意不买畸形草莓，长期食用这样的果实，会损害人体健康。

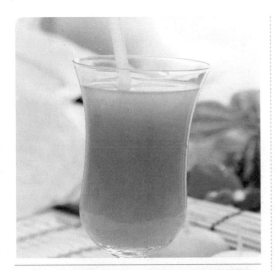

推荐菜例 1 草莓蛋乳汁

|原料| 草莓 80 克，鲜奶 150 毫升，蜂蜜少许，新鲜蛋黄 1 个

|做法| ①将草莓洗净去蒂，放入榨汁机中。②加入鲜奶、蛋黄、蜂蜜，搅匀即可。

|专家点评| 草莓中富含铁、果糖、葡萄糖、柠檬酸、苹果酸等，对于春季容易出现的肺热咳嗽、咽痛、疖肿等症状，草莓中含的营养元素都可以起到辅助治疗的作用。同时因为草莓含铁，能够预防宝宝缺铁性贫血。牛奶中虽含铁量很少，却含有大量的钙，可以促进宝宝的骨骼生长，能够满足宝宝成长发育的需要。宝宝食用这道饮品后，补铁又补钙，是宝宝健康成长的佳品。

 烹饪常识

　　草莓表面粗糙，不易洗净，可用淡盐水或高锰酸钾水浸泡 10 分钟，既可杀菌又较易清洗。

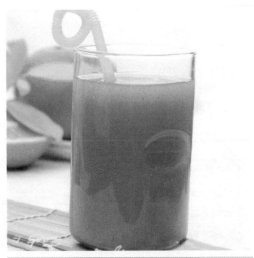

推荐菜例 2 草莓猕猴桃汁

|原料| 草莓 80 克，猕猴桃 1 个，白萝卜半个，饮用水 200 毫升

|做法| ①将猕猴桃、白萝卜洗净，去皮，与洗净的草莓一起以适当大小切块。②将所有的材料放入榨汁机，加入适量的水，搅打成汁，滤出果肉。

|专家点评| 草莓中所含的胡萝卜素是合成维生素 A 的重要物质，具有明目养肝作用。它还含有果胶和丰富的膳食纤维，可以帮助宝宝消化，通畅大便。另外，草莓对胃肠道和贫血有一定的滋补调理作用。白萝卜热量少，纤维素多，尤其适宜有便秘或营养过剩的宝宝食用。猕猴桃含有丰富的维生素 C，可强化宝宝的免疫系统。三者一起混合打成果汁，很适合宝宝在夏天饮用。

烹饪常识

　　洗草莓时，千万不要把草莓蒂摘掉，去蒂后残留的农药会随水进入果实内部，造成更严重的污染。

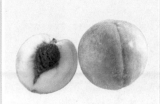

桃子

Taozi

【适用量】每天约 1/3 个。

【热量】142 千焦 /100 克

【性味归经】性温，味甘、酸。归肝、大肠经。

[别名] 寿果、寿桃、仙桃、圣桃。

◎食疗功效

桃肉中含有丰富的维生素 C 和维生素 E，能增强宝宝体质，提高宝宝的免疫功能，还能令宝宝的皮肤滋润光滑有弹性。桃肉中还含有丰富的矿物质元素，能起到强健身体的作用。适量食用桃子，有助于维持骨骼的正常发育

选购时，以果实个大、形状端正、色泽新鲜漂亮，果皮黄白色，顶端和向阳面微红者为佳。桃子存放时应该要注意环境，通风干燥即可，不宜放到冰箱冷冻，否者桃的味道就变质了。

◎搭配宜忌

桃子 + 牛奶 ✓	易滋润皮肤	
桃子 + 莴笋	营养丰富	
桃子 + 白萝卜 ✗	破坏维生素 C	
桃子 + 蟹	影响蛋白质的吸收	

营养成分表

营养素	含量（每 100 克）
蛋白质	0.9 克
脂肪	0.1 克
碳水化合物	10.9 克
膳食纤维	1.3 克
维生素 A	3 微克
维生素 C	7 毫克
维生素 E	1.54 毫克
叶酸	未检测
烟酸	0.7 毫克
钙	6 毫克
铁	0.8 毫克
锌	0.34 毫克
磷	20 毫克

温馨提示

未成熟的桃子不能吃，否则会发生腹胀或生疖痈。即使是成熟的桃子，也不能吃得太多，太多会令人生热上火。此外，桃子在食用前一定要将桃毛洗净，以免刺入皮肤，引起皮疹，或吸入呼吸道，引起咳嗽、咽喉刺痒等症状。

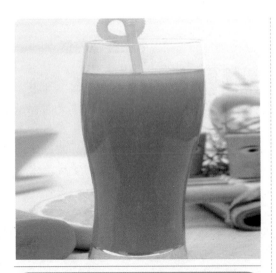

推荐菜例 1　胡萝卜桃汁

| 原料 | 桃子 1 个，胡萝卜 30 克，柠檬 1/4 个，牛奶 100 毫升

| 做法 | ①胡萝卜洗净去皮；桃子洗净去皮去核；柠檬洗净。②将以上材料切适当大小的块，与牛奶一起放入榨汁机内搅打成汁，滤除果肉即可。

| 专家点评 | 桃的含铁量较高，是补铁的理想辅助食物，能够预防宝宝的缺铁性贫血。桃含钾多，含钠少，对水肿病症有一定的治疗效果。牛奶中富含钙，能够促进宝宝的骨骼成长；胡萝卜中含有丰富的胡萝卜素，对宝宝的眼睛发育也很有帮助。此外，这道饮品中也含有大量的维生素 C 及碳水化合物，能够增强宝宝的免疫力，帮助宝宝成长。

烹饪常识

对桃子过敏者，可以泡一些绿茶，加点儿盐，用热茶水清洗过敏部位，用干毛巾擦干，再涂上六一散。

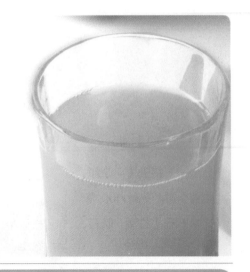

推荐菜例 2　柳橙水蜜桃汁

| 原料 | 柳橙 50 克，水蜜桃 20 克

| 做法 | ①柳橙洗净，榨汁备用。②水蜜桃洗净去皮，磨成泥状。③以 1 : 2 的比例，取柳橙汁和水蜜桃泥拌匀即可。

| 专家点评 | 柳橙所含的纤维素和果胶物质，可促进宝宝的肠道蠕动，预防宝宝大便干燥。橙子还具有生津止渴、消食开胃等功效，橙子中维生素 C、胡萝卜素的含量较高，对缓解皮肤干燥很有效，非常适合宝宝在干燥的秋冬季节食用。而水蜜桃中的糖分，也可以使皮肤保持红润，对宝宝的皮肤也有一定的帮助。宝宝食用这道饮品，既滋润皮肤又润滑肠道，平时可以给宝宝适当地饮用一些。但一定要适量，否则，效果会适得其反。

烹饪常识

将桃子放在温水中，加少许的盐，轻轻揉一揉，桃毛就会很快脱落。或者用碱水浸泡片刻，也能达到同样效果。

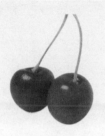

樱桃
Yingtao

【适用量】每天 1 ~ 5 颗。

【热量】184 千焦 /100 克

【性味归经】性温，味甘、微酸。归脾、胃经。

[别名] 莺桃、含桃、荆桃、樱珠、朱樱、朱果。

【主打营养素】

铁、维生素C

◎樱桃含铁量高，其含量位于各种水果之首，常食樱桃可补充身体对铁元素的需求，促进血红蛋白再生，可防治宝宝缺铁性贫血。樱桃中维生素C也较多，能促进宝宝骨骼和牙齿成长。

◎食疗功效

樱桃营养特别丰富，富含糖、蛋白质、维生素及钙、铁、磷、锌等多种元素。樱桃具有益气、健脾、和胃、健脑益智的功效，还能使皮肤红润嫩白。此外，樱桃对调气活血、平肝祛热也有较好疗效，并有促进血红蛋白的再生作用。长期食用，可补充宝宝身体所需的多用营养元素，提高宝宝的免疫功能。

应选颜色鲜艳、果粒饱满、表面有光泽、有弹性的樱桃，表皮稍硬为宜。樱桃通常最多保存 3 ~ 7 天。存放时，用纸盒存放在冰箱里，以保持鲜嫩的口感。储存时应该带着果梗保存，否则极易腐烂。

◎搭配宜忌

樱桃 + 蜂蜜 ✅	补中益气
樱桃 + 银耳	补虚强身
樱桃 + 牛肝 ❌	破坏维生素C
樱桃 + 黄瓜	破坏维生素C

营养成分表

营养素	含量（每100克）
蛋白质	1.1 克
脂肪	0.2 克
碳水化合物	9.9 克
膳食纤维	0.3 克
维生素 A	35 微克
维生素 C	10 毫克
维生素 E	2.22 毫克
叶酸	未检测
烟酸	0.6 毫克
钙	11 毫克
铁	0.4 毫克
锌	0.23 毫克
磷	27 毫克

温馨提示

樱桃是宝宝的理想水果，既可预防缺铁性贫血，又可增强体质。樱桃还具有消炎止痛的作用，痛风、关节炎患者每天食用20颗樱桃，对缓解症状有很大帮助。发热、哮喘、咳嗽等患者不宜多食，以免对人体健康产生不利影响。

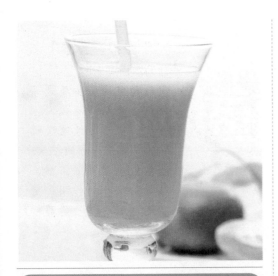

| 推荐菜例 1 | 樱桃柚子汁

| 原料 | 柚子半个，樱桃 100 克，糖水、凉开水各 30 毫升

| 做法 | ①将柚子、樱桃洗净，去核切块。②将所有材料放入榨汁机，搅打 1 分钟，倒入杯中即可。

| 专家点评 | 樱桃含有丰富的铁元素。铁是合成人体血红蛋白、肌红蛋白的原料，还在人体血液中起着运输氧和营养物质的作用，可以提高人体免疫力、蛋白质合成以及能量代谢。如果身体缺乏铁元素，不仅会使人出现缺铁性贫血，导致脸色蜡黄，皮肤失去光泽，还会导致免疫功能下降，新陈代谢出现紊乱等症状。宝宝适量地饮用本品，能够增强宝宝自身抗病毒的能力，使宝宝更加健康地成长。

樱桃去核时，可以用平时的筷子将粗的那面筷子头对准樱桃底部的正中央（不是有樱桃把的那一面），然后微微使劲将筷子捅过去。

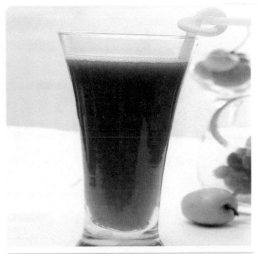

| 推荐菜例 2 | 樱桃牛奶

| 原料 | 樱桃 10 颗，低脂牛奶 200 毫升，蜂蜜少许

| 做法 | ①将樱桃洗净去核，放入榨汁机中，倒入牛奶与蜂蜜榨汁。②搅匀即可饮用。

| 专家点评 | 牛奶中含有大量的钙，能够满足宝宝成长发育的需要。如果宝宝缺钙会影响牙齿的发育，以及骨骼的生长，严重者还可能导致肌肉痉挛、失眠等症状，而充足的钙质能够帮助幼儿正常发育，也可稳定情绪，减少焦躁不安，以保证良好的睡眠。樱桃中又富含铁，能够强化宝宝的免疫功能，促进血液的带氧功能。所以，这道饮品能够很好地补充宝宝的钙质和铁。

烹饪常识

樱桃买回后，可以把樱桃浸泡在淘米水（最好用第一次的淘米水）或淡盐水（一面盆水中加半调羹盐）中约 3 分钟，这样能起到分解农药的效果。

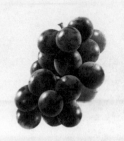

葡萄
Putao

【适用量】每天 10 ~ 20 克。
【热量】172 千焦 /100 克
【性味归经】性平，味甘、酸。归肺、脾、肾经。

[别 名] 蒲桃、草龙珠。

【主打营养素】
葡萄糖、酒石酸
◎葡萄中的糖主要是葡萄糖，能很快地被人体吸收，可以有效地缓解人体出现低血糖的症状。葡萄中含较多酒石酸，有帮助消化的作用。宝宝适当地多吃些葡萄对身体大有好处。

◎食疗功效

　　葡萄具有补气血、生津液、舒筋活血、健脾开胃、利尿消肿等作用。葡萄中含有较多的酒石酸，有助消化的功效，因此，食欲不振、消化不良的宝宝可以多食用一些。葡萄是水果中含复合铁元素最多的水果，是贫血患者的营养食品，有防治宝宝缺铁性贫血的功效。葡萄中含有一种抗癌物质白藜芦醇，可以防止健康细胞癌变，阻止癌细胞扩散。

◎选购保存

　　挑选葡萄时，注意新鲜的葡萄表面有一层白色的霜，并且果梗与果粒之间比较结实，两串葡萄越是重的那一串就越好吃。葡萄放入冰箱中可保存 1 周，建议现买现食。

◎搭配宜忌

葡萄 + 枸杞 ✓ 补血
葡萄 + 蜂蜜 ✓ 治感冒

葡萄 + 白萝卜 ✗ 导致甲状腺肿
葡萄 + 开水 ✗ 引起腹胀

营养成分表

营养素	含量（每100克）
蛋白质	0.5 克
脂肪	0.2 克
碳水化合物	9.9 克
膳食纤维	0.4 克
维生素 A	8 微克
维生素 C	25 毫克
维生素 E	0.7 毫克
叶酸	未检测
烟酸	0.2 毫克
钙	5 毫克
铁	0.4 毫克
锌	0.18 毫克
磷	13 毫克

温馨提示

　　在食用葡萄后应间隔 4 小时再食用水产品，以免葡萄中的鞣酸与水产品中的钙质形成难以吸收的物质，影响身体健康。另外，由于葡萄性凉，体质虚寒的宝宝不宜多食葡萄，以免引起腹泻。

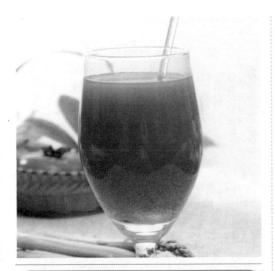

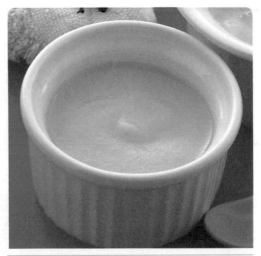

推荐菜例 1　葡萄汁

|原料| 鲜葡萄 100 克，白糖适量

|做法| ①将葡萄洗净去梗，用干净纱布包紧后挤汁。②葡萄汁中加入适量开水调匀。③可加少许糖调味。

|专家点评| 葡萄汁含有丰富的维生素 C，可以有效促进铁的吸收；葡萄汁还含有大量的天然糖、维生素、微量元素和有机酸，能促进宝宝机体的新陈代谢，对血管和神经系统发育有益，还可以预防宝宝感冒。葡萄汁中还富含大量的葡萄糖，可以防治宝宝出现低血糖的症状。在给宝宝喂食葡萄汁时，尽量地多喂食白葡萄汁，这样可以预防宝宝摄入过多的多酚类物质而抑制铁的吸收。

推荐菜例 2　葡萄汁米糊

|原料| 葡萄 100 克，米糊 60 克

|做法| ①将葡萄洗净放在碗内，加入没过葡萄的热开水，浸泡 2 分钟后沥干水分。②将葡萄去皮去籽。③用研磨器磨成泥，过滤出葡萄汁，再和米糊拌匀即可。

|专家点评| 米糊容易被宝宝消化吸收，可迅速为身体提供能量；米糊香气释放充分，还可增进宝宝的感官享受，促进食欲。葡萄中主要含有的葡萄糖，能很快被宝宝吸收。其次，葡萄中含有多种无机盐、维生素以及多种具有生理功能的物质。葡萄含钾量也相当丰富，具有开胃健脾、助消化、提神等功效，还具有强健身体、帮助宝宝通利小便的作用。宝宝适当地食用本品对健康十分有益。

 烹饪常识

　　在一盆水里放入面粉或者淀粉，和水混合，用混合过的水去洗葡萄，葡萄上的污渍便会自然脱落。

烹饪常识

　　把 1 个回形针拉开，利用形成的小钩，钩住葡萄的蒂底，只要转动回形针，葡萄籽便会被拉出来。

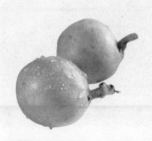

枇杷
Pipa

[别 名] 芦橘、芦枝、金丸、炎果、焦子。

【适用量】每天一个。

【热量】160 千焦 /100 克

【性味归经】性平，味甘、酸。归脾、肺、肝经。

苹果酸、柠檬酸、B族维生素、胡萝卜素

◎枇杷中含有苹果酸、柠檬酸等物质，能促进消化。枇杷中还含有丰富的维生素B、胡萝卜素，具有保护宝宝视力、保持皮肤健康润泽、促进宝宝的身体发育等作用。

◎食疗功效

枇杷可止咳、润肺、利尿、健胃、清热，对肝脏疾病也有疗效，是重要的营养果品和保健果品。枇杷中所含的有机酸，能刺激消化腺分泌，对增进食欲、帮助消化吸收、止渴解暑有很好的作用。枇杷富含人体所需的各种营养元素，是营养丰富的保健水果，可保护宝宝视力、促进宝宝生长发育，父母可以给宝宝喂养，但应从少量开始

在选购枇杷时，以个头大而匀称、呈倒卵形，果皮橙黄，并且茸毛完整、多汁、皮薄肉厚、无青果者为佳。枇杷不宜放冰箱，存在干燥通风的地方即可。如果把它浸于冷水、糖水或盐水中，可防变色。尚未成熟的枇杷切勿食用。

营养成分表

营养素	含量（每100克）
蛋白质	0.8 克
脂肪	0.2 克
碳水化合物	9.3 克
膳食纤维	0.8 克
维生素 A	未测定
维生素 B$_1$	0.01 毫克
维生素 B$_2$	0.03 毫克
维生素 C	8 毫克
维生素 E	0.24 毫克
钙	17 毫克
铁	1.1 毫克
锌	0.21 毫克
硒	0.72 微克

◎搭配宜忌

| 枇杷 + 银耳 ✓ | 可生津止渴 |
| 枇杷 + 蜂蜜 | 可治伤风感冒 |

| 枇杷 + 白萝卜 ✗ | 会破坏维生素C |
| 枇杷 + 海味 | 会影响蛋白质的吸收 |

温馨提示

枇杷可以止渴开胃，这对食欲不振、消化不良的宝宝来说很有帮助。另外，枇杷还可以帮助宝宝补充维生素，提高机体免疫力，预防流行性感冒。枇杷的果核中含有苦杏仁苷，有毒，所以千万不要误食，以免危害健康及生命。

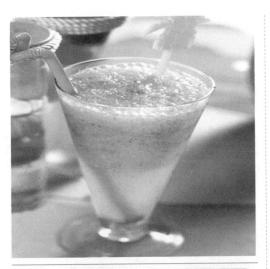

枇杷汁

| 原料 | 枇杷 3 个，糖水适量

| 做法 | ①将枇杷洗净切开去核，去皮。②再将切好的枇杷与糖水一起放入搅拌机中一起搅拌均匀即可。

| 专家点评 | 枇杷含有维生素 B_1、维生素 B_2、维生素 B_6、维生素 C，以及钙、磷、钠、铁等矿物质，其中的钙、磷及胡萝卜素显著高于其他水果，并含有人体所必需的 8 种氨基酸，能满足宝宝身体所需的多种营养元素。其次，枇杷能刺激消化腺分泌，对增进食欲、帮助消化吸收、止渴解暑有很好的作用，这对于食欲不振、消化不良的宝宝来说是很有帮助的，特别是在夏季，宝宝还可以用来止渴解暑。

 烹饪常识

　　枇杷的果核中含有苦杏仁苷，有毒，所以千万不要误食，以免危害健康及生命。

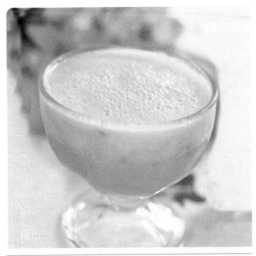

推荐菜例 **2** # 蜜汁枇杷综合汁

| 原料 | 枇杷 150 克，香瓜 50 克，菠萝 100 克，蜂蜜 2 大匙，凉开水 150 毫升

| 做法 | ①香瓜清洗干净，去皮，切成小块；菠萝去皮洗净，切成块。②将枇杷清洗干净，去皮；将蜂蜜、水和准备好的材料放入榨汁机榨成汁即可。

| 专家点评 | 枇杷除富含维生素 C 和 B 族维生素外，还含有碳水化合物、蛋白质、脂肪、纤维素、果酸、苹果酸、柠檬酸等，所含的胡萝卜素为鲜果中最高。其所含的 β-胡萝卜素在体内可以转化为维生素 A，是维生素 A 的安全来源。而枇杷中所含的有机酸，能刺激消化腺分泌，对增进食欲、帮助消化吸收、止渴解暑有相当大的作用。

烹饪常识

　　由于菠萝中含有刺激作用的苷类物质和菠萝蛋白酶，应先将菠萝放在稀释的盐水或糖水中浸出苷类后再榨。

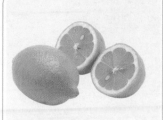

柠檬

Ningmeng

【适用量】每天 1/2 个。

【热量】4 千焦 /100 克

【性味归经】性微温，味甘酸。归肺、胃经。

[别 名] 益母果、柠果、黎檬。

◎食疗功效

柠檬具有生津祛暑、化痰止咳、健脾养胃的功效，富含维生素 C 和维生素 P，能增强宝宝的免疫功能和血管的弹性、韧性，增强宝宝的体质。柠檬中还含有维生素 B₁、维生素 B₂、维生素 C 等多种营养成分，能补充宝宝生理所需的多种营养物质。此外，柠檬具有很强的抗氧化作用，对促进肌肤的新陈代谢、延缓衰老及抑制皮肤色素沉着等十分有效。

◎选购保存

一般选择皮绿点儿的柠檬为好，这样的柠檬一般不会用保鲜剂。一般剩余下的完整柠檬用保鲜纸包好放进冰箱就行，这是最简单又最容易的方法。

◎搭配宜忌

柠檬 + 鸡肉	✓	促进食欲
柠檬 + 马蹄		生津止渴
柠檬 + 牛奶	✗	影响蛋白质的吸收
柠檬 + 山楂		影响肠胃消化功能

营养成分表

营养素	含量（每 100 克）
蛋白质	1.1 克
脂肪	1.2 克
碳水化合物	4.9 克
膳食纤维	1.3 克
维生素 B₁	0.05 毫克
维生素 B₂	0.02 毫克
维生素 C	22 毫克
维生素 E	1.14 毫克
烟酸	0.6 毫克
钙	101 毫克
铁	0.8 毫克
锌	0.65 毫克
磷	22 毫克

温馨提示

柠檬因太酸而不适合鲜食，可以用来配菜、榨汁。牙痛者、糖尿病病人、胃及十二指肠溃疡或者是胃酸过多的患者不宜多食。将 1.0   1.5 千克柠檬鲜果裸置于冰箱或居室内，对清除冰箱或居室中的异味可起较好的作用。

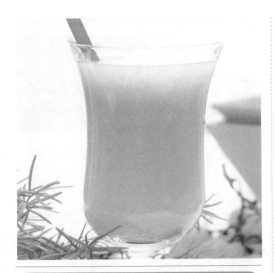

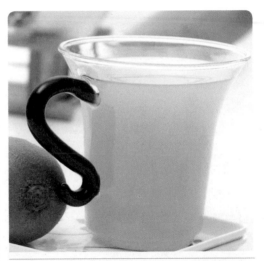

开胃柠檬汁

双果柠檬汁

| 原料 | 柠檬半个，菠萝适量，蜂蜜适量

| 做法 | ①柠檬洗净，去皮切片；菠萝去皮洗净切块。②将柠檬、菠萝块放入榨汁机中榨汁。③加入蜂蜜一起搅拌均匀。

| 专家点评 | 菠萝中含有丰富的 B 族维生素，能有效地滋养肌肤，防止宝宝的皮肤干裂，滋润头发，使其光亮，同时也可以消除身体的紧张感和增强机体的免疫力，还能促进新陈代谢，消除疲劳感。其次，菠萝含有丰富的膳食纤维，能让胃肠道蠕动更顺畅。柠檬是含维生素丰富的水果，能够补充宝宝成长所需的维生素 C，促进宝宝骨骼的发育；适量的蜂蜜则可帮助宝宝清热去火。本品是宝宝夏天选择的佳品。

| 原料 | 杧果、人参果各 1 个，柠檬半个

| 做法 | ①杧果与人参果洗净，去皮、去籽，切块，放入榨汁机中榨汁。②柠檬洗净，切成块，放入榨汁机中榨汁。③将柠檬汁与杧果人参果汁、冷开水搅匀即可。

| 专家点评 | 杧果是少数富含蛋白质的水果，它对宝宝的眼睛发育很有好处，能够滋润宝宝的皮肤。杧果中还含有大量的纤维，可以促进排便，对于防治便秘具有一定的好处。人参果中含有硒、铁、钙、锌等元素，能够激活人体细胞，增强宝宝的免疫力，维持免疫细胞的正常功能，促进各种维生素及营养的吸收。柠檬能够使宝宝的皮肤保持水嫩，并且能清热止渴。本品是可供宝宝选择的健康饮品之一。

 烹饪常识

菠萝切块后，最好用盐水浸泡，可去掉涩味。柠檬能很好地除去炸过鱼的油中的腥味。

 烹饪常识

在制作蛋糕时，在蛋白中加入少许柠檬汁，不仅蛋白会显得特别洁白，而且还可使蛋糕易切开。

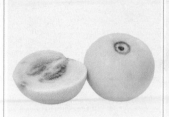

香瓜

Xianggua

【适用量】每天 1/3 个。

【热量】104 千焦 /100 克

【性味归经】性凉，味甘、酸。归脾、胃、肺经。

[别名] 甘瓜、甜瓜。

【主打营养素】

维生素 C、钾

◎香瓜能补充人体所需的维生素 C，保证宝宝的骨骼和牙齿的正常生长，还可预防宝宝缺铁性贫血。此外，香瓜中含有丰富的钾，而钾是维持人体水盐平衡的重要物质。

◎食疗功效

香瓜的营养价值高，其甜香令人心旷神怡，含有维生素 A、维生素 C、维生素 B₂ 及多种矿物质，可以促进血液循环、帮助消化、预防口舌干燥等，宝宝适量食用，皮肤会显得水嫩湿滑。香瓜含有苹果酸、葡萄糖、氨基酸、甜菜碱、维生素 C 等丰富的营养，对感染性高热、口渴等具有很好的疗效。

如果是黄皮香瓜，挑蜡黄色最好吃；如果是白色的话，乳白色的最好吃。保存时，一般是用保鲜膜包好放在冰箱中。储存的时间一般不超过 5 天。如果拿出来时候捏着有点儿软，那就尽量不要吃了。

营养成分表

营养素	含量（每 100 克）
蛋白质	0.4 克
脂肪	0.1 克
碳水化合物	5.8 克
膳食纤维	0.4 克
维生素 A	5 微克
维生素 C	15 毫克
维生素 E	0.47 毫克
叶酸	未检测
烟酸	0.3 毫克
钙	14 毫克
铁	0.7 毫克
锌	0.09 毫克
磷	17 毫克

◎搭配宜忌

香瓜 + 糯米	✓	消暑止渴、除烦利水
香瓜 + 白糖		清热排脓
香瓜 + 油饼	✗	引起腹痛
香瓜 + 螃蟹		伤肠胃

温馨提示

凡脾胃虚寒、腹胀便溏者不要吃香瓜；有吐血、咯血病史的患者，胃溃疡及心脏病患者宜慎食。正常健康的人也不宜大量常吃，因香瓜水分很多，吃太多在胃里会冲淡胃液，引起消化不良或腹痛腹泻。

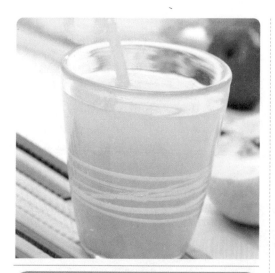

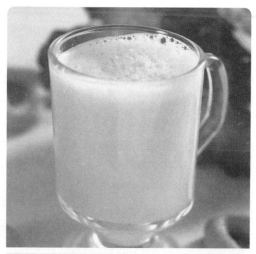

推荐菜例 1 梨子香瓜柠檬汁

| 原料 | 梨子1个，香瓜200克，柠檬适量

| 做法 | ①梨子洗净，去皮和核，切块；香瓜洗净，去皮切块；柠檬洗净，切片。②将梨子、香瓜、柠檬依次放入榨汁机中，搅打成汁即可。

| 专家点评 | 梨子中有较多糖类物质和多种维生素，易被人体吸收，增进食欲，对肝脏具有保护作用。梨中的果胶含量很高，有助于宝宝消化、通利大便。梨中还含有丰富的B族维生素，能保护心脏。梨中含有的硼，能够提高宝宝的注意力和记忆力。香瓜中含有的维生素C被宝宝吸收后，能够为宝宝的健康成长提供帮助，与梨一起榨成汁，是适合宝宝在夏天饮用的健康饮品。

 烹饪常识

　梨子和香瓜最好是切成小块，这样放入榨汁机中会更快地榨出汁。

推荐菜例 2 香瓜苹果汁

| 原料 | 香瓜60克，苹果1个

| 做法 | ①香瓜洗净，对切开，去籽，削皮，切成小块。②将苹果洗净去皮，去核，切成小块。③将准备好的材料倒入榨汁中榨成汁即可。

| 专家点评 | 苹果中含有多种维生素、矿物质、糖类、脂肪等，这些物质是大脑所必需的营养成分。苹果中的纤维，对宝宝的生长发育有益。苹果中的锌能增强儿童的记忆力。而香瓜中含有维生素A、维生素C及钾，具有很好的利尿作用，并且对宝宝的皮肤很有益处。宝宝在夏天饮用这道饮品，既解暑止渴，又能够促进身体健康成长，是不错的健康饮品选择。

烹饪常识

　这道果汁中可以加入适量的柠檬汁和蜂蜜，味道会更加的爽口（可以根据个人的口味进行添加）。

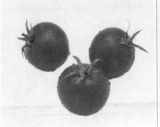

西红柿
Xihongshi

【适用量】每天一小个。

【热量】75 千焦 /100 克

【性味归经】性凉，味甘、酸。归肝、胃、肺经。

[别名] 番茄、洋柿子、番李子、毛蜡果。

【主打营养素】

苹果酸、柠檬酸、果酸

◎西红柿中所含苹果酸、柠檬酸等有机酸，能促使胃液分泌，促进脂肪及蛋白质的消化，还有助于胃肠疾病的康复。其次，西红柿所含果酸及纤维素，可防治便秘。

◎食疗功效

西红柿有清热生津、养阴凉血的功效，对发热烦渴、口干舌燥、牙龈出血、胃热口苦、虚火上升有较好的治疗效果。西红柿含有丰富的维生素 C，能强健宝宝身体，提高宝宝身体的免疫功能。西红柿所含有的维生素 A，能帮助宝宝维持肌肤和眼睛的正常功能。西红柿含有丰富的铁，可预防宝宝缺铁性贫血。

质地好的西红柿周围有些绿色，捏起来很软，外观圆滑，透亮而无斑点，籽粒是土黄色，肉质红色，沙瓤，多汁。保存时一般用保鲜膜放在冰箱里就可以了，也可以将其放入塑料食品袋内，扎紧口，置于阴凉处，每天打开 1 次，换气 5 分钟左右。

营养成分表

营养素	含量（每 100 克）
蛋白质	0.9 克
脂肪	0.2 克
碳水化合物	3.5 克
膳食纤维	0.5 克
维生素 A	92 微克
维生素 C	19 毫克
维生素 E	0.57 毫克
叶酸	未检测
烟酸	0.6 毫克
钙	10 毫克
铁	0.4 毫克
锌	0.13 毫克
磷	23 毫克

◎搭配宜忌

西红柿 + 鸡蛋 —— 抗衰老
西红柿 + 山楂 —— 降低血压

西红柿 + 南瓜 —— 降低营养
西红柿 + 红薯 —— 引起呕吐、腹泻、腹痛

温馨提示

西红柿含有大量可溶性收敛剂等成分，与胃酸发生反应，凝结成不溶解的块状物，这些硬块可能会将胃的出口幽门堵塞，引起胃肠胀满、疼痛等不适症状。所以，不要空腹食用西红柿。

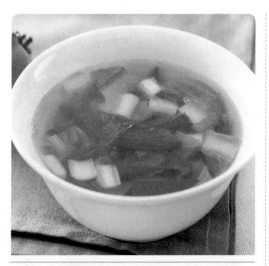

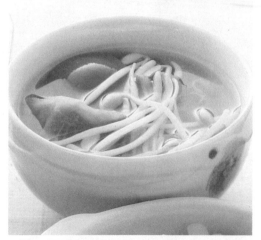

推荐菜例 ① 蔬菜西红柿汤

|原料| 小白菜 30 克，西红柿 20 克，植物油 5 毫升，盐少许

|做法| ①小白菜洗净，切成适当大小；西红柿洗净，切成块。②锅中加水 1000 毫升，开中火，待水开后，将处理好的小白菜、西红柿放入，待再沸后，以盐调味即可。

|专家点评| 小白菜为含维生素和矿物质最丰富的蔬菜之一，可为保证身体的生理需要提供物质条件，有助于增强宝宝的免疫力。小白菜中含有大量胡萝卜素，比豆类、西红柿、瓜类都多，并且还有丰富的维生素C，进入人体后，可以使皮肤亮洁滑嫩。西红柿中含有大量的维生素，宝宝食用后，能使宝宝的皮肤保持水嫩湿滑，并且还可以促进宝宝的骨骼发育，帮助宝宝消化，使宝宝的肠道保持健康。

烹饪常识

做这道汤时可先将西红柿的皮剥下来，把西红柿放在开水中焯一下，皮就能很容易被剥掉了。

推荐菜例 ② 西红柿豆芽汤

|原料| 西红柿半个，黄豆芽 20 克，盐少许

|做法| ①将西红柿洗净，切块状。②将黄豆芽洗净。③待锅内水开后，先加入西红柿熬煮，再加入黄豆芽煮至熟，调入盐即可。

|专家点评| 黄豆芽对宝宝的生长发育、预防贫血等大有好处。常吃黄豆芽有健脑、抗疲劳、抗癌作用。其次，黄豆芽可以有效地防治维生素 B_2 缺乏症，其所含的维生素 E 能保护皮肤和毛细血管。此外，黄豆芽能营养毛发，对宝宝的毛发发育很有好处。西红柿中含有大量的纤维素，能够促进宝宝的肠胃蠕动，帮助宝宝消化吸收营养。本品是一道适宜宝宝的健康营养汤。

烹饪常识

没有熟透的豆芽往往带有涩味，可以加点儿醋，这样不仅可以除去涩味，还能保持豆芽的爽脆鲜嫩。

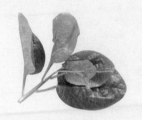

木耳菜
Muercai

【适用量】每天 10 ~ 30 克。

【热量】125 千焦 /100 克

【性味归经】性寒，味甘、酸。归心、大肠、小肠经。

[别 名] 藤菜、篱笆菜、胭脂菜、豆腐菜。

◎食疗功效

木耳菜的嫩叶烹调后清香鲜美，口感嫩滑，其营养素含量极其丰富，尤其钙、铁等元素含量最高，是发育阶段的宝宝最适合的食材之一。木耳菜钙含量很高，是菠菜的 2 ~ 3 倍，其草酸含量极低，是补钙的优选经济菜，宝宝适量食用，能预防缺钙。木耳菜还富含维生素 A、B 族维生素、维生素 C 和蛋白质，具有清热解毒、滑肠、凉血的功效，可用于辅助治疗宝宝便秘、痢疾、湿疹等疾病。

◎选购保存

选购木耳菜时，应该尽量选择梗短小、叶子呈青绿色的。保存时，可将木耳菜放在塑料袋中，以减少水分蒸发。

◎搭配宜忌

木耳菜 + 黄瓜 木耳菜 + 香菇 ✓	减肥塑身 营养更佳
木耳菜 + 牛奶 木耳菜 + 牛肉 ✗	影响钙质的吸收 对身体不利

营养成分表

营养素	含量（每 100 克）
蛋白质	1.6 克
脂肪	0.3 克
碳水化合物	2.8 克
膳食纤维	1.5 克
维生素 A	337 微克
维生素 C	34 毫克
维生素 E	1.66 毫克
叶酸	未检测
烟酸	0.6 毫克
钙	166 毫克
铁	3.2 毫克
锌	0.32 毫克
磷	42 毫克

温馨提示

木耳菜性寒，一般脾胃虚寒患者不宜吃木耳菜。因为木耳菜有滑肠凉血之效，所以怀孕早期及有习惯性流产的孕妇忌食。另外要注意的是，如果发现木耳菜上有很多小黑点，最好不要食用，这样的木耳菜已经丧失了食用价值。

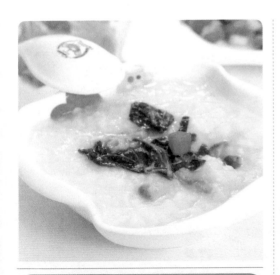

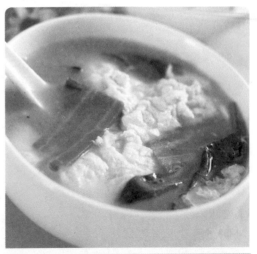

推荐菜例 1 木耳菜山楂粥

|原料| 木耳菜、山楂各 20 克，大米 100 克，冰糖 5 克

|做法| ①大米淘洗干净，用清水浸泡；木耳菜洗净；山楂洗净。②锅置火上，放入大米，加适量的清水煮至七成熟。③放入山楂煮至米粒开花，放入冰糖、木耳菜稍煮后调匀便可。

|专家点评| 木耳菜中含有丰富的钙和铁，比较容易被宝宝吸收，从而补充宝宝所需的钙和铁，促进宝宝的骨骼健康发育。木耳中还富含维生素和蛋白质，宝宝在夏天食用，可以清热祛火。山楂能开胃消食，特别对消肉食积滞作用更好。山楂中还有平喘化痰、抑制细菌、治疗腹痛腹泻的成分，宝宝食用后，还在一定程度上具有防治腹泻和抑制细菌的效果。

烹饪常识

木耳菜适宜素炒，还要用旺火快炒，炒的时间长了易出黏液，并且不宜放酱油。

推荐菜例 2 木耳菜蛋汤

|原料| 鸡蛋 2 个，木耳菜 50 克，水发木耳 10 克，胡萝卜 25 克，油、高汤各适量，盐少许

|做法| ①将鸡蛋磕入碗内打散；胡萝卜洗净，切成小片；木耳菜洗净；水发木耳洗净后撕成小片。②炒锅内加入油，烧热后倒入蛋液，煎至两面呈金黄色时取出。③原锅里倒入高汤，放入胡萝卜、黑木耳、鸡蛋片，大火烧约 10 分钟，加入盐调味，再撒入木耳菜烧沸即可。

|专家点评| 鸡蛋的蛋黄中的卵磷脂、甘油三酯、胆固醇和卵黄素，对神经系统和身体发育有很大的作用，对宝宝的记忆力很有好处，还可增强宝宝的代谢功能和免疫功能。木耳菜中含有的矿物质元素和维生素也能够被人体吸收，对宝宝的健康很有帮助。

烹饪常识

木耳菜买回来可能会夹杂着一些小细沙，注意在食用之前，尽量地洗 2　3 遍，而且以拿到流动水下清洗为好。

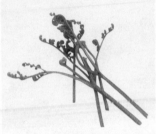

蕨菜

Juecai

【适用量】每天 10 ~ 20 克。

【热量】120 千焦 /100 克

【性味归经】性寒，味甘。归肝、胃、大肠经。

[别名] 龙头菜、如意菜、拳菜。

【主打营养素】

纤维素、蛋白质

◎蕨菜中的纤维素可促进肠道蠕动，帮助宝宝消化吸收，具有通气排便、清肠排毒的作用。蕨菜中还含有蛋白质，能够提升宝宝的免疫能力，降低宝宝患感冒的风险。

◎食疗功效

蕨菜含有蛋白质、脂肪、碳水化合物、膳食纤维、多种矿物质和维生素 B2、维生素 C、维生素 E 及胡萝卜素等成分，具有利尿消肿、强胃健脾、祛风除湿的功效。蕨菜中的蕨素对细菌有一定的抑制能力，能清热解毒、扩张血管、安神降压，对感冒引起的烦躁不安有很好的食疗功效。蕨菜中的膳食纤维能促进肠蠕动，有滑肠顺气的功效。

◎选购保存

应该选择菜形整齐、无枯黄、无腐烂、质地优、无异味的蕨菜。因为蕨菜很难保存，所以市面上一般卖的大多数都是干蕨菜，要尽量选择生产日期最近的。

◎搭配宜忌

蕨菜 + 猪肉	✔	开胃消食
蕨菜 + 豆腐干		和胃补肾
蕨菜 + 花生	✘	降低营养价值
蕨菜 + 大豆		降低营养价值

营养成分表

营养素	含量（每 100 克）
蛋白质	2.5 克
脂肪	0.3 克
碳水化合物	2.2 克
膳食纤维	2.2 克
维生素 A	53 微克
维生素 C	—
维生素 E	—
叶酸	未检测
烟酸	1.6 毫克
钙	115 毫克
铁	4.5 毫克
锌	1.62 毫克
磷	33 毫克

温馨提示

蕨菜性寒，所以脾胃虚寒者应该尽量少吃或者不吃蕨菜，常人也不要一次性食用得太多，要适量。蕨菜中含有原蕨苷，对于原蕨苷的毒性和限制剂量，国际上目前尚无明确标准，所以食用时要注意。

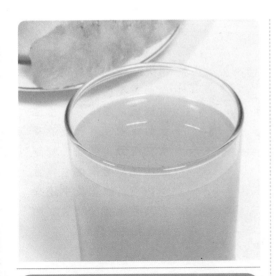

蕨菜柳橙汁

| 原料 | 蕨菜 50 克，柳橙半个，冰糖或蜂蜜适量

| 做法 | ①将蕨菜洗净，放入榨汁机中榨汁，滤出汁备用。②将柳橙切成片。③把榨好的蕨菜汁用热水冲泡，加入适量的冰糖或者是蜂蜜，再放入柳橙片即可。

| 专家点评 | 蕨菜是一种营养价值极高的蔬菜，它是野菜的一种，蕨菜里含有大量的维生素和矿物质，蕨菜素对细菌还有一定的抑制作用，能够清热解毒、消炎杀菌。所含粗纤维能促进胃肠蠕动，具有下气通便的作用。柳橙中富含维生素C，能够促进宝宝的骨骼生长，帮助宝宝健康地发育。而无论是冰糖还是蜂蜜，都能够起到清热消火的效果，从而能够防止宝宝的大便干燥。

 烹饪常识

　　蕨菜在春天采摘，很难保鲜，故要用盐腌成干制品。食用时要将其泡发，鲜品也要用沸水焯2分钟再烹调。

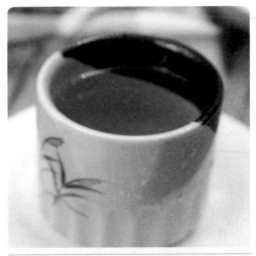

蕨菜番石榴汁

| 原料 | 蕨菜 50 克，番石榴 4 片，蜂蜜少许

| 做法 | ①将蕨菜洗净，放入榨汁机中榨汁，滤出汁备用。②将准备好的番石榴和水同煮，水开后用小火继续熬8分钟去渣，留汁备用。③将榨好的蕨菜汁和煮好的番石榴汁混合调匀，再加入少许蜂蜜即可。

| 专家点评 | 蕨菜野生在林间、山野、松林内，是无任何污染的绿色野菜，不但富含人体需要的多种维生素，还有帮助宝宝清肠健胃的功效，能够帮助宝宝正常地生长发育。番石榴营养丰富，维生素C含量较高，还含有丰富的食物纤维，可以帮助宝宝润肠通便，防治宝宝出现便秘。番石榴还可增加宝宝的食欲，促进儿童生长发育。适量地食用本品有益宝宝的身体健康。

烹饪常识

　　如果购买的是新鲜的蕨菜，在食用前也应先在沸水中浸烫一下后过凉，以清除其表面的黏质和土腥味。

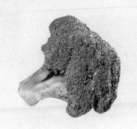

西蓝花
Xilanhua

【适用量】每天 10～30 克。

【热量】301 千焦 /100 克

【性味归经】性平，味甘。
归肾、脾、胃经。

[别 名] 花椰菜。

【主打营养素】
维生素C、胡萝卜素
◎西蓝花的维生素C含量极高，不但有利于宝宝的生长发育，还能提高免疫力，促进肝脏解毒功能，增强体质与抗病能力。西蓝花中还含有胡萝卜素，对宝宝的眼睛发育有好处。

◎食疗功效

西蓝花是一种营养价值非常高的蔬菜，几乎包含人体所需的各种营养元素。西蓝花含有蛋白质、糖、脂肪、矿物质、维生素和胡萝卜素等，具有爽喉、润肺、止咳的功效，对有咳嗽症状的宝宝有一定的调理作用。西蓝花含有丰富的维生素C，能增强肝脏的解毒能力，提高机体的免疫力。同时，西蓝花属于高纤维蔬菜，宝宝适量食用，能防治便秘。

◎选购保存

选购西蓝花要注意花球要大，紧实，色泽好，花茎脆嫩。保存时，可以用纸张或透气膜包住西蓝花，再在纸上喷少量的水，直立放入冰箱冷藏，可保鲜1周左右。

◎搭配宜忌

西蓝花 + 胡萝卜 西蓝花 + 枸杞	✓	预防消化系统疾病 有利营养吸收
西蓝花 + 牛奶	✗	影响钙质的吸收

营养成分表

营养素	含量（每100克）
蛋白质	4.1 克
脂肪	0.6 克
碳水化合物	2.7 克
膳食纤维	1.6 克
维生素 A	1202 微克
维生素 C	51 毫克
维生素 E	0.91 毫克
叶酸	未检测
烟酸	0.9 毫克
钙	67 毫克
铁	1 毫克
锌	0.78 毫克
磷	72 毫克

温馨提示

患有红斑狼疮者不宜食用西蓝花；患尿路结石者则忌食西蓝花。西蓝花容易生虫，常有残留的农药，要格外重视清洗工作，吃之前可将西蓝花放在盐水里浸泡几分钟。西蓝花性凉，不可过量食用，体质偏寒的宝宝更要少食。

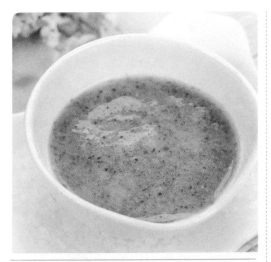

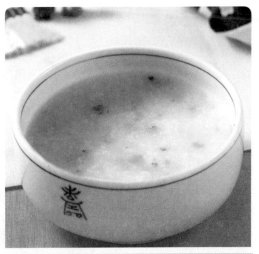

推荐菜例 1 西蓝花米糊

|原料| 西蓝花半个，米糊适量

|做法| ①将西蓝花洗净，放入开水中煮至软烂，取出后用勺子碾碎。②将西蓝花碎末放入已经煮开的米糊中，搅拌均匀即可。

|专家点评| 西蓝花中的营养成分含量高，并且十分全面，含有蛋白质、碳水化合物、脂肪、维生素C、胡萝卜素以及钙、磷、铁、钾、锌等多种营养素。用西蓝花给宝宝制作米糊，更容易被人体消化吸收，可迅速为身体提供能量，含有更丰富的营养，具有保健作用，谷物香气释放充分，也可增进感官享受，促进宝宝的食欲。这道辅食可以给宝宝补充生长发育所需的各种营养，帮助宝宝健康成长。

西蓝花的菜花部分用手掰开会更好，下面的根部用刀切，菜秆切成圆片或切成条烹调会使其快熟。

推荐菜例 2 西蓝花虾仁粥

|原料| 泡好的白米15克，剥好的虾3只，西蓝花、胡萝卜各10克，高汤90毫升，香油、芝麻盐各少许

|做法| ①白米洗净磨碎；虾洗净剁碎。②西蓝花洗净，汆烫剁碎；胡萝卜洗净，去皮剁碎。③把高汤倒入白米中煮，然后放入西蓝花、胡萝卜和虾继续煮，最后放入香油和芝麻盐拌匀即可。

|专家点评| 虾营养丰富，且其肉质松软，易消化，能增强宝宝的体力，还能增强宝宝的免疫力；虾中含有丰富的镁，镁对心脏活动具有重要的调节作用，能很好地保护宝宝的心血管系统。西蓝花的维生素C含量极高，能提高宝宝的免疫功能，促进肝脏解毒，增强抗病能力。西蓝花还可促进骨骼健康、保护视力、提高记忆力。本品是一道不错的宝宝辅食选择。

烹饪常识

西蓝花焯水后，应放入凉开水内过凉，捞出沥净水再用，烧煮和加盐时间不宜过长，这样才不会导致营养流失。

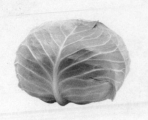

包菜
Baocai

【适用量】每天10~30克。

【热量】50千焦/100克

【性味归经】性平,味甘。归脾、胃经。

[别名] 结球甘蓝、卷心菜、圆白菜、洋白菜。

◎食疗功效

包菜中含有具抗炎杀菌作用的物质,对咽喉疼痛、外伤肿痛、蚊叮虫咬、胃痛牙痛、皮肤粗糙过敏之类的症状都有一定的食疗作用。包菜中含有某种溃疡愈合因子,对溃疡有着很好的治疗作用。多吃包菜,可增进宝宝食欲、促进消化、预防便秘。父母经常给宝宝吃包菜对宝宝的骨骼和皮肤健康十分有益。

在购买包菜的时候,用手掂量一下,比较扎实、有重量的为佳。做熟的结球甘蓝不要长时间存放,否则亚硝酸盐沉积,容易导致中毒。如果是生的一部分没有吃完,可加保鲜膜入冰箱冷藏。

◎搭配宜忌

包菜 + 黑木耳 ✔	健胃补脑
包菜 + 青椒	帮助消化
包菜 + 黄瓜 ✘	降低营养价值
包菜 + 动物肝脏	损失营养成分

营养成分表

营养素	含量(每100克)
蛋白质	1.5克
脂肪	0.2克
碳水化合物	3.6克
膳食纤维	1克
维生素A	12微克
维生素C	40毫克
维生素E	0.5毫克
叶酸	未检测
烟酸	0.4毫克
钙	49毫克
铁	0.6毫克
锌	0.25毫克
磷	26毫克

温馨提示

包菜能抑制癌细胞,通常秋天种植的包菜抑制率较高,因此秋冬时期的包菜可以多吃。不过不宜购买太多,以免搁放几天后,大量的维生素C被破坏。包菜含有的粗纤维量多,且质硬,故脾胃虚寒、泄泻以及脾弱者不宜多食。

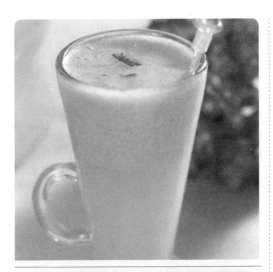

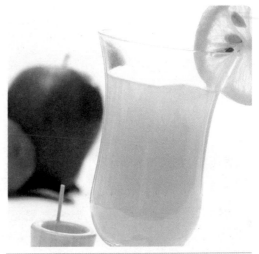

推荐菜例 1 包菜橘子汁

|原料| 包菜 300 克，橘子 100 克，柠檬 50 克，白糖适量

|做法| ①将包菜洗干净，撕成小块；将橘子剥皮，去掉内膜和籽；柠檬洗净，切片备用。
②把准备好的材料倒入榨汁机内榨成汁。
③最后加入少量白糖调味即可。

|专家点评| 包菜是碱性食品，含有维生素 B_1、维生素 A、维生素 C、维生素 D、维生素 E、钙、磷等成分，特别是其中的维生素 A、钙和磷，这些物质是促进骨骼发育的主要营养物质，能够促进宝宝的血液循环，还具有消炎、杀菌的作用，能提高宝宝的免疫力，预防感冒。包菜中的膳食纤维含量也很高，能促进宝宝肠胃的蠕动，快速排出身体多余的垃圾。

烹饪常识

在清洗包菜时，放进淘米水中浸泡 15 20 分钟，可以起到清除残留病菌及病虫的效果。

推荐菜例 2 包菜菠萝柠檬汁

|原料| 包菜 100 克，菠萝 50 克，柠檬 50 克，白糖少许

|做法| ①将包菜冲洗干净，用手撕成小块；菠萝削去果皮，切块；柠檬洗净，切片备用。
②将所有材料放入榨汁机一起搅打成汁。
③加少许白糖调味即可。

|专家点评| 菠萝中丰富的 B 族维生素能有效地滋养宝宝的肌肤，防止皮肤干裂，滋养头发，同时也可以消除身体的紧张感和增强免疫力。其次，菠萝能够促进新陈代谢，消除疲劳感。另外，菠萝含有丰富的膳食纤维，能让胃肠道蠕动增强，并且可改善局部的血液循环，消除炎症和水肿的症状。此外，包菜中富含的钙质能够很好地被宝宝吸收，可满足宝宝骨骼生长的需要，促进宝宝更加健康地成长发育。

烹饪常识

做这道汁用到的菠萝要选新鲜的，没成熟的菠萝吃后，会出现消化不良等症状。包菜要用手撕，味道才会更美。

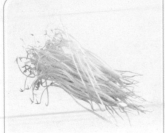

绿豆芽

Lüdouya

【适用量】每天 10 ～ 30 克。

【热量】75 千焦 /100 克

【性味归经】性凉，味甘。归胃、三焦经。

[别名] 豆芽菜。

纤维素、维生素C

◎绿豆芽富含纤维素，有利于宝宝肠胃的蠕动，是防治便秘的健康蔬菜。绿豆芽还含有丰富的维生素C，能够促进宝宝的牙齿和骨骼生长，帮助宝宝提高免疫力，增强对铁质的吸收能力。

◎食疗功效

绿豆芽可清热解毒、利尿除湿、解酒毒和热毒，是祛痰火湿热的家常蔬菜，凡体质属痰火湿热者，如果常吃绿豆芽，就可以起到清肠胃、解热毒、洁牙齿的作用，还能补肾、利尿、消肿、调五脏、美肌肤、利湿热。新鲜的绿豆芽含有丰富的维生素与膳食纤维，可有效缓解宝宝便秘的情况，但其性凉，最好不要让宝宝多吃。

正常的绿豆芽略呈黄色，不太粗，水分适中，无异味；不正常的颜色发白，豆粒发蓝，芽茎粗壮，水分较多，有化肥的味道。另外，购买绿豆芽时选 5 ～ 6 厘米长的为好。绿豆芽不宜保存，建议现买现食。

营养成分表

营养素	含量（每100克）
蛋白质	2.1 克
脂肪	0.1 克
碳水化合物	2.1 克
膳食纤维	0.8 克
维生素 A	3 微克
维生素 C	6 毫克
维生素 E	0.19 毫克
叶酸	未检测
烟酸	0.5 毫克
钙	9 毫克
铁	0.6 毫克
锌	0.35 毫克
磷	37 毫克

温馨提示

挑选绿豆芽的时候要注意，不要买用药水发起来的绿豆芽。此外，因为绿豆芽性质偏寒，吃多了容易损伤胃气，且绿豆芽含粗纤维，容易加快肠蠕动而引起腹泻。体质偏寒的宝宝和患有慢性肠炎、慢性胃炎的病人不宜多吃。

◎搭配宜忌

绿豆芽 + 韭菜	✓	解毒、补肾
绿豆芽 + 鸡肉		降低心血管疾病
绿豆芽 + 猪肝	✗	降低营养价值

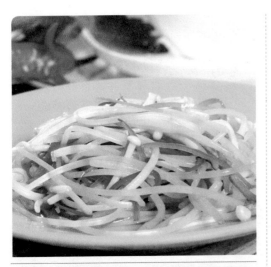

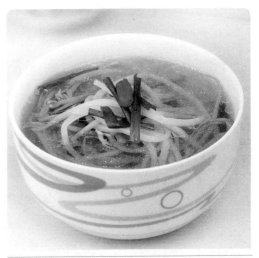

推荐菜例 1 金针菇炒绿豆芽

|原料| 金针菇 100 克，绿豆芽 100 克，青、红椒丝各 10 克，盐、香油各适量

|做法| ①将金针菇择洗干净，入沸水中焯一下，捞出沥干水分，放入盘中。②将绿豆芽择洗干净，焯水，捞出沥干。③锅中放油烧热，下入金针菇、绿豆芽和青、红椒丝炒熟，加盐、香油调味即可。

|专家点评| 金针菇中含锌量比较高，有促进宝宝智力发育和健脑的作用。金针菇中还含有丰富的氨基酸，有助于宝宝的生长发育。绿豆芽中含有的纤维素，能够促进宝宝的肠胃健康，帮助宝宝顺利排便，防治便秘。其次，绿豆芽可清热解毒，利尿除湿。宝宝吃奶容易上火，加上夏天天气干燥，所以本品特别适合宝宝在夏天食用。当然，在给宝宝喂食的时候要注意控制食用量。

烹饪常识

烹煮绿豆芽不能加碱，因为碱会破坏绿豆芽中的维生素、胡萝卜素等营养成分。

推荐菜例 2 豆芽韭菜汤

|原料| 绿豆芽 100 克，韭菜 30 克，花生油 10 毫升，盐少许

|做法| ①将绿豆芽洗净，韭菜洗净切段备用。②净锅上火倒入花生油，下入绿豆芽煸炒，倒入水，调入精盐煲至熟，撒入韭菜即可。

|专家点评| 韭菜中含有植物性芳香挥发油，具有增进宝宝食欲的作用。韭菜还具保暖、健胃的功效，其所含的粗纤维可促进肠蠕动，能帮助宝宝消化，不但可预防习惯性便秘，还可将消化道中的某些杂物包裹起来，随大便排出体外。绿豆芽中含有磷、锌等矿物质，还含有胡萝卜素，对增强宝宝的免疫力有一定的作用，还能为宝宝补充身体所需的维生素 C，使宝宝更加健康地成长。

烹饪常识

一般绿豆芽不需要去掉绿豆皮。绿豆皮中医叫绿豆衣，具有比绿豆更强的清热解毒作用。

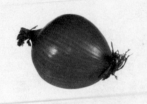

洋葱
Yangcong

【适用量】每天10～20克。

【热量】160千焦/100克

【性味归经】性温，味辛。归心、脾、胃经。

[别 名] 葱头、玉葱、圆葱、胡葱。

◎食疗功效

洋葱具有散寒、健胃、杀菌、降血压、润肠、理气和胃、发散风寒、温中通阳、消食解腻、提神健体、散瘀排毒等功效。洋葱中含有丰富的硒元素，硒是维持人体正常生理功能的重要微量元素，具有防癌作用。此外，其还有保护心血管、滋润皮肤、提高机体免疫力等作用，有益于宝宝抵抗疾病，是宝宝身体健康的保护神

选购洋葱时，以球体完整，没有裂开或损伤，表皮完整光滑，外层保护膜较多，无萌芽、无腐烂者为佳。保存时放置在阴凉通风处可保存1周左右。如果是已经切开的洋葱，可包好保鲜膜放入冰箱冷藏。

◎搭配宜忌

洋葱 + 大蒜	✔	防癌抗癌
洋葱 + 猪肉		滋阴润燥
洋葱 + 蜂蜜	✘	伤害眼睛
洋葱 + 黄豆		降低钙的吸收

营养成分表

营养素	含量（每100克）
蛋白质	1.1 克
脂肪	0.2 克
碳水化合物	8.1 克
膳食纤维	0.9 克
维生素 A	3 微克
维生素 C	8 毫克
维生素 E	0.14 毫克
叶酸	未检测
烟酸	0.3 毫克
钙	24 毫克
铁	0.6 毫克
锌	0.23 毫克
磷	39 毫克

温馨提示

洋葱一次不宜食用过多，否则容易引起发热、胀气和排气过多等症状。同时凡有皮肤瘙痒性疾病、患有眼疾、胃病以及肺胃发炎者少吃。洋葱中含有植物杀菌素如大蒜素，因而有很强的杀菌能力，嚼生洋葱可以预防感冒。

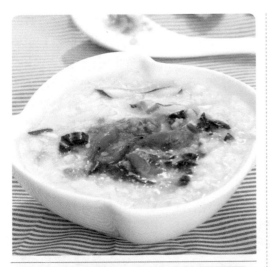

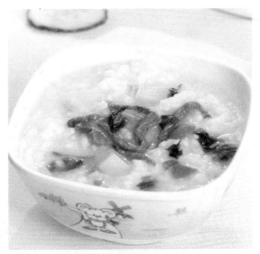

推荐菜例 1 洋葱豆腐粥

|原料| 大米 120 克,豆腐、猪肉各 50 克,青菜 30 克,洋葱 40 克,虾米 20 克,盐少许

|做法| ①豆腐洗净切块;青菜洗净,切碎;洋葱洗净,切条;猪肉洗净,切末;虾米洗净;米洗净泡发。②锅中注水,下入大米大火烧开,改中火,下入猪肉、虾米、洋葱,煮至虾米变红。③改小火,放入豆腐、青菜,熬至粥成,调入少许盐搅匀即可食用。

|专家点评| 豆腐可以增进食欲,对牙齿、骨骼的生长发育颇为有益。其次,豆腐在一定程度上可以提高记忆力和注意力,并且还能预防流行性感冒。洋葱对宝宝具有健胃消食的作用,其中含有的特殊营养元素还可以预防癌症的发生。宝宝食用这道辅食,可以更加健康地长大。

烹饪常识

洋葱在烹饪的时候,不宜烧煮得过老,以免破坏其营养物质。

推荐菜例 2 土豆洋葱牛肉粥

|原料| 大米饭 2 碗,牛肉 75 克,菠菜 30 克,土豆、胡萝卜、洋葱各 20 克,盐少许

|做法| ①牛肉洗净切片;菠菜洗净切碎;土豆洗净去皮,切块;胡萝卜洗净切丁;洋葱洗净切丝。②大米饭入锅,加适量的开水,下入牛肉、土豆、胡萝卜、洋葱,转中火熬至粥将成。③放入菠菜,待粥熬出香味,加入少许盐拌匀即可食用。

|专家点评| 土豆所含的粗纤维,能促进宝宝胃肠蠕动,对宝宝的新陈代谢、通便排毒有很好的作用。牛肉含有足够的维生素 B_6 以及铁,可以预防宝宝因缺铁而引起的贫血。洋葱中含有的维生素 C 对宝宝的皮肤有好处,能够使得皮肤红润水嫩而有弹性。本品是一道为宝宝健康加分的辅食。

烹饪常识

切洋葱之前可以把刀放在冷水里浸一会儿,然后再切,这样洋葱就不会刺激眼睛了。

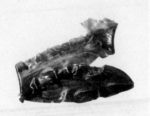

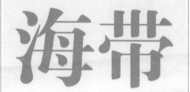

海带

Haidai

【适用量】每次15～20克为宜。

【热量】380千焦/100克

【性味归经】性寒，味咸。归肝、胃、肾三经。

[别 名] 昆布、江白菜。

◎食疗功效

海带能化痰、软坚、清热、降血压、预防夜盲症、维持甲状腺正常功能。海带还有抑制癌症作用，特别是能够抑制乳腺癌的发生。另外，海带没有热量，对于预防肥胖症颇有益，很适宜营养过剩的宝宝食用。海带还适合甲状腺肿大、高血压、冠心病、脑水肿等患者食用

应选购质地厚实、形状宽长、色浓黑褐或深绿、边缘无碎裂或黄化现象的海带。将干海带剪成长段，清洗干净，用淘米水泡上，煮30分钟，放凉后切成条，分装在保鲜袋中放入冰箱中冷冻起来。

◎搭配宜忌

海带 + 冬瓜	✓	可降血压、降血脂
海带 + 紫菜		可治水肿、贫血
海带 + 猪血	✗	会引起便秘
海带 + 白酒		会引起消化不良

营养成分表

营养素	含量（每100克）
蛋白质	1.2 克
脂肪	0.1 克
碳水化合物	2.1 克
膳食纤维	0.5 克
维生素 B_1	0.02 毫克
维生素 B_2	0.15 毫克
维生素 E	1.85 毫克
钙	46 毫克
铁	0.9 毫克
锌	0.16 毫克
镁	25 毫克
硒	9.54 微克
碘	113.9 毫克

温馨提示

碘缺乏会增加宝宝发生克汀病的危险性，而海带中含碘丰富，父母可以适量地给宝宝食用一些。不过，海带性偏寒，所以脾胃虚寒的宝宝，海带一次吃太多，或者制作时不要跟一些寒性的物质搭配，否则会引起胃脘不舒服。

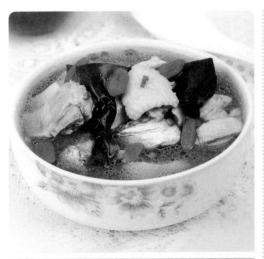

排骨海带煲鸡

| 原料 | 嫩鸡 250 克，猪肋排 200 克，海带结 100 克，枸杞子 2 克，盐、油各少许，葱丝、姜末各 3 克，香菜段 4 克

| 做法 | ①将嫩鸡洗净斩块；猪肋排清洗干净剁块；海带结清洗干净；枸杞子清洗干净备用。②净锅上火，倒入油、葱、姜炒香，下入海带翻炒几下，倒入水，加入鸡块、排骨、枸杞子，调入盐、小火煲至熟，放入香菜即可。

| 专家点评 | 海带含有丰富的蛋白质、碘、钙、硒等营养素；猪肋排含有丰富的蛋白质、脂肪、磷酸钙、骨胶原等营养素；鸡肉含有丰富的蛋白质、碳水化合物、B 族维生素、钙、铁等营养素。用这些食材，再配上营养丰富的枸杞子，煲的汤营养丰富，能增强体质，非常适合宝宝食用。

 烹饪常识

汤开时，汤面上有很多泡沫出现，应先将汤上的泡沫舀去，再加入少许白酒就可以分解泡沫。

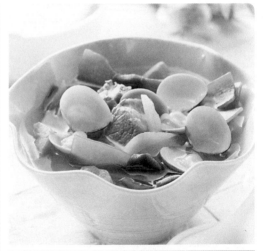

海带蛤蜊排骨汤

| 原料 | 海带结 200 克，蛤蜊 300 克，排骨 250 克，胡萝卜半根，姜 1 块，盐 5 克

| 做法 | ①蛤蜊泡在淡盐水中，待其吐沙后，清洗干净，沥干。②排骨氽烫去血水，捞出冲净；海带结清洗干净；胡萝卜削皮，清洗干净切块；姜清洗干净，切片。③将排骨、姜、胡萝卜先入锅中，加 4 碗水煮沸，转小火炖约 30 分钟，再下海带结续炖 15 分钟。④待排骨熟烂，转大火，倒入蛤蜊，待蛤蜊开口，酌加盐调味即可。

| 专家点评 | 这道汤能利尿消肿，泄热除烦，让人恢复愉悦与轻松心情。海带含有对造血功能有促进作用的碘、锌、铜等活性成分。排骨是维生素 B_{12} 的重要来源，而维生素 B_{12} 可增强记忆力，消除不安情绪。

 烹饪常识

海带含有褐藻胶物质，可先将成捆的干海带打开，入蒸笼蒸半个小时，再用清水泡一夜，海带就会变软变烂。

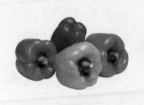

甜椒
Tianjiao

【适用量】每天1小个。

【热量】92 千焦 /100 克

【性味归经】性热，味辛。归心、脾经。

[别 名] 西椒、彩椒、甜辣椒、菜椒、灯笼椒。

◎食疗功效

甜椒是非常适合生吃的蔬菜，含丰富的维生素C、B族维生素及胡萝卜素，可抗白内障、心脏病和癌症，对于牙龈出血、眼底视网膜出血、免疫力低下以及糖尿病都有一定的食疗功效。越红的甜椒营养素越多。甜椒还能消除顽固的便秘，受便秘困扰的宝宝可以多食。

在选购甜椒时，选择外皮紧实、表面有光泽的甜椒为好。应尽量地挑选红色的甜椒。如果购买的甜椒较多，可以把经过漂白粉消毒的塑料筐四周垫薄膜，筐底垫报纸，再细心放入选过的甜椒，然后再放入一点儿漂白粉，上盖报纸。

◎搭配宜忌

甜椒 + 白菜 ✓	可促进肠胃蠕动，帮助消化
甜椒 + 葵花子 甜椒 + 香菜 ✗	妨碍维生素 E 的吸收 降低营养价值

营养成分表

营养素	含量（每100克）
蛋白质	1 克
脂肪	0.2 克
碳水化合物	4 克
膳食纤维	1.4 克
维生素 A	57 微克
维生素 C	72 毫克
维生素 E	0.59 毫克
叶酸	未检测
烟酸	0.9 毫克
钙	14 毫克
铁	0.8 毫克
锌	0.19 毫克
磷	20 毫克

温馨提示

患有溃疡、食管炎、咳嗽、咽喉肿痛者应注意少食甜椒，同时有火热病症或阴虚火旺、高血压、肺结核病的人也不要食用。还有就是要注意少食辣味太重的青椒，食用太多会导致人体内上火。

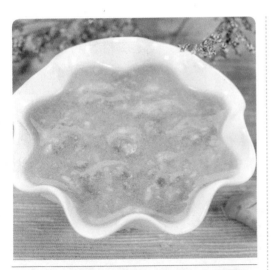

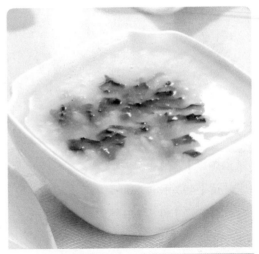

推荐菜例 1 奶油甜椒酱

| 原料 | 红椒 1 个，淡奶油适量，蜂蜜少许

| 做法 | ①红椒洗净，放进开水中焯过后去皮，切小块。②将红椒和淡奶油放入料理机中打匀，可加少许蜂蜜调味。③打好的酱装进密封罐或其他容器也行，放冰箱冷藏，可以抹在面包片上或用于做其他点心。

| 专家点评 | 这道甜椒酱不仅可以解决宝宝不爱吃红椒等蔬菜的问题，还可以让宝宝在食用甜椒酱时，补充大量的维生素C，增强抵抗力，保护宝宝免受病毒的侵袭，让宝宝少生病，健康地成长。更重要的是，其还可补充宝宝成长所需的胡萝卜素，可以维持宝宝的眼睛和皮肤的健康，改善夜盲症、皮肤粗糙的状况。

　　甜椒汆水去皮比较需要耐心，可以用小勺子压住甜椒的瓤，然后再用手撕去表皮。

推荐菜例 2 青菜甜椒瘦肉粥

| 原料 | 甜椒半个，青菜 30 克，瘦肉 100 克，大米 80 克，盐少许

| 做法 | ①将甜椒洗净剁碎；瘦肉洗净剁碎；青菜洗净切碎备用；大米浸泡半个小时，捞出沥干水分。②锅中注水，下入大米，旺火煮开，改中火，下入猪肉，煮至猪肉变熟。③放入青菜和甜椒，慢熬成粥，下入盐调味即可。

| 专家点评 | 青菜为含维生素和矿物质最丰富的蔬菜之一。青菜中含有的粗纤维可促进大肠蠕动，增加大肠内毒素的排出，达到防癌抗癌的目的。加入瘦肉，又会使得汤味鲜浓，能刺激胃液分泌，增进宝宝的食欲。甜椒中富含的维生素C，还能够促进宝宝的成长发育。

烹饪常识

　　大米泡半个小时煮起粥来会成熟得更加迅速，但营养会流失一部分。如果有时间煮粥，不泡水就需要煮久点儿。

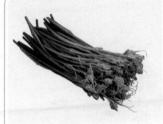

龙须菜

Longxucai

【适用量】每天100克。

【热量】493千焦/100克

【性味归经】性寒，味甘。归脾经。

[别名] 石发、江蓠、凤菜、海发菜。

【主打营养素】

膳食纤维、氨基酸

◎龙须菜是膳食纤维源，含有人体全部必需的氨基酸，能够保证宝宝身体的正常运转，使其健康地生长发育。其中包含的赖氨酸还能够促进大脑发育和脂肪代谢。

◎食疗功效

龙须菜有清热解毒、利湿、助消化等功效，可治感冒、便秘等症。龙须菜富含维生素C和叶绿素，高钾、低热、低钠，纤维质也很高，有很高的营养价值。多食龙须菜有助于消化功能和身体健康，再加上龙须菜本身生长力旺盛、抗病力强、没有农药残留的顾虑，而且炒熟后比其他叶菜类蔬菜在色泽上、口感上更能保鲜，因此，适合作为宝宝的营养保健菜。

◎选购保存

新鲜的龙须菜呈现的颜色为紫红色，枝多伸长，特别是枝上部常裸露成鞭状，选购时仔细观察外表。新鲜的龙须菜一般不易保存，适合买回家后即时食用。

◎搭配宜忌

龙须菜 + 大蒜	✔	增加食欲
龙须菜 + 虾仁		提升营养价值
龙须菜 + 橘子	✖	影响消化吸收

营养成分表

营养素	含量（每100克）
蛋白质	1.4克
脂肪	0.1克
碳水化合物	4.9克
膳食纤维	1.9克
维生素A	17毫克
维生素C	45毫克
钙	10毫克
铁	1.4毫克
锌	0.41毫克
磷	42毫克
硒	0.21毫克
锰	0.17毫克
铜	0.07毫克

温馨提示

脾胃虚寒、便溏者不要食用。将清洗干净的龙须菜入锅，加适量食用水煮成糖水当茶饮用，具有清热解暑、开胃健脾、滋阴润肺等功效。虽然龙须菜对人体有益，但是食用时也要注意量的控制。

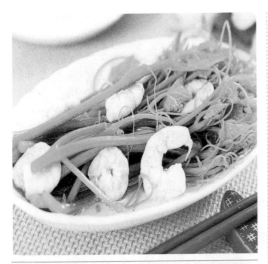

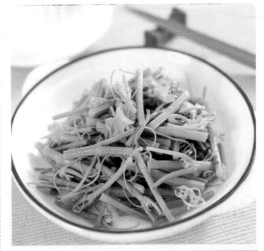

推荐菜例 1 龙须菜炒虾仁

| 原料 | 龙须菜 300 克，虾 150 克，盐 4 克

| 做法 | ①龙须菜择去老叶洗净；虾收拾干净备用。②锅中加水和少许油烧沸，下入龙须菜稍烫后捞出。③原锅加油烧热，下入虾仁爆香后，加入龙须菜及盐稍炒即可。

| 专家点评 | 龙须菜具有浓郁的芳香气味，有清热解毒、利湿助消化等功效，可治宝宝感冒、便秘等症。龙须菜中脂肪含量为 0.8%，是一种低脂肪食品，因此适合各类人群。虾中含有丰富的镁，镁对心脏活动具有重要的调节作用，能很好地保护好宝宝的心血管系统，并且很容易被宝宝消化吸收，具有强身健体的效果。所以适当地给宝宝喂食这道辅食，有益宝宝的健康成长。

烹饪常识

干龙须菜一定要用凉开水泡发，因为龙须菜富含植物胶质，加热会变黏。泡发、冲洗后凉拌即可食用。

推荐菜例 2 清炒龙须菜

| 原料 | 龙须菜 400 克，盐 5 克

| 做法 | ①龙须菜切去尾部，清洗干净后切段。②锅中水烧沸，下入龙须菜氽水烫片刻，捞出沥干水分。③锅中倒入少许油，下入龙须菜翻炒，至熟放入盐炒匀，再用水淀粉勾芡即可。

| 专家点评 | 龙须菜具有软坚化痰、清热利水的功效，有一定的药用价值。经常食用龙须菜还可以预防肥胖、胆结石、便秘等代谢疾病以及起到降血脂、降胆固醇等作用。龙须菜中含有的高膳食纤维能够促进宝宝的肠胃蠕动，使宝宝的肠胃更加健康。其富含蛋白质，能够保证宝宝的身体正常发育，还可以提高宝宝的免疫功能，使宝宝少生病，故可以适时、适量地给宝宝喂食这道菜。

烹饪常识

将清洗干净的龙须菜适度浸泡后，用以炒食或做成汤菜，其味道会更加的鲜美。

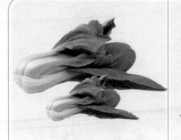

上海青

Shanghaiqing

【适用量】每次150克为宜。

【热量】104 千焦 /100 克

【性味归经】性温，味辛。归肝、肺、脾经。

[别 名] 油菜、小棠菜、云薹、胡菜。

【主打营养素】

钙、维生素C、纤维素

◎上海青是众多蔬菜中含钙质的佼佼者，具有强健身体、维持身体骨密度的作用，能促进宝宝骨骼和牙齿的发育。上海青中还含有丰富的维生素C和纤维素，可以增强宝宝的免疫能力；丰富的纤维素可促进肠道蠕动，防治便秘。

◎食疗功效

上海青具有活血化瘀、消肿解毒、促进血液循环、润便利肠、美容养颜、强身健体的功效，对丹毒、手足疔肿、乳痈、习惯性便秘等病症有食疗作用，可以让宝宝放心食用。另外，患口腔溃疡、口角湿白者，齿龈出血、牙齿松动者，瘀血腹痛者也适宜食用上海青。

要挑选新鲜、油亮、无虫、无黄萎叶的嫩上海青。用两指轻轻一掐即断者为嫩上海青，还要仔细观察菜叶的背面有无虫迹和药痕。上海青可用保鲜膜封好后置于冰箱中保存1周左右。

营养成分表

营养素	含量（每100克）
蛋白质	1.8 克
脂肪	0.5 克
碳水化合物	3.8 克
膳食纤维	1.1 克
维生素 A	103 毫克
维生素 B$_1$	0.04 毫克
维生素 B$_2$	0.11 毫克
维生素 C	36 毫克
维生素 E	0.88 毫克
钙	108 毫克
铁	1.2 毫克
锌	0.33 毫克
硒	0.79 微克

◎搭配宜忌

上海青＋虾仁	✓	可增加钙吸收、补肾壮阳
上海青＋豆腐		可止咳平喘，增强机体免疫力
上海青＋黄瓜	✗	会破坏维生素C
上海青＋南瓜		会降低营养

温馨提示

吃剩的熟上海青过夜后就不要再吃了，以免造成亚硝酸盐沉积，引发癌症。食用上海青时要现做现切，并用旺火爆炒，这样既可保持鲜脆，又可使其营养成分不被破坏。上海青里含有的草酸很少，可以放心让宝宝多吃。

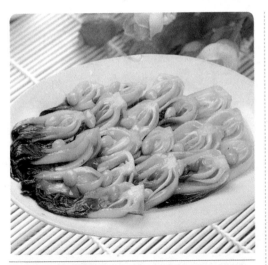

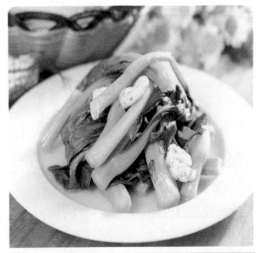

推荐菜例 1 白果炒上海青

原料 上海青 400 克，白果 100 克，盐、鸡精各 3 克，水淀粉适量

做法 ❶将上海青清洗干净，对半剖开；白果清洗干净，入沸水锅中汆水，捞起沥干，备用。❷炒锅注油烧热，放入上海青略炒，再加入白果翻炒。❸加少量水烧开，待水烧干时，加盐和鸡精调味，用水淀粉勾芡即可。

专家点评 上海青中含有丰富的钙、铁、维生素 C 和胡萝卜素，能清热解毒、润肠通便以及促进血液循环。白果可以扩张微血管，促进血液循环，使人肌肤、面部红润，精神焕发。两者搭配制作的菜肴脆软清爽，可以改善宝宝的胃口，引起宝宝的食欲。上海青和白果营养丰富，能增强身体免疫力，改善大脑功能，提高记忆力，将宝宝的身体调节至最佳状态。

烹饪常识

食用上海青时要现做现切，并用旺火爆炒，这样既可保持鲜脆，又可使其营养成分不被破坏。

推荐菜例 2 上海青炒虾仁

原料 虾仁 30 克，上海青 100 克，葱丝、姜丝、盐、花生油各少许

做法 ❶将上海青清洗干净后切成段，用沸水焯一下，备用。❷将虾仁清洗干净，除去虾线，用水浸泡片刻，爆香葱丝、姜丝，下油锅翻炒。❸再下入上海青，加调味料炒熟即可。

专家点评 这道菜色泽碧绿，清新爽口。其中上海青富含钙、铁、维生素 C 和胡萝卜素，有明目、促进血液循环等功效；虾仁富含优质蛋白质、矿物质，且肉质松软、易于消化，能够增强身体免疫力，预防缺钙，提高机体免疫功能。两者搭配制作的营养辅食，能给宝宝补充丰富的锌、钙等营养素，有益于宝宝的身体和智力发育。

烹饪常识

上海青烹饪时间不宜过长，以免影响口感，破坏其所含的营养。烹饪时还可以将上海青梗剖开，以便更入味。

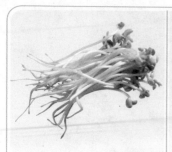

黄豆芽

Huangdouya

【适用量】每次 50 克为宜。

【热量】176 千焦 /100 克

【性味归经】性凉,味甘。
归脾、大肠经。

[别 名] 如意菜。

【主打营养素】

维生素 E、钙、铁

◎黄豆芽中所含的维生素 E 能保护皮肤和毛细血管,适量食用能维持宝宝皮肤健康。黄豆芽还能够补充身体所需的钙、铁等营养元素,有益智、护眼、排毒,促进宝宝成长发育的功效。

◎食疗功效

黄豆芽具有清热明目、补气养血、消肿除痹、祛黑痣、治疣赘、润肌肤、防止牙龈出血及心血管硬化以及降低胆固醇等功效,对脾胃湿热、大便秘结、寻常疣、高脂血症有食疗作用。黄豆芽含有丰富的维生素 C,宝宝适量食用能强健身体、提高身体的免疫功能。常吃黄豆芽还能营养毛发、预防贫血、使头发保持乌黑光亮。

选购顶芽大、茎长、有须根的豆芽比较安全。豆芽质地娇嫩,含水量大,一般保存起来有两种方法:一种是用水浸泡保存,另一种是放入冰箱冷藏。

◎搭配宜忌

黄豆芽 + 牛肉 黄豆芽 + 榨菜	✔	可预防感冒,防止中暑 可增进食欲
黄豆芽 + 猪肝 黄豆芽 + 皮蛋	✘	破坏营养 导致腹泻

营养成分表

营养素	含量(每 100 克)
蛋白质	4.5 克
脂肪	1.6 克
碳水化合物	4.5 克
膳食纤维	1.5 克
维生素 A	5 毫克
维生素 B₁	0.04 毫克
维生素 B₂	0.07 毫克
维生素 C	8 毫克
维生素 E	0.8 毫克
钙	21 毫克
铁	0.9 毫克
锌	0.54 毫克
硒	0.96 微克

温馨提示

常吃黄豆芽能营养毛发,使头发保持乌黑光亮,有淡化面部雀斑、抗疲劳、抗癌的效果。炒豆芽时一定要注意掌握好时间,八成熟即可。没熟透的豆芽往往带点儿涩味,加了醋即能去除涩味,又能保持豆芽的爽脆鲜嫩。

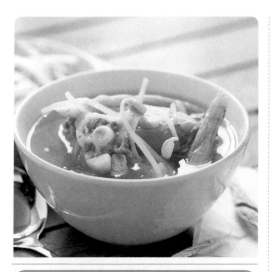
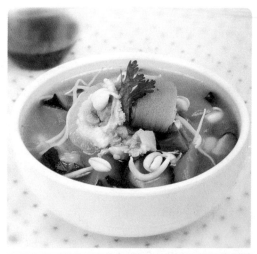

推荐菜例 1 党参豆芽骶骨汤

| 原料 | 党参 15 克，黄豆芽 200 克，猪尾骶骨 1 副，西红柿 1 个，盐 5 克

| 做法 | ①猪尾骶骨切段，余烫后捞出，再冲洗。②黄豆芽冲洗干净；西红柿清洗干净，切块；党参洗净备用。③将猪尾骶骨、黄豆芽、西红柿和党参放入锅中，加适量水以大火煮开，转用小火炖 30 分钟，加盐调味即可。

| 专家点评 | 这道汤对神经系统有兴奋、刺激作用，能增强活力，提高抗病能力，又能防治贫血和血小板减少，适合血气不足、身体虚弱的宝宝食用。黄豆芽由黄豆加工而成，富含蛋白质、维生素、钙、铁等营养成分，可防治宝宝缺铁性贫血。需要注意的是，党参是中药，如非宝宝身体需要，不宜多食。

烹饪常识

炖此汤时切不可加碱，可加少量醋，这样才能保持黄豆芽中所含的维生素 B_2 不减少。

推荐菜例 2 冬菇黄豆芽猪尾汤

| 原料 | 猪尾 220 克，水发冬菇 100 克，胡萝卜 35 克，黄豆芽 30 克，盐 6 克

| 做法 | ①将猪尾清洗干净斩段余水；水发冬菇清洗干净、切片。②胡萝卜去皮，清洗干净后切成块状；黄豆芽清洗干净，备用。③锅置火上，倒入水，调入盐，下入猪尾、水发冬菇、胡萝卜、黄豆芽煲至熟即可。

| 专家点评 | 黄豆芽含有丰富的维生素，宝宝春天多吃些黄豆芽可以有效地防治维生素 B_2 缺乏症。另外黄豆芽含有维生素 C，可让宝宝的头发乌黑光亮。猪尾含有较多的蛋白质，主要成分是胶原蛋白质，是皮肤组织不可或缺的营养成分。黄豆芽搭配猪尾以及水发冬菇、胡萝卜做汤，能补充宝宝所需的多种营养，强健宝宝身体。

烹饪常识

有难闻气味的豆芽，可能含有激素，不要食用。猪尾洗好后要用盐水浸泡 10 来分钟，将里面的血水泡出来。

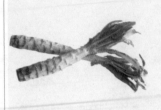

莴笋

Wosun

【适用量】每天10～30克。

【热量】75千焦/100克

【性味归经】性凉,味甘、苦。归胃、膀胱经。

[别名] 莴菜、千金菜、香乌笋。

◎食疗功效

莴笋具有增进食欲、刺激消化液分泌、促进肠胃蠕动等功能,对食欲不振、消化不良的宝宝有很好的食疗功效。莴笋中含有丰富的钾元素,比其他蔬菜的含量都要高,能够很好地维持宝宝体内的水平衡。此外,莴笋叶含有丰富的胡萝卜素,对维持宝宝肌肤和眼睛的健康很有益处

选择笋形粗短条顺、不弯曲、大小整齐者,以笋皮薄,质脆,水分充足,笋条不萎蔫、不空心,表面无锈色,整棵莴笋不带泥土者为佳。保存时,可将莴笋放入盛有凉水的器皿内,水淹至莴笋主干1/3处,可以放置室内3～5天;也可以放进塑料袋内,把袋口扎紧,置于阴凉干燥之处。

◎搭配宜忌

莴笋+香菇	✓	利尿通便
莴笋+黑木耳		降低血压
莴笋+蜂蜜	✗	引起腹泻
莴笋+乳酪		引起消化不良

营养成分表

营养素	含量（每100克）
蛋白质	1克
脂肪	0.1克
碳水化合物	2.2克
膳食纤维	0.6克
维生素A	25微克
维生素C	4毫克
维生素E	0.19毫克
叶酸	未检测
烟酸	0.5毫克
钙	23毫克
铁	0.9毫克
锌	0.33毫克
磷	48微克

温馨提示

莴笋中含有刺激视神经的物质,患有眼部疾病的人不宜食用。莴笋不可过多食用,否则会引起夜盲症。另外,不宜先切碎再冲洗,这样可使大量的水溶性维生素损失,使营养成分降低,故应先洗然后切碎食用。

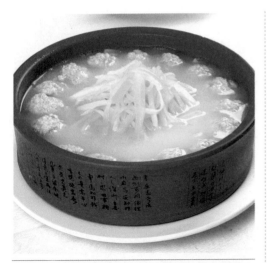

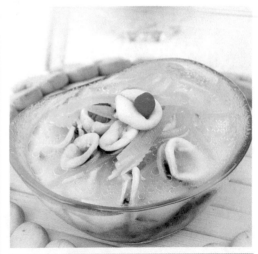

推荐菜例 ① 莴笋丸子汤

|原料| 猪肉 500 克，莴笋 300 克，盐 3 克，淀粉 10 克，香油 5 毫升

|做法| ①猪肉洗净，剁成泥状；莴笋去皮洗净切丝。②猪肉加淀粉、盐搅匀，捏成肉丸子，锅中注水烧开，放入莴笋、肉丸子煮滚。③调入盐，煮至肉丸浮起，淋上香油即可。

|专家点评| 莴笋味道清新且略带苦味，可刺激消化酶分泌，增进宝宝的食欲。其乳状浆液，可增强胃液、消化腺的分泌和胆汁的分泌，从而促进各消化器官的功能。莴笋中的碘含量较高，这对宝宝的基础代谢和体格发育会产生有利影响。猪肉中含有维生素 B_1，这对促进宝宝的血液循环以及尽快消除身体疲劳，增强体质，都有重要的作用。猪肉还可以促进铁吸收，能改善宝宝缺铁性贫血症状。

烹饪常识

莴笋下锅前挤干水分，可增加莴笋的脆嫩度；但从营养角度考虑，却不应如此，以免损失水溶性维生素。

推荐菜例 ② 莴笋笔管鱼汤

|原料| 笔管鱼 200 克，莴笋 120 克，花生油 10 毫升，盐 4 克

|做法| ①将笔管鱼洗净，改刀切条；莴笋去皮洗净切丝。②炒锅上火倒入花生油，下入莴笋略炒，倒入水，调入盐，下入笔管鱼煲至熟即可。

|专家点评| 莴笋含有多种维生素和矿物质，具有调节神经系统功能的作用，其所含有机化含物中富含人体可吸收的铁元素，对缺铁性贫血十分有益。莴笋含有大量植物纤维素，能促进肠壁蠕动，有助于消化，增强肠道功能，可用于治疗各种便秘。笔管鱼营养价值较高，内含蛋白质、脂肪、维生素A、维生素D以及矿物质等营养成分，是上等海味补品。此外，笔管鱼可以帮助宝宝消炎退热、润肺滋阴。

烹饪常识

莴笋要切得大块一点儿，否则一煮就碎掉了。给宝宝喂食的时候，不要太多，视宝宝对笔管鱼的喜好情况再进行喂食。

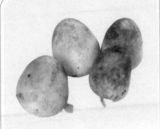

草菇

Caogu

[别 名] 稻草菇、脚苞菇。

【适用量】每天 10 ~ 20 克。

【热量】96 千焦 /100 克

【性味归经】性平，味甘。归胃、脾经。

◎食疗功效

草菇具有清热解毒、养阴生津、降血压、降血脂的作用，可预防坏血病，促进创面愈合，护肝健胃。此外，草菇还能促进人体新陈代谢，提高宝宝的免疫力，增强宝宝的抗病能力。草菇还含有一种异蛋白物质，有消灭人体癌细胞的作用。草菇所含粗蛋白超过香菇，其他营养成分与木质类食用菌也大体相当，同样具有抑制癌细胞生长的作用，特别是对消化道肿瘤有辅助治疗作用。

◎选购保存

要选择个体完整、无虫蛀、无异味的草菇，还要注意是否长虫。一般干品放置在干燥阴凉处可长期保存，鲜品用保鲜膜封好，放置在冰箱中可保存1周左右。

◎搭配宜忌

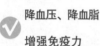

草菇 + 豆腐 草菇 + 牛肉 ✓	降血压、降血脂 增强免疫力
草菇 + 鹌鹑 草菇 + 大蒜 ✗	易面生黑斑 对身体不利

营养成分表

营养素	含量（每 100 克）
蛋白质	2.7 克
脂肪	0.2 克
碳水化合物	2.7 克
膳食纤维	1.6 微克
维生素 A	–
维生素 C	–
维生素 E	0.4 毫克
叶酸	未检测
烟酸	8 毫克
钙	17 毫克
铁	1.3 毫克
锌	0.6 毫克
磷	33 毫克

温馨提示

草菇一般人都可以食用，但要注意一点，如果平素脾胃虚寒，则尽量不要食用。另外，生草菇具有一定的毒性，而熟透的草菇是没有毒性的，所以，在烹调草菇时一定要让其熟透，否则会引起恶心、腹泻、呕吐不止的症状发生。

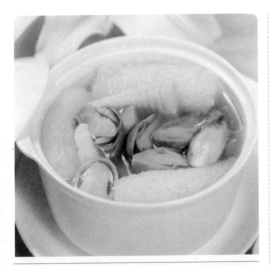

草菇竹荪汤

| 原料 | 草菇 50 克，竹荪 100 克，上海青适量，盐适量

| 做法 | ①草菇洗净，用温水焯过之后待用；竹荪洗净；上海青洗净。②锅置火上，注油烧热，放入草菇略炒后，注入水煮至沸时下入竹荪、上海青。③再至沸时，加入盐调味即可。

| 专家点评 | 草菇中含有丰富的维生素 C，宝宝能够从中补充大量的维生素，从而增强宝宝自身的抵抗力，促进体内的新陈代谢，还具有清热解暑的效果。竹荪含有丰富的氨基酸、维生素、无机盐等，具有滋补强壮、益气补脑、宁神健体的功效；竹荪的有效成分可补充宝宝必需的营养物质，提高宝宝的免疫抗病能力。二者搭配煮成汤，宝宝食用后，能够很好地增强抵抗力。

草菇适于做汤或素炒，无论鲜品还是干品都不宜浸泡时间过长，否则会使得营养成分流失掉。

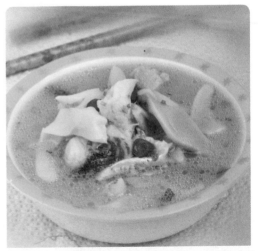

草菇鱼头汤

| 原料 | 鲢鱼鱼头半个，草菇 75 克，盐少许，姜片 2 克

| 做法 | ①将鲢鱼鱼头洗净、斩块，用姜、盐腌渍片刻；草菇去根洗净备用。②净锅上火倒入水，调入盐、姜片，下入鲢鱼鱼头、草菇煲至成熟即可。

| 专家点评 | 鲢鱼鱼头肉质细嫩、营养丰富，除了含蛋白质、脂肪、钙、磷、铁、维生素 B_1 外，它还含有鱼肉中所缺乏的卵磷脂，可增强记忆、思维和分析能力，让宝宝变得聪明。鱼头还含丰富的不饱和脂肪酸，它对宝宝大脑的发育尤为重要，可使大脑细胞异常活跃，因此，宝宝常吃鱼头可以使头脑更加灵活。草菇可以使宝宝增强自身的免疫力，使宝宝少生病，更加健康地成长。

草菇生长过程中，会喷洒农药，因此最好用食用碱水浸泡。给宝宝食用的食材，应尽量地选择绿色有机食品。

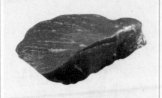

牛肉
Niurou

【适用量】每天 10～15 克。

【热量】404 千焦 /100 克

【性味归经】性平，味甘。归脾、胃经。

[别 名] 黄牛肉、水牛肉。

【主打营养素】

维生素 B_6、氨基酸、铁

◎牛肉含有足够的维生素 B_6，可帮助宝宝增强免疫力，促进蛋白质的代谢和合成。牛肉中的氨基酸含量比其他食品都高，还富含铁，可以有效地预防宝宝缺铁性贫血。

◎食疗功效

牛肉可强健筋骨、补中益气、滋养脾胃、止渴止涎，对消渴、水肿、面色萎黄等病症有食疗作用。寒冬食牛肉，有暖胃作用，牛肉熬成的汤汁，其滋养之性尤强。因此，在冬天的时候，父母可以让宝宝多食用一些牛肉汤。牛肉汤对脾胃虚弱、营养不良的宝宝有很好的补益功效

◎选购技巧

新鲜牛肉有光泽、红色均匀，脂肪洁白或呈淡黄色；外表微干或有风干膜，不粘手，弹性好。可将新鲜牛肉放在 1% 的醋酸钠溶液里浸泡 1 小时，然后取出，一般可存放 3 天；也可将其熟制后冻藏，这样可以确保 3～6 个月不变质。

◎搭配宜忌

牛肉 + 土豆	✔	保护胃黏膜
牛肉 + 鸡蛋		延缓衰老
牛肉 + 生姜	✘	导致体内热生火盛
牛肉 + 橄榄		引起身体不适

营养成分表

营养素	含量（每 100 克）
蛋白质	19.9 克
脂肪	4.2 克
碳水化合物	2 克
膳食纤维	未测定
维生素 A	7 微克
维生素 C	未测定
维生素 E	0.65 毫克
叶酸	未检测
烟酸	5.6 毫克
钙	23 毫克
铁	3.3 毫克
锌	4.73 毫克
磷	168 微克

温馨提示

牛肉是中国人的第二大肉类食品，其食用量仅次于猪肉。牛肉瘦肉多、脂肪少，是高蛋白质、低脂肪的优质肉类食品，很适宜宝宝食用。不过，牛肉一周吃一次即可，不可食之太多。

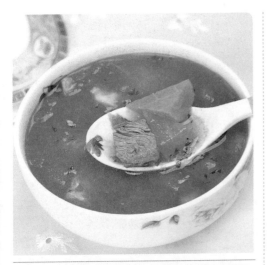

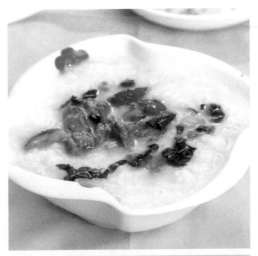

推荐菜例 1 西红柿牛肉汤

| 原料 | 西红柿 1 个，嫩牛肉 150 克，清汤适量，葱、姜、盐各少许

| 做法 | ①西红柿洗净去皮，切块；牛肉洗净，切薄片；姜洗净，切片；葱洗净，切段。②锅内放油，烧至四五成热时，放入姜片炝锅，倒入清汤，用大火煮沸。③加入西红柿、牛肉、葱段，用中火煮开后，调入盐，肉熟透即可。

| 专家点评 | 牛肉含有丰富的蛋白质，氨基酸组成比猪肉更接近人体需要，能提高机体的抗病能力，对宝宝的生长发育很有帮助。牛肉中蕴含着丰富的矿物质，比如对增强肌肉力量特别有效的肌氨酸，对宝宝身体很有益处。西红柿内的苹果酸和柠檬酸等有机酸，可以保护所含维生素 C 不因烹调而遭到破坏，还有助于消化、调整宝宝的胃肠功能。

　　牛肉的纤维组织较粗，结缔组织又较多，应横切将长纤维切断，不能顺着纤维组织切，否则嚼不烂。

推荐菜例 2 牛肉菠菜粥

| 原料 | 牛肉 80 克，菠菜 30 克，红枣 25 克，大米 120 克，姜丝 3 克

| 做法 | ①菠菜洗净，切碎；红枣洗净，去核后，切成小粒；大米淘净，浸泡半个小时；牛肉洗净，切片。②锅中加适量的清水，下入大米、红枣，大火烧开，下入牛肉，转中火熬煮。③下入菠菜熬煮成粥即可。

| 专家点评 | 牛肉富含丰富的蛋白质，能够增强宝宝的抵抗力。菠菜茎叶柔软滑嫩，味美色鲜，含有丰富的维生素 C、胡萝卜素、蛋白质以及铁、钙、磷等矿物质，能激活宝宝的大脑功能。牛肉、菠菜和大米一同熬煮的粥，菜色鲜艳，营养均衡，能激发宝宝的食欲，满足宝宝快速生长的需求。

　　牛肉内含有可溶于水的芳香物质，肉汤味道越浓，肉块的香味则会变淡，因此肉块要切得适当大点儿。

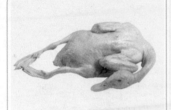

鸭肉

Yarou

【适用量】每天 10 ～ 25 克。
【热量】1004 千焦 /100 克
【性味归经】性寒，味甘、咸。归脾、胃、肺、肾经。

[别 名] 白鸭肉、扁嘴娘肉、鹜肉、家凫肉。

【主打营养素】
蛋白质、B 族维生素
◎鸭肉含有大量的蛋白质，可以促进宝宝的生长发育，提升免疫力。鸭肉含 B 族维生素较多，能推动体内代谢，把糖、脂肪、蛋白质等转化成热量，防止发生溶血性贫血，促进正常凝血功能，改善机体功能。

◎食疗功效

鸭肉具有滋五脏之阴、清虚劳之热、补血行水、养胃生津、止咳息惊、利水消肿等功效。经常食用鸭肉除能补充人体必需的多种营养成分外，对一些低烧、食少、口干、大便干燥和有水肿的人也有很好的疗效，还可治疗咳嗽痰少、咽喉干燥、身体虚弱、病后体虚等症状。鸭肉还具有保护心脏的作用，所含 B 族维生素和维生素 E 较其他肉类多，能提高宝宝的免疫功能。

要选择肌肉新鲜、脂肪有光泽的鸭肉。保存鸭肉的方法很多，一般用保鲜膜包起来放置在冰箱保存，我国农村用熏、腊、风、腌等方法保存较多。建议一次性不要购买太多。

◎搭配宜忌

| 鸭肉 + 白菜
鸭肉 + 山药 | ✔ | 促进血液中胆固醇的代谢
滋阴润肺 |
| 鸭肉 + 甲鱼
鸭肉 + 板栗 | ✘ | 导致水肿、泄泻
引起胃肠不适 |

营养成分表

营养素	含量（每 100 克）
蛋白质	15.5 克
脂肪	19.7 克
碳水化合物	0.2 克
膳食纤维	未测定
维生素 A	52 微克
维生素 C	未测定
维生素 E	0.27 毫克
叶酸	未检测
烟酸	4.2 毫克
钙	6 毫克
铁	2.2 毫克
锌	1.33 毫克
磷	122 微克

温馨提示

对于身体虚寒、受凉引起的不思饮食、胃部冷痛、腹泻清稀、腰痛以及肥胖、动脉硬化、慢性肠炎患者应该少食；感冒患者不宜食用。鸭肉不宜与鳖肉一同食用，同食会令人阴盛阳虚，水肿泄泻。

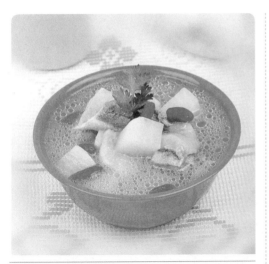

推荐菜例 1 萝卜枸杞煲老鸭

| 原料 | 鸭肉 250 克，白萝卜 150 克，枸杞子 10 克，姜片、盐各少许

| 做法 | ①将鸭肉处理干净，洗净斩块，入沸水中氽烫，捞出沥干；白萝卜洗净去皮，切方块；枸杞子洗净备用。②净锅上火，加适量清水，下姜片、鸭肉、白萝卜、枸杞子煲熟。③最后加盐调味即可。

| 专家点评 | 老鸭煲出的汤味道比嫩鸭煲出的鲜很多，会增加宝宝的食欲，并且鸭肉中含有丰富的蛋白质，能够促使宝宝健康地生长发育。枸杞子则可以滋阴明目，还具有清除肝火的效果；枸杞子中的维生素 C 含量比橙子高，β-胡萝卜素含量比胡萝卜高，铁含量比牛排还高，既可增强宝宝免疫力，也可预防缺铁性贫血，还对宝宝眼睛的发育有极大的好处。

烹饪常识

炖制老鸭时，可以加几片火腿或者是腊肉，能够增加鸭肉的鲜味。

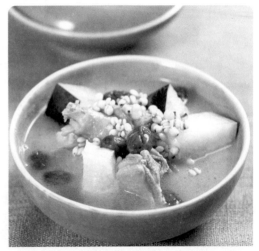

推荐菜例 2 冬瓜薏米煲老鸭

| 原料 | 冬瓜 200 克，鸭 1 只，红枣、薏米少许，姜适量，盐 3 克，香油 5 毫升

| 做法 | ①冬瓜洗净，切块；鸭收拾干净，剁件；姜去皮洗净，切片；红枣、薏米洗净。②净锅上火，油烧热，爆香姜片，加入清水烧沸，下鸭焯烫后捞起。③将鸭转入砂钵内，放入红枣、薏米烧开后，放入冬瓜煲至熟，调入盐，淋入香油拌匀即可。

| 专家点评 | 鸭肉富含大量的营养元素，能够极大地补充宝宝成长所需的各种营养，含有的 B 族维生素和维生素 E，能促进宝宝的新陈代谢。红枣中富含钙质和铁质，能够满足宝宝骨骼发育所需的营养，还可在一定程度上预防宝宝缺铁性贫血。冬瓜中的膳食纤维含量高，能够促进宝宝的肠胃蠕动，使宝宝体内的残留物能够尽快地排泄出去，使宝宝的肠道更加健康。

烹饪常识

如果要节约时间，可以选择用高压锅进行炖煮，这样就会更加容易熟烂。

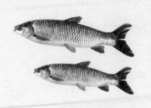

草鱼
Caoyu

【适用量】每天10 ~ 25克

【热量】472千焦/100克。

【性味归经】性温，味甘，无毒。归肝、胃经。

[别名] 混子、白鲩、草鲩、鲩鱼、油鲩。

【主打营养素】

蛋白质、磷、铜

◎草鱼中富含蛋白质，可以维持人体内的钾钠平衡，消除水肿，有利于宝宝的生长发育。草鱼中也富含磷，有促进成长及身体组织器官的修复，可供给人体能量与活力，参与酸碱平衡调节。

◎食疗功效

草鱼肉嫩而不腻，可以开胃、滋补，具有暖胃、平肝、降血压、祛痰及轻度镇咳等功能，适量食用还能增强宝宝的体质。草鱼含有丰富的硒元素，经常食用能滋养宝宝的皮肤。草鱼含有丰富的不饱和脂肪酸，对血液循环有利，是心血管病病人的良好食物。将草鱼与蛋、胡椒粉同蒸，可益眼明目，也适合老年人温补健身。

将草鱼放在水中，游在水底层，且鳃盖起伏均匀，正在呼吸的为鲜活草鱼。新鲜鱼肉坚实有弹性，指压后凹陷立即消失，无异味。保存草鱼时，不刮鱼鳞，将内脏掏空，放在淡盐水中，可以保存数天，或入冰箱冷藏保存。

◎搭配宜忌

草鱼 + 豆腐	✓	增强免疫力
草鱼 + 冬瓜		清热平肝
草鱼 + 西红柿	✗	抑制铜元素释放
草鱼 + 甘草		引起中毒

营养成分表

营养素	含量（每100克）
蛋白质	16.6 克
脂肪	5.2 克
维生素 A	11 微克
维生素 B₁	0.04 毫克
维生素 B₂	0.11 毫克
维生素 E	2.03 毫克
烟酸	2.8 毫克
钙	38 毫克
铁	0.8 毫克
锌	0.87 毫克
磷	203 毫克
硒	6.66 微克
铜	0.05 毫克

温馨提示

草鱼也不宜食用得过多，过多会引发疮疥，所以在食用的时候，一定要控制食用量。另外，鱼胆有毒不能吃。如果在感冒期间，有食用复方甘草片，则不要食用草鱼为好。

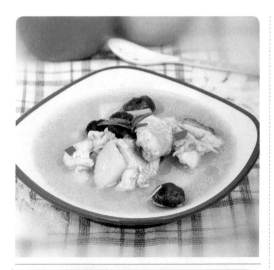

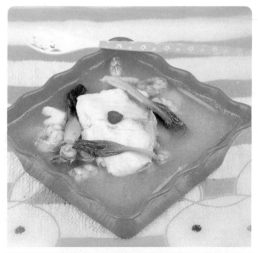

推荐菜例 1 苹果草鱼汤

| 原料 | 草鱼300克，苹果200克，桂圆50克，花生油30毫升，盐少许，姜末3克，高汤适量

| 做法 | ①将草鱼收拾干净切块；苹果洗净，去皮，去核，切块；桂圆洗净备用。②净锅上火倒入花生油，将姜爆香，下入草鱼微煎，倒入高汤，调入盐，再下入苹果、桂圆煲至熟即可。

| 专家点评 | 草鱼肉嫩而不腻，可以开胃、滋补。草鱼含有丰富的不饱和脂肪酸，对促进宝宝的血液循环有利。草鱼中含有维生素A，对宝宝眼睛的发育有十分重要的作用，可以提高眼睛的抗病能力和预防夜盲症。苹果含有丰富的锌元素，而锌是人体内许多重要酶的组成部分，是促进宝宝生长发育、增强宝宝记忆力的关键元素。

烹饪常识

草鱼中含有很多刺，在煮汤时，可以选择用煲汤袋，或者在给宝宝喂食的时候，多给宝宝喝汤。

推荐菜例 2 虾仁鱼片汤

| 原料 | 草鱼肉150克，虾仁50克，上海青30克，盐少许，油适量，姜片2克

| 做法 | ①将草鱼洗净切片；虾仁洗净用淀粉腌渍；上海青洗净备用。②净锅上火倒入油，将姜爆香，倒入水，下入鱼片、虾仁、上海青，调入盐煮至熟即可。

| 专家点评 | 虾仁清淡爽口，易于消化，很适合宝宝食用。虾仁营养丰富，含有大量的蛋白质，能够促进宝宝身体的正常发育，同时提升宝宝的免疫能力。虾中还富含镁元素，对保护宝宝的心血管系统具有重要的作用。上海青中含有大量的植物纤维，能促进宝宝的肠道蠕动，缩短粪便在肠腔停留的时间，从而治疗便秘。草鱼中含有的营养元素，能够满足宝宝成长的需要。这道汤是促进宝宝健康成长的重要辅食之一。

烹饪常识

虾仁用淀粉腌渍再进行制作，这样虾仁做出来会更加的嫩滑，也能够使得汤更加的鲜美。

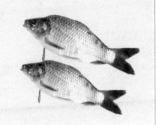

鲤鱼

Liyu

【适用量】每天 10 ~ 25 克。

【热量】723 千焦 /100 克

【性味归经】性平, 味甘, 归脾、肾经。

[别 名] 白鲤、黄鲤、赤鲤。

【主打营养素】

蛋白质、维生素 D

◎鲤鱼不但蛋白质含量高, 而且质量也佳, 人体消化吸收率可达 96%, 能够很好地保证宝宝健康地生长发育, 提高免疫功能。鲤鱼中还含有维生素 D, 可以促进宝宝对钙、磷的吸收。

◎食疗功效

鲤鱼能供给人体必需的氨基酸、矿物质、维生素 A 和维生素 D, 具有健胃、滋补、利水的功效, 能促进宝宝大脑发育, 防治动脉硬化、冠心病, 还可辅助治疗咳逆上气、黄疸、口渴, 通利小便, 消除下肢水肿及胎气不安。食用鲤鱼眼睛有黑发、悦颜、明目的效果, 因此, 多吃鱼可以健康长寿。

新鲜鱼的眼略凸、眼球黑白分明、鳞片紧贴鱼身, 体表有一层清洁、略带腥味的黏液, 鱼鳃片鲜红带血, 清洁、无黏液、无腐臭, 鳃盖紧闭。在鲤鱼的鼻孔滴一两滴白酒, 然后把鱼放在通气的篮子里, 上面盖一层湿布, 在两三天内鱼不会死去。

营养成分表

营养素	含量（每 100 克）
蛋白质	17.6 克
脂肪	4.1 克
碳水化合物	0.5 克
维生素 A	25 微克
维生素 B₁	0.03 毫克
维生素 B₂	0.09 毫克
维生素 E	1.27 毫克
叶酸	未检测
烟酸	2.7 毫克
钙	50 毫克
铁	1 毫克
锌	2.08 微克
磷	204 毫克

◎搭配宜忌

鲤鱼 + 香菇 ✓ 营养丰富

鲤鱼 + 白菜 ✓ 可治水肿

鲤鱼 + 南瓜 ✗ 易中毒

鲤鱼 + 鸡肉 ✗ 妨碍营养吸收

温馨提示

凡患有恶性肿瘤、淋巴结核、红斑狼疮、支气管哮喘、小儿腮腺炎、血栓闭塞性脉管炎、痈疽疔疮、荨麻疹、皮肤湿疹等疾病之人均忌食。鲤鱼是发物, 所以在食用时要特别注意。

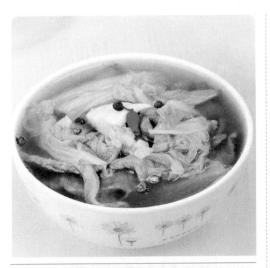

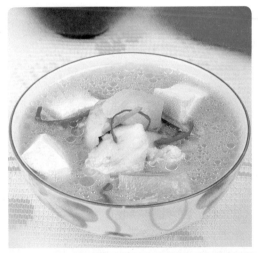

推荐菜例 1 白菜鲤鱼猪肉汤

|原料|白菜叶200克，鲤鱼175克，猪肉适量，猪骨汤适量，盐5克，姜片3克

|做法|①将白菜叶洗净切块；鲤鱼收拾干净切片；猪肉洗净切片备用。②净锅上火倒入猪骨汤，调入盐、姜片，下入鲤鱼、猪肉烧开，撇去浮沫，再下入白菜叶，小火煲至熟即可。

|专家点评|猪肉中营养丰富，蛋白质和胆固醇含量高，还富含维生素B₁和锌等，是最常食用的动物性食品，经常适量食用可促进宝宝智力的提高。白菜中所含的丰富粗纤维能促进肠壁蠕动，稀释肠道毒素，常食可增强宝宝的抗病能力。白菜中含有的维生素A，可以促进幼儿发育成长和预防夜盲症。鲤鱼中也含有大量的营养元素，能够满足宝宝成长发育的需要。三者共同煮成汤，是宝宝健脑益智的佳品。

烹饪常识

鲤鱼背上有两条白筋，这两条白筋是产生特殊腥味的东西，洗鱼时，必须将白筋挑出抽掉。

推荐菜例 2 菠萝鲤鱼煲

|原料|鲤鱼1条，豆腐200克，菠萝100克，油适量，盐少许，姜片3克，高汤适量

|做法|①将鲤鱼宰杀收拾干净斩块；豆腐洗净切块；菠萝去皮洗净，切块备用。②净锅上火倒入油，将姜爆香，下入鲤鱼略炒，倒入高汤，下入豆腐、菠萝，调入盐煲至熟即可。

|专家点评|菠萝中大量的蛋白酶和膳食纤维能够帮助人体肠胃消化，而且由于膳食纤维体积较大，吸附性好，能带走肠道内多余的脂肪及其他有害物质，对宝宝积食有很好的效果。菠萝中又富含维生素C，能够保证宝宝正常的生长发育，提升宝宝的免疫力。菠萝和鲤鱼煲成汤，不仅对宝宝的大脑发育有好处，而且还可增强宝宝的免疫力，使宝宝健康地长大。

烹饪常识

在煲这道汤时，最好不要刮掉鱼鳞，采用小火慢炖，会让鱼鳞中的蛋白质、钙质都溶入汤里。

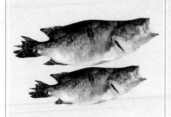

鳜鱼

Guiyu

[别 名] 桂鱼。

【适用量】每天 10 ~ 30 克。

【热量】941 千焦 /100 克

【性味归经】性平, 味甘, 无毒。归脾、胃经。

◎食疗功效

鳜鱼肉质细嫩、厚实、少刺, 营养丰富, 具有补气血、健脾胃之功效, 宝宝适量食用, 能强健身体。鳜鱼的肉和胆还具有一定的药用价值, 可以补充气血、益脾健胃等, 还可起到补五脏、益精血、健体的作用, 是补益强壮的保健佳品, 适宜体质衰弱、脾胃气虚、饮食不香、营养不良之人食用, 尤为适合老幼、妇女、脾胃虚弱者食用。鳜鱼肉的热量不高, 而且富含抗氧化成分, 还是减肥者选择的食疗佳品。

◎选购保存

优质的鳜鱼眼球突出, 角膜透明, 鱼鳃色泽鲜红, 腮丝清晰, 鳞片完整有光泽、不易脱落, 鱼肉坚实、有弹性。将鳜鱼收拾干净后, 放入冰箱冷藏即可。

营养成分表

营养素	含量（每 100 克）
蛋白质	19.9 克
脂肪	4.2 克
碳水化合物	–
膳食纤维	–
维生素 A	12 微克
维生素 C	–
维生素 E	0.87 毫克
叶酸	未检测
烟酸	5.9 毫克
钙	63 毫克
铁	1 毫克
锌	1.07 毫克
磷	217 毫克

◎搭配宜忌

| 鳜鱼 + 白菜 | ✓ | 增强造血功能 |
| 鳜鱼 + 马蹄 | | 凉血解毒、利尿通便 |

| 鳜鱼 + 茶 | ✗ | 不利身体健康 |

温馨提示

肾功能不全、哮喘、咯血的患者不宜食用鳜鱼, 寒湿盛者也不宜食用。鳜鱼背上的刺有毒, 在清理鳜鱼时, 可以用干净的剪刀把刺剪掉。还有就是, 吃鱼前后不要喝茶, 应该改用其他的饮品代替。

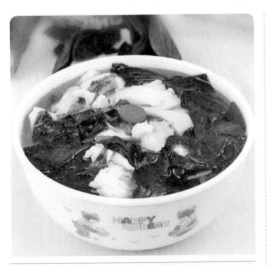

苋菜鱼片汤

| **原料** | 鳜鱼 300 克，苋菜 100 克，盐少许，姜末 3 克，淀粉 5 克，高汤适量

| **做法** | ①将鳜鱼收拾干净去骨，肉切成大片，加淀粉抓匀；苋菜洗净切段备用。②锅上火倒入高汤，调入姜末、盐，下入鳜鱼、苋菜煲至熟即可食用。

| **专家点评** | 鳜鱼含有蛋白质、脂肪、少量维生素、钙、钾、镁、硒等营养元素，肉质细嫩，极易消化，对宝宝来说，吃鳜鱼既能补虚，又不必担心消化不良。苋菜中富含蛋白质、脂肪、糖类及多种维生素和矿物质，其所含的蛋白质比牛奶更容易被人体吸收，可为人体提供丰富的营养物质，有利于强身健体，提高机体的免疫力。苋菜中铁的含量是菠菜的 1 倍，钙的含量则是菠菜的 3 倍，可以预防宝宝缺铁性贫血。

烹饪常识

鳜鱼的脊鳍和臀鳍有尖刺，上有毒腺组织，加工时要特别注意，制作菜肴前要剁掉。

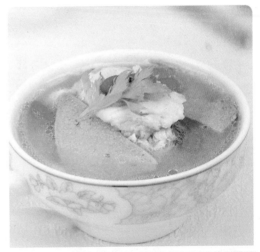

猪肝鱼肉汤

| **原料** | 鳜鱼 300 克，猪肝 150 克，枸杞子 10 克，盐少许，高汤适量，香菜段少许

| **做法** | ①将鳜鱼收拾干净切块；猪肝洗净切成大片；枸杞子洗净。②锅上火，下入高汤、鳜鱼、猪肝、枸杞子，调入盐用小火煲至熟，撒入香菜（依据个人口味添加）即可。

| **专家点评** | 猪肝含有丰富的铁、磷，它是造血不可缺少的原料，猪肝中富含蛋白质、卵磷脂和微量元素，有利于宝宝的智力发育和身体发育。猪肝中含有丰富的维生素 A，具有维持生殖功能的作用，还能保护宝宝的眼睛。猪肝中铁质丰富，是补血食品中最常用的食物。鳜鱼中含有的蛋白质和脂肪能够促进宝宝的生长发育，还可提升宝宝的免疫能力。本品是一道可供宝宝食用的重要辅食。

烹饪常识

想要去掉鳜鱼的腥味，可以将新鲜的鳜鱼剖开洗净，在牛奶中泡一会儿。这样既可除腥，又能增加鲜味。

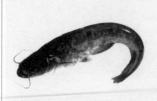

鲇鱼

Nianyu

[别 名] 胡子鲢、鲶鱼、黏鱼、生仔鱼。

【适用量】每天 10 ～ 30 克。

【热量】430 千焦 /100 克

【性味归经】性温，味甘。归胃、膀胱经。

◎食疗功效

鲇鱼不仅含有丰富的 DHA，能够为宝宝的大脑神经系统发育提供丰富的营养，还含有人体所必需的各种氨基酸，具有滋阴开胃、利尿的功效。鲇鱼油脂含量低，其鱼肉蛋白在胃蛋白酶的作用下很容易分解成氨基酸，所以消化吸收率达到了 98%。鲇鱼含有丰富的营养、肉质细嫩、美味、易消化、刺少、开胃。鲇鱼汤汁则有强精壮骨、益寿、补中益气、利小便、消水肿等功效。

鲇鱼的显著特征是周身无鳞，身体表面多黏液，头扁口阔，上下颌有 4 根胡须。活鲇鱼直接放在水盆里即可，在水里滴上几滴油更好。如果是经过处理过的鲇鱼，可直接用保鲜袋装好放入冰箱。

◎搭配宜忌

鲇鱼 + 豆腐 ✓ 提高营养吸收率
鲇鱼 + 茄子 营养丰富

鲇鱼 + 牛肝 ✗ 产生不良反应
鲇鱼 + 鹿肉 引起胃肠不适

营养成分表

营养素	含量（每100克）
蛋白质	17.3 克
脂肪	3.7 克
维生素 B$_1$	0.03 克
维生素 B$_2$	0.1 克
维生素 E	0.54 微克
烟酸	2.5 毫克
钙	42 毫克
铁	2.1 毫克
锌	0.53 毫克
磷	195 毫克
硒	27.49 微克
铜	0.09 毫克
镁	22 毫克

温馨提示

鲇鱼也是发物，有痼疾、疮疡者要慎食，最好不吃。另外，在清洗鲇鱼时，一定要将鱼卵清除掉，因为鲇鱼卵有毒，误食会导致呕吐、腹痛、腹泻、呼吸困难，情况严重者会造成瘫痪。

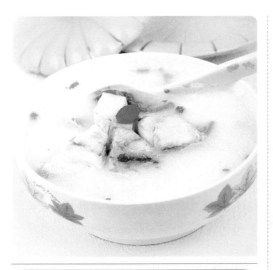

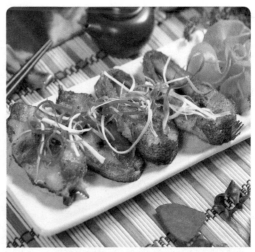

推荐菜例 **1** 飘香鱼煲

| 原料 | 鲇鱼一尾，豆腐125克，小白菜75克，香菇40克，盐适量

| 做法 | ①将鲇鱼收拾干净斩块；豆腐洗净切块；小白菜洗净切段；香菇洗净撕成块备用。②净锅上火倒入水，调入盐，下入鲇鱼、豆腐、小白菜、香菇煲至熟即可。

| 专家点评 | 鲇鱼中含有的蛋白质能够保证宝宝正常的生长发育，还含有丰富的微量元素，能够促进宝宝的成长，还有益于宝宝智力的发育，使得宝宝更加灵活和聪明。小白菜中所含的矿物质能够促进骨骼的发育，加速宝宝的新陈代谢和增强机体的造血功能。豆腐可以提高宝宝的记忆力和精力，还可帮助消化、增进食欲，对牙齿、骨骼的生长发育也颇为有益。

 烹饪常识

　　鲇鱼可用盐稍微腌渍一下再进行烹饪，味道会更好。鲇鱼不宜久煮，以免鲇鱼肉质变老。

推荐菜例 **2** 香葱煎鲇鱼

| 原料 | 鲇鱼300克，花生油10毫升，盐、酱油、淀粉、红椒丝、葱丝各少许

| 做法 | ①将鲇鱼收拾干净，斩块，氽水，抹上盐、酱油腌30分钟，用淀粉轻拍鲇鱼表面。②炒锅中注入油，烧至七成热，将鲇鱼入油锅略炸1分钟，捞出控油。③原油锅烧热，放入鲇鱼用小火煎至金黄色，起锅装盘，撒上红椒丝、葱丝即可。

| 专家点评 | 鲇鱼含有丰富的蛋白质和矿物质等营养元素，能补充宝宝身体所需的多种营养元素；鲇鱼中还含有宝宝大脑发育所需的DHA，DHA能够使宝宝的脑细胞活跃，以增强宝宝的记忆力。鲇鱼不仅像其他鱼一样含有丰富的营养，而且肉质细嫩、美味浓郁、刺少、开胃、易消化，特别适合发育阶段的宝宝食用。

烹饪常识

　　鲇鱼体表黏液丰富，宰杀后放入沸水中烫一下，再用清水洗净，即可去掉黏液。

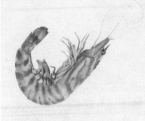

虾

Xia

[别 名] 虾米、开洋、河虾、草虾、须公。

【适用量】每天1～5个。

【热量】800千焦/100克

【性味归经】性温，味甘、咸。归脾、肾经。

【主打营养素】

蛋白质、镁

◎虾含有丰富的蛋白质，营养价值很高，其肉质和鱼一样松软，易消化，能促进宝宝的生长发育，提升免疫功能。虾中含有丰富的镁，镁对心脏活动具有重要的调节作用，能很好地保护心脑血管系统。

◎食疗功效

虾肉有补肾壮阳、通乳抗毒、养血固精、化瘀解毒、益气滋阳、通络止痛、开胃化痰等功效。虾肉中含有丰富的蛋白质和钙，能补充宝宝骨骼和牙齿发育所需的钙质；虾肉中富含的镁元素又能促进人体对钙的吸收，因此，让宝宝适量食用虾肉，能补充宝宝生长发育所需的钙质。虾肉中的微量元素硒能维持人体正常生理功能，提高宝宝的免疫功能。

新鲜的虾头尾完整，紧密相连，虾身较挺，有一定的弯曲度。鲜虾可直接放入淡盐水中；经处理过的虾，需将虾的沙肠挑出，剥除虾壳，然后洒上少许酒，控干水分，再放进冰箱冷冻。

◎搭配宜忌

虾 + 西蓝花	✓	补脾和胃
虾 + 韭菜花		治夜盲、干眼、便秘
虾 + 南瓜	✗	易引发肠炎
虾 + 苦瓜		引起胃肠不适

营养成分表

营养素	含量（每100克）
蛋白质	43.7 克
脂肪	2.6 克
碳水化合物	2.5 克
膳食纤维	未测定
维生素 A	21 微克
维生素 C	–
维生素 E	1.46 毫克
叶酸	未检测
烟酸	5 毫克
钙	555 毫克
铁	11 毫克
锌	3.82 毫克
磷	666 毫克

温馨提示

体质过敏者，如患过敏性鼻炎、支气管哮喘、反复发作性过敏性皮炎的患者不宜食用虾。在食用虾时，注意虾肉一定要新鲜，一定要煮熟，不能吃冷盘的虾肉。另外要注意没有须或腹下通黑的，煮后变为白色的，都不能吃。

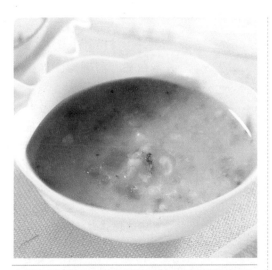

 推荐菜例 **玉米虾仁汤**

| 原料 | 虾仁 5 个，玉米粒 10 颗，西蓝花 10 克，切碎的西红柿 1 大匙，淀粉水 1 小匙，食用油 1/2 小匙，高汤 1 杯

| 做法 | ①虾仁清洗干净后剁碎。②玉米粒和西蓝花洗净余烫后剁碎。③加油热锅，放入虾肉、玉米粒、西蓝花稍炒，最后放入高汤和碎西红柿继续煮。④煮熟后放入淀粉水用小火煮至黏稠即可。

| 专家点评 | 玉米能够刺激大脑细胞，对增强宝宝的记忆力有一定的效果；玉米中的维生素 B6、烟酸等成分，具有刺激胃肠蠕动、加速粪便排泄的特性，可防治宝宝便秘。虾中富含的蛋白质还能够促进宝宝的生长发育，使宝宝的免疫能力增强，身体更加强壮。

烹饪常识

烹调虾之前，可以选择先用煮桂皮的沸水把虾冲烫下，这样做出来味道会更鲜美。

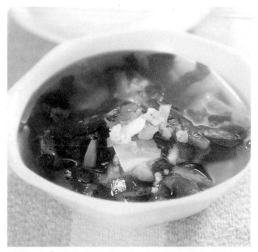

 推荐菜例 2 **虾仁海带汤**

| 原料 | 虾仁 5 个，浸泡过的海带 10 克，洋葱 30 克，香油少许，高汤 170 毫升

| 做法 | ①海带用水清洗干净后切成 1 厘米大小。②虾仁和洋葱洗净后再剁碎。③在平底锅中放入少许香油，入海带、虾仁、洋葱先炒一下，再加入高汤煮沸。

| 专家点评 | 海带含有丰富的钙，可防止人体缺钙；海带中的碘也极为丰富，它是体内合成甲状腺素的主要原料，可以预防宝宝因缺碘而导致的甲状腺肿大。海带中还含有大量的甘露醇，而甘露醇具有利尿消肿的作用，对宝宝的健康成长也是很有好处的。虾中含有的镁元素，能够在一定程度上保护好宝宝的心血管系统。宝宝食用这道汤，也可增强宝宝对病毒的抵抗能力。

烹饪常识

如果需要煮虾，可以选择滴少许醋，可让煮熟的虾壳颜色鲜红亮丽，吃的时候，壳和肉也会比较容易分离。

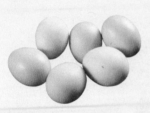

鸡蛋

Jidan

[别 名] 鸡卵、鸡子。

【适用量】每天食用一个（约60克）为宜。

【热量】656 千焦 /100 克

【性味归经】性平，味甘。归心、肾经。

◎食疗功效

鸡蛋清性微寒而气清，能益精补气、润肺利咽、清热解毒，还具有护肤美肤的作用，有助于延缓衰老；蛋黄性温，能滋阴润燥、养血熄风。体质虚弱、营养不良、贫血的宝宝都可以食用鸡蛋。

◎选购保存

挑选鸡蛋时，可用拇指、示指和中指捏住鸡蛋摇晃，好的蛋没有声音，坏的鸡蛋会感觉到有液体在里面晃动。在 20℃ 左右时，鸡蛋大概能放 1 周；如果放在冰箱里保存，最多保鲜半个月。不建议一次性购买太多，建议现买现吃。

营养成分表

营养素	含量（每 100 克）
蛋白质	13.3 克
脂肪	8.8 克
碳水化合物	2.8 克
维生素 A	234 毫克
维生素 B$_1$	0.11 毫克
维生素 B$_2$	0.27 毫克
维生素 E	1.84 毫克
钙	56 毫克
磷	130 毫克
镁	10 毫克
铁	2 毫克
锌	1.1 毫克
硒	14.34 微克

温馨提示

鸡蛋含大量蛋白质、钙、铁、二十二碳六烯酸（DNA）和卵磷脂、卵黄素等营养素，能及时给宝宝补充营养，对宝宝身体及大脑发育很有好处。宝宝一天吃 1~2 个鸡蛋最为适宜。

◎搭配宜忌

鸡蛋 + 西红柿	预防心脑血管疾病
鸡蛋 + 豆腐	有利于钙的吸收
鸡蛋 + 豆浆	会降低营养
鸡蛋 + 红薯	导致腹痛

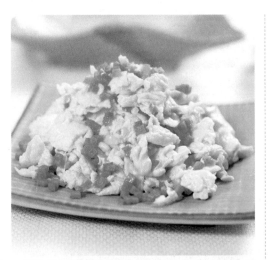

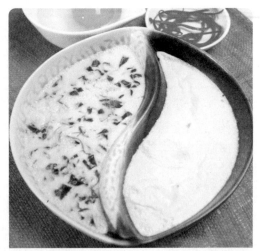

推荐菜例 1　胡萝卜炒蛋

|原料| 鸡蛋 2 个，胡萝卜 100 克，盐 5 克，香油 20 克

|做法| ①胡萝卜清洗干净，削皮切细末；鸡蛋磕入碗中，搅打均匀备用。②香油入锅烧热后，放入胡萝卜末炒约 1 分钟。③加入蛋液，炒至半凝固时转小火炒熟，加盐调味即可。

|专家点评| 这道菜不但鲜香适口，而且营养丰富，是宝宝的一款好食谱。胡萝卜和鸡蛋一同炒菜，使胡萝卜中的胡萝卜素容易吸收，也增加了菜肴中优质蛋白、多种脂肪酸、胆固醇的含量，增加了滋补性，尤其适宜宝宝对蛋白质、脂肪、卵磷脂、胆固醇以及多种维生素的需要。

　　炒鸡蛋时不要放鸡精或味精，这样会破坏鸡蛋中的营养。炒鸡蛋的油不需要太热，看到油里有小气泡，手放在锅面上有热度就行，太热的油，鸡蛋会快速膨大，口感会稍微有点儿老。

推荐菜例 2　双色蒸水蛋

|原料| 鸡蛋 2 个，菠菜适量，盐 3 克

|做法| ①将菠菜清洗干净后切碎。②取碗，用盐将菠菜腌渍片刻，用力揉透至出水，再将菠菜叶中的汁水挤干净。③鸡蛋打入碗中拌匀加盐，再分别倒入鸳鸯锅的两边，在锅一侧放入菠菜叶，入锅蒸熟即可。

|专家点评| 水蒸蛋咸软细滑，十分可口。鸡蛋中的蛋白质为优质蛋白，对肝脏组织损伤有修复作用，还富含二十二碳六烯酸（DNA）和卵磷脂、卵黄素，对宝宝神经系统和身体发育有利，能健脑益智，改善记忆力，并促进肝细胞再生。

　烹饪常识

　　蒸蛋的时间不要太长，时间以 8　10 分钟为好。通常水蛋内会有蜂窝孔，部分原因是打蛋技巧不佳造成的。因此打蛋时应顺着一个方向不停地搅打，直至蛋液变得细滑再下锅清蒸。

◎ 宝宝禁吃的食物

为了避免宝宝出现偏食和营养过剩的情况，有些食物不宜列入这一时期宝宝的食谱计划。那么，具体有哪些食物呢？

肥 肉　　▶ 不宜食用肥肉的原因

过多地摄入脂肪会导致宝宝体内脂肪过剩，使血液中的胆固醇与甘油三酯含量增多，从而引发心血管疾病，甚至导致肥胖症。而且，肥肉中的脂肪多为饱和脂肪酸，不仅胆固醇含量高，而且消化率低，在胃内滞留的时间又长，食用后易产生饱腹感，从而影响宝宝的进食量。此外，高脂肪的饮食还会影响宝宝对钙的吸收。因此，不建议1岁以内的宝宝食用肥肉，1岁以后的宝宝也不宜多吃。

✖ 忌吃关键词

脂肪、肥胖症

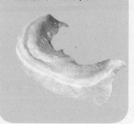

蜂 蜜　　▶ 不宜食用蜂蜜的原因

蜂蜜能够增强肠道蠕动并缩短排便时间，而宝宝由于年纪太小，胃肠功能还未健全，食用蜂蜜后很容易引起腹泻。另外，蜜蜂在采取花粉酿蜜的过程中，有可能会把被污染的花粉和毒素带回蜂箱。小宝宝的肠道抗病能力和屏蔽功能差，很容易被感染而引起食物中毒。因此，1岁以内的宝宝应禁食蜂蜜，1岁以上的宝宝也应少食蜂蜜。

✖ 忌吃关键词

肉毒杆菌

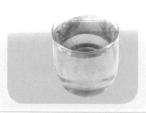

咸鸭蛋　　▶ 不宜食用咸鸭蛋的原因

过咸的鸭蛋，一方面能直接影响宝宝对锌的吸收，导致宝宝缺锌；另一方面，腌制过的咸鸭蛋中，钠的含量相对较高，会造成宝宝出现局部水肿的情况。另外，腌制过的咸鸭蛋含有大量的亚硝酸盐，亚硝酸盐是致癌物质，对宝宝的健康有很大影响。因此，10岁以内的宝宝，最好不要吃咸鸭蛋，10岁以后的宝宝，也最好少吃咸鸭蛋。

✖ 忌吃关键词

亚硝酸盐

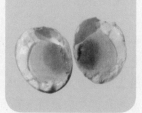

腊 肠

◀Ⅲ 不宜食用腊肠的原因

腊肠属腌制食品，含有亚硝酸，亚硝酸对人体有着很大的危害。肾脏是过滤血液、废物、排泄水分及盐分的重要器官，宝宝由于太小，肾脏各器官还未发育完善，食用腊肠后，会增加肾脏的负担，容易引起溶血性贫血。制作腊肠时，添加了多种调味剂，宝宝的味觉处于发育阶段，不宜食用。另外，腊肠中肥肉比例高达 50% 以上，含有极高的脂肪和动物性蛋白，宝宝摄入后，容易导致体内脂肪过剩，增加肥胖症的概率。因此，3 岁以内的宝宝应禁止食用腊肠，10 岁以内的宝宝也应少食或不食腊肠。

⊗ 忌吃关键词

亚硝酸、动物性蛋白

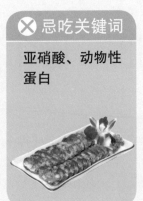

熏 肉

◀Ⅲ 不宜食用熏肉的原因

熏肉在制作过程中加入了很多盐腌渍，人体摄入较多的盐，易引起体内水钠潴留，造成水肿。熏肉的热量很高，脂肪含量丰富。一方面，大量脂肪的摄入容易引起心脑血管疾病，甚至导致营养过剩，使宝宝出现肥胖症；另一方面，熏肉中所含有的脂肪很容易转化为过氧化脂质，而过氧化脂质会导致大脑早衰或痴呆，直接损害大脑的发育。因此，3 岁以内的宝宝应禁止食用熏肉，10 岁以内的宝宝也应少食或不食熏肉。

⊗ 忌吃关键词

脂肪

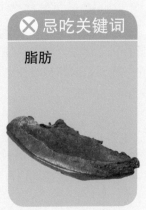

咸 鱼

◀Ⅲ 不宜食用咸鱼的原因

任何咸鱼都含有大量的二甲基亚硝酸盐，这种物质进入人体后，会转化为致癌性很强的二甲基亚硝胺，对宝宝的健康造成极大的危害。据调查，10 岁以前开始吃腌制品的宝宝，成年后患癌的可能性比一般人高 3 倍。另外，咸鱼中也含有较高的盐，而高盐食品一方面易增加宝宝的肾脏负担，造成宝宝出现局部水肿；另一方面，还易诱发高血压病。因此，3 岁以内的宝宝应禁食咸鱼，3 岁以上 10 岁以下的宝宝也应少食或不食咸鱼。

⊗ 忌吃关键词

二甲基亚硝胺

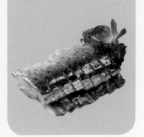

第五章

13 18个月宝宝吃什么？禁什么？

13～18个月的宝宝，已经可以食用质地较软、块状较小的食物，如软米饭、馄饨、包子、碎菜、水果、蛋、豆腐、肉末等。这个阶段的宝宝，喜欢用手抓食物，妈妈可以准备饼干、糕点等让宝宝自己抓食，锻炼宝宝手指的灵活性。

13～18个月宝宝的喂养指南

宝宝满1岁了，已经长了好几颗牙齿，咀嚼和消化能力越来越好，这个时候，还有一些什么问题需要注意呢？爸爸妈妈快来了解一下吧。

1.宝宝不宜过多吃糖

如果婴幼儿糖分摄取过多，体内的B族维生素就会因帮助糖分代谢而消耗掉，

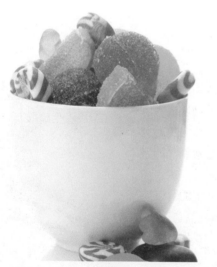
糖吃多了容易得龋齿，宝宝不宜多吃。

从而引起神经系统的B族维生素缺乏，产生嗜糖性精神烦躁症状。且糖吃多了易得龋齿。主要是因为口腔是一个多细菌的环境，有些细菌可以利用蔗糖合成多糖，多糖又可以形成一种黏性很强的细菌膜，这种细菌膜附着在牙齿表面上不容易消除，细菌可大量繁殖而形成一些有机酸和酶，尤其是乳酸杆菌产生大量乳酸，直接作用于牙齿，可使牙齿脱钙、软化，酶类可以溶解牙组织中的蛋白质，在酸和酶的共同作用下，牙齿的硬度和结构遭到破坏，就特别容易产生龋齿。

2.宝宝不宜多吃零食

吃零食过多对宝宝的健康和生长发育是非常不利的。首先，零食吃多了，宝宝在正常的进食过程中，自然就没有食欲了，时间长了很容易造成厌食的情绪。其次，零食的营养成分是无法同主食相比的，大量食用会使宝宝患营养缺乏症。另外，一些非正规厂家生产的零食，含有各种添加成分，且产品本身也难以保证质量，宝宝常吃这些零食，容易出现胃肠功能紊乱，肝肾功能也易受损，甚至有可能诱发癌症。

3.宝宝不宜进食过量

不要给婴幼儿吃得太多，否则会造成婴幼儿伤食，使消化功能紊乱，加重消化器官和大脑控制消化吸收的胃肠神经及

食欲中枢的负担，这样会使大脑皮质的语言、记忆、思维等中枢神经智能活动处于抑制状态。

4.宝宝需要的固齿食物

对宝宝的乳牙照护不仅仅只是在口腔清洁等方面，营养也是很重要的。长牙时，给宝宝补充必要的"固齿食物"，也能帮助宝宝拥有一口漂亮坚固的小牙齿。

宝宝乳牙的发育与全身组织器官的发育不尽相同，但是，乳牙和它们一样，在成长过程中也需要多种营养素。矿物质中的钙、磷、镁、氟，其他如蛋白质的作用都是不可缺少的。虾仁、骨头、海带、肉、鱼、豆类和奶制品中都含有丰富的矿物质。

维生素A、维生素C、维生素D可以维护牙龈组织的健康，补充牙釉质形成所需的维生素，也可以让宝宝多吃一些新鲜蔬菜和水果。另外，日光浴也可以帮助宝宝补充维生素D。

5.合理烹饪婴幼儿食品

宝宝1岁了，随着年龄的变化，其饮食特点也在跟着变化，妈妈要了解宝宝进入幼儿期的饮食特点，为宝宝合理安排膳食，才能为宝宝补充足够营养，达到更好的喂养效果。

所谓合理烹调，就是要照顾到幼儿的进食和消化能力，在食物烹调上下功夫。首先要做到细、软、烂。面条要软烂，面食以发面为好，肉要斩末切碎，鸡、鱼要去骨刺，花生、核桃要制成泥、酱，瓜果去皮核，含粗纤维多的食物及油炸食物要少用，刺激性食品应少吃。

其次，给幼儿制作的膳食要小巧。不论是馒头还是包子，一定要小巧。巧，就是让幼儿很好奇进而喜爱这种食品。幼儿天生好奇爱美，外形美观、花样翻新、气味诱人的食品通过视觉、嗅觉等感官，传导至小儿大脑食物神经中枢，引起反射，就能刺激其食欲，促进消化液的分泌，增进其消化吸收功能。

再次，是保持食物营养素。蔬菜要注意新鲜，先洗后切，急火快炒；炒菜熬粥都不要放碱，以免水溶性维生素遭到严重破坏；吃肉时要喝汤，这样可获得大量脂溶性维生素，而高温油炸可使食物中的维生素B_1破坏殆尽，维生素B_2损失将近一半，且不易消化，此外，陈旧发霉的谷、豆、

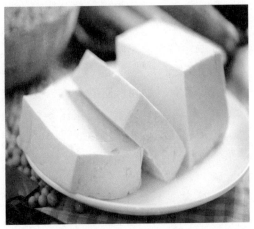

豆腐营养丰富，可以补充宝宝牙齿生长所需要的钙质。

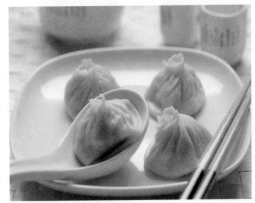

幼儿天生好奇爱美，所以将主食做得漂亮一点儿，能让他们食欲大增。

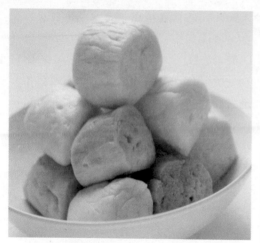

给宝宝制作的辅食，要注意粗细粮的搭配。

花生，熏烤的肉类食品及腐败变质的鱼、虾、肉类，更应让孩子禁食。

6.宝宝营养不足的表现

13~18个月的宝宝，生长发育较快，身体和大脑在这一阶段都有飞速的发展，而满足宝宝生长发育的营养元素一旦供应不足，就会严重影响宝宝的身体健康以及大脑发育。为了预防宝宝营养不足，爸爸妈妈会带宝宝定期大医院进行检测。然而，宝宝日常的一些反应，其实是可以通过观察而得出结论的。下面，我们列出一些常见的营养元素缺乏的表现以及该营养元素的食物来源以供爸爸妈妈参考。

钙

缺乏表现：钙是人体的生命元素，宝宝出现缺钙时，会出现多汗、精神烦躁、夜惊、出牙晚、出牙不齐、下肢弯曲、肌腱松弛、厌食偏食，甚至出现湿疹等症状。

食物来源：鸡蛋、油菜、胡萝卜、芝麻、乳类、海产品（虾、虾米、虾皮、紫菜）、动物骨头、豆类与豆制品。

铁

缺乏表现：缺铁很容易引起缺铁性贫血，因此，缺铁的宝宝会出现脸色、口唇、眼睑、甲床苍白。宝宝还会怕凉、易感冒，还会导致食欲下降，少数宝宝甚至可能出现异食癖，并常伴有呕吐、腹泻以及消化不良等症状。

食物来源：黑木耳、香菇、蘑菇、青菜、芹菜、雪里蕻、动物肝脏、动物血液、瘦肉类、黄豆及其制品。

锌

缺乏表现：缺锌会损害细胞及体液的免疫功能，因此，缺锌的宝宝很容易出虚汗，睡觉盗汗，也容易患上感染性疾病，如口腔溃疡、感冒发热、扁桃体炎等。缺锌的宝宝适量普遍较小，生长发育缓慢，有些宝宝指甲还会出现白斑，手指长倒刺。

食物来源：苹果、大白菜、香菇、金针菇、猪瘦肉、鱼肉、海产品（牡蛎、鱿鱼、海带、紫菜、黄鱼）。

铜

缺乏表现：主要表现为缺铜性贫血，其症状与缺铁性贫血相似，如：头晕、精神萎靡、皮肤苍白，严重时可引起视觉减退、反应迟钝、动作缓慢。部分缺铜的宝宝还会出现厌食、肝脾肿大、腹泻等现象。缺铜性贫血会影响宝宝的生长发育，发生骨质疏松。

食物来源：动物肝脏、豆类、坚果类（如核桃、栗子、花生、葵花籽等）、肉类、鱼类、豆制品、牡蛎、绿豆、蘑菇、菠菜、白菜、香瓜、红糖等。

碘

缺乏表现：缺碘可引起宝宝智力低下，听力、语言和运动障碍，身材矮小，性器官发育不良，出现呆小症。幼儿期常缺碘会引发甲状腺肿大。

食物来源：海藻类（如海带、紫菜等）、海鱼、生长在富含碘的土壤中的蔬菜、乳制品、蛋类、肉类等。

7.本阶段的喂养要点

宝宝满1周岁了，已经有5～7颗乳牙，咀嚼能力和消化能力都有了明显的提高，但由于消化系统还未发育完善，还比较娇弱，因此，还无法和成人一样饮食。宝宝此阶段的食物还应该单独做，还是要尽可能软、烂、碎，尤其是对于不易消化的肉类和植物纤维类的食物，更应该仔细加工。

这一阶段的宝宝，食物已从奶类为主转向为混合食物为主，在保证宝宝一日三餐主食的同时，还需要保证宝宝每日喝2次奶，总量为400～500毫升。由于宝宝的胃容量小，再加上这一阶段的宝宝活泼爱动，热量消耗大，因此，最好每日三餐辅食之外再加三次点心或水果作为补充食物，点心水果安排的时间距正餐时间不宜太紧，以免影响宝宝对正餐的食欲和进食量，造成营养失调。

在食材的选择上，相较上一阶段，可选择的范围更广泛一些，蔬菜、水果、肉类、蛋类以及谷类等食物，大部分可纳入宝宝的食谱。但是，由于宝宝的肠胃还没发育完善，对食物的适应能力较差，在选择和制作食物时，需要注意避免有刺激性的、过硬的、过油腻的、油炸的、黏性的、过甜过咸的，并少吃凉拌菜。父母制作辅食时，要注意粗细搭配，避免让宝宝的辅食过精，以免出现维生素B_1缺乏。

这一时期的宝宝对食物的色、香、味已经有了初步的要求，烹调方法的优劣很容易影响宝宝的食欲，因此，父母最好能掌握一些常用的烹调方法，以增加宝宝进食的愉悦感。在制作辅食时，父母也要尽量减少食物烹调中的营养损失，如蔬菜应先洗后切，烹调时间要短，淘米次数和用水量不宜过多等，以免在烹调中损失过多营养。

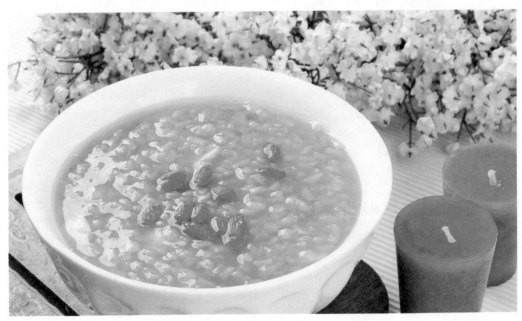

这一时期宝宝的饮食要争取做到色、香、味俱佳。

◎宝宝宜吃的食物

这个时期的宝宝要一日三餐，可以吃丁块固体食物，以乳类为主，并辅以水果汁饮、蔬菜汤类和谷类食物等。

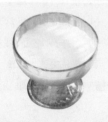

酸奶
Suannai

【适用量】每日150毫升左右为宜。

【热量】278千焦/100克

【性味归经】性平，味酸、甘。归胃、大肠经。

[别名] 酸牛奶。

【主打营养素】
乳酸菌、维生素、叶酸、钙
◎酸奶含有丰富的乳酸菌，能促进体内消化酶的分泌和肠道蠕动，清除肠道垃圾，抑制腐败菌的繁殖。此外，酸奶还提供了可维持宝宝健康的维生素、叶酸、钙等营养素。

酸奶具有生津止渴、补虚开胃、润肠通便、降血脂、抗癌等功效，能调节机体内微生物的平衡，有助于维持宝宝身体健康。经常喝酸奶可以防治癌症和贫血，并可以改善牛皮癣和缓解儿童营养不良。老年人喝酸奶可以矫正由于偏食引起的营养缺乏。

优质酸奶，应呈乳白色或稍带淡黄色，色泽均匀，凝块结实，均匀细腻，无气泡，有发酵后的乳香和清香纯净的乳酸味，无异味。酸奶需在2～4℃冷藏，随着保存时间的延长，酸奶的酸度会不断提高而使酸奶变得更酸。

◎搭配宜忌

酸奶 + 猕猴桃 酸奶 + 苹果	✓	促进肠道健康 开胃消食
酸奶 + 香肠 酸奶 + 菠菜	✗	易引发癌症 易破坏酸奶的钙质

温馨提示

酸奶是由牛奶发酵而成，里面含有大量的益生菌，能调节宝宝的肠道，帮助宝宝消化，建立肠道菌群，里面的双歧因子还可以帮助宝宝吸收营养。由于宝宝的胃肠道还未发育完全，因此，1岁以前的宝宝，不建议饮用酸奶。

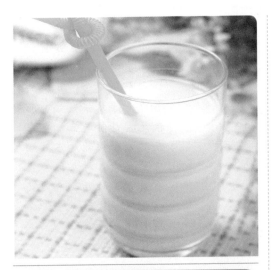

推荐菜例 ① 甜瓜酸奶汁

|原料| 甜瓜100克，酸奶1瓶，蜂蜜适量

|做法| ①将甜瓜清洗干净，去掉皮，切块，放入榨汁机中榨汁。②将果汁倒入搅拌机中，加入酸奶、蜂蜜，搅打均匀即可。

|专家点评| 这款饮品奶香十足，酸甜可口。在怀孕期间，酸奶除提供必要的能量外，还提供维生素、叶酸和磷酸。酸奶能抑制肠道腐败菌的生长，还含有可抑制体内合成胆固醇还原酶的活性物质，又能刺激机体免疫系统，调动机体的积极因素，有效地抗御癌症，所以，宝宝食用酸奶，可以增加营养，提高抗病能力。甜瓜营养丰富，可补充人体所需的能量及营养素，其中富含的碳水化合物及柠檬酸等营养成分，可消暑清热、生津解渴、除烦。

 烹饪常识

　　选择甜瓜时要注意闻瓜的头部，有香味的瓜一般比较甜。此饮品加入青苹果，味道会更好。

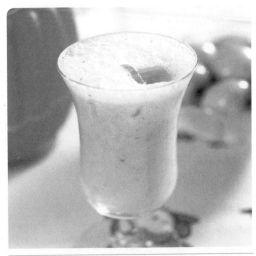

推荐菜例 ② 红豆香蕉酸奶

|原料| 小红豆2大匙，香蕉1根，酸奶200毫升，蜂蜜少许

|做法| ①将小红豆清洗干净，入锅煮熟备用；香蕉去皮，切成小段。②将小红豆、香蕉块放入搅拌机中，再倒入酸奶和蜂蜜，搅打成汁即可。

|专家点评| 这道饮品含有丰富的蛋白质、碳水化合物、维生素C、维生素A等多种营养，对宝宝的身体和大脑发育都很有益处。酸奶含有丰富的钙和蛋白质等，可以促进宝宝的食欲，提高人体对钙的吸收，有助于宝宝的骨骼发育。香蕉含有蛋白质、果胶、钙、磷、维生素A、B族维生素、维生素C、维生素E和纤维素等，有促进胃肠蠕动、防治便秘的作用。红豆富含维生素B_1、维生素B_2、蛋白质及多种矿物质，具有一定的补血功能。

烹饪常识

　　小红豆以豆粒完整、颜色深红、大小均匀、紧实皮薄者为佳。此饮品加入梨子，味道会更好。

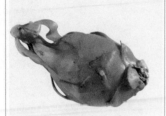

火龙果

Huolongguo

【适用量】每天半个。

【热量】204 千焦 /100 克

【性味归经】性凉，味甜。
归胃、大肠经。

[别名] 红龙果、情人果。

【主打营养素】

铁、维生素C

◎火龙果中含铁元素的量比一般水果要高，而铁元素是制造血红蛋白及其他含铁物质不可缺少的元素，对人体健康有着重要作用，可以预防宝宝缺铁性贫血。火龙果中还富含维生素C，对宝宝的皮肤有益。

◎食疗功效

火龙果有预防便秘、促进眼睛保健、增加骨质密度、降血糖、降血脂、降血压、帮助细胞膜形成、预防贫血、降低胆固醇、美白皮肤、防黑斑的功效，还具有解除重金属中毒、抗自由基、瘦身、防大肠癌等功效。火龙果是高纤维、低热量的水果，适当吃一些对宝宝肠胃有益，对改善宝宝的便秘更是十分有帮助，只是家长应将每天的食用量控制在50克以内。

火龙果以外观光滑亮丽、果身饱满、颜色呈鲜紫红者为佳。火龙果不宜放入冰箱中，可以直接放在阴凉通风处储存。建议现买现食，一次性不要购买太多。

◎搭配宜忌

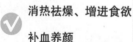

火龙果 + 虾	✓	消热祛燥、增进食欲
火龙果 + 枸杞		补血养颜
火龙果 + 山楂	✗	引起消化不良、腹痛、腹胀
火龙果 + 黄瓜		破坏维生素C

营养成分表

营养素	含量（每100克）
蛋白质	0.62 克
脂肪	0.17 克
碳水化合物	13.91 克
膳食纤维	1.12 克
维生素 A	未检测
维生素 C	5.22 毫克
维生素 E	未检测
叶酸	未检测
烟酸	未检测
钙	6.3 毫克
铁	0.55 毫克
锌	未检测
磷	30.2 毫克

温馨提示

火龙果的果肉几乎不含果糖和蔗糖，糖分以葡萄糖为主，这种天然葡萄糖，容易被人体吸收，所以患有糖尿病的人要注意不宜多吃。

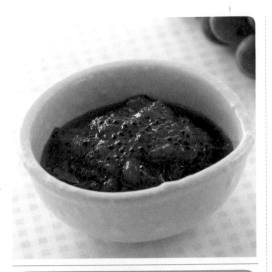

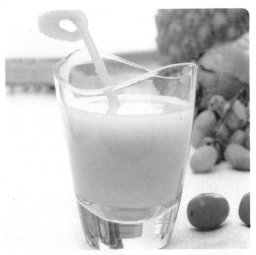

| 推荐 1 | **火龙果葡萄泥** |

|原料| 火龙果、葡萄各 100 克，饮用水少许

|做法| ① 火龙果洗净，去皮，取出果肉。葡萄洗净，剥皮后去籽。② 将火龙果放入研磨器磨成微粒状，与葡萄一起放入碗中。③ 取汤匙，碾碎葡萄，加入饮用水搅匀即可。

|专家点评| 火龙果富含水溶性膳食纤维，可以预防宝宝便秘。它还含有一般蔬果中较少有的植物性白蛋白，这种白蛋白会与人体内的重金属离子结合而起到解毒的作用。白蛋白对宝宝的胃壁还有保护作用。葡萄中大部分有益物质可以被宝宝直接吸收，对宝宝体内的新陈代谢可起到良好作用。葡萄还是水果中含复合铁元素最多的水果，可以补充宝宝对铁的需求，从而预防宝宝的缺铁性贫血。

烹饪常识

葡萄在去除籽时，可以选择用牙签或者是回形针。这样比直接用手去除会方便很多，另外，在取火龙果肉时，可以选择用较大的勺子挑出。

| 推荐 2 | **火龙果汁** |

|原料| 火龙果 150 克，菠萝 50 克，冷开水 600 毫升

|做法| ① 将火龙果洗净，对半切开后挖出果肉，切成小块。② 将菠萝去皮，洗净后将果肉切成小块。③ 把所有的材料放入榨汁机内，高速搅打 3 分钟即可。

|专家点评| 菠萝中丰富的 B 族维生素能有效地滋养宝宝肌肤，防止皮肤干裂，滋润头发的光亮，同时也可以消除身体的紧张感和增强宝宝的免疫力。菠萝蛋白酶能有效分解食物中蛋白质，增加宝宝的肠胃蠕动，有效地预防宝宝便秘。火龙果中所含特殊的花青素能够增加宝宝肌肤的光滑度，对宝宝皮肤很有益，其含有的铁质也是比较丰富的，使宝宝能及时地补铁。本品是一道可供宝宝选择的健康饮品。

烹饪常识

在去除菠萝皮时，先用菜刀将菠萝的两端切掉，再将菠萝正着放好，用刀沿菠萝表皮切下，再换水果刀将没有切除的部分果皮剔掉。

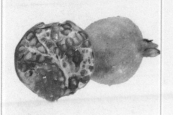

石榴
Shiliu

【适用量】每天10～20克。

【热量】252千焦/100克

【性味归经】性温，味甘、酸涩。归肺、肾、大肠经。

[别名] 安石榴、金罂、金庞、钟石榴、天浆。

◎食疗功效

石榴有明显的收敛作用，能够涩肠止血，加之具有良好的抑菌作用，所以是治疗腹泻、出血的佳品。石榴汁含有多种氨基酸和矿物质，有助消化、抗胃溃疡、软化血管、降血脂和血糖、降低胆固醇等多种功能。宝宝可以吃石榴，但一定要注意：10个月以下的宝宝不能吃。此外，最好不要让宝宝吃整个石榴子，因为宝宝太小，石榴子极易被卡到气管里，所以最好是打汁给宝宝喝。

挑选时选择光泽鲜亮、手感重、果皮饱满的较好。保存时，放置在阴凉通风处即可，也可以直接放在冰箱中，但放久了，会影响石榴的味道。

营养成分表

营养素	含量（每100克）
蛋白质	1.4克
脂肪	0.2克
碳水化合物	13.9克
膳食纤维	4.8克
维生素A	未测定
维生素B₁	0.05毫克
维生素B₂	0.03毫克
维生素C	9毫克
维生素E	4.91毫克
钙	9毫克
铁	0.3毫克
锌	0.19毫克
磷	71毫克

◎搭配宜忌

石榴 + 生姜 ✓ 增加食欲

石榴 + 冰糖 生津止渴、镇静安神

石榴 + 土豆 ✗ 引起中毒

石榴 + 螃蟹 刺激肠胃、不利消化

温馨提示

大便秘结、糖尿病、尿道炎以及感冒、肺气虚弱、肺病患者不宜吃石榴，多食石榴还会伤肺损齿。另外，切记石榴不要和海味一起吃，以免刺激胃肠，出现腹痛、恶心、呕吐等症状，损害人体健康。

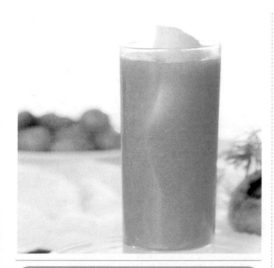

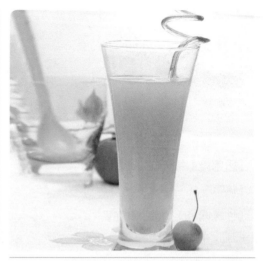

推荐菜例 **1** 石榴梨泡泡饮

| **原料** | 梨 2 个，石榴 1 个，蜂蜜适量

| **做法** | ①梨洗净，去皮，切块。石榴切开去皮，取石榴籽。②二者搅打成汁。③倒入蜂蜜搅拌，装杯加梨片即可。

| **专家点评** | 石榴是一种浆果，石榴中含有非常丰富的矿物质，还有花青素和红石榴多酚两大抗氧化成分，还含有维生素C、亚麻油酸以及叶酸等，能够为宝宝的肌肤迅速补充水分。其富含的维生素C比苹果、梨高出1 2倍，能够很好地促进宝宝的生长发育，提升宝宝的抵抗力。蜂蜜可以帮助宝宝清热去火。梨水分充足，富含多种维生素、矿物质，可以帮助宝宝生津润燥。

这道饮品中可以根据个人的口味添加蜂蜜的量，还可以选择添加冰糖，冰糖也有祛火清热的功效。如果不喜欢太甜的食品，也可以选择不添加。

推荐菜例 **2** 石榴苹果汁

| **原料** | 石榴 1 个，苹果 1 个，柠檬 1 个

| **做法** | ①剥开石榴的皮，取出果实；将苹果洗净、去核、切块；柠檬洗净，切块状。②将苹果、石榴、柠檬放进榨汁机，榨汁即可。

| **专家点评** | 苹果含有碳水化合物、蛋白质、脂肪、膳食纤维、多种矿物质、维生素，可补充人体足够的营养，能够促进宝宝消化积食，预防宝宝出现便秘。柠檬富含维生素C，具有抗菌消炎、增强宝宝的人体免疫力等多种功效。石榴中也含有丰富的维生素，可以提升宝宝的免疫力，帮助宝宝对铁质的吸收，是为宝宝的健康加分的饮品。

烹饪常识

剥皮的时候可以选择用刀子环形在石榴顶上切一圈，再顺着石榴的白筋在外皮上划几刀，刀口不要太深，用刀尖轻轻地把中间白色的划断，抽掉中间的白心，这样就能很快地取出石榴籽了。

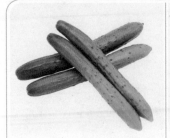

黄瓜

Huanggua

【适用量】每天约50克。

【热量】60千焦/100克

【性味归经】性凉，味甘。归肺、胃、大肠经。

[别名] 胡瓜、刺瓜、王瓜、青瓜。

【主打营养素】

纤维素、维生素 B_1

◎黄瓜中含有的细纤维素，可以降低血液中胆固醇、甘油三酯的含量，促进肠道蠕动，加速废物排泄，改善宝宝的新陈代谢。黄瓜含有维生素 B_1，对改善宝宝的大脑和神经系统功能有利，还能安神定志。

◎食疗功效

黄瓜具有除湿、利尿、降脂、镇痛、促消化之功效。黄瓜中含有丰富的维生素 B_1 和维生素 B_2，这两种物质能帮助宝宝防治口角炎。黄瓜含有丰富的纤维素，能促进肠内有毒食物的排泄，预防宝宝便秘，维持宝宝肠内的健康。黄瓜尾部含有苦味素，苦味素不仅健胃、帮助消化、清肝利胆和安神，还可以防止流感。

选购黄瓜，色泽应亮丽，若外表有刺状凸起，而且黄瓜头上顶着新鲜黄花的为最好。黄色或近似黄色的瓜为老瓜。在保存时，可以把黄瓜用保鲜膜包好，然后放进冰箱中冷藏。

营养成分表

营养素	含量（每100克）
蛋白质	0.8克
脂肪	0.2克
碳水化合物	2.4克
膳食纤维	0.5克
维生素A	15微克
维生素C	9毫克
维生素E	0.49毫克
叶酸	未检测
烟酸	0.2毫克
钙	24毫克
铁	0.5毫克
锌	0.18毫克
磷	24毫克

◎搭配宜忌

黄瓜 + 豆腐 ✓	降低血脂
黄瓜 + 蜂蜜	润肠通便、清热解毒
黄瓜 + 花生 ✗	引起腹泻
黄瓜 + 橘子	破坏维生素

温馨提示

黄瓜虽好，但不能经常吃，否则动寒热，多疟疾，积瘀热，使人虚热上逆、少气，损阴血，发疮疥、脚气和虚肿百病。黄瓜性凉，体质虚寒的宝宝不宜生食，有风寒感冒的宝宝也不宜多食。

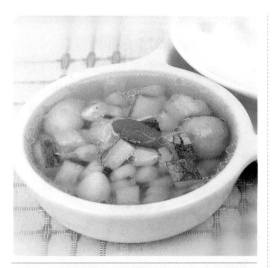

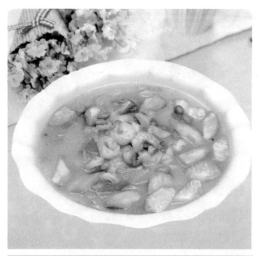

推荐菜例 1　黄瓜玉米汤

| 原料 | 玉米粒 200 克，黄瓜 100 克，莲子 50 克，高汤适量，糖 20 克

| 做法 | ①将玉米粒洗净，黄瓜洗净切丁，莲子洗净。②将煲锅上火倒入高汤，加入玉米粒、黄瓜、莲子，调入糖，小火煲至熟即可。

| 专家点评 | 黄瓜肉质脆嫩、汁多味甘、芳香可口，它含有蛋白质、脂肪、糖类、多种维生素、纤维素以及钙、磷、铁、钾、钠、镁等丰富的成分。特别是其间含有的纤维素能够促进肠胃蠕动，帮助宝宝顺利地排便。玉米可以帮助宝宝开胃，还对智力的发育和增强记忆力有一定的帮助。莲子除了有清热祛火的功效之外，因钙、磷和钾含量也非常丰富，所以可以促进骨骼和牙齿的生长发育。本品是一道营养丰富的宝宝辅食。

烹饪常识

　　黄瓜尾部含有较多的苦味素，苦味素有抗癌的作用，所以可以尝试着不把黄瓜尾部全部去掉。

推荐菜例 2　上汤黄瓜

| 原料 | 黄瓜 300 克，虾仁、青豆各 100 克，火腿 50 克，盐 3 克，高汤 500 毫升

| 做法 | ①黄瓜洗净，去皮切块；虾仁、青豆分别洗净；火腿切片。②锅中倒入高汤煮沸，下入黄瓜和青豆煮熟，倒入虾仁和火腿再次煮沸。③下盐拌匀即可出锅食用。

| 专家点评 | 青豆除了含有蛋白质和纤维外，它还是宝宝摄取维生素 A、维生素 C 和维生素 K，以及 B 族维生素的重要来源食物之一。虾仁的营养价值很高，含有蛋白质、钙，而脂肪含量较低，具有健脑、养胃、润肠的功效，适宜宝宝食用。黄瓜成分中 96% 是水分，能祛除宝宝体内余热，具有祛热解毒的作用；它所含有的葫芦素 C 具有提高宝宝免疫功能的作用。

烹饪常识

　　青豆有一层豆衣，为了不影响汤的口感，可以将这层豆衣剥去。此外黄瓜的块也可以切大一点儿，不易煮散。

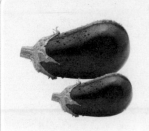

茄子

Qiezi

【适用量】每天1个。

【热量】84 千焦 /100 克

【性味归经】性凉,味甘。
归胃、肠经。

[别名] 紫瓜、紫茄、落苏。

维生素 E、维生素 P

◎茄子中含有的维生素 E 能促进人体新陈代谢,增强宝宝的抵抗力,可保护生物膜免受过氧化物的损害,改善血液循环,增强肌肤细胞活力。茄子还含有丰富的维生素 P,能增强宝宝体内细胞间的黏着力。

◎食疗功效

茄子具有清热止血、消肿止痛的功效。茄子含有蛋白质、脂肪、碳水化合物、维生素以及钙、磷、铁等多种营养素,宝宝适量食用,不仅能补充身体所需的多种物质,还能增强身体的抗病能力,对消化不良、便秘的宝宝还有一定的食疗功效。

以果形均匀周正、老嫩适度、无裂口、腐烂、锈皮、斑点,皮薄,籽少,肉厚,细嫩者为佳。一般情况下,可以把茄子直接放在阴凉通风处,记得不要让茄子沾到水,这样相对会放的时间长点儿。

营养成分表

营养素	含量(每100克)
蛋白质	1.1 克
脂肪	0.2 克
碳水化合物	3.6 克
膳食纤维	1.3 克
维生素 A	8 微克
维生素 C	5 毫克
维生素 E	1.13 毫克
叶酸	未检测
烟酸	0.6 毫克
钙	24 毫克
铁	0.5 毫克
锌	0.23 毫克
磷	23 毫克

◎搭配宜忌

茄子 + 猪肉 ✔ 维持正常血压
茄子 + 黄豆 通气、润燥消肿

茄子 + 螃蟹 ✘ 伤害胃肠
茄子 + 墨鱼 引起腹泻

温馨提示

茄子秋后其味偏苦,性凉,脾胃虚寒、体弱、便溏、哮喘者不宜多食。茄子切忌生吃,以免中毒。手术前吃茄子,麻醉剂可能无法被正常地分解,会拖延病人苏醒时间,影响病人康复速度。

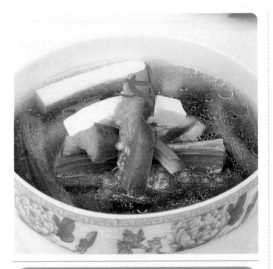

茄子煲豆腐汤

| 原料 | 豆腐 200 克，茄子 100 克，盐少许，高汤适量

| 做法 | ①将豆腐洗净切条状，茄子洗净切成条备用。②净锅上火倒入高汤，下入茄子、豆腐，调入盐，煲至熟即可。

| 专家点评 | 茄子营养较丰富，富含钙、磷、铁、维生素 B_1、维生素 B_2、维生素 C 等，所含的龙葵碱有一定的防癌功效。茄子还能清热解暑，特别是夏天，由于炎热，宝宝容易长痱子，食用一定的茄子，可在一定程度上给宝宝清热去痱子。豆腐除了有帮助宝宝增加营养、促进消化、增进食欲的功能外，对牙齿、骨骼的生长发育也颇为有益，在造血功能中可增加血液中铁的含量，预防宝宝缺铁性贫血。

 烹饪常识

茄子切后宜氧化，可以将切成块的茄子放入水中浸泡起来，待做菜时再捞起滤干，就可避免茄子变色。

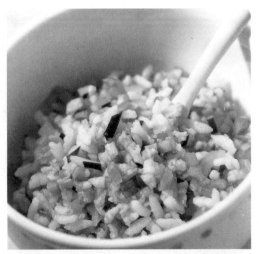

茄子软饭

| 原料 | 软饭 40 克，洗净的牛肉、茄子、胡萝卜各 10 克，洋葱 5 克，葱花 1/4 小匙，洋葱汁 1/2 小匙，香油、芝麻盐各少许，高汤 1/4 杯

| 做法 | ①牛肉磨碎后放洋葱汁和香油搅拌。②茄子、胡萝卜及洋葱去皮后剁碎。③平底锅加油热锅，入牛肉翻炒，再放入茄子、胡萝卜和洋葱炒一会儿。④熟后放入高汤、葱花、软饭再煮，最后撒上香油和芝麻盐即可。

| 专家点评 | 牛肉中含有大量的营养成分，其中的维生素 B_6，可帮助宝宝增强免疫力，促进蛋白质的新陈代谢和合成。洋葱中含有的维生素 C 对宝宝的皮肤很有好处，能够使得皮肤红润水嫩而有弹性。茄子中含有的维生素 E 和维生素 P 能够促进宝宝的新陈代谢，改善宝宝的血液循环。

烹饪常识

在切洋葱前，把切菜刀在冷水中浸一会儿，再切时就不会因受挥发物质刺激而流泪了。

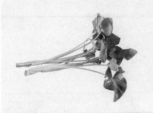

空心菜
Kongxincai

[别 名] 藤藤菜、通心菜、无心菜、竹叶菜。

【适用量】每天约 50 克。

【热量】336 千焦/100 克

【性味归经】性寒，味甘。无毒。归肝、心、大肠、小肠经。

◎食疗功效

空心菜具有洁齿防龋、除口臭、健美皮肤的作用，堪称美容佳品。它的粗纤维素的含量较丰富，这种食用纤维由纤维素、半纤维素、木质素、胶浆及果胶等组成，具有促进肠蠕动、通便解毒作用，夏季给宝宝适量食用，可以防暑解热，凉血排毒，防治痢疾。空心菜还含有钾、氯等调节水液平衡的元素，食后可降低肠道的酸度，预防肠道内的菌群失调，对宝宝的肠道健康大有裨益

空心菜以水分充足，鲜嫩，茎条均匀，无枯黄叶，无病斑，无须根者为佳。软烂、长出根的为次等品。空心菜建议现买现做，一次性不要购买太多。

◎搭配宜忌

空心菜 + 尖椒 ✓	解毒降压
空心菜 + 橄榄菜	抗老防衰
空心菜 + 牛奶 ✗	影响钙质的吸收
空心菜 + 乳酪	影响钙质的吸收

营养成分表

营养素	含量（每100克）
蛋白质	2.2 克
脂肪	0.3 克
碳水化合物	2.2 克
膳食纤维	1.4 克
维生素 A	253 微克
维生素 C	25 毫克
维生素 E	1.09 毫克
叶酸	未检测
烟酸	0.8 毫克
钙	99 毫克
铁	2.3 毫克
锌	0.39 毫克
磷	38 毫克

温馨提示

空心菜虽然是一种防病治病的好蔬菜，并不是适合每一个人食用，因为其性寒滑利，所以体质虚弱、脾胃虚寒、腹泻者不要食用为好。出现血压过低、手脚无故麻痹或抽筋现象的人，也不应该多吃。

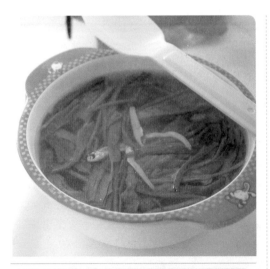

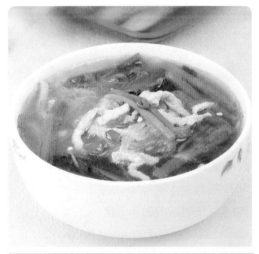

推荐菜例 1 小鱼空心菜汤

| 原料 | 空心菜 100 克，小鱼干适量，姜适量，高汤 200 毫升

| 做法 | ①将空心菜洗净，切断；小鱼干洗净；姜洗净，切丝。②将高汤煮沸，放入小鱼干、姜丝略煮。③再加入空心菜煮食即可。

| 专家点评 | 空心菜含有丰富的营养，含有大量的纤维素和半纤维素、胶浆、果胶等食用纤维素，这些营养对宝宝的胃肠有很大好处，可以帮助胃肠蠕动，有利于消化，起到通便的效果。空心菜还含有叶酸、钙和镁，可以预防宝宝贫血和维持心脏的正常功能。小鱼干中蛋白质含量丰富，其中所含人体必需氨基酸的量和比值最适合人体需要，因此，是宝宝摄入蛋白质的良好来源，还可补充铁、磷、钙、维生素 A 和维生素 D 等营养元素，适合宝宝食用。

烹饪常识

小鱼干用水泡一泡，再用几根筷子搅动，在清水中稍微泡一下。这样在煮的时候就会比较容易熟。

推荐菜例 2 空心菜肉片汤

| 原料 | 空心菜 125 克，猪肉 75 克，水发粉丝 30 克，花生油 25 克，盐 6 克，姜、葱各 2 克

| 做法 | ①将空心菜洗净，切成段；猪肉洗净切片；水发粉丝切段备用。②净锅上火倒入花生油，将葱、姜爆香，下入肉片煸炒至断生，倒入水，调入盐烧开，下入粉丝、空心菜煲至熟即可。

| 专家点评 | 空心菜中有丰富的维生素 C 和胡萝卜素，其维生素含量高于大白菜，这些物质有助于宝宝增强体质，防病抗病。空心菜中的大量纤维素，可增进肠道蠕动，加速排便，对于防治宝宝便秘及减少肠道癌变有积极的作用。猪肉中的蛋白质为完全的蛋白质，含有人体必需的各种氨基酸，并且构成比例和人体接近，能很容易地被宝宝吸收，营养价值高。

烹饪常识

一般情况下，在做这道汤之前，把空心菜茎部的老梗要择去，因为空心菜茎部的老梗会生涩难咽。

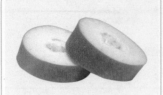

冬瓜

Donggua

【适用量】每天约50克。

【热量】44千焦/100克

【性味归经】性微寒，味甘淡。归肺、大肠、小肠、膀胱经。

[别名] 枕瓜、白瓜、水芝、地芝。

◎冬瓜中的膳食纤维，能刺激宝宝的肠道蠕动，使肠道里积存的有毒物质尽快排泄出去，促进宝宝的肠道健康。冬瓜中还含有胡萝卜素，宝宝食用后在体内转化成维生素A，有益于骨骼和牙齿的生长。

◎食疗功效

冬瓜具有清热解毒、利水消肿、润肺生津、解毒排脓的功效。冬瓜有良好的清热解暑功效。夏季多吃些冬瓜，不但解渴消暑、利尿，还可使人免生疔疮。冬瓜含有多种维生素和人体所必需的微量元素，可调节人体的代谢平衡，夏季让宝宝适量食用，有助于宝宝身体健康。冬瓜能养胃生津、清降胃火，使人食量减少，而不变成脂肪，很适合营养过剩的宝宝食用。

◎选购保存

挑选时要选择外形完整、无虫蛀、无外伤的新鲜冬瓜。买回来的冬瓜如果吃不完，可用一块比较大的保鲜膜贴在冬瓜的切面上，用手抹紧贴满，可保持3～5天。

营养成分表

营养素	含量（每100克）
蛋白质	0.4克
脂肪	0.2克
碳水化合物	1.9克
膳食纤维	0.7克
维生素A	13微克
维生素C	18毫克
维生素E	0.08毫克
叶酸	未检测
烟酸	0.3毫克
钙	19毫克
铁	0.2毫克
锌	0.07毫克
磷	12毫克

◎搭配宜忌

冬瓜 + 海带	✓	降低血压
冬瓜 + 芦笋		降低血脂
冬瓜 + 鲫鱼	✗	导致身体脱水
冬瓜 + 醋		降低营养价值

温馨提示

冬瓜性寒，脾胃气虚、腹泻便溏、胃寒疼痛者忌食冬瓜。女子月经来潮期间和寒性痛经者忌食冬瓜。久病与阳虚肢冷者也要忌食。并且就算是适宜吃的人群，也要注意对食用量的控制，一次性不要吃得太多。

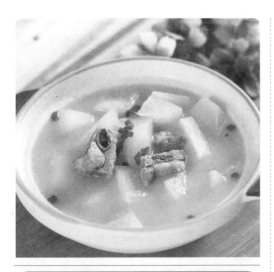

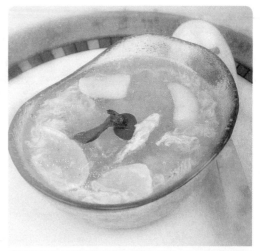

推荐菜例 1 冬瓜排骨汤

| 原料 | 排骨300克，冬瓜200克，姜15克，盐6克，高汤适量

| 做法 | ①排骨洗净斩块；冬瓜去皮、瓤洗净后切滚刀块；姜去皮切片。②锅中注水烧开，放入排骨汆烫，捞出沥干水分。③将高汤倒入锅中，放入排骨煮熟，加入冬瓜、姜片继续煮30分钟，调入盐即可。

| 专家点评 | 排骨除含蛋白、脂肪、维生素外，还含有大量磷酸钙、骨胶原、骨黏蛋白等，可为宝宝提供大量的钙质，促进宝宝的骨骼和身体的发育。还可以预防宝宝生长迟滞、牙齿发育不全，可以很好地稳定宝宝的情绪，减少焦躁不安，保证宝宝有很好的睡眠。冬瓜中含有的粗纤维，对宝宝的肠胃健康有利，能帮助宝宝的肠胃蠕动，促进消化，还可预防宝宝便秘。本品是一道有益宝宝健康的辅食。

烹饪常识

在做这道汤时，最好等排骨熟烂后再放进冬瓜，否则冬瓜容易散碎，从而会影响整个汤的口感。

推荐菜例 2 冬瓜鸡蛋汤

| 原料 | 冬瓜200克，水发百合25克，鸡蛋1个，油25克，盐4克，葱花5克

| 做法 | ①将冬瓜去皮、籽洗净切片；水发百合洗净；鸡蛋打入碗内搅匀备用。②净锅上火倒入油，将葱花爆香，下入冬瓜煸炒至八成熟时，倒入水，调入盐，下入水发百合烧开煲至熟，淋入鸡蛋液稍煮即可。

| 专家点评 | 鸡蛋中的蛋黄中含有丰富的卵磷脂、固醇类，以及钙、磷、铁、维生素A、维生素D及B族维生素，这些成分对增进宝宝神经系统功能大有裨益。百合含有淀粉、蛋白质、脂肪及钙、磷、铁、维生素B_1、维生素B_2、维生素C等营养素，具有良好的营养滋补之功。冬瓜可以清热解毒、利水消肿、润肺生津，对宝宝的健康也是大有益处的。

烹饪常识

这道汤中，由于鸡蛋比较容易熟，所以在切冬瓜时，尽量切得薄一些，这样和鸡蛋就能够协调一致。

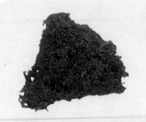

紫菜
Zicai

[别 名] 紫英、索菜。

【适用量】每次 15 克左右为宜。

【热量】832 千焦 /100 克

【性味归经】性寒、味甘、咸。归肺经。

【主打营养素】

钙、铁、碳水化合物

◎紫菜中富含钙、铁，可补充宝宝身体所需营养，增强宝宝的免疫功能，预防缺铁性贫血，使骨骼和牙齿得到保健。紫菜含有的碳水化合物，能为机体提供热量，且有保肝解毒的作用。

◎食疗功效

　　紫菜中含有甘露醇，这是一种很强的利尿剂，有消水肿的作用，有利于保护肾脏。紫菜中含有较多的碘，可以防治甲状腺肿大，又可使头发润泽。紫菜中含有丰富的钙、铁元素，能增强记忆力，还能防治宝宝缺铁性贫血，促进宝宝骨骼、牙齿的生长和发育

　　宜选购色泽紫红、无泥沙杂质、干燥的紫菜。若紫菜浸泡凉水后，浸泡的水呈蓝紫色，说明紫菜曾被有毒物质污染过，不能食用。紫菜极易返潮变质，打开后应装入黑色食品袋中，或用塑料膜包好，置于低温干燥处或放入冰箱中保存。

◎搭配宜忌

紫菜 + 猪肉 ✔	可化痰软坚、滋阴润燥
紫菜 + 鸡蛋	可补充维生素和钙质
紫菜 + 花菜 ✘	会影响钙的吸收
紫菜 + 柿子	不利于消化

营养成分表

营养素	含量（每 100 克）
蛋白质	26.7 克
脂肪	1.1 克
碳水化合物	44.1 克
膳食纤维	21.6 克
维生素 A	228 微克
维生素 B$_1$	0.27 毫克
维生素 B$_2$	1.02 毫克
维生素 C	2 毫克
维生素 E	1.82 毫克
钙	264 毫克
铁	54.9 毫克
锌	2.47 毫克
硒	7.22 微克

温馨提示

　　紫菜富含易于被人体吸收的碘，有利于宝宝大脑发育，但要注意适量。另外，由于紫菜不易消化，因此，9 个月以下的宝宝，最好不要食用。因为紫菜性寒，体质虚寒的宝宝也不宜食用。

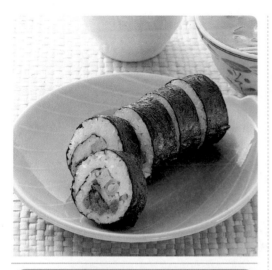

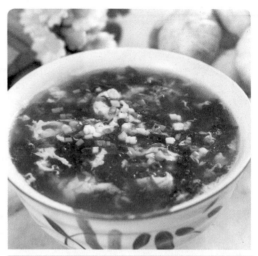

| 推荐菜例 1 | 寿司 |

|原料| 米饭 60 克，紫菜皮 1 张，肉松 15 克，素火腿条、豌豆各 30 克，嫩姜 2 个，白醋 1 汤匙，代糖 1 克

|做法| ①米饭加入调味料拌匀。②紫菜放在竹卷帘上，把饭平铺紫菜的 2/3 面，依序放入素火腿条、肉松、豌豆、嫩姜，卷起竹帘，待寿司固定后，取出切片。

|专家点评| 寿司不仅仅是食物，它更是精妙的艺术。各种色彩的食材与充满创造力的拼盘组合，使宝宝光看到它们就胃口大开。紫菜的营养十分丰富，富含胡萝卜素、B 族维生素、蛋白质、铁、碘、磷、糖等多种营养成分，有补血润气的作用。用紫菜皮做寿司，搭配肉松，既营养又方便，再加上素火腿条、豌豆、嫩姜，口感更好的同时，营养也更均衡。寿司还可以作为宝宝的零食食用。

烹饪常识

做寿司卷可以选用寿司米，因为寿司米黏性较强，这样做好的寿司卷会较美观且不易松散。

| 推荐菜例 2 | 紫菜蛋花汤 |

|原料| 紫菜 250 克，鸡蛋 2 个，姜 5 克，葱 2 克，盐 5 克

|做法| ①将紫菜用清水泡发后，捞出清洗干净；葱清洗干净，切花；姜去皮，切末。②锅上火，加入水煮沸后，下入紫菜。③待紫菜再沸时，打入鸡蛋，至鸡蛋成形后，下入姜末、葱花，调入调味料即可。

|专家点评| 紫菜属中叶状藻体可食的种群，其蛋白质、铁、磷、钙、维生素 B_2、胡萝卜素等含量居各种蔬菜之冠，故紫菜有"营养宝库"的美称。而且紫菜所含的多糖具有明显增强细胞免疫和体液免疫的功效，可提高机体的免疫力。这道汤除了能让宝宝补充营养，还对缺铁性贫血有一定的疗效，有效预防佝偻病，促进宝宝的生长发育以及大脑发育。

烹饪常识

紫菜容易熟，煮一下即可。此汤淋入少许香油味道更好。

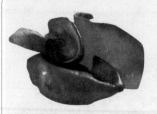

黑木耳

Heimuer

[别名] 树耳、木蛾、黑菜。

【适用量】干品每次约15克。

【热量】840千焦/100克（干黑木耳）

【性味归经】性平，味甘。归肺、胃、肝经。

◎食疗功效

黑木耳营养丰富，除含有大量蛋白质、糖类、钙、铁及钾、钠、少量脂肪、粗纤维、维生素 B_1、维生素 B_2、维生素 C、胡萝卜素等人体所必需的营养成分外，还含有卵磷脂、脑磷脂、鞘磷脂及麦角固醇等。宝宝适量食用黑木耳，不仅能补充身体所需的多种营养元素，还能促进宝宝大脑发育，提升宝宝的记忆力。

◎选购保存

干黑木耳越干越好，朵大适度，朵面乌黑但无光泽，朵背略呈灰白色的为上品。保存干黑木耳要注意防潮，最好用塑料袋装好、封严，常温或冷藏保存均可。

◎搭配宜忌

黑木耳 + 银耳	✓	可提高免疫力
黑木耳 + 绿豆		可降血压、消暑
黑木耳 + 田螺	✗	不利于消化
黑木耳 + 茶		不利于铁的吸收

营养成分表

营养素	含量（每100克）
蛋白质	10.6 克
脂肪	0.2 克
碳水化合物	65.6 克
膳食纤维	7 克
维生素 A	17 微克
维生素 B_1	0.17 毫克
维生素 B_2	0.44 毫克
维生素 E	11.34 毫克
钙	375 毫克
铁	185 毫克
锌	3.72 毫克
硒	9.54 微克
铜	0.32 毫克

温馨提示

鲜木耳中含有一种叫卟啉的光感物质，人食用后经太阳照射可引起皮肤瘙痒、水肿，严重的可致皮肤坏死。干木耳是经暴晒处理的成品，在暴晒过程中会分解大部分卟啉，食用前，干木耳要经水浸泡，水发的干木耳可安全食用。

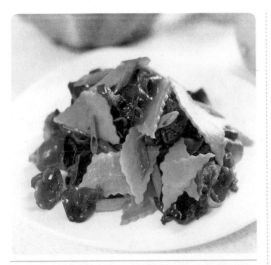

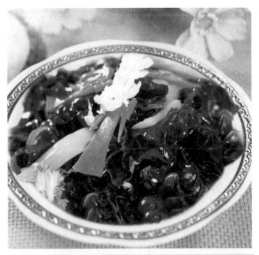

推荐菜例 1 胡萝卜烩木耳

|原料| 胡萝卜 200 克，木耳 20 克，盐、姜片各 5 克，生抽、料酒各 5 毫升，葱段 10 克，白糖 3 克

|做法| ①木耳用冷水泡发清洗干净；胡萝卜清洗干净，切片。②锅置火上倒油，待油烧至七成热时，放入姜片、葱段煸炒，随后放木耳稍炒一下，再放胡萝卜片，再依次放料酒、盐、生抽、糖，炒匀即可。

|专家点评| 黑木耳营养丰富，其含铁量是一般动物食品的 5 倍，是菠菜的 30 倍，营养学家将其誉为"素中之荤""素菜之王"。黑木耳中还含有大量促进宝宝大脑发育的营养元素，如卵磷脂、脑磷脂、鞘磷脂等，家长可有选择性地喂食宝宝黑木耳。胡萝卜中含有丰富的胡萝卜素，胡萝卜素可以保护呼吸道免受感染，对宝宝的视力发育也很有好处。

烹饪常识

在温水中放入木耳，然后再加入两勺淀粉，搅拌，用这种方法可以去除木耳细小的杂质和残留的沙粒。

推荐菜例 2 芙蓉云耳

|原料| 水发黑木耳 150 克，鸡蛋 2 个，油、盐各适量

|做法| ①鸡蛋取蛋清打散，用油滑散。②黑木耳清洗干净，焯水备用。③锅留底油，下入黑木耳、鸡蛋清，加入调味料，炒匀即可。

|专家点评| 黑木耳营养价值较高，味道鲜美，蛋白质含量甚高，是一种营养颇丰的食品，既可做菜肴、甜食，还可防治糖尿病，可谓药食兼优。而且黑木耳中的胶质，还可将残留在人体消化系统内的灰尘杂质吸附聚集，排出体外，起清涤肠胃的作用，有助于宝宝排毒并防治便秘。同时，黑木耳含有抗肿瘤活性物质，能增强机体免疫力，经常食用可防癌抗癌。

烹饪常识

做此菜宜选用小木耳。黑木耳泡发后仍然紧缩在一起的部分不宜食用。黑木耳用盐搓一下，可以杀死寄生虫。

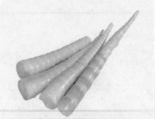

竹笋

Zhusun

[别名]笋、闽笋。

【适用量】每次 40 ~ 60 克为宜。

【热量】80 千焦 /100 克

【性味归经】性微寒，味甘。无毒。归胃、大肠经。

【主打营养素】
蛋白质、维生素、膳食纤维

◎竹笋中植物蛋白、维生素的含量均较高，有助于增强机体的免疫功能，提高防病、抗病能力。竹笋中所含的膳食纤维对肠胃有促进蠕动的功效，对防治宝宝便秘有一定的作用。

◎食疗功效

竹笋具有清热化痰、益气和胃、治消渴、利水道、利膈爽胃、帮助消化、去食积、防便秘等功效。另外，竹笋含脂肪、淀粉很少，属天然低脂、低热量食品，是营养过剩、体型肥胖宝宝的食疗佳品。也适合习惯性便秘者、糖尿病患者等食用

选购竹笋首先看色泽，黄白色或棕黄色，具有光泽的为上品。竹笋适宜在低温条件下保存，但不宜保存过久，否则质地变老会影响口感，建议保存1周左右。

营养成分表

营养素	含量（每 100 克）
蛋白质	2.6 克
脂肪	0.2 克
碳水化合物	3.6 克
膳食纤维	1.8 克
维生素 A	未测定
维生素 B_1	0.08 毫克
维生素 B_2	0.08 毫克
维生素 C	5 毫克
维生素 E	0.05 毫克
钙	9 毫克
铁	0.5 毫克
锌	0.33 毫克
硒	0.04 微克

◎搭配宜忌

竹笋 + 鸡肉 ✓ 可暖胃益气、补精添髓
竹笋 + 莴笋 ✓ 可治疗肺热痰火

竹笋 + 羊肉 ✗ 会导致腹痛
竹笋 + 豆腐 ✗ 易形成结石

温馨提示

竹笋一年四季皆有，但唯有春笋、冬笋味道最佳。由于竹笋不易消化，因此，宝宝也不宜多食。患有胃溃疡、胃出血、肾炎、肝硬化、肠炎、尿路结石、骨质疏松、佝偻病等患者也不宜多吃。

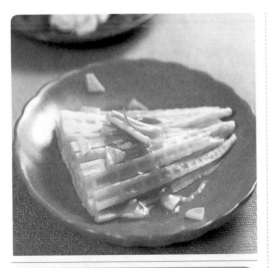

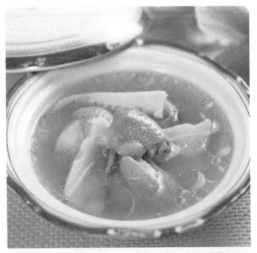

推荐菜例 1 清炒竹笋

|原料| 竹笋 250 克，葱、姜、盐、植物油各适量

|做法| ①竹笋剥去皮，除去老的部分，清洗干净后对半切开备用。②烧热锅，放植物油，烧至七成热时，放葱、姜入锅煸香。③然后将竹笋、盐放入锅内，翻炒至笋熟时，起锅装盘即可。

|专家点评| 竹笋中含有大量的优质蛋白以及人体所必需的 8 种氨基酸，适合宝宝食用。竹笋含有一种白色的含氮物质，构成了竹笋独有的清香，具有开胃、促进消化、增强食欲的作用，对食欲不振、消化不良的宝宝有一定的调理作用。竹笋还可促进肠胃蠕动，降低体内多余脂肪，因此，尤其适合便秘、营养过剩、体型肥胖的宝宝食用。需要注意的是，竹笋性寒，宝宝不宜多食。

选用嫩一点儿的竹笋烹饪，口感会更好，老的竹笋纤维太多。

推荐菜例 2 竹笋鸡汤

|原料| 鸡半只，竹笋 3 根，姜 2 片，料酒 10 毫升，盐 4 克

|做法| ①鸡清洗干净，剁块，放入锅内汆烫，去除血水后捞出，冲净。②另起锅放水烧开，下鸡块和姜片，并淋入料酒，改小火烧 15 分钟。③竹笋去壳，清洗干净后切成厚片，放入鸡汤内同煮至熟软（约 10 分钟），然后加盐调味，即可熄火盛出食用。

|专家点评| 竹笋味道清淡鲜嫩，营养丰富。其含有充足的水分、丰富的植物蛋白以及钙、磷、铁等人体必需的营养成分和矿物质，特别是纤维素含量很高，常食有帮助消化、防止便秘的功能。鸡肉蛋白质含量较高，且易被人体吸收利用，有增强体力、强壮身体的作用。用竹笋和鸡煲汤，既滋补又不油腻，有助于增强宝宝的免疫功能。

烹饪常识

食用竹笋前应先用开水焯过，以去除笋中的草酸，以免草酸在肠道内与钙结合成难吸收的草酸钙。

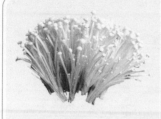

金针菇

Jinzhengu

【适用量】一次 50 克为宜。

【热量】104 千焦 /100 克

【性味归经】性凉，味甘滑。
归脾、大肠经。

[别 名] 金钱菌、冻菌、金菇。

【主打营养素】

锌、氨基酸

◎金针菇中含锌量比较高，有促进宝宝智力发育和健脑的作用。金针菇中还含有丰富的氨基酸，含有能调节宝宝体质的锌，有助于宝宝的生长发育。

◎食疗功效

金针菇具有补肝、益肠胃、抗癌之功效，对肝病、胃肠道炎症、溃疡病、肿瘤等病症有食疗作用。金针菇能有效地增强机体的生物活性，促进新陈代谢，有利于各种营养素的吸收和利用，对宝宝的生长发育有益处。金针菇还是高钾低钠食品，可防治高血压，对老年人很有益。此外，金针菇还有抑癌、防癌、降血脂、降胆固醇的作用。

◎选购保存

选择金针菇时，以颜色呈淡黄至黄褐色或是色泽白嫩、菌盖中央较边缘稍深、菌柄上浅下深、有淡淡清香的金针菇为佳。用保鲜膜封好，放置于冰箱中可存放 1 周。

◎搭配宜忌

金针菇 + 鸡肉	可健脑益智
金针菇 + 西蓝花 ✓	可增强免疫力
金针菇 + 猪肝	补益气血
金针菇 + 驴肉 ✗	会引起腹痛

营养成分表

营养素	含量（每 100 克）
蛋白质	2.4 克
脂肪	0.4 克
碳水化合物	6 克
膳食纤维	2.7 克
维生素 A	5 微克
维生素 B₁	0.15 毫克
维生素 B₂	0.19 毫克
维生素 C	2 毫克
维生素 E	1.14 毫克
钙	未测定
铁	1.4 毫克
锌	0.39 毫克
硒	0.28 微克

温馨提示

体质虚寒的宝宝不宜吃太多金针菇。另外，不管是白色的还是黄色的金针菇，颜色特别均匀、鲜亮，没有原来的清香而有异味的，可能是经过熏、漂、染或用添加剂处理过的，尽量不要食用。

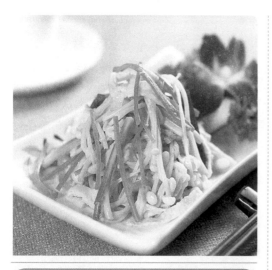

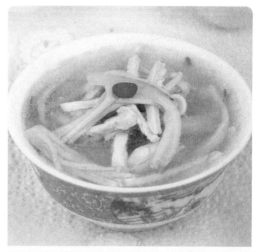

推荐菜例 1 金针菇炒三丝

原料 | 猪肉 250 克，金针菇 600 克，鸡蛋清两个，清汤、姜丝、盐、料酒、淀粉、麻油各适量

做法 | ①猪肉切丝，放入碗内，加蛋清、盐、料酒、淀粉拌匀；金针菇清洗干净。②锅内油烧热，将肉丝滑熟，放姜丝炒香后放入少许清汤调好味。③倒入金针菇炒匀，淋上麻油即可。

专家点评 | 金针菇含有的人体必需氨基酸成分较全，其中赖氨酸和精氨酸含量尤其丰富，且含锌量比较高，对增强智力尤其是对宝宝的身高和智力发育有良好的作用，人称"增智菇"。金针菇还能有效地增强机体的生物活性，促进体内新陈代谢，有利于食物中各种营养素的吸收和利用。将金针菇与富含蛋白质、有机铁的猪肉搭配，营养更全面。

烹饪常识

金针菇不能煮炒太长时间，否则容易出水，看着稍微有点儿颜色变化就可以出锅了。

推荐菜例 2 金针菇凤丝汤

原料 | 鸡胸肉 200 克，金针菇 150 克，黄瓜 20 克，高汤适量，精盐 4 克

做法 | ①将鸡胸肉清洗干净切丝，金针菇清洗干净切段，黄瓜清洗干净切丝备用。②汤锅上火倒入水和高汤，调入精盐，下入鸡胸肉、金针菇至熟，撒入黄瓜丝即可。

专家点评 | 金针菇富含多种营养，其中锌的含量尤为丰富，可促进宝宝的生长发育。鸡胸肉蛋白质含量较高，且易被人体吸收利用，含有对宝宝生长发育有重要作用的磷脂类。鸡胸肉有温中益气、补虚添精、健脾胃、活血脉、强筋骨的功效。将这两种食物与清新爽口的黄瓜一起搭配，能让宝宝补充丰富的锌、钙等营养素，有益于宝宝的身体和智力发育。

烹饪常识

金针菇用开水稍焯一下，可去除异味。变质的金针菇不要吃。

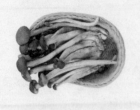

茶树菇

Chashugu

【适用量】每次50克为宜。

【热量】1056 千焦 /100 克（干茶树菇）

【性味归经】性平，味甘，无毒。归脾、胃经。

[别 名] 茶新菇。

蛋白质、钙、铁

◎茶树菇富含蛋白质、钙和铁，可为人体提供8种必需氨基酸，有增强免疫力，促进宝宝骨骼和牙齿的发育，防止缺铁性贫血的作用。

◎食疗功效

茶树菇能增强免疫力，促进体内形成抗氧化成分。茶树菇含有人体必需的8种氨基酸，并且含有丰富的B族维生素和钾、钠、钙、镁、铁、锌等矿物质元素，能补充宝宝身体所需的大部分营养物质。茶树菇还具有滋阴壮阳、美容保健之功效，对肾虚、尿频、水肿、风湿有较好疗效，能抗癌、降血压、抗衰老，对小儿低热、尿床有较理想的辅助治疗作用，民间称之为"神菇"。

◎选购保存

以菇形基本完整、菌盖有弹性、无严重畸形、菌柄脆嫩的为佳。茶树菇剪去根部及附着的杂质保存，也可速冻保鲜。

◎搭配宜忌

茶树菇 + 猪骨	✓	可增强免疫力
茶树菇 + 鸡肉		可增强免疫力
茶树菇 + 酒	✗	容易胃肠不适
茶树菇 + 鹌鹑		会降低营养价值

营养成分表

营养素	含量（每100克）
蛋白质	14.4 克
脂肪	2.6 克
碳水化合物	56.1 克
膳食纤维	未测定
维生素 A	未测定
维生素 B$_1$	未测定
维生素 B$_2$	未测定
维生素 C	未测定
维生素 E	未测定
钙	26.2 毫克
铁	42.3 毫克
锌	未测定
硒	未测定

温馨提示

茶树菇有补肾滋阴、健脾胃、提高人体免疫力、增强人体防病能力的功效。茶树菇对肾虚尿频、水肿、气喘，尤其小儿低热、尿床，有较好的疗效。

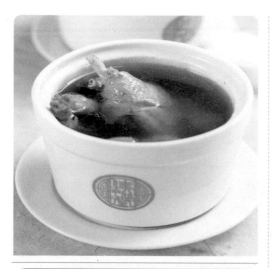

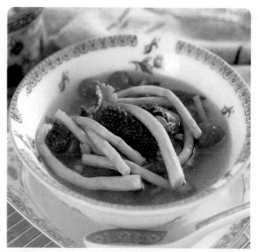

推荐菜例 **1** 茶树菇鸭汤

| 原料 | 鸭肉 250 克，茶树菇少许，盐适量

| 做法 | ① 将鸭肉斩成块，清洗干净后氽水；茶树菇清洗干净。② 将所有原材料放入盅内蒸 2 小时。③ 最后放入盐调味即可。

| 专家点评 | 相比猪肉、牛肉等脂肪含量较多的红肉，鸭肉属于热量低、口感较清爽的白肉，特别适合宝宝在夏天食用。茶树菇是富含氨基酸和多种营养成分的食用菌类；茶树菇还含有丰富的植物纤维素，能吸收汤中多余的油，使汤水喝起来清爽不油腻。这道菜口感清爽甜美，鸭肉鲜嫩，茶树菇吃起来也爽脆可口，非常适合宝宝用来滋补身体。

烹饪常识

鸭肉氽水时一定要氽透，而且要将鸭块上的血水全部去掉，否则会影响汤的颜色。如果用干茶树菇，泡发清洗时一定要细心地多漂洗几遍，以免茶树菇中带沙，影响口感。

推荐菜例 **2** 茶树菇红枣乌鸡汤

| 原料 | 乌鸡半只，茶树菇 150 克，红枣 10 颗，姜 2 片，盐适量

| 做法 | ① 乌鸡清洗干净，放入开水中氽烫 3 分钟捞出，对半切开备用。② 茶树菇浸泡 10 分钟，清洗干净；红枣清洗干净，去核。③ 将以上所有材料放入煲中，倒入 2000 毫升水煮开，用中火煲 2 小时，再加盐调味即可。

| 专家点评 | 茶树菇红枣煲乌鸡汤是一道营养美食，主要食材是乌鸡、茶树菇，是一款宝宝健康食谱。乌鸡补益肝肾，滋阴补血，清热补虚。茶树菇的氨基酸、微量元素含量较多，能够益气和胃，消除水肿。这道汤可以增强宝宝的免疫力，促进宝宝的大脑发育，还能起到防治缺铁性贫血的作用。

烹饪常识

乌鸡事先氽烫一下是为了去除血沫，让汤质更清澈；或者放入砂锅里直接用冷水炖也行，等煮开了用勺子也能撇去血沫。鸡汤一定要事先加好足量的水，中途加水口味会大打折扣。

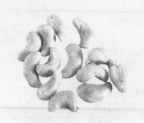

腰果

Yaoguo

【适用量】每日30克为宜。

【热量】2088千焦/100克

【性味归经】性平，味甘。归脾、胃、肾经。

[别 名] 肾果、树花生、鸡腰果。

◎食疗功效

腰果对食欲不振、心衰、下肢水肿及炎症有显著功效。腰果对夜盲症、眼干燥症及皮肤角化有预防作用，能增强人体抗病能力，预防癌症。腰果还含有丰富的油脂，可以润肠通便，防治宝宝大便不畅

挑选外观呈完整弯月形、色泽白、饱满、气味香、油脂丰富、无蛀虫、无斑点者为佳。腰果不宜久存；若要保存，应存放于密封罐中，放入冰箱冷藏保存，或放在阴凉通风处，避免阳光直射。

◎搭配宜忌

腰果 + 莲子 腰果 + 茯苓 ✔	可养心安神、降血压、降血糖 可滋润五脏、安神
腰果 + 虾仁 腰果 + 鸡蛋 ✘	腹部不适 会引起腹痛、腹泻

营养成分表

营养素	含量（每100克）
蛋白质	17.3克
脂肪	36.7克
碳水化合物	41.6克
膳食纤维	3.6克
维生素 A	8 微克
维生素 B$_1$	0.27 毫克
维生素 B$_2$	0.13 毫克
维生素 E	3.17 毫克
钙	26 毫克
镁	153 毫克
铁	4.8 毫克
锌	4.3 毫克
硒	34 微克

温馨提示

腰果有补充体力和消除疲劳的良好功效，还能使干燥的皮肤得到改善，让宝宝的肌肤更加滋润，同时还可以为宝宝补充铁、锌等。但是，在喂食宝宝的时候，一定要谨慎，且不宜过多。

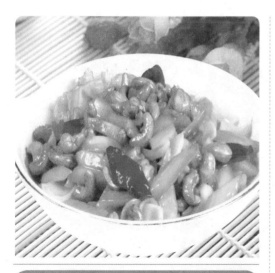

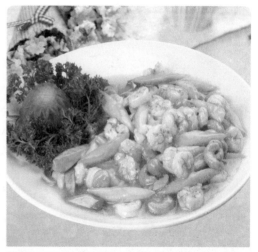

推荐菜例 1 腰果炒西芹

|原料| 西芹 200 克，百合、腰果各 100 克，甜红椒、胡萝卜各 50 克，盐、糖各 3 克，水淀粉适量

|做法| ①西芹清洗干净，切段；百合清洗干净，切片；甜红椒去蒂清洗干净，切片；胡萝卜清洗干净，切片；腰果清洗干净。②锅下油烧热，放入腰果略炸一会儿，再放入西芹、百合、甜红椒、胡萝卜一起炒，加盐、糖炒匀，待熟用水淀粉勾芡，装盘即可。

|专家点评| 西芹百合加上腰果，蔬菜的爽脆和腰果的清香，使这道菜让人百吃不厌。腰果中的某些维生素和微量元素成分有很好的软化血管的作用，对保护血管、防治心血管疾病有益处。西芹含有多种维生素和丰富的纤维素，可促进食欲。此道菜适合 1 岁半左右的宝宝食用。

烹饪常识

腰果可先焯水，沥干，再入油锅炸至香酥。

推荐菜例 2 腰果虾仁

|原料| 鲜虾 200 克，腰果、黄瓜各 150 克，胡萝卜 100 克，鸡精 2 克，盐 3 克，水淀粉适量

|做法| ①鲜虾收拾干净；黄瓜清洗干净，切块；胡萝卜去皮，清洗干净切块。②热锅下油烧热，入腰果炒香后，放入虾仁滑炒片刻，再放入黄瓜、胡萝卜同炒。③加鸡精、盐调味，炒熟用水淀粉勾芡装盘即可。

|专家点评| 虾的营养价值极高，它富含蛋白质、脂肪、碳水化合物、维生素以及矿物质等营养成分，能够补充宝宝身体所需营养，促进宝宝骨骼发育，提高机体免疫力。此外，虾有健脑益智的作用，尤其是海虾，有助于集中精神。需要注意的是，因为虾本身就比较容易引起过敏，因此，过敏性体质的宝宝不宜吃虾。

烹饪常识

买回来的虾需将虾的长须以及多余的部分剪去，在虾的第二指节处，用牙签抽出虾肠，再清洗一下备用。

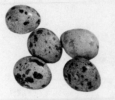

鹌鹑蛋

Ānchundan

【适用量】每天1～2个。

【热量】640千焦/100克

【性味归经】性平，味甘。归心、肝、肺、胃、肾经。

[别 名] 鹑鸟蛋、鹌鹑卵。

◎食疗功效

鹌鹑蛋含有丰富的蛋白质、脑磷脂、卵磷脂、赖氨酸、胱氨酸、维生素A、维生素B$_1$、维生素B$_2$、铁、磷、钙等营养物质，具有补益气血、强身健脑、丰肌泽肤等功效。鹌鹑蛋的营养价值很高，超过其他禽蛋，最适合体质虚弱、营养不良者及婴幼儿食用。每天给宝宝吃1～2个鹌鹑蛋，对大脑发育十分有帮助

优质蛋色泽鲜艳、壳硬，蛋壳颜色鲜明，鹌鹑蛋在常温下（20℃）能存放4～5天，存放前不可用水冲洗。从冰箱中取出后要尽快食用，不可再久置或再次冷藏。

营养成分表

营养素	含量（每100克）
蛋白质	12.8克
脂肪	11.1克
碳水化合物	2.1克
膳食纤维	－
维生素A	337微克
维生素C	－
维生素E	3.08毫克
叶酸	未检测
烟酸	0.1毫克
钙	47毫克
铁	3.2毫克
锌	1.61毫克
磷	180毫克

温馨提示

心脑血管病人不宜多食鹌鹑蛋，老年人也不宜吃鹌鹑蛋，因为其所含的胆固醇高。一般情况下，3～4个鹌鹑蛋相当于一个鸡蛋，在给宝宝食用时也要注意食用量，食用太多会消化不良。

◎搭配宜忌

鹌鹑蛋＋银耳	✔ 补益脾胃、滋阴滋肺
鹌鹑蛋＋螃蟹	✘ 引起中毒

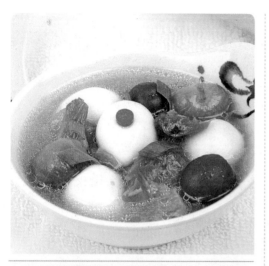

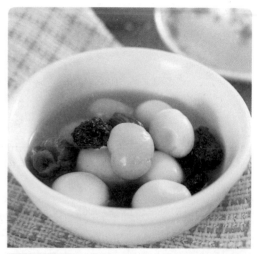

推荐菜例 1 健胃三圆汤

| 原料 | 熟鹌鹑蛋120克，话梅肉、桂圆肉各6克，红枣6颗，盐3克，冰糖4克

| 做法 | ①将熟鹌鹑蛋去皮洗净，话梅肉、桂圆肉、红枣清理干净备用。②净锅上火倒入水，调入盐，下入熟鹌鹑蛋、话梅肉、桂圆肉、红枣烧开，调入冰糖煲至熟即可。

| 专家点评 | 桂圆肉含丰富的蛋白质，含铁量也较高，可在提高能量、补充营养的同时，促进血红蛋白再生以补血。桂圆肉对宝宝全身有补益作用，对脑细胞特别有益，能增强记忆力。话梅肉具有消肿解毒、生津止渴的功效。红枣能提高宝宝的免疫功能，增强抗病能力。鹌鹑蛋中的营养和鸡蛋不相上下，能够为宝宝补充大量的蛋白质，以更好地促进宝宝健康成长。

烹饪常识

如果想去除红枣的皮，可先拿红枣用火烧一下，然后它的皮就会翘起来，这样就好剥多了。

推荐菜例 2 黑枣桂圆鹌鹑蛋汤

| 原料 | 黑枣12个，桂圆20克，鹌鹑蛋8个，蜜枣3个，盐5克

| 做法 | ①黑枣去核洗净，桂圆肉洗净。②鹌鹑蛋煮熟，剥去壳。③将黑枣、桂圆肉、鹌鹑蛋、蜜枣一同放入煲内，加入清水1000毫升，煮沸后改小火煲1个小时，加入盐即可。

| 专家点评 | 黑枣含有丰富的维生素，有增强免疫力的作用。黑枣中富含钙和铁，能够预防宝宝的缺铁性贫血。黑枣中还含有大量的维生素C，能够促进宝宝的生长发育，增强宝宝的免疫力。桂圆肉对宝宝的脑细胞非常有益，能使宝宝的头脑更加灵活。鹌鹑蛋中含有大量的蛋白质，能够促进宝宝的生长发育，帮助宝宝的骨骼和牙齿健康成长。

烹饪常识

在去除黑枣的核时，可以用筷子顺着枣核的方向从中间穿出来，这样黑枣核就能够被筷子顶出来了。

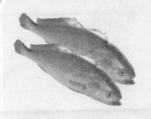

黄鱼

Huangyu

[别 名] 石首鱼、黄花鱼。

【适用量】每次 100 克左右为宜。

【热量】396 千焦 /100 克

【性味归经】性平，味甘、咸。归肝、肾经。

【主打营养素】
蛋白质、维生素、微量元素
◎黄鱼含有丰富的蛋白质、微量元素和维生素，对人体有较好的补益作用，尤其适宜于食欲不振、体质虚弱的宝宝。

◎食疗功效

黄鱼可开胃益气、调中止痢、明目安神，黄鱼含有多种氨基酸，其提取物可做癌症病人的康复剂和治疗剂，如用黄鱼制取的水解蛋白，是癌症病人良好的蛋白质补充剂。黄鱼鱼肉如蒜瓣，脆嫩度比大多数淡水鱼都好，且营养丰富，富含蛋白质，是婴幼儿与老年人的最佳营养食品。

黄鱼的背脊呈黄褐色，腹部金黄色，鱼鳍灰黄，鱼唇橘红，应选择体型较肥、鱼肚鼓胀的，比较肥嫩。黄鱼去除内脏，清除干净后，用保鲜膜包好，再放入冰箱冷冻保存。

营养成分表

营养素	含量（每 100 克）
蛋白质	17.7 克
脂肪	2.5 克
碳水化合物	0.8 克
维生素 A	10 微克
维生素 B$_1$	0.03 毫克
维生素 B$_2$	0.1 毫克
维生素 E	1.13 毫克
钙	53 毫克
镁	39 毫克
铁	0.7 毫克
锌	0.58 毫克
硒	42.57 微克
铜	0.04 毫克

◎搭配宜忌

黄鱼 + 茼蒿 黄鱼 + 西红柿	✔	可暖胃益脾、化气 生肌促进骨骼发育
黄鱼 + 洋葱 黄鱼 + 牛油	✘	降低蛋白质的吸收 会加重肠胃负担

(温)(馨)(提)(示)

黄鱼肉质鲜嫩，营养丰富，是优质食用鱼种，可以作为宝宝的食材之一。营养过剩、属过敏体质的宝宝应慎食。清洗黄鱼的时候不用剖腹，可以用筷子从口中搅出肠肚，再用清水冲洗。黄鱼多刺，喂食宝宝时一定要多注意。

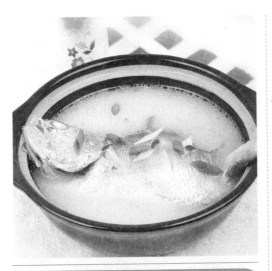

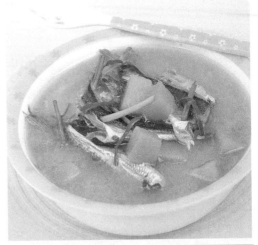

| 推荐 **1** | 清汤黄鱼 |

|原料| 黄花鱼1尾，盐5克，葱段、姜片各2克

|做法| ①将黄鱼宰杀清洗干净备用。②净锅上火倒入水，入葱段、姜片，再下入黄鱼煲至熟，调入盐即可。

|专家点评| 这道汤汤鲜味美，鱼肉香嫩，有补血、补亏虚的功效。黄鱼肉质鲜嫩，营养丰富，是优质食用鱼种，其含有丰富的蛋白质、微量元素和维生素，对人体有补益作用，尤其有较好的补血功效。此外，其中含有的钙有助于婴儿骨骼和牙齿发育。黄鱼中含有多种氨基酸，对于久病体虚、少气乏力、头昏神倦的成年人也有补益作用，它还是癌症病人极佳的食疗物品。

🍲 **烹饪常识**

　　黄鱼不宜反复冷冻，否则营养容易被破坏。妈妈还可以在黄鱼清汤中加一些苹果块，因为苹果清香甜美，和黄鱼一同熬汤，汤味更清甜。

| 推荐 **2** | 干黄鱼煲木瓜 |

|原料| 干黄花鱼2条，木瓜100克，盐少许，香菜段2克

|做法| ①将干黄鱼清洗干净浸泡；木瓜清洗干净，去皮、籽，切方块备用。②净锅上火倒入水，调入盐，下入干黄鱼、木瓜煲至熟，撒入香菜即可。

|专家点评| 黄鱼中含有多种氨基酸，有增强免疫力的作用。同时，黄鱼中所含的微量元素硒，能够清除人体代谢中的自由基，有效预防癌症。木瓜含番木瓜碱、木瓜蛋白酶、凝乳酶、胡萝卜素等，并富含17种以上氨基酸及多种营养元素，可以补充宝宝身体发育中所需的养分，增强宝宝身体的抗病能力。木瓜中的木瓜蛋白酶有助于宝宝对食物的消化和吸收，有健脾消食的功效。

🍲 **烹饪常识**

　　黄鱼头上的头盖皮要撕掉，因为它腥味很大，影响口味。木瓜中的番木瓜碱对人体有微毒，因此每次食量不宜过多，多吃会损筋骨、损腰部。

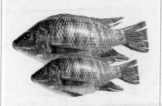

福寿鱼
Fushouyu

【适用量】每次约 100 克为宜。

【热量】396 千焦 /100 克

【性味归经】性平,味甘。归肾经。

[别名] 罗非鱼、非洲鲫鱼、尼罗鱼。

【主打营养素】
蛋白质、维生素、矿物质
◎福寿鱼中含有丰富的蛋白质、B 族维生素、维生素 E 及钙、铁、锌等矿物质,能补充营养,增强免疫力,促进宝宝大脑的发育。

◎食疗功效

福寿鱼可补阴血、通血脉、补体虚,还有益气健脾、利水消肿、清热解毒、通达经络、治疗病痛之功效。福寿鱼肉中富含极高的蛋白质,易于被人体所吸收,氨基酸含量也很高,所以对促进宝宝智力发育、降低人体胆固醇和血液黏稠度、预防心脑血管疾病具有明显的作用。

最好去菜市场或超市挑选活的福寿鱼,现场宰杀。选购时挑选 500 克左右的鱼为佳,过大的福寿鱼肉质较粗,泥腥味也重,味道也不够鲜美。福寿鱼不宜保存,宰杀后尽快食用。

◎搭配宜忌

福寿鱼 + 西红柿	✓	可增加营养
福寿鱼 + 豆腐		补钙
福寿鱼 + 鸡肉	✗	降低营养价值
福寿鱼 + 干枣		会引起腹痛

营养成分表

营养素	含量（每 100 克）
蛋白质	18.4 克
脂肪	1.5 克
维生素 A	未检出
维生素 B$_1$	0.11 毫克
维生素 B$_2$	0.17 毫克
维生素 E	1.91 毫克
钙	12 毫克
磷	161 毫克
镁	36 毫克
铁	0.9 毫克
锌	0.87 毫克
硒	22.6 微克
铜	0.05 毫克

温馨提示

福寿鱼已成为世界性的主要养殖鱼类。其肉味鲜美,肉质细嫩,无论是红烧还是清烹,味道俱佳。福寿鱼含有多种营养素,因其有补气血、利水消肿的作用,因此,也适合作为宝宝的辅食材料。

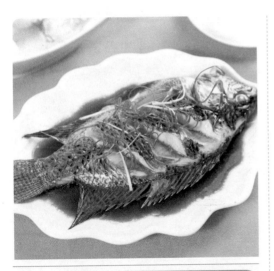

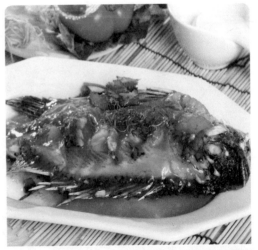

清蒸福寿鱼

|原料| 福寿鱼1条（约500克），盐2克，姜片5克，葱15克，生抽10毫升，香油5毫升

|做法| ①福寿鱼去鳞和内脏清洗干净，在背上划花刀；葱洗净，葱白切段，葱叶切丝。②将鱼装入盘内，加入姜片、葱白段、盐，放入锅中蒸熟。③取出蒸熟的鱼，淋上生抽、香油，撒上葱丝即可。

|专家点评| 这道菜鱼肉软嫩，鲜香味美，可补虚养身，提高机体的抵抗力。福寿鱼可补阴血、通血脉、补体虚，还有益气健脾、利水消肿、清热解毒、通达经络、治疗病痛之功效。福寿鱼肉中富含蛋白质，易于被人体所吸收，可促进宝宝智力发育、降低人体胆固醇和血液黏稠度、预防心脑血管疾病。

烹饪常识

将鱼泡入冷水内，加入两汤匙醋，过两个小时后再去鳞，则很容易刮净。

番茄酱福寿鱼

|原料| 福寿鱼1条（约500克），葱段、姜片、蒜片、白糖、醋、盐、料酒、番茄酱、淀粉、水淀粉各适量

|做法| ①将福寿鱼收拾干净，在鱼身两边切花刀，用盐、料酒腌渍。②鱼身上抹上淀粉，下锅油炸至金黄色，捞出沥油。③锅底留油，放葱段、姜片、蒜片爆香后，捞出葱姜蒜，加白糖、料酒、番茄酱及适量清水焖煮，沸腾后，用水淀粉勾芡，将炸好的福寿鱼放进锅里拌匀，淋入醋，出锅装盘。

|专家点评| 福寿鱼肉味鲜美，肉质细嫩，营养价值很高，含有多种不饱和脂肪酸和丰富的蛋白质。福寿鱼中还富含钙和锌，是宝宝骨骼、牙齿和大脑发育的必需营养素。用番茄酱调味的福寿鱼酸甜鲜美，味道诱人，更能引起宝宝的食欲。

烹饪常识

如果鱼比较脏，可用淘米水擦洗，不但可以清洗干净鱼，而且手也不至于太腥。

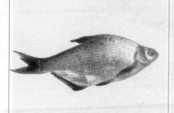

武昌鱼

Wuchangyu

【适用量】每次40克为宜。

【热量】540千焦/100克

【性味归经】性温，味甘。归脾、胃经。

[别名] 团头鲂、鳊鱼。

【主打营养素】

蛋白质、不饱和脂肪酸、钙

◎武昌鱼中含有丰富的蛋白质和不饱和脂肪酸以及钙元素。蛋白质和不饱和脂肪酸能帮助宝宝肌肤保持健康，钙的摄入可维持宝宝骨骼和牙齿的正常发育。

◎食疗功效

武昌鱼肉质嫩白，含丰富的蛋白质，是低脂肪、高蛋白质的鱼类，有补中益气、调治脏腑、开胃健脾、增进宝宝食欲之功效，对于贫血、低血糖、高血压和动脉血管硬化等疾病有一定的食疗作用。

◎选购保存

新鲜武昌鱼的眼球饱满凸出，角膜透明有光泽，眼内半实富有弹性；鱼鳃鲜呈鲜红色，黏液透明，鳞片有光泽且与鱼体贴附紧密，不易脱落。购买后宜将武昌鱼清洗干净，擦干，放入冰箱冷藏保存，1～2天内需食用完。

◎相宜搭配

武昌鱼 + 香菇	促进钙的吸收，降低血压
武昌鱼 + 豆腐 ✓	降压降脂、益胃健脾
武昌鱼 + 大蒜	开胃消食、杀菌、降压
武昌鱼 + 芹菜	降压利水、疏通血管

营养成分表

营养素	含量（每100克）
蛋白质	18.3克
脂肪	6.3克
维生素 A	28微克
维生素 B_1	0.02毫克
维生素 B_2	0.07毫克
维生素 E	0.52毫克
钙	89毫克
磷	188毫克
镁	17毫克
铁	0.7毫克
锌	0.89毫克
硒	11.59微克
铜	0.07毫克

温馨提示

武昌鱼因毛主席的诗句"才饮长沙水，又食武昌鱼"而闻名中外。武昌鱼是一种营养丰富的优质食品，它含人体所需的多种氨基酸、维生素和微量元素，是宝宝的健康食物。

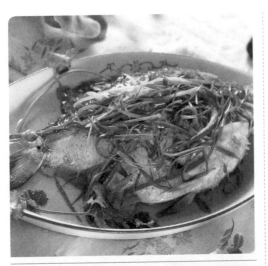

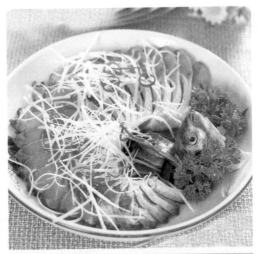

推荐菜例 ① 清蒸武昌鱼

|原料| 武昌鱼 500 克，甜红椒 10 克，盐、胡椒粉、料酒、生抽、香油各少许，姜丝、葱丝各 10 克

|做法| ①武昌鱼收拾干净；甜红椒清洗干净切丝。②武昌鱼放入盘中，抹上胡椒粉、料酒、盐腌渍约 5 分钟。③将鱼放入蒸锅，撒上姜丝，蒸至熟后取出，撒上葱丝、甜红椒丝，淋上香油，旁边备生抽、香油调成的味汁小碟即可。

|专家点评| 这道菜鱼肉鲜美，汤汁清澈，原汁原味，淡爽鲜香，宝宝食用容易消化吸收，能给宝宝补充蛋白质、铁、各种维生素以及各种矿物质，有助于宝宝生长发育。武昌鱼富含水分、蛋白质、脂肪、碳水化合物、钙等人体所需营养成分，能预防贫血、低血糖、高血压等疾病。宝宝食用鱼肉时，父母需注意将鱼刺剔除干净。

烹饪常识

为了使鱼更入味，可在鱼身上打上花刀。

推荐菜例 ② 开屏武昌鱼

|原料| 武昌鱼 1 条，甜红椒 1 个，盐 3 克，生抽 5 毫升，葱 20 克

|做法| ①武昌鱼宰杀，去内脏、鳞后清洗干净；葱、甜红椒清洗干净，切丝。②将武昌鱼切成连刀片，用盐腌渍 10 分钟。③入蒸锅蒸 8 分钟，取出撒上葱丝、甜椒丝，浇上热油，加入调料即可。

|专家点评| 这道菜鱼肉细嫩，味道鲜美，很能诱起宝宝的食欲。武昌鱼肉的纤维短、柔软，容易被消化，之所以味道鲜美，也是因为含有多种氨基酸。其中有一种叫牛磺酸的氨基酸，对调节血压、降低血脂、防止动脉硬化、增强视力都有作用。武昌鱼还有调治脾胃的功效，有开胃健脾、增进食欲的作用。同时，也有利于人体对营养的吸收。

烹饪常识

宰杀武昌鱼时，一定要从口中取出内脏，才能保持鱼形完整。不可蒸得太久，这样有利于保持鱼嫩鲜味。

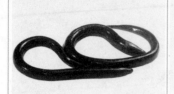

鳝鱼
Shanyu

[别 名] 黄鳝、长鱼。

【适用量】每次 50 克为宜。
【热量】360 千焦 /100 克
【性味归经】性温，味甘。
归肝、脾、肾经。

◎食疗功效

鳝鱼的营养价值很高。含有维生素 B_1 和维生素 B_2、烟酸及人体所需的多种氨基酸等。鳝鱼富含 DHA 和卵磷脂，这些物质是宝宝大脑发育不可缺少的营养物质。鳝鱼的维生素 A 含量更是高得惊人，这种营养物质能增进宝宝视力，促进宝宝皮肤的新陈代谢

鳝鱼要选在水中活动灵活，身体上无斑点、溃疡，粗细均匀的。鳝鱼宜现宰现烹，死鳝鱼体内的组氨酸会转变为有毒物质，故所加工的鳝鱼必须是活的。

◎搭配宜忌

鳝鱼 + 青椒	✓	可降低血糖
鳝鱼 + 苹果	✓	可治疗腹泻
鳝鱼 + 菠菜	✗	易导致腹泻
鳝鱼 + 银杏	✗	会引起中毒

营养成分表

营养素	含量（每 100 克）
蛋白质	18 克
脂肪	1.4 克
碳水化合物	1.2 克
维生素 A	50 微克
维生素 B_1	0.06 毫克
维生素 B_2	0.98 毫克
维生素 E	1.34 毫克
钙	42 毫克
镁	18 毫克
铁	2.5 毫克
锌	1.97 毫克
硒	34.56 微克
铜	0.05 毫克

温馨提示

鳝鱼是不错的滋补佳品，但是，未满 1 岁之前，最好不要给宝宝食用。如果宝宝本身对鳝鱼过敏，也不要吃。供食用的鳝鱼应当用鲜活鳝鱼烹调。鳝鱼血清有毒，但毒素不耐热，能被加热所破坏，鳝鱼一定要煮熟再吃。

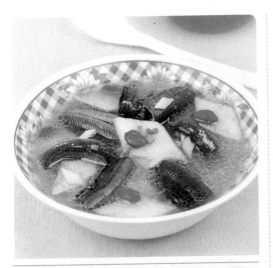

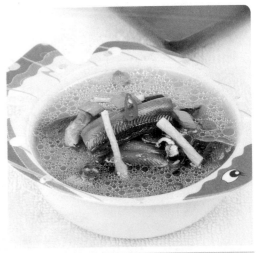

推荐菜例 ① 山药鳝鱼汤

| 原料 | 鳝鱼2条，山药25克，枸杞子5克，盐5克，葱段、姜片各2克

| 做法 | ①将鳝鱼收拾干净切段，氽水；山药去皮清洗干净，切片；枸杞子清洗干净备用。②净锅上火，调入精盐、葱段、姜片，下入鳝鱼、山药、枸杞子煲至熟即可。

| 专家点评 | 鳝鱼的营养价值很高，含有维生素 B_1、维生素 B_2、烟酸及人体所需的多种氨基酸，可以预防消化不良引起的腹泻，还可以保护心血管。鳝鱼还具有补血益气、宣痹通络的保健功效。山药健脾养胃，含有丰富的淀粉、微量元素、维生素等营养元素，能促进血液循环，胃肠蠕动，提高机体的免疫功能。此汤尤其适合腹泻的宝宝食用。

烹饪常识

用葱姜爆锅，再把鳝鱼加入料酒翻炒一下再煲汤，可以去除鳝鱼的腥味，使汤汁鲜美。

推荐菜例 ② 党参鳝鱼汤

| 原料 | 鳝鱼175克，党参3克，色拉油20毫升，盐5克，葱段、姜末各3克，香油4克

| 做法 | ①将鳝鱼收拾干净切段；党参清洗干净备用。②锅上火倒入水烧沸，下入鳝段氽水，至没有血色时捞起冲净。③净锅上火倒入色拉油，将葱、姜、党参炒香，再下入鳝段煸炒，倒入水，调入精盐煲至熟，最后淋入香油即可。

| 专家点评 | 这道汤含有丰富的蛋白质、蔗糖、葡萄糖、菊糖、生物碱、黏液质、烟酸、维生素A等多种营养素，有滋补气血、健脾补气、强健筋骨的作用，适宜气血不足、体质虚弱的宝宝食用。需要注意的是，党参是补药，人参、鹿茸更是大补药材，如非作为药用调理，尽量不要给宝宝食用。

烹饪常识

鳝鱼不要跟胡椒一同食用，因为胡椒是泄气的。为了体现该汤的原味和本身的鲜味，可以不放味精或少加。

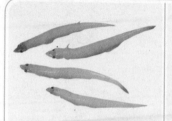

银鱼

Yinyu

【适用量】每次 40 克左右为宜。

【热量】420 千焦 /100 克

【性味归经】性平，味甘。归脾、胃经。

[别名] 面条鱼、银条鱼、大银鱼。

【主打营养素】

蛋白质、钙

◎银鱼含有丰富的蛋白质和钙，是宝宝的滋补佳品，有强身健体、提高免疫力的作用，所含的钙还可以促进宝宝骨骼和牙齿的发育。

◎食疗功效

银鱼无论干、鲜，都具有益脾、润肺、补肾的功效，是上等滋补品。银鱼还是结肠癌患者的首选辅助治疗食品。银鱼属于一种高蛋白、低脂肪食品，对高脂血症患者也有益，还可辅助调治脾胃虚弱、肺虚咳嗽、虚劳诸疾。有营养过剩症状的宝宝可以多食用。

新鲜银鱼，以洁白如银且透明、体长 2.5 ~ 4.0 厘米为宜。手从水中捞起银鱼后，以鱼体软且下垂，略显挺拔，鱼体无黏液的为佳。银鱼不适合放在冰箱长时间保存，最好用清水盛放。

◎搭配宜忌

银鱼 + 蕨菜	可减肥、降血压、补虚、健胃
银鱼 + 冬瓜 ✔	可降血压、降血脂、清热利尿
银鱼 + 木耳	能保护血管、益胃润肠
银鱼 + 甘草 ✘	对身体不利

营养成分表

营养素	含量（每 100 克）
蛋白质	17.2 克
脂肪	4 克
维生素 A	–
维生素 B$_1$	0.03 毫克
维生素 B$_2$	0.05 毫克
维生素 E	1.86 毫克
烟酸	0.2 毫克
钙	46 毫克
镁	25 毫克
铁	0.09 毫克
锌	0.16 毫克
硒	9.54 微克
铜	–

温馨提示

银鱼身圆如筋，洁白如银，体柔无鳞。银鱼可食率为百分之百，为营养学家所确认的长寿食品之一，被誉为"鱼参"。它出水即死，如果不立刻加工暴晒，很快就会化成乳汁一样的水浆，除了新鲜银鱼，市售最常见的是银鱼干。

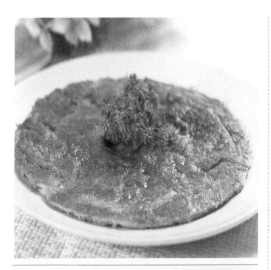

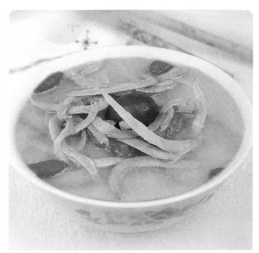

推荐菜例 ❶ 银鱼煎蛋

|原料| 银鱼 150 克，鸡蛋 4 个，盐 3 克，陈醋各少许

|做法| ❶将银鱼用清水漂洗干净，沥干水分备用。❷取碗将鸡蛋打散，放入备好的银鱼，调入盐，用筷子搅拌均匀。❸锅置火上，放入少许油烧至五成热，放银鱼鸡蛋煎至两面金黄，烹入陈醋即可。

|专家点评| 这道煎蛋颜色鲜丽，软润香鲜，宝宝食用能补脾润肺。银鱼含有丰富的蛋白质、脂肪、碳水化合物、多种维生素和矿物质等，堪称河鲜之首，善补脾胃，且可宣肺、利水。鸡蛋含有丰富的蛋白质、脂肪、维生素和铁、钙、钾等人体所需要的矿物质，有助于补血益气、增强免疫力、强壮身体。用银鱼和鸡蛋煎成的鸡蛋，还具有提高记忆力，促进大脑发育的功效。

> **烹饪常识**
>
> 把银鱼倒进清水里，然后用手轻轻搅拌让脏东西沉淀，再捞起，反复三四次，就可以放心烹调了。

推荐菜例 ❷ 银鱼枸杞苦瓜汤

|原料| 银鱼 150 克，苦瓜 125 克，枸杞子 10 克，红枣 5 颗，高汤适量，盐少许，葱末、姜末各 3 克

|做法| ❶将银鱼清洗干净；苦瓜清洗干净去籽切圈；枸杞子、红枣清洗干净备用。❷汤锅上火倒入高汤，调入盐、葱末、姜末，下入银鱼、苦瓜、枸杞子、红枣，煲至熟即可。

|专家点评| 银鱼是蛋白质的良好来源，是完全蛋白质。其组织结构松软，水分含量较多，容易被人体消化吸收，消化吸收率可达 90% 以上。银鱼的脂肪是由不饱和脂肪酸组成，容易被消化吸收。银鱼所含钙、磷也比畜肉含量高。因此，宝宝食用银鱼既能补充优质蛋白，增强体力，又能补钙，确实可称得上是理想的营养食品。

> **烹饪常识**
>
> 如果银鱼的颜色太白，须提防掺有荧光剂或漂白剂。选用的是干银鱼的话，要剪去头和尾。

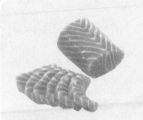

三文鱼

Sanwenyu

[别 名] 撒蒙鱼、萨门鱼、大马哈鱼、鲑鱼。

【适用量】每次以 80 克左右为宜。

【热量】560 千焦 /100 克

【性味归经】性平，味甘。归脾、胃经。

【主打营养素】

Ω–3 不饱和脂肪酸

◎三文鱼含有丰富的微量元素和 Ω–3 不饱和脂肪酸，这些物质不仅能补充宝宝身体所需的营养物质，还能促进宝宝大脑和视网膜神经系统所需的营养元素。

◎食疗功效

三文鱼中含有丰富的不饱和脂肪酸，能有效降低血脂和血胆固醇，防治心血管疾病。它所含的 Ω–3 脂肪酸更是脑部、视网膜及神经系统所必不可少的物质。妈妈们适当地给宝宝吃三文鱼，对宝宝的脑部和视力发育很有帮助，而且三文鱼是少骨鱼，较之一般鱼类，更适合拿来给宝宝做辅食。

◎选购保存

新鲜的三文鱼鱼鳞要完好无损，透亮有光泽，鱼头短小，颜色乌黑而有光泽。买回的三文鱼切成小块，然后用保鲜膜封好，再放入冰柜保鲜，可备随时取用。

◎相宜搭配

三文鱼 + 芥末	可除腥、补充营养
三文鱼 + 柠檬	有利于营养吸收
三文鱼 + 蘑菇酱 ✔	营养丰富
三文鱼 + 米饭	可降低胆固醇

营养成分表

营养素	含量（每 100 克）
蛋白质	17.2 克
脂肪	7.8 克
维生素 A	45 微克
维生素 B_1	0.07 毫克
维生素 B_2	0.18 毫克
维生素 E	0.78 毫克
叶酸	4.8 微克
钙	13 毫克
镁	36 毫克
铁	0.3 毫克
锌	1.11 毫克
硒	29.47 微克
铜	0.03 毫克

温馨提示

三文鱼鳞小刺少，肉色橙红，肉质细嫩鲜美，既可直接生食，又能烹制菜肴，它制成的鱼肝油更是营养佳品。此阶段是宝宝大脑发育的重要阶段，父母可以多制作一些三文鱼食物，给宝宝的大脑补充营养。

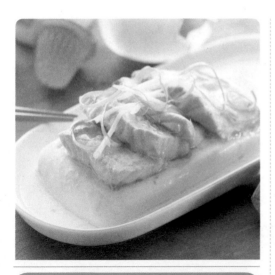

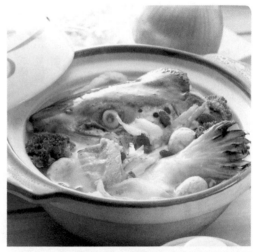

| 推荐菜例 | **1** | **豆腐蒸三文鱼** |

| 原料 | 老豆腐 400 克，新鲜三文鱼 300 克，葱丝 5 克，姜丝 5 克，盐 3 克

| 做法 | ①豆腐横面平剖为二，平摆在盘中；三文鱼收拾干净，斜切成约 1 厘米厚的片状，依序排列在豆腐上。②葱丝、姜丝铺在鱼上，均匀撒上盐。③蒸锅中加 2 碗水煮开后，将盘子移入，以大火蒸 3 ～ 5 分钟即可。

| 专家点评 | 三文鱼不但鲜甜美味，其营养价值也非常高，蕴含多种有益身体的营养成分，包括蛋白质、维生素 A、维生素 D 和维生素 E 以及多种微量元素。另外，三文鱼含不饱和脂肪酸，能有效地防止慢性传染病、糖尿病及某些癌症，减少积聚在血管内的脂肪。常吃三文鱼，对脑部发育十分有益，对宝宝的健康也很有好处。豆腐的营养也很丰富，且口感绵软，很适合这个阶段的宝宝食用。

选用口感嫩一点儿的豆腐烹饪，味道更好。三文鱼最佳成熟度为七成熟，口感更软滑鲜嫩、香糯松散。

| 推荐菜例 | **2** | **天麻归杞鱼头汤** |

| 原料 | 三文鱼头 1 个，天麻、当归各 10 克，枸杞子 5 克，西蓝花 150 克，蘑菇 3 朵，盐 6 克

| 做法 | ①鱼头去鳞、腮，清洗干净；西蓝花洗净，撕去梗上的硬皮，切小朵。②将天麻、当归、枸杞子洗净，以 5 碗水熬至约剩 4 碗水，放入鱼头煮至将熟。③加入西蓝花和蘑菇煮熟，加盐调味即成。

| 专家点评 | 三文鱼鱼头肉质细嫩，除了能补充蛋白质、钙、磷、铁、维生素 B_1 之外，还可增强记忆力。三文鱼鱼头还含丰富的不饱和脂肪酸，可使大脑细胞异常活跃，常吃可延缓脑力衰退。鱼鳃部的肉呈透明的胶状，能增强身体活力，修补人体细胞组织。再加天麻、当归、枸杞子煲汤，有强筋健骨、活血行气之效，尤其适合身体较为虚弱的宝宝食用，但不宜多食。

炖汤时可用小火慢慢地炖，这样汤汁更鲜。

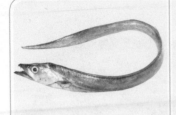

带鱼

Daiyu

【适用量】每天80克左右。

【热量】512千焦/100克

【性味归经】性温，味甘。归肝、脾经。

[别名] 裙带鱼、海刀鱼、牙带鱼。

【主打营养素】

维生素A、卵磷脂

◎带鱼中含有丰富的维生素A，维生素A有维护细胞功能的作用，可保持皮肤、骨骼、牙齿、毛发健康生长。带鱼中卵磷脂丰富，对提高宝宝智力、帮助宝宝大脑发育有帮助。

◎食疗功效

带鱼可补五脏、祛风、杀虫，对脾胃虚弱、消化不良、皮肤干燥者尤为适宜，可用作迁延性肝炎、慢性肝炎辅助疗法。常吃带鱼还可滋润肌肤，保持皮肤的润湿与弹性。带鱼含有维生素A，有助于维持宝宝眼睛和皮肤的健康。此外，带鱼中卵磷脂丰富，对提高智力、增强记忆大有帮助。

选购时以体宽厚、眼亮、体洁白有亮点呈银粉色薄膜为优。如果鱼体颜色发黄，无光泽，有黏液，或肉色发红，鳃黑，破肚者为劣质带鱼，不宜食用。带鱼宜冷冻保存。

营养成分表

营养素	含量（每100克）
蛋白质	17.7克
脂肪	4.9克
碳水化合物	3.1克
维生素A	29微克
维生素B$_1$	0.02毫克
维生素B$_2$	0.06毫克
维生素E	0.82毫克
钙	28毫克
镁	43毫克
铁	1.2毫克
锌	0.7毫克
硒	36.57微克
铜	0.08毫克

◎搭配宜忌

带鱼 + 豆腐　✓　可补气养血
带鱼 + 牛奶　　可健脑补肾、滋补强身

带鱼 + 南瓜　✗　会引起胃肠不适
带鱼 + 菠菜　　不利营养的吸收

温馨提示

带鱼肉多刺少、营养丰富，常常成为人们餐桌上的美食，可是带鱼的腥味很重，因此，制作时可以加些料酒祛腥增鲜。另外，要注意出血性疾病患者，如血小板减少、血友病、维生素K缺乏等病症患者应少吃或不吃带鱼。

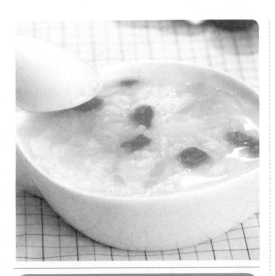

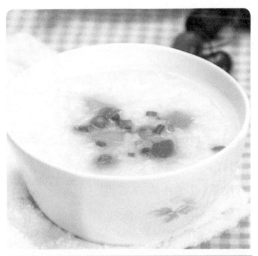

|原料|带鱼、胡萝卜、包菜各 20 克，酸奶
10 毫升，大米 50 克，盐 3 克

|做法|①带鱼蒸熟后，剔除鱼刺，捣成鱼泥，
备用。②大米泡发洗净；胡萝卜去皮洗净，
切小块；包菜洗净，切丝。③锅置火上，
注入清水，放入大米，用大火熬煮，待水
开后，转文火，下鱼肉。④待米粒绽开后，
放入包菜、胡萝卜，调入酸奶，用小火煮
至粥成，加盐调味即可。

|专家点评|用带鱼、胡萝卜、包菜、酸奶、
大米混合熬煮的粥，营养十分丰富，富含
优质蛋白质、不饱和脂肪酸、钙、磷、镁
及多种维生素。宝宝吃这道菜，有滋补强壮、
和中开胃及养肝补血的功效。不过带鱼为
发物，多食动风发疥，过敏体质的宝宝应
慎食带鱼。

烹饪常识

　　把带鱼放在温热碱水中浸泡，然
后用清水清洗干净，鱼鳞就会洗得很
干净。

|原料|带鱼 20 克，木瓜 30 克，胡萝卜 10 克，
大米 50 克，盐 3 克，葱花 10 克

|做法|①带鱼蒸熟后，剔除鱼刺，捣成鱼泥，
备用。②大米泡发洗净；木瓜去皮洗净，
切小块；胡萝卜去皮洗净，切小块；葱洗净，
切花。③锅置火上，注水烧开后，放入大米，
大火煮至水开后，鱼泥、木瓜和胡萝卜入锅。
④煮至粥浓稠时，加入盐调味，撒上葱花
即可。

|专家点评|带鱼含有较丰富的钙、磷及多种
维生素，可为大脑提供丰富的营养成分。
木瓜中含有的木瓜蛋白酶有助于宝宝对食
物的消化和吸收，有健脾消食的功效。此
粥可以补充宝宝身体发育中所需的养分，
增强宝宝身体的抗病能力。

烹饪常识

　　如果带鱼比较脏，可用淘米水清洗，
这样不但能把鱼清洗干净，而且还可避
免手被弄脏弄腥。

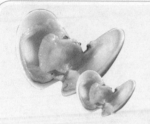

蛤蜊

Geli

[别 名] 海蛤、文蛤、沙蛤。

【适用量】每次 5 个左右为宜。

【热量】248 千焦 /100 克

【性味归经】性寒，味咸。归肝、胃经。

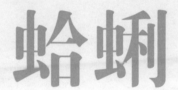

【主打营养素】

硒、钙

◎蛤蜊中含有丰富的硒，硒具有类似胰岛素的作用，可以促进葡萄糖的运转，以降低血糖。蛤蜊中还含有较为丰富的钙，可促进宝宝骨骼和牙齿发育。

◎食疗功效

蛤蜊有滋阴、软坚、化痰的作用，可滋阴润燥，能用于五脏阴虚消渴、纳汗、干咳、失眠、目干等病症的调理和治疗，对淋巴结肿大、甲状腺肿大也有较好疗效。蛤蜊含蛋白质多而含脂肪少，因此，也适合有营养过剩倾向的宝宝食用。

检查一下蛤蜊的壳，要选壳紧闭的，否则有可能是死蛤蜊。新买回来的蛤蜊要放入盐水中让其吐沙后再置入冰箱保鲜室中。

营养成分表

营养素	含量（每 100 克）
蛋白质	10.1 克
脂肪	1.1 克
维生素 A	21 微克
维生素 B$_1$	0.01 毫克
维生素 B$_2$	0.13 毫克
维生素 E	2.41 毫克
钙	133 毫克
磷	128 毫克
镁	78 毫克
铁	10.9 毫克
锌	2.38 毫克
硒	54.31 微克
铜	0.11 毫克

◎搭配宜忌

蛤蜊 + 豆腐 ✔	可补气养血、美容养颜
蛤蜊 + 绿豆芽	可清热解暑、利水消肿
蛤蜊 + 大豆 ✘	会破坏维生素 B$_1$
蛤蜊 + 柑橘	会引起中毒

温馨提示

蛤蜊具有滋阴、利水、化痰的功效，可生津、消渴。由于蛤蜊性寒，宝宝不要过量食用，特别是脾胃虚寒的宝宝，应少食或忌食。

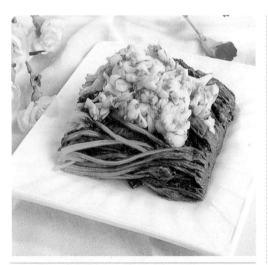

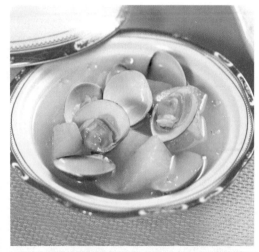

推荐菜例 ① 蛤蜊拌菠菜

|原料| 菠菜 400 克，蛤蜊 200 克，料酒 15 毫升，盐 4 克

|做法| ①将菠菜清洗干净，切成长度相等的段，焯水，沥干装盘待用。②蛤蜊收拾干净，加盐和料酒腌渍，入油锅中翻炒至熟，加盐调味，起锅倒在菠菜上即可。

|专家点评| 这道菜清香爽口，营养丰富，对宝宝十分有益。蛤蜊味道鲜美，它的营养特点是高蛋白、高铁、高钙、少脂肪，许多贝类也具上述特点；蛤蜊里的牛磺酸，可以帮助胆汁合成，有助于胆固醇代谢，能抗痉挛、抑制焦虑。菠菜中含有丰富的胡萝卜素、维生素C、钙、磷及一定量的铁、维生素E等有益成分，能供给宝宝多种营养物质；其所含铁质，对缺铁性贫血有较好的辅助治疗作用。

　　蛤蜊最好提前一天用水浸泡才能吐干净泥土。

推荐菜例 ② 冬瓜蛤蜊汤

|原料| 蛤蜊 250 克，冬瓜 50 克，盐 5 克，料酒 5 毫升，香油少许，姜片 10 克

|做法| ①将冬瓜洗净，去皮，切丁。②将蛤蜊清洗干净，用淡盐水浸泡 1 小时捞出沥水备用。③净锅上火，倒入花生油烧热，放入蛤蜊、姜片、冬瓜及其他调料，加少许水，大火煮至蛤蜊开壳后关火，去掉泡沫即可。

|专家点评| 蛤蜊被很多书籍推荐为极具营养价值的食物，理由是蛤蜊中含有丰富的钙、铁、锌元素，可以预防宝宝缺钙、缺锌、贫血等病症，而且也可以为宝宝提供其他优质的营养。冬瓜也含有多种维生素和人体所必需的微量元素，可调节人体的代谢平衡，为宝宝补充所需的营养。二者合煮成汤，能为宝宝提供多方面的营养元素。

烹饪常识

　　蛤蜊等贝类本身极富鲜味，烹制时千万不要再加味精，也不宜多放盐，以免鲜味反失。

◎ 宝宝禁吃的食物

这一阶段宝宝处于大脑发育的关键期，对于一些影响宝宝大脑发育的食材，爸爸妈妈应该坚决抵制。那么，具体有哪些食材呢？

火腿肠　▶ 不宜食用火腿肠的原因

火腿肠以畜禽肉为主要原料，辅以填充剂，然后再加入调味品、香辛料、品质改良剂、护色剂、保水剂、防腐剂等物质，采用腌渍、斩拌（或乳化）、高温蒸煮等加工工艺制成。其所加的辅助调料较多，口味比较重，不适合此阶段的宝宝食用。另外，火腿肠中含有添加剂，添加剂对婴幼儿的健康有很大的影响。因此，3岁以下的宝宝应禁食火腿肠，3岁以上的宝宝也应少食或不食火腿肠。

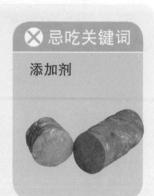

❌ 忌吃关键词

添加剂

饮　料　▶ 不宜喝饮料的原因

经常给宝宝喝饮料，无论是可乐、果茶，还是配制型果汁，含糖饮料都会刺激宝宝的肠胃，特别是碳酸饮料，经常饮用会使过量的水分丢失而脱水，可乐、可乐等饮料中的咖啡因会影响宝宝大脑的发育。饮料中含有大量的糖分、合成色素、防腐剂及香精等成分，这些物质进入宝宝体内，会加重宝宝肝肾的负担。因此，1岁以前的宝宝应禁食所有的饮料，1 ～ 3岁的宝宝，可以自制果汁兑水饮用。

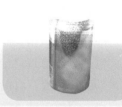

❌ 忌吃关键词

咖啡因、合成色素、防腐剂

咸　菜　▶ 不宜食用咸菜的原因

咸是百味之首，父母让宝宝吃些咸味的榨菜、腌菜等咸菜，其实，这对宝宝的健康是有害无益的。吃过咸的食物不仅容易引起多种疾病，还会损伤动脉血管，影响脑组织的血液供应量，导致记忆力下降，反应迟钝，智力降低。此外，过量的盐对宝宝尚未发育成熟的肾脏来说也是一种沉重的负担，易导致水肿。因此，父母在给宝宝准备食物时，一定要少放盐，也不要给宝宝吃咸菜。

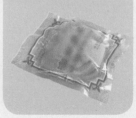

❌ 忌吃关键词

盐、水肿

巧克力

不宜食用巧克力的原因

巧克力是高热量食物，含有大量的糖和脂肪，而蛋白质、维生素、矿物质含量低，营养成分的比例不符合宝宝生长发育的需要。饭前进食巧克力易产生饱腹感，进而影响宝宝的食欲，使正常生活规律和进餐习惯被打乱，影响宝宝的身体健康。巧克力中过量的糖会干扰血液中葡萄糖的浓度，对神经系统有兴奋的作用，会使宝宝不易入睡和哭闹不安，影响宝宝大脑的正常休息，进而影响智力发育，导致营养过剩，甚至出现肥胖症。因此，3岁以下的宝宝应禁食巧克力，10岁以下的宝宝也应少食或禁食巧克力。

⊗ 忌吃关键词

可可碱、咖啡因

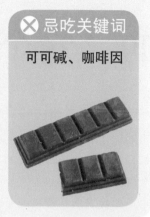

汤圆

不宜食用汤圆的原因

汤圆是由糯米制作的，而糯米比较黏，宝宝食用汤圆的时候，很容易将汤圆粘在食道上，进而堵塞呼吸道。另外，糯米本身较难消化，而宝宝的胃肠道功能还不够完善，消化功能较弱，再加上宝宝吞咽反射功能未发育完全，贸然食用汤圆很容易出现危险。因此，3岁以内的宝宝应禁食汤圆，3岁以后的宝宝食用汤圆时，父母也应帮助其将一个汤圆分成两次或三次吃完，以防出现意外。患有呼吸道疾病的宝宝最好禁止食用汤圆，以免加重病情。

⊗ 忌吃关键词

糯米、黏

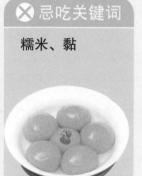

浓 茶

不宜饮茶的原因

茶中含有咖啡因、鞣酸、茶碱等成分，咖啡因是一种很强的兴奋剂，能兴奋宝宝的神经系统，诱发宝宝出现多动症。鞣酸能干扰人体对食物中蛋白质以及钙、铁、锌等矿物质的吸收，导致宝宝缺乏蛋白质和矿物质，进而影响其正常的生长发育。茶碱能使宝宝的中枢神经系统过度兴奋，会导致宝宝不易入睡，造成宝宝多尿、睡眠不安，影响宝宝大脑的休息，进而阻碍宝宝的智力发育。

⊗ 忌吃关键词

咖啡因、鞣酸、茶碱

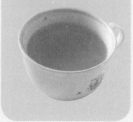

19～36个月的宝宝，乳牙都出齐了，咀嚼能力有了进一步的提高，消化系统已经日趋完善，一日三餐的习惯已形成。这个阶段，爸爸妈妈为宝宝准备的辅食已经不需要像之前那样精细了，但是饮食还是要以细软为主，同时要注意丰富宝宝的食材，确保宝宝营养的均衡。

19～36个月宝宝的喂养指南

很多宝宝现在已经断奶了，营养摄取主要来自于辅食，那么，在给宝宝准备食物时，爸爸妈妈需要注意什么呢？

1.粗细粮的合理搭配

幼儿是指1～3周岁的小儿，这是小儿发育最快的年龄段之一。在这阶段，合理、平衡的膳食对他们是十分重要的。合理的营养是健康的物质基础，而平衡的膳食是合理营养的唯一途径。在平衡膳食中，粗细粮搭配十分重要，可又往往被一些家长所忽视，由于有些家长没有吃粗粮的习惯，孩子也很少吃到粗粮。

在婴幼儿的饮食中合理、适量地加入粗粮，可以弥补细粮中某些营养成分缺乏，从而实现婴幼儿营养均衡全面。细粮的成分主要是淀粉、蛋白质、脂肪，维生素的含量相对较少，这是因为粮食加工得越精细，在加工的过程中维生素、无机盐和微量元素的损失就会越大，就会越容易导致营养缺乏症。比如维生素B₁缺乏时，

可以引起脚气病，婴幼儿会出现头痛、失眠等症状，严重时还会出现多发性神经炎，导致全身水肿、表情淡漠等。

幼儿良好的饮食习惯应包括各种营养食品的合理搭配，其中粗粮是不可或缺的，所以，在幼儿饮食中搭配一点儿粗粮，不仅关系到他们现在的成长，还影响到以后的健康。

2.水果不能代替蔬菜

有些宝宝不爱吃蔬菜，一段时间后，不仅营养不良，而且很容易出现便秘等症状。有些妈妈在遇到这种情况后，就想用水果代替蔬菜，以为这样可以缓解宝宝的不适。然而，效果却并不明显。从营养元素上来说，水果是不能代替蔬菜的，蔬菜

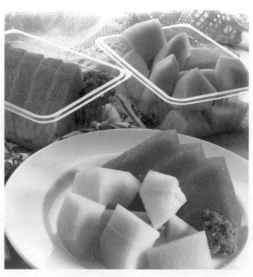

水果中的矿物质较少，不能取代蔬菜。

中富含的纤维，是保证大便通畅的主要营养之一，同时，蔬菜中所含的维生素、矿物质也是水果所不能替代的。因此，为了保证宝宝身体健康，蔬菜的摄入是必须的。如果宝宝不喜欢吃，妈妈可以用一些小方法，将蔬菜混合到宝宝喜欢的菜食中，如将蔬菜切碎和肉一起煮成汤，或做成菜肉馅的饺子等。

3.禁止喂食宝宝"汤泡饭"

有些父母认为，汤水中营养丰富，而且还能使饭更软一点儿，宝宝容易消化，因此，常常给宝宝喂食汤泡饭。其实，这样的喂食方法有很多弊端。首先，汤里的营养不到10%，而且，大量汤液进入宝宝胃部，会稀释胃酸，影响宝宝消化吸收。其次，长期食用汤泡饭，会养成宝宝囫囵吞枣的饮食习惯，影响宝宝咀嚼功能的发展，使其养成不良的饮食习惯和生活习惯，还会大大增加宝宝胃的负担，可能会让宝宝从小就患上胃病。最后，汤泡饭，很容易使汤液和米粒呛入气管，造成危险。

另外，吃饭时喝水或奶，也是很不好的习惯，所达到的效果和汤泡饭是一样的，都会影响消化液分泌，冲淡胃液的酸度，导致宝宝消化不良。加上宝宝脾胃发育相对太弱，免疫细胞功能较弱，长期下去，不但影响饭量，还会伤及身体。

4.勿让幼儿进食时"含饭"

有的小儿吃饭时爱把饭菜含在口中，不嚼也不吞咽，俗称"含饭"。这种现象往往发生在婴幼儿期，最大可达6岁，多见于女孩，尤其多见于家长喂饭时。发生原因是家长没有从小让小儿养成良好的饮食习惯，小儿没有机会训练咀嚼功能。这样的小儿常因吃饭过慢过少，得不到足够的

营养素，营养状况差，甚至出现某种营养素缺乏的症状，导致生长发育迟缓。家长应耐心地教育，慢慢训练，可让孩子与其他小儿同时进餐，模仿其他小儿的咀嚼动作，随着年龄的增长慢慢进行矫正。

5.宝宝宜食的健脑益智食材

鱼肉：鱼肉不仅味道鲜美而且还含有丰富的蛋白质、脂肪、维生素A、维生素B$_1$、钙、磷、烟酸以及其他人体所需的矿物质等营养素。这些营养素是构成脑细胞，提高脑功能的重要物质。鱼肉中含有的优质蛋白很容易被宝宝消化和吸收，含有的脂肪以不饱和脂肪酸为主，海鱼中此种成分更为丰富。另外，海鱼中还含有二十二碳六烯酸（DHA），是人脑中不可缺少的物质。多吃鲜鱼，特别是海鱼，对宝宝的智力发育很有帮助。

核桃：核桃是健脑佳品，其中含有丰富的磷脂和不饱和脂肪酸，经常让宝宝食用，可以让宝宝获得足够的亚麻酸和亚油酸。这些脂肪酸不仅可以补充宝宝身体发育所需的营养，还能促进大脑发育，提高大脑活动的功能。核桃含有大量的维生素，对松弛脑神经的紧张状态、消除大脑疲劳也有着重要的作用。核桃中还含有锌、锰等微量元素，宝宝多食用，能补充身体发育所需的营养素。

花生：花生具有很高的营养价值，它的蛋白质含量很高，容易被人体所吸收。花生中的谷氨酸和天门冬氨酸能促进脑细胞的发育，有助于增强记忆力，是益智健脑的好食材。此外，花生的红衣，有补气补血的作用，很适合体虚的宝宝食用。

鸡蛋：鸡蛋中含有丰富的卵磷脂，能够促进宝宝大脑神经系统的发育，提高大脑注意力。鸡蛋还含有丰富的蛋白质和脂

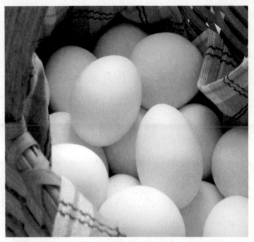

鸡蛋中的卵磷脂能促进宝宝大脑神经系统的发育。

肪等其他营养素，是宝宝生长发育必不可少的物质，能促进骨骼和肌肉的发育。蛋黄含铁量丰富，能预防宝宝贫血，保证大脑的供氧量。1岁以内的宝宝不宜吃蛋清，给宝宝食用蛋黄，一般从1/4个蛋黄开始，待宝宝适应后再逐渐增加到1个蛋黄。

鸡肉：鸡肉细嫩、滋味鲜美，富有营养，有滋补养身的作用。鸡肉蛋白质含量较高，且含有丰富的维生素A、维生素B₁、维生素B₂、维生素C等营养素，对大脑神经系统的发育有促进作用，有助于宝宝的生长和智力发育，同时鸡肉还具有温补作用，很适合体弱的宝宝食用。

6.本阶段的喂养要点

宝宝18个月后，肠胃消化、吸收功能得到了进一步的发展，免疫力也有所提高，粮食、蔬菜、肉类等食物逐渐成为宝宝的主食。这一阶段是宝宝大脑和身体发育的关键期，如果营养不足或喂养不合理，会严重影响宝宝脑组织和身体的生长发育，从而影响宝宝的智力发育和生理发育。科学合理的辅食喂养是这阶段宝宝喂养的主要特点。

进食安排：此阶段宝宝的进食分早、中、晚三餐和午前点、午后点。早餐时间7：00左右，可食用配方奶、豆浆、馒头、面包等。午餐时间12：00左右，可食用软饭、碎肉、鱼肉、碎菜、汤等。晚餐时间18：00左右，可食用蔬菜、瘦肉、面条等。9：00~10：00时，可以让宝宝吃些水果。14：00~15：00时，可以让宝宝吃些饼干、糕点等食物，以补充身体消耗的能量。

饮食量：这个阶段的宝宝大部分的营养由辅食提供，因为宝宝活动量越来越大，因此，妈妈在喂食宝宝辅食时，需要增加宝宝的饮食量，在保证宝宝每天进食3次辅食的基础上，每次的辅食量至少达到120克。在进食辅食后，如果能再喂食宝宝120~160毫升的母乳或牛奶，这种辅食加乳汁的结合可以让宝宝维持到下一次的进餐时间；如果只是单纯进食辅食的话，在下一个进餐点之前，妈妈必须给宝宝准备一些零食，以保证宝宝在下一个辅食前不会感到饥饿。

食物多样化：这一阶段的宝宝，之前很多要小心吃的食品，现在基本上都可以吃了，如鸡蛋白、鲜鱼、牛奶、番茄等。在选择这些材料时，妈妈最好每次选择一种或两种，一次不要增加太多，确认宝宝没有不良反应后再考虑是否加量。

谷类、肉类、蛋类、奶类、蔬菜和水果等不同类别的食物所补充的营养各有侧重，没有任何一种食物可以完全满足宝宝生长发育的营养需要，因此，妈妈在制订食谱、制作食物的时候，需要将各种类别的食材进行合理搭配，以补充宝宝身体必需的营养素。

◎ 宝宝宜吃的食物

这个时期的宝宝，他的食量还很小，消化系统的吸收能力很有限，爸爸妈妈需要给宝宝吃哪些食物以补充营养呢？

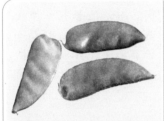

【适用量】每日 40 克左右为宜。

【热量】154 千焦 /100 克

【性味归经】性平，味甘。归脾、胃经。

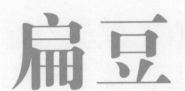

扁豆

Biandou

[别 名] 菜豆、季豆。

【主打营养素】

膳食纤维、维生素C、叶酸

◎扁豆中含有丰富的膳食纤维，可促进排便，预防便秘。扁豆中富含的维生素C有增强免疫力、清除胆固醇的功效。此外，扁豆还富含孕妈妈需要的叶酸，有助于胎儿健康发育。

营养成分表	
营养素	含量（每 100 克）
蛋白质	2.7 克
脂肪	0.2 克
碳水化合物	8.2 克
膳食纤维	2.1 克
维生素 A	25 毫克
维生素 B$_1$	0.04 毫克

◎搭配宜忌

扁豆 + 鸡肉 ✓ 可添精补髓、活血调经

扁豆 + 猪肉 可补中益气、健脾胃

扁豆 + 蛤蜊 ✗ 可导致腹痛

扁豆 + 橘子 可导致胃肠不适

推荐菜例 **蒜香扁豆**

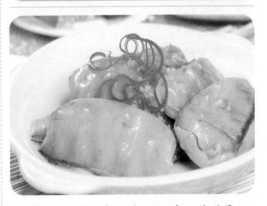

|原料|扁豆 350 克，蒜泥 50 克，盐适量

|做法|①扁豆清洗干净，去掉筋，整条截一刀，入沸水中稍焯。②接着在锅内加入少许油烧热，下入蒜泥煸香，加入扁豆同炒。③待扁豆煸炒至软时，加盐炒至熟透装盘即可。

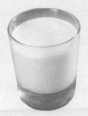

牛奶
Niunai

[别 名] 牛乳。

【适用量】每天食用 250 毫升为宜。

【热量】216 千焦 /100 克

【性味归经】性平，味甘。归心、肺、肾、胃经。

【主打营养素】
钙、磷、钾、氨基酸、乳酸、维生素

◎牛奶中钙、磷、钾等矿物质含量丰富，可减少胃肠道刺激，并能有效地维持人体酸碱的平衡。牛奶还含有多种氨基酸、乳酸、维生素等营养元素，可以促进钙的消化和吸收。

营养成分表

营养素	含量（每 100 克）
蛋白质	3 克
脂肪	2.9 克
碳水化合物	4.1 克
膳食纤维	0 克
维生素 A	11 毫克
维生素 B$_1$	40 毫克
维生素 B$_2$	70 毫克
维生素 C	1 毫克
维生素 E	0.21 毫克
镁	11 毫克
铁	0.3 毫克
锌	3.36 毫克
硒	1.94 微克

◎搭配宜忌

牛奶 + 木瓜	✓	可降血糖、降血压
牛奶 + 火龙果		可清热解毒、润肠通便
牛奶 + 橘子	✗	易发生腹胀、腹泻
牛奶 + 食醋		不利于消化吸收

◎食疗功效

牛奶具有补肺养胃、生津润肠、促进睡眠的功效；牛奶中的碘、锌和卵磷脂能大大提高大脑的工作效率；牛奶中的镁元素会提高心脏和神经系统的耐疲劳性；牛奶能润泽肌肤，经常饮用可使宝宝皮肤白皙光滑

新鲜优质牛奶呈乳白色或稍呈微黄色，有新鲜牛奶固有的香味，无异味，呈均匀的流体，无沉淀，无凝结，无杂质，无异物，无黏稠现象。牛奶买回后应尽快放入冰箱冷藏，以低于 7℃为宜。

温馨提示

牛奶含有丰富的活性钙，并且牛奶中的乳糖能促进人体肠壁对钙的吸收，调节体内钙的代谢，维持血清钙浓度，可以增进骨骼发育。1 岁以下的宝宝不宜饮用牛奶，因为牛奶中蛋白质、矿物质的成分较高，会加重宝宝肾脏的负担。

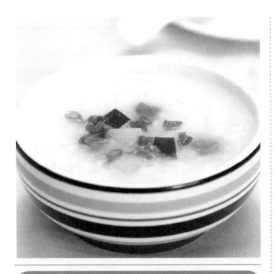

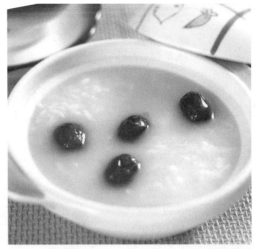

推荐菜例 1 苹果胡萝卜牛奶粥

| 原料 | 苹果、胡萝卜各25克，牛奶100毫升，大米100克，白糖5克

| 做法 | ①胡萝卜、苹果洗净，切小块；大米淘洗干净。②锅置火上，注入清水，放入大米煮至八成熟。③放入胡萝卜、苹果煮至粥将成，倒入牛奶稍煮，加白糖调匀。

| 专家点评 | 胡萝卜中的维生素A是骨骼正常生长发育的必需物质，其有助于细胞增殖与生长，是机体生长的要素；苹果含有丰富的蛋白质、碳水化合物、维生素C、钙、磷。另外，其维生素A、维生素B_1、维生素B_2、铁等的含量也较高，具有助消化、健脾胃的功效；牛奶含有丰富的优质蛋白质、脂肪、维生素A、钙、铁等营养成分，不仅能强身健体，还有助于补钙补铁。将这三种食物与大米煮成粥，既清香美味，又能补充宝宝身体所需的多种营养。

　　牛奶不要煮太久，以免营养流失。

推荐菜例 2 牛奶红枣粳米粥

| 原料 | 红枣20颗，粳米100克，牛奶150毫升，红糖5克

| 做法 | ①将粳米、红枣一起洗净，泡发。②再将泡好的粳米、红枣加入适量水煮开，改小火煮约30分钟，加牛奶煮开。③待煮成粥后，加入红糖煮溶即可。

| 专家点评 | 牛奶营养丰富，富含蛋白质、维生素A、维生素B_2、钙，容易消化吸收，是最"接近完美的食品"，人称"白色血液"，是理想的天然食品；红枣富含维生素A、维生素C、维生素E、胡萝卜素、磷、钾、铁、叶酸、泛酸、烟酸等，能提高人体免疫力；粳米有帮助调节脂肪和蛋白质代谢的功能。三者合煮成粥，能提供宝宝身体所需的多种营养，让宝宝的身体更强壮。

烹饪常识

　　煮粥时将泡过粳米和红枣的水也加入锅里，这样更有营养。

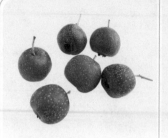

山楂
Shanzha

【适用量】每天 5 ~ 10 克。

【热量】396 千焦 /100 克

【性味归经】性微温，味酸、甘。归脾、胃、肝经。

[别 名] 赤爪子、羊株、鼠楂、猴楂、茅楂。

维生素C、胡萝卜素

◎山楂中含有丰富的维生素，尤其是维生素C，即使是在加热制作的情况下，也不会被破坏，宝宝食用后能帮助他们吸收铁质，提高机体免疫力。山楂中还含有丰富的胡萝卜素，能维持宝宝视力的正常发育。

◎食疗功效

山楂能增强胃中蛋白酶的活性，促进消化，其所含的脂肪酶亦能促进脂肪的消化，常用于健脾胃、消积食，对宝宝的厌食症及各类胃胀、腹痛等均有较好的调理功效。山楂还能升高高密度脂蛋白，降低低密度脂蛋白，有利于清除外周组织中过多的胆固醇，具有改善体内脂质代谢的作用。

以果大、肉厚、核小、皮红的山楂为佳。在选购时，可以仔细观察山楂的外表，外形扁圆的偏酸，近似正圆的则偏甜。山楂果实被广泛用于制造糖葫芦、果丹皮、山楂饼、山楂糕等酸甜食物。放在陶制容器中或用保鲜袋包好放进冰箱保存。

营养成分表

营养素	含量（每100克）
蛋白质	0.5 克
脂肪	0.6 克
碳水化合物	22 克
膳食纤维	未测定
维生素 A	0.82 微克
维生素 B_1	未测定
维生素 B_2	未测定
维生素 C	89 毫克
维生素 E	未测定
钙	85 毫克
铁	21 毫克
锌	未测定
硒	未测定

◎搭配宜忌

山楂 + 猪肉	✓	可滋阴润燥、化食消积
山楂 + 菊花		可消食健胃、瘦身减肥
山楂 + 海鲜	✗	易引起食物过敏
山楂 + 柠檬		加重溃疡

温馨提示

产自山东和东北的山楂发酸，产自河北、河南的酸甜适中。果肉呈白色、黄色或红色的甜，绿色的酸；软而面的甜；硬而质密的偏酸。

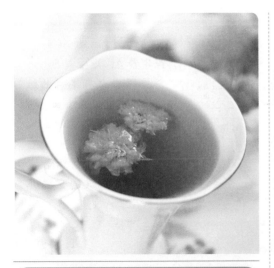

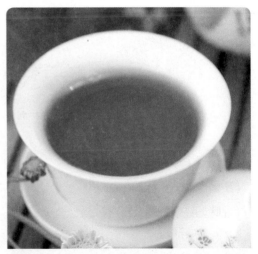

推荐菜例 1　菊花山楂茶

| 原料 | 菊花 15 克，生山楂 20 克

| 做法 | ① 将菊花、生山楂洗净。② 将菊花、生山楂放入煲锅内，水煎 10 分钟。③ 滤除茶水即可。

| 专家点评 | 这道茶具有开胃消食的功效，让宝宝适量地饮用此茶，对宝宝肠胃健康很有益处。山楂具有健脾开胃、消食化滞的作用；菊花具有平和肝阳的作用，还可清热去火，预防宝宝因体内火热而引起大便干燥、便秘的情况发生，而且菊花对宝宝的眼睛也是很有益处的。特别是在夏季，天气干燥炎热，给宝宝适量地饮用，对宝宝的健康是大有帮助的，是一道下火开胃的健康饮品。

 烹饪常识

　　在做这道茶饮时，山楂不要过量，否则会冲淡菊花的香味。

推荐菜例 2　山楂饮

| 原料 | 乌龙茶 4 克，何首乌 5 克，冬瓜皮 6 克，山楂 5 克

| 做法 | ① 冬瓜皮、何首乌、山楂洗净，混合，加水煮沸后，去除残渣。② 加入已经冲泡好的乌龙茶，再泡 5 分钟即成。

| 专家点评 | 冬瓜皮具有利水消肿、清热解暑的功效；山楂所含的黄酮类和维生素 C、胡萝卜素等物质能阻断并减少自由基的生成，能提高宝宝的免疫力，还能开胃消食，特别对消肉食积滞作用更好；何首乌可补肝肾、益精血、润肠通便，还能提高宝宝的免疫力。宝宝适时地饮用此汤，对健康有好处。注意饮用量的控制，服用太多很可能会有不良影响。

烹饪常识

　　在选购冬瓜皮时要选体轻、质脆、无臭、味淡的为佳。另外，可以尝试着加入一定的麦冬，味道会更好。

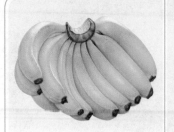

香蕉

Xiangjiao

【适用量】每天1~2根为宜。

【热量】101千焦/100克

【性味归经】性寒，味甘。归肺、大肠经。

[别名] 蕉子、甘蕉、大蕉、粉蕉。

【主打营养素】

维生素A、维生素 B₂

◎香蕉中含有丰富的维生素A，能促进生长，增强机体对疾病的抵抗力，维持宝宝正常的视力。香蕉中还含有维生素 B₂，这种物质能促进宝宝正常的生长和发育。

◎食疗功效

香蕉具有润肠通便、润肺止咳、清热解毒、助消化和滋补的作用，常吃香蕉能起到安抚神经的效果，对宝宝的大脑发育有一定的益处。香蕉中的可溶性纤维素具有促进消化、调理肠胃的功效，使大便易于排出，对便秘的宝宝大有益处。

果皮颜色黄黑泛红、稍带黑斑、表皮有皱纹的香蕉风味最佳。香蕉手捏后有软熟感的一定是甜的。香蕉买回来后，最好用绳子串起来，挂在通风的地方。

营养成分表

营养素	含量（每100克）
蛋白质	1.4 克
脂肪	0.2 克
碳水化合物	22 克
膳食纤维	1.2 克
维生素 A	10 微克
维生素 B₁	0.02 毫克
维生素 B₂	0.04 毫克
维生素 C	8 毫克
维生素 E	0.24 毫克
钙	7 毫克
铁	0.4 毫克
锌	0.18 毫克
硒	0.87 微克

◎搭配宜忌

香蕉＋牛奶 香蕉＋芝麻	✓	可提高对维生素 B₁₂ 的吸收
		可补益心脾、养心安神
香蕉＋红薯 香蕉＋西瓜	✗	会引起身体不适
		会引起腹泻

温馨提示

香蕉营养高、热量低，含有被称为"智慧之盐"的磷，又有丰富的蛋白质、糖、钾、维生素A和维生素C，同时纤维素也多，堪称最好的营养食品，再加上香蕉口感绵软，很适合宝宝食用。不过因其性寒，不宜食用过量。

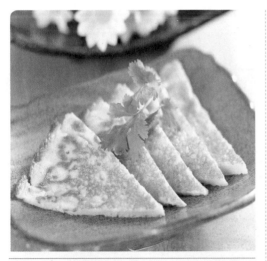

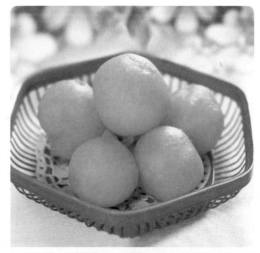

推荐菜例 1 香蕉薄饼

| 原料 | 香蕉 1 根，面粉 300 克，鸡蛋 1 个，葱花少许，白糖 5 克，盐 4 克

| 做法 | ①鸡蛋打破，蛋液倒入碗中打匀；香蕉切段，放入碗中捣成泥状；蛋液倒入香蕉泥中，加水、面粉调成糊状。②加少许白糖、葱花、盐搅拌均匀。③油锅烧热，放入少许油，将面糊倒入锅内（一般放 3 勺），摊薄，两面煎至金黄色即可。

| 专家点评 | 香蕉几乎含有所有的维生素和矿物质，食物纤维含量丰富，而且其中所含的钾能强化肌力和肌耐力，能防止宝宝肌肉痉挛，还能抑制人体对钠的吸收。用香蕉制作的煎饼风味独特、口感绵软，不仅可以为宝宝的生长发育提供丰富的营养，还能刺激宝宝的肠胃蠕动，预防宝宝便秘。

烹饪常识

煎饼的面糊宁少勿多，分量少的话，煎饼较小，会外酥里嫩；分量过多的话，煎饼容易夹生，不易煎熟。

推荐菜例 2 脆皮香蕉

| 原料 | 香蕉 1 根，吉士粉 10 克，面粉 250 克，泡打粉 10 克，白糖 5 克，淀粉 30 克，水 125 毫升

| 做法 | ①将香蕉去皮切段，放入搅拌机中搅打成糊。②在香蕉糊中加入面粉、吉士粉、泡打粉、淀粉、白糖，加入适量放凉的白开水，揉成面团，做成圆子大小的面球。③将面球放入烧热的油锅中，炸至金黄色即可捞出。

| 专家点评 | 这个阶段的宝宝已经长了 6 8 颗牙齿，适当地制作一些有一定硬度又不会伤害宝宝牙龈的食品，让宝宝磨牙，有助于宝宝牙齿的健康发育。香蕉中含有丰富的微量元素，其中的钾元素能促进宝宝的肠胃蠕动，抑制宝宝对钠的过量吸收，对宝宝有诸多益处。日常生活中，妈妈可以多准备一些类似的食品，作为宝宝的零食，既健康又美味。

烹饪常识

香蕉不要买熟得过头的，太软不好炸出形。炸香蕉时一定要控制好油温，以免炸焦。

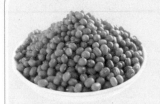

绿豆

Lüdou

【适用量】每日50克左右为宜。

【热量】436千焦/100克

【性味归经】性凉，味甘。归心、胃经。

[别名] 青小豆、交豆、青豆子。

【主打营养素】
蛋白质、磷脂、碳水化合物、钙

◎绿豆中所含的蛋白质、磷脂均有兴奋神经、增进食欲的功能，是机体许多重要脏器增加营养必需的营养物质。绿豆还富含碳水化合物和钙，能强壮宝宝筋骨。

◎食疗功效

绿豆具有清热解毒、消暑止渴、利水消肿等功效。常服绿豆汤不仅能补充宝宝身体所需的水分，还能及时补充无机盐。夏天的时候，用绿豆煮汤让宝宝食用，对宝宝因炎热而导致的食欲不振有食疗作用。

◎选购保存

优质绿豆外皮有蜡质、籽粒饱满、均匀、很少破碎、无虫、不含杂质。褐色或表面白点多的绿豆，已经变质或已被虫蛀，不宜选购食用。将绿豆在阳光下暴晒5个小时，然后趁热密封保存。

营养成分表

营养素	含量（每100克）
蛋白质	21.6克
脂肪	0.8克
碳水化合物	62克
膳食纤维	6.4克
维生素A	22微克
维生素B_1	0.25毫克
维生素B_2	0.11毫克
维生素C	未测定
维生素E	10.95毫克
钙	81毫克
铁	6.50毫克
锌	2.18毫克
硒	4.28微克

◎搭配宜忌

绿豆 + 大米 ✓	有利于消化吸收
绿豆 + 百合	可解渴润燥、降血压、降血糖
绿豆 + 狗肉 ✗	会引起胃肠不适
绿豆 + 榛子	容易导致腹泻

温馨提示

绿豆有清热解毒的作用，适合炎热的夏季食用。绿豆偏凉，胃虚寒、肾气不足、体质虚弱的宝宝最好不要食用绿豆。让宝宝食用绿豆汤时，一定要将绿豆煮熟烂。

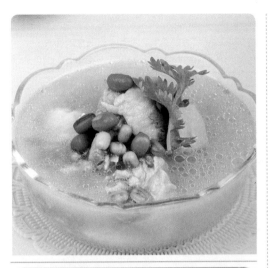

推荐菜例 1 绿豆鸭汤

|原料| 鸭肉 250 克，绿豆、红豆各 20 克，盐适量

|做法| ①将鸭肉洗净，切块；绿豆、红豆淘洗干净备用。②净锅上火倒入水，调入盐，下入鸭肉、绿豆、红豆煲至熟即可。

|专家点评| 绿豆中赖氨酸的含量较高。此外，绿豆还富含淀粉、脂肪、蛋白质、多种维生素及锌、钙等矿物质。中医认为，绿豆有清热解毒、消暑止渴、利水消肿的功效。对于便秘或夏季食欲不振的宝宝来说，绿豆既可降火消暑，还可补充水分，缓解宝宝因肠道干结而引起的便秘。鸭肉含丰富的蛋白质、脂肪、维生素 B_1、维生素 B_2、碳水化合物、铁、钙、磷、钠、钾等成分，还能补充宝宝身体所需的多种营养。

 烹饪常识

　　烹调时加入少量盐，肉汤会更鲜美。煲汤前将鸭块入沸水锅中汆烫一下，然后用清水冲洗，将鸭块上的血水冲洗干净，汤会更美味。

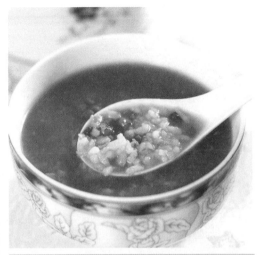

推荐菜例 2 绿豆粥

|原料| 绿豆 80 克，大米 50 克，红糖 5 克

|做法| ①将大米和绿豆洗净，泡水 30 分钟备用。②锅中放适量水，加入绿豆、大米大火煮开。③转用小火煮至大米熟烂，粥浓时，再下入红糖，继续煮至糖化开即可。

|专家点评| 这道绿豆粥香甜嫩滑，有清肝泄热、开胃解渴的功效，适合夏季食欲不振的宝宝食用。绿豆中赖氨酸的含量高于其他食物。同时，绿豆还富含淀粉、脂肪、蛋白质、多种维生素及锌、钙等矿物质，为宝宝提供身体所需的多种营养成分。绿豆中还含有香豆素、生物碱等多种生物活性物质，能提高宝宝的身体免疫力。大米中的蛋白质主要是米精蛋白，其氨基酸的组成比较完整，宝宝容易消化吸收。

 烹饪常识

　　红糖不宜加太多，以免过甜。绿豆煮至膨胀破裂即表明已经熟透。

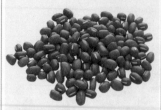

红豆

Hongdou

[别名] 赤小豆、红小豆。

【适用量】每次食用 30 克左右为宜。

【热量】1293 千焦 /100 克

【性味归经】性平，味甘、酸。归心、小肠经。

◎食疗功效

红豆营养丰富，含有丰富的蛋白质、脂肪、碳水化合物、粗纤维、维生素 B_2 等多种人体所需的营养元素，具有止泻、消肿、通乳、健脾养胃、清热利尿、抗菌消炎、解除毒素等功效，还能增进食欲，促进宝宝胃肠道的消化和吸收功能，具有良好的润肠通便的功效。

以豆粒完整、大小均匀、颜色深红、紧实薄皮的红豆为佳。将拣去杂物的红豆摊开晒干，装入塑料袋，再放入一些剪碎的干辣椒，扎紧袋口，存放于干燥处保存。

营养成分表

营养素	含量（每100克）
蛋白质	20.2 克
脂肪	0.6 克
碳水化合物	63.4 克
膳食纤维	7.7 克
维生素 A	13 微克
维生素 B_1	0.16 毫克
维生素 B_2	0.11 毫克
维生素 C	未测定
维生素 E	14.36 毫克
钙	74 毫克
铁	7.40 毫克
锌	2.20 毫克
硒	3.80 微克

◎搭配宜忌

红豆 + 南瓜 ✓	可润肤、止咳、减肥
红豆 + 粳米	可益脾胃
红豆 + 羊肚 ✗	可致水肿、腹痛、腹泻
红豆 + 盐	会使药效减半

温馨提示

红豆具有利水、解毒的功效。宝宝夏季容易受热毒影响，爸爸妈妈可以煮一些红豆汤给宝宝食用，既能补充宝宝所需的水分，还能缓解宝宝大小便不利的症状。红豆难煮熟，给宝宝食用时，一定要将红豆煮烂。

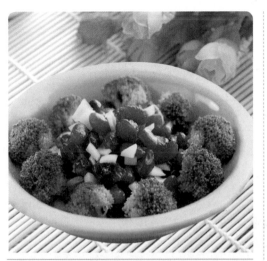

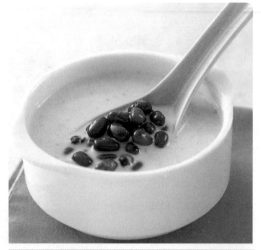

推荐菜例 1 凉拌西蓝花红豆

| 原料 | 红豆 50 克，西蓝花 250 克，洋葱 50 克，橄榄油 3 毫升，柠檬汁少许，盐 2 克

| 做法 | ①洋葱洗净，切丁，泡水备用；红豆洗净，泡水 4 小时，入锅中煮熟；西蓝花洗净，切小朵，放入开水中氽烫至熟，捞出泡凉水备用。②将橄榄油、盐、柠檬汁调成酱汁备用。③将洋葱从水中捞出，沥干，放入锅中，加入西蓝花、红豆、酱汁混合拌匀即可食用。

| 专家点评 | 红豆富含铁质，有补血、促进血液循环、强化体力、增强抵抗力的效果，能让宝宝气色红润。同时，红豆中的皂苷可刺激肠道，有良好的利尿作用，能治疗宝宝的小便不利等症状。西蓝花中还含有一种可以缓解焦虑的物质，对睡眠不安的宝宝能起到很好的调养作用。西蓝花还含有丰富的维生素 C，能提高宝宝的免疫力。

 烹饪常识

不要选用花序全开的西蓝花。

推荐菜例 2 红豆牛奶汤

| 原料 | 红豆 15 克，低脂鲜奶 190 毫升，蜂蜜 5 毫升

| 做法 | ①红豆洗净，浸泡一夜。②红豆放入锅中，开中火煮约 30 分钟，熄火后再闷煮约 30 分钟。③将红豆、蜂蜜、低脂鲜奶放入碗中，搅拌混合均匀即可食用。

| 专家点评 | 红豆是一种营养高的杂粮，它富含蛋白质、脂肪、糖类、B 族维生素和钾、铁、磷等营养物质，秋冬季怕冷、易疲倦、面少血色的宝宝，应经常食用红豆食品，以促进血液循环、增强体力和抗病能力。红豆与醇香的牛奶搭配，既添加了钙质和优质蛋白，又能给宝宝提供更全面的营养，不仅能补充宝宝骨骼和牙齿发育所需要的钙质，还能预防宝宝佝偻病的出现。

烹饪常识

红豆豆质较硬，不容易熟，建议烹煮前用水浸泡数小时。

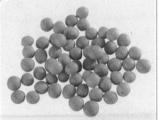

黄豆

Huangdou

[别名] 大豆、黄大豆。

【适用量】每天食用 20 克左右为宜。

【热量】1456 千焦 /100 克

【性味归经】性平，味甘。归脾、大肠经。

【主打营养素】

铁、锌、钙、蛋白质

◎黄豆的铁含量丰富，易被人体吸收，可防止缺铁性贫血；黄豆中含有丰富的锌，能促进宝宝大脑发育，让宝宝更聪明。同时，黄豆还富含钙和蛋白质，有强身健体的作用。

◎食疗功效

黄豆的蛋白质含量丰富，能补充宝宝身体所需的营养，促进骨质健康。黄豆含有的蛋白质与不饱和脂肪酸是脑细胞生长的基本成分，氨基酸和钙是健脑的营养成分。适量吃一些黄豆及其制品可以改善记忆力，对宝宝的大脑发育有促进作用。

优质黄豆为黄色，颜色鲜艳有光泽、颗粒饱满且整齐均匀、无破瓣、无缺损、无虫害、无霉变，有正常的香气和口味。将晒干的黄豆与干辣椒混合，放在密封罐里，将密封罐放在通风干燥处保存即可。

营养成分表

营养素	含量（每100克）
蛋白质	35 克
脂肪	16 克
碳水化合物	34 克
膳食纤维	7.7 克
维生素 A	37 微克
维生素 B$_1$	0.41 毫克
维生素 B$_2$	0.2 毫克
维生素 E	18.9 毫克
钙	191 毫克
铁	8.2 毫克
锌	3.34 毫克
硒	6.16 微克
铜	1.35 毫克

温馨提示

黄豆营养丰富，能补充宝宝身体所需的多种营养物质，是宝宝天然的补养食品。但是，黄豆较难消化，因此消化功能不佳的宝宝应尽量少吃。如果要补充营养，建议妈妈制成豆浆让其饮用。

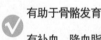

◎搭配宜忌

黄豆 + 胡萝卜 ✔ 有助于骨骼发育

黄豆 + 红枣 有补血、降血脂的功效

黄豆 + 虾皮 ✘ 会影响钙的消化吸收

黄豆 + 核桃 可导致腹胀、消化不良

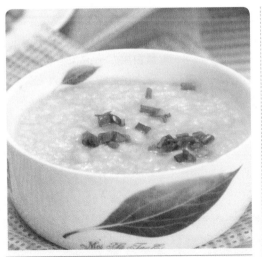

推荐菜例 1　小米黄豆粥

|原料| 黄豆 10 克，小米 30 克，白糖 2 克，葱花少许

|做法| ①将小米洗净，加水浸泡；黄豆洗净，捞出煮熟。②锅置火上，加适量水，放入小米，大火煮至水开后，加入黄豆，改小火熬煮。③煮至粥烂汤稠后，加白糖即可。可根据宝宝的口味添加少许葱花。

|专家点评| 黄豆素有"豆中之王"的美称，它含有丰富的蛋白质、维生素 A、B 族维生素、钙、铁等营养元素，营养价值非常高。黄豆中所含的亚油酸，能促进宝宝的神经发育，还可以降低血中的胆固醇；黄豆中含有丰富的铁元素，能预防宝宝缺铁性贫血。小米富含淀粉、钙、磷、铁、维生素 B_1、维生素 B_2、维生素 E、胡萝卜素等，和黄豆一起熬煮成粥，尤其适合脾胃虚寒、呕吐、腹泻的宝宝食用。

　　黄豆最好先用水浸泡 8 小时，让其吸收水分，这样煮出来的黄豆，宝宝更易咀嚼和消化。

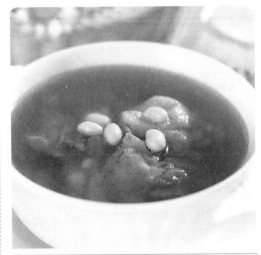

推荐菜例 2　黄豆大骨汤

|原料| 猪大骨 200 克，黄豆 50 克，盐 3 克

|做法| ①黄豆洗净，用水浸泡 4 小时；将猪大骨洗净，斩成小块，用开水汆烫，洗去浮沫。②在煲中加适量清水，将猪大骨同黄豆放入煲中，大火煮开后转小火继续煲。③待黄豆和肉熟烂时，加少许盐调味即可。

|专家点评| 黄豆含有丰富的钙和锌，锌是宝宝大脑发育不可或缺的微量元素，因此，食用黄豆，还能促进宝宝的大脑发育。猪大骨中含有丰富的脂肪与蛋白质，可以促进宝宝的生长发育。黄豆与猪骨搭配不仅有助于预防缺铁性贫血，还可促进宝宝的骨骼和大脑发育。

烹饪常识

　　盐不宜过多，在加盐的时候，妈妈不要用自己的口味去断定粥的咸淡。

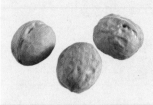

核桃

Hetao

[别名] 胡桃仁、核仁、胡桃肉。

【适用量】每日3颗为宜。

【热量】3214千焦/100克（干核桃）

【性味归经】性温，味甘。归肾、肺、大肠经。

【主打营养素】

蛋白质、不饱和脂肪酸、碳水化合物、维生素E

◎核桃中富含蛋白质和不饱和脂肪酸，能滋养脑细胞，增强大脑功能。核桃含有的碳水化合物能为宝宝提供机体所需的热量；含有的维生素E能增强宝宝的体质，提高宝宝的免疫力。

◎食疗功效

核桃仁具有滋补肝肾、强健筋骨的功效。核桃油中油酸、亚油酸等不饱和脂肪酸高于橄榄油，饱和脂肪酸含量极微，是优质健康的食用油。核桃中的磷脂，对宝宝的脑神经发育具有很好的作用，经常食用核桃，既能强身健体，又能补益大脑。

应选个大、外形圆整、干燥、壳薄、色泽白净、表面光洁、壳纹浅而少的核桃。带壳核桃风干后较易保存，核桃仁要用有盖的容器密封，放在阴凉、干燥处存放，避免潮湿。

营养成分表

营养素	含量（每100克）
蛋白质	12.8克
脂肪	29.9克
碳水化合物	1.8克
膳食纤维	4.3克
维生素A	5微克
维生素B$_1$	0.07毫克
维生素B$_2$	0.14毫克
维生素C	10毫克
维生素E	41.17毫克
钙	56毫克
铁	2.70毫克
锌	2.17毫克
硒	4.67微克

◎搭配宜忌

核桃+红枣 核桃+黑芝麻		可美容养颜 可补肝益肾
核桃+黄豆 核桃+野鸡肉	✖	会引起腹痛、腹胀、消化不良 会导致上火

温馨提示

核桃火气大，含油脂多，吃多了会令人上火和恶心，正在上火、腹泻的宝宝不宜吃；宝宝患痧疹后也不宜吃核桃，且半年内必须禁吃，以免造成滑肠不止的情况。核桃不宜多吃，宝宝每天2～3个即可。

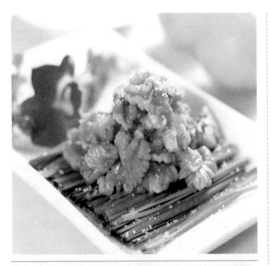

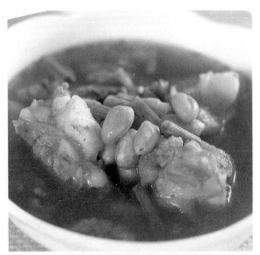

推荐菜例 1 核桃仁拌韭菜

|原料| 核桃仁300克，韭菜150克，白糖5克，白醋2毫升，盐3克，香油3毫升

|做法| ①韭菜洗净，焯熟，切段。②锅内放入油，待油烧至五成热，下入核桃仁炸成浅黄色捞出。③在另一只碗中放入韭菜、白糖、白醋、盐、香油拌匀，和核桃仁一起装盘即成。

|专家点评| 这道菜有润肠通便、健脑强身的功效。核桃仁中含有丰富的磷脂和不饱和脂肪酸，经常让宝宝食用，可以让宝宝获得足够的亚麻酸和亚油酸，这些成分是大脑组织细胞代谢的重要物质，不仅可以补充宝宝身体发育所需的营养，还能滋养宝宝的脑细胞，提高宝宝大脑活动的功能，促进宝宝的大脑发育。核桃仁中还含有大量的维生素，能提高宝宝身体免疫力。

烹饪常识

韭菜先用淘米水浸泡15分钟，然后再用清水冲净，这样既能有效减少韭菜上的农药残留，又可节约用水。

推荐菜例 2 花生核桃猪骨汤

|原料| 花生50克，核桃仁20克，猪骨500克，盐5克

|做法| ①猪骨洗净，斩件；核桃仁、花生洗净，泡发。②锅中水烧沸，入猪骨汆透后捞出，冲洗干净。③煲中加水烧开，下入猪骨、核桃仁、花生，煲1小时，调入盐即可。

|专家点评| 这道汤对宝宝身体和大脑的发育都很有好处。核桃仁中含有人体不可缺少的微量元素锌、锰、铬等，对人体有益。另外，核桃中的营养成分还具有增强细胞活力，促进造血，增强免疫力等功效。花生所含的谷氨酸和天门冬氨酸可促进脑细胞发育，同时，花生的红衣可补气补血。猪骨含有大量磷酸钙、骨胶原、骨黏蛋白等，是补钙的好食材。

烹饪常识

猪骨洗干净后再用热水煮一下，能去掉血腥味。

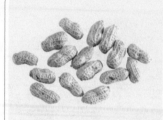

花生
Huasheng

【适用量】每日40克为宜。
【热量】1200千焦/100克
【性味归经】性平，味甘。
归脾、肺经。

[别名] 长生果、长寿果、落花生。

【主打营养素】
卵磷脂、脑磷脂、蛋白质
◎花生富含卵磷脂和脑磷脂，可以促进宝宝的细胞发育，使宝宝的头脑更加灵活，可以提高宝宝大脑的记忆力。花生中含有的蛋白质，能够维持宝宝的正常生长发育，提升宝宝的免疫功能。

◎食疗功效

花生含有丰富的钙元素，钙元素是宝宝骨骼和牙齿发育不可或缺的营养元素，因此，常吃花生，对宝宝身体发育大有裨益。花生对营养不良、食欲不振有食疗功效，身体瘦弱、胃口不佳的宝宝可以多食。常食花生，能提高记忆力，促进大脑发育。花生红衣能抑制纤维蛋白的溶解，可预防血小板减少和防治出血性疾病。花生还有降血压、调整胆固醇的作用。

优质花生的果荚呈土黄色或白色，果仁色泽分布均匀一致，果实颗粒饱满、大小均匀。保存时，无论是购买散装或有包装容器中的花生，一定要确保没有水分。带壳花生可以保存在冰箱约3个月。

◎搭配宜忌

花生 + 猪蹄	✔	可补血
花生 + 红枣		可健脾、止血
花生 + 螃蟹	✘	会导致肠胃不适、引起腹泻
花生 + 黄瓜		会导致腹泻

营养成分表

营养素	含量（每100克）
蛋白质	12克
脂肪	25.4克
碳水化合物	13克
膳食纤维	7.7克
维生素A	2微克
维生素B₂	0.04毫克
维生素C	14毫克
维生素E	2.93毫克
钙	8毫克
铁	3.4毫克
锌	1.79毫克
硒	4.5微克
铜	0.65毫克

温馨提示

花生容易受潮发霉，产生致癌性很强的黄曲霉毒素。黄曲霉毒素可引起中毒性肝炎、肝硬化、肝癌。这种毒素耐高温，煎、炒、煮、炸等烹调方法都分解不了它。所以一定要注意不可吃发霉的花生米。

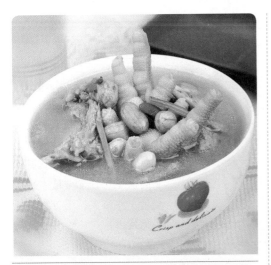

推荐菜例 ① 花生脆骨鸡爪汤

| **原料** | 鸡爪 350 克，花生米 100 克，猪脆骨 80 克，盐少许，香油 3 毫升，姜末 3 克，高汤适量

| **做法** | ①将鸡爪去甲，洗净，氽水；花生米洗净；猪脆骨洗净备用。②炒锅上火倒入油，将姜炝香，下入高汤，调入盐，倒入鸡爪、花生米、猪脆骨，煲至熟，淋入香油即可。

| **专家点评** | 花生具有很高的营养价值，其含有的维生素 B_2、钙、磷、铁等的含量也都比牛奶、肉、蛋高，还含丰富的脂肪和蛋白质，特别是花生中的矿物质含量也很丰富，含有人体必需的氨基酸，有促进脑细胞发育的作用。猪脆骨中含有大量的钙质，能够促进宝宝的骨骼和牙齿的发育，在一定程度上预防宝宝因缺钙而出现的生长迟滞现象，稳定宝宝的情绪，让宝宝拥有良好的睡眠。

烹饪常识

　　做这道汤前，要把鸡爪的指甲剁去，因为指甲不容易洗净，会含有很多有害的物质藏在里面。

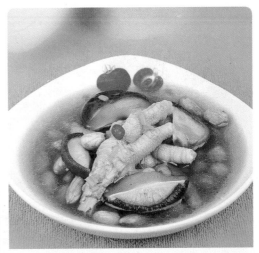

推荐菜例 ② 花生香菇煲鸡爪

| **原料** | 鸡爪 250 克，花生米 45 克，香菇 4 朵，高汤适量，盐 4 克

| **做法** | ①将鸡爪去甲，洗净；花生米洗净，浸泡；香菇洗净，切片备用。②净锅上火倒入高汤，调入盐，下入鸡爪、花生米、香菇煲至熟即可。

| **专家点评** | 花生具有很高的营养价值，它的蛋白质含量很高，容易被人体吸收。它含有的谷氨酸和天门冬氨酸能促进脑细胞的发育，有助于增强记忆力，是益智健脑的好食材。此外，花生的红衣有养气补血的作用，很适合体虚的宝宝食用。香菇能抗感冒病毒，还含有丰富的食物纤维，能促进宝宝消化，使宝宝的肠胃更加健康。所以，适当地给宝宝食用这道食品，以便更好地促进宝宝的生长发育。

烹饪常识

　　这道汤中用到的鸡爪，以肉鸡爪较好，这样做出来的汤口感会好很多。

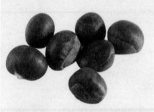

板栗

Banli

【适用量】每日 5 个为宜。

【热量】760 千焦 /100 克（鲜板栗）

【性味归经】性温，味甘、平。归脾、胃、肾经。

[别名] 毛栗、瑰栗、凤栗、栗子。

【主打营养素】

维生素 C、锌、钾、铁

◎板栗营养丰富，其维生素 C 的含量尤其高，是苹果的十几倍。板栗中还含有锌、钾、铁等多种矿物质，能满足宝宝身体发育的需求。让宝宝适当地食用一些板栗，还可以提高免疫力。

◎食疗功效

板栗含有大量的淀粉、蛋白质、脂肪、维生素等多种营养元素，具有养胃健脾、补肾强筋的功效。让宝宝吃些板栗，能补充钙、钾、磷等矿物质，还能滋补宝宝身体，维持宝宝正常发育所需的多种营养，还可以有效防治日久难愈的小儿口舌生疮。

选购板栗要先看颜色，外壳鲜红、带褐、紫、赭等色，颗粒光泽的，品质一般较好。板栗风干或晒干后连壳保存比较方便，放干燥处防霉变即可。

营养成分表

营养素	含量（每100克）
蛋白质	4.2 克
脂肪	0.7 克
碳水化合物	42.2 克
膳食纤维	1.7 克
维生素 A	32 微克
维生素 B_1	0.14 毫克
维生素 B_2	0.17 毫克
维生素 C	24 毫克
维生素 E	4.56 毫克
钙	17 毫克
铁	1.1 毫克
锌	0.57 毫克
硒	1.13 微克

◎搭配宜忌

板栗 + 大米	✓	可健脾补肾
板栗 + 鸡肉		可补肾虚、益脾胃
板栗 + 杏仁	✗	易引起腹胀
板栗 + 羊肉		不易消化，易引起呕吐

温馨提示

板栗素有"干果之王"的美称，是一种价廉物美、富有营养的滋补品及补养的良药。板栗虽然好吃又养人，但是容易引起腹胀，宝宝不可过多进食。因为板栗生吃过多，会难以消化，而熟食过多，会阻滞肠胃。

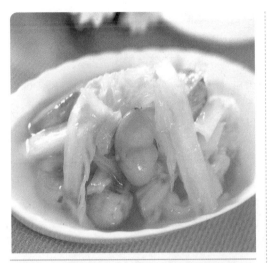

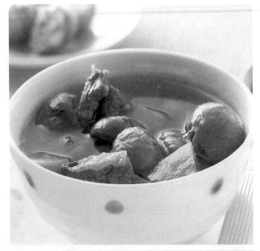

推荐菜例 ① 板栗煨白菜

| 原料 | 白菜 200 克，生板栗 50 克，葱、姜、盐、鸡汤、水淀粉各适量

| 做法 | ①白菜洗净，切段；葱洗净，切段；姜洗净，切片；板栗煮熟，剥去壳。②锅上火，放油烧热，将葱段、姜片爆香，下白菜、板栗炒匀，加入鸡汤，煨入味后勾芡，加入盐，炒匀即可出锅。

| 专家点评 | 宝宝吃板栗可以补充身体所需蛋白质、叶酸等营养物质，叶酸是参与血细胞生成的重要物质，能促进宝宝神经系统的发育。但板栗吃多了容易引发便秘，所以这道菜加了富含纤维素的白菜，这样既可以避免宝宝便秘，又可为宝宝补充发育所需的多种营养物质。

烹饪常识

用刀将板栗切成两瓣，去掉外壳后放入盆里，倒入开水浸泡一会儿，再用筷子搅拌，板栗皮就会脱去，但应注意浸泡时间不宜过长，以免营养丢失。

推荐菜例 ② 板栗排骨汤

| 原料 | 鲜板栗 250 克，排骨 500 克，胡萝卜 1 根，盐 3 克

| 做法 | ①板栗入沸水中用小火煮约 5 分钟，捞起剥膜；排骨放入沸水中余烫，捞起，洗净；胡萝卜削皮，洗净切块。②将以上原料放入锅中，加水盖过材料，以大火煮开，转小火续煮 30 分钟，加盐调味即可。

| 专家点评 | 这道菜含有丰富的蛋白质、脂肪、碳水化合物、钙、磷、铁、锌及维生素 B_1、维生素 B_2、维生素 C、叶酸等多种人体所需的营养素。板栗营养丰富，具有养胃健脾、补肾强筋等作用，与具有补血益气、强筋健骨的排骨，以及有补肝明目、润肠通便的胡萝卜搭配，补而不腻。

烹饪常识

煮板栗时，一定要将包住果仁的那层薄皮去掉，这层皮煮不烂，会影响汤的口感。去壳时可先将板栗用塑料袋装好，放入冰箱冷冻室冻 3 天，取出解冻后，用刀切开，薄皮可轻松剥落。

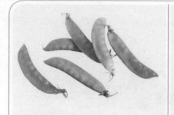

荷兰豆

Helandou

[别名] 菜豌豆、青豌豆、青小豆、国豆、甜豆。

【适用量】每次 50 克左右为宜。

【热量】108 千焦 /100 克

【性味归经】性寒，味甘。归脾、胃、大肠、小肠经。

◎**食疗功效**

　　荷兰豆具有调和脾胃、利肠、利水的功效，尤其适合脾胃失调的宝宝食用。荷兰豆还可以使皮肤柔润光滑，抑制黑色素的形成。荷兰豆可预防直肠癌，降低胆固醇含量，对糖尿病、脾胃虚弱、烦热口渴都有食疗作用。

　　选购荷兰豆时，先看能不能把豆荚弄出声响，如果能，则说明荷兰豆是新鲜的，反之，则是不新鲜的。将荷兰豆放入保鲜袋中，扎紧口，可低温保存。

营养成分表

营养素	含量（每 100 克）
蛋白质	2.5 克
脂肪	0.3 克
碳水化合物	4.9 克
膳食纤维	1.4 克
维生素 A	80 微克
维生素 B_1	0.09 毫克
维生素 B_2	0.04 毫克
维生素 C	16 毫克
维生素 E	0.3 毫克
钙	51 毫克
铁	0.9 毫克
锌	0.5 毫克
硒	0.42 微克

温馨提示

　　荷兰豆适合与富含氨基酸的食物一起烹调，可以显著提高荷兰豆的营养价值。荷兰豆食用过量会引发腹胀，脾胃虚弱的宝宝以及有慢性胰腺炎的患者忌食。此外，没有熟透的荷兰豆应忌食，否则易产生中毒现象。

◎搭配宜忌

荷兰豆 + 蘑菇 ✔	可开胃消食
荷兰豆 + 虾 ✘	会引起中毒

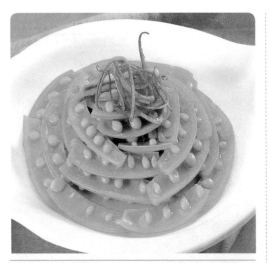

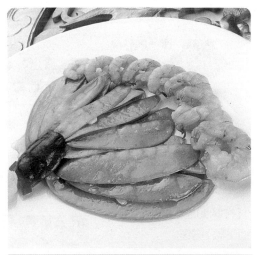

千层荷兰豆

|原料| 荷兰豆150克，红椒少许，盐3克，香油适量

|做法| ①荷兰豆去掉老茎洗净，剥开；红椒去蒂洗净，切丝。②锅置火上，倒入适量水，烧开后，放入荷兰豆焯熟，捞出沥水，加盐、香油拌匀后摆盘，用红椒丝点缀即可。

|专家点评| 这道菜颜色丰富，色泽诱人，能增加宝宝的食欲，还具有补血益气、强筋健骨等功效。荷兰豆含有多种营养成分，如蛋白质、碳水化合物、维生素A、维生素C、钙、磷、硒等。其中，维生素A能促进细胞增殖与生长，对宝宝生长发育有着重要的意义；维生素C能维持宝宝健康，增强宝宝的免疫功能。常食用荷兰豆，有和中下气、利小便、强肌健体等功效，对脾胃虚弱、小腹胀满、烦热口渴均有食疗功效。

 烹饪常识

荷兰豆必须完全煮熟后才可以食用，否则极易发生食物中毒。

推荐菜例 **2** **虾仁荷兰豆**

|原料| 鲜虾仁100克，荷兰豆200克，香菇、红椒条各少许，鸡蛋1个，盐3克，蒜末5克，香油适量

|做法| ①虾仁、荷兰豆、香菇分别洗净，备用。②水烧开，将荷兰豆、香菇、红椒焯熟，捞出沥干，加盐、蒜末、香油拌匀，摆盘。③起油锅，入虾仁炸至酥脆，捞出摆盘。锅留油，将鸡蛋煎成蛋皮，盛出待凉卷成卷，将下端切成丝状摆在红椒下方即可。

|专家点评| 这道菜有健胃消食、补血益气的功效。荷兰豆是营养价值较高的豆类蔬菜之一，含有丰富的碳水化合物、蛋白质、维生素、胡萝卜素和人体必需的氨基酸，其中，所富含的维生素C，可抗氧化、润滑皮肤，还能提高机体的免疫功能。虾仁味道鲜美、营养丰富，其中钙的含量为各种动植物食品之冠，能补充宝宝身体发育所需的钙质。

烹饪常识

虾背上的沙线一定要剔除，否则不能食用。

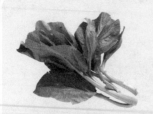

菜心

Caixin

[别名] 菜薹。

【适用量】每天约 100 克为宜。

【热量】103 千焦 /100 克

【性味归经】性平，味甘。归脾、胃经。

◎食疗功效

菜心具有补血顺气、化痰下气、解毒消肿、活血降压的功效。菜心富含粗纤维、维生素 C 和胡萝卜素，能够刺激肠胃蠕动，预防宝宝便秘。菜心营养丰富，含有吲哚三甲醛等对人体有保健作用的物质，有利于通利肠胃。

选购菜心应以外观整齐、切口处较嫩者为佳。用保鲜膜封好，置于冰箱中可保存 1 周左右。

营养成分表

营养素	含量（每 100 克）
蛋白质	2.8 克
脂肪	0.5 克
碳水化合物	4 克
膳食纤维	1.7 克
维生素 A	160 微克
维生素 B$_1$	0.05 毫克
维生素 B$_2$	0.08 毫克
维生素 C	44 毫克
维生素 E	0.52 毫克
钙	96 毫克
铁	2.8 毫克
锌	0.87 毫克
硒	6.68 微克

温馨提示

菜心是我国广东省的特产蔬菜，品质柔嫩、风味可口。菜心营养丰富，是我们日常食用的一种蔬菜，适合任何人群食用。

◎搭配宜忌

菜心 + 豆皮 可促进代谢

菜心 + 鸡肉 益气健脾

菜心 + 醋 ✗ 会破坏营养价值

菜心 + 碱 会破坏维生素 C

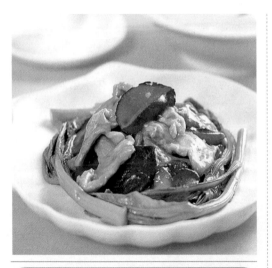

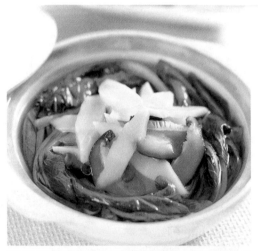

推荐菜例 1 牛肝菌菜心炒肉片

| 原料 | 牛肝菌 100 克，猪瘦肉 250 克，菜心适量，姜丝 6 克，盐 4 克，水淀粉、料酒、香油各适量

| 做法 | ①将牛肝菌洗净，切成片；猪瘦肉洗净，切成片；菜心洗净，取菜梗剖开。②猪肉放入碗内，加入料酒、水淀粉，用手抓匀稍腌。③起油锅，下入姜丝煸出香味，放入猪肉片炒至断生，加入盐、牛肝菌、菜心，再调入香油炒匀即可。

| 专家点评 | 猪肉含有优质蛋白质和人体必需的脂肪酸，能够补充宝宝日常的能量需求。猪肉可提供有机铁和促进铁吸收的半胱氨酸，能改善缺铁性贫血。牛肝菌是高蛋白、低脂肪、多糖、多种氨基酸和多种维生素的菌类食物。菜心含有大量胡萝卜素和维生素 C，有助于增强机体免疫力。

烹饪常识

菜心烹炒的时间不宜太长，以免口感不佳，营养流失。

推荐菜例 2 笋菇菜心汤

| 原料 | 冬笋 200 克，水发香菇 50 克，菜心 150 克，盐 3 克，水淀粉、素鲜汤各适量

| 做法 | ①冬笋洗净，斜切成片；香菇洗净去蒂，切片；菜心洗净，稍焯，捞出。②炒锅加油烧热，分别将冬笋片和菜心下锅过油，随即捞出沥油。③净锅加素鲜汤烧沸，放入冬笋片、香菇片，数分钟后再放入菜心，加盐调味，用水淀粉勾芡即可。

| 专家点评 | 菜心品质柔嫩，风味可口，营养丰富，含维生素 A、B 族维生素、维生素 C、微量元素、叶绿素及蛋白质，口味清新、滑嫩，口感较好，且菜心不长虫，无需打农药，因此是绿色食品。香菇含有丰富的维生素 D，能促进钙、磷的消化吸收，有助于宝宝骨骼和牙齿的发育。冬笋所含粗纤维有促进肠胃蠕动的功用，对治疗宝宝便秘有一定的效用。

烹饪常识

冬笋切片时切薄一点儿，更易熟透入味。

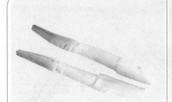

茭白
JiaoBai

【适用量】每日 100 克左右为宜。

【热量】95 千焦 /100 克

【性味归经】性寒，味甘。归肝、脾、肺经。

[别名] 出隧、绿节、菰菜、茭笋、高笋。

【主打营养素】

钾、碳水化合物、蛋白质

◎茭白含有丰富的钾，对保护心脑血管有益。此外，茭白含有的碳水化合物、蛋白质等，能补充宝宝身体所需的营养物质，具有健壮身体的作用。

◎食疗功效

茭白热量低、水分高，既能利水消肿、退黄疸，又可辅助治疗四肢水肿、小便不利以及黄疸型肝炎等。茭白还有清热解暑、解烦止渴、补虚健体等功效。宝宝食用，能健壮机体。

宜选购新鲜脆嫩、水分足的茭白。茭白水分极高，若放置过久，会丧失鲜味，最好即买即食，若需保存，可以用纸包住，再用保鲜膜包裹，放入冰箱保存。

营养成分表

营养素	含量（每 100 克）
蛋白质	1.2 克
脂肪	0.2 克
碳水化合物	5.9 克
膳食纤维	1.9 克
维生素 A	5 微克
维生素 B_1	0.02 毫克
维生素 B_2	0.03 毫克
维生素 C	5 毫克
维生素 E	0.99 毫克
钙	4 毫克
铁	0.4 毫克
锌	0.33 毫克
硒	0.45 微克

◎搭配宜忌

茭白 + 猪蹄　✓　补虚益气
茭白 + 西红柿　　清热解毒、利尿降压

茭白 + 豆腐　✗　容易得结石
茭白 + 蜂蜜　　易引发痼疾

温馨提示

茭白可生食、凉拌、酱制、腌制，也可用来热炒、煲汤。茭白所含粗纤维能促进肠道蠕动，有便秘的宝宝可以多食用一些茭白。另外，患肾脏疾病、尿路结石或尿中草酸盐类结晶较多的患者不宜食用茭白。

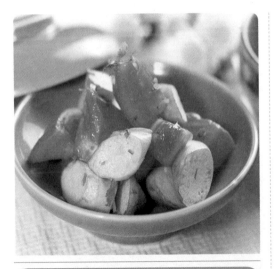

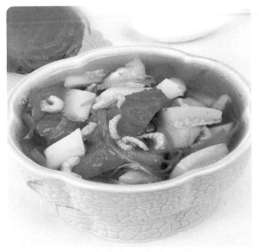

推荐菜例 ① **西红柿炒茭白**

| 原料 | 茭白 500 克，西红柿 100 克，盐、白糖、水淀粉各适量

| 做法 | ①将茭白洗净后，用刀面拍松，切条；西红柿洗净，切块。②锅加油烧热，下茭白炸至外层稍收缩、色呈浅黄色时捞出。③锅内留油，倒入西红柿、茭白、清水、盐、白糖焖烧至汤较少时，用水淀粉勾芡即可。

| 专家点评 | 茭白含有较多的碳水化合物、蛋白质等，具有利尿、止渴、解毒等功效。西红柿所含的番茄红素有抑制细菌的作用，所含的苹果酸、柠檬酸和糖类，有助消化的功能；西红柿味酸甜，对食欲不振的宝宝也有调理的功效。茭白与西红柿二者搭配，具有利肠道、清热解毒的作用，适合于辅助治疗热病烦躁、黄疸等症。

茭白所含的草酸较多，烹饪此菜时应先将茭白入沸水锅中焯烫。

推荐菜例 ② **虾米茭白粉条汤**

| 原料 | 茭白 150 克，水发虾米 30 克，水发粉条 20 克，西红柿 1 个，色拉油 20 毫升，盐4 克

| 做法 | ①将茭白洗净，切小块；水发虾米洗净；水发粉条洗净，切段；西红柿洗净，切块备用。②汤锅上火倒入色拉油，下入虾米、茭白、西红柿煸炒，倒入水，调入盐，下入粉条煲至熟即可。

| 专家点评 | 茭白含较多的碳水化合物、蛋白质、脂肪等，能补充人体的营养物质，具有强壮机体的作用。虾米富含钙、铁、碘；西红柿富含维生素 C、番茄红素。三者搭配，具有补虚、利尿、补血等作用。这道菜含有宝宝生长发育必需的营养素，可以提高宝宝的免疫力，促进宝宝的健康成长。

烹饪常识

许多人看到茭白上的黑点会挑出不吃，以为是坏了。其实，这些黑点是一种对身体有益的名为"菰黑穗菌"的真菌类物质。

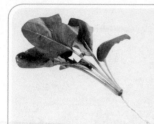

菠菜

Bocai

[别名] 赤根菜、鹦鹉菜、波斯菜。

【适用量】每次80克为宜。

【热量】97千焦/100克

【性味归经】性凉，味甘、辛。归大肠、胃经。

◎食疗功效

菠菜具有促进肠道蠕动的作用，利于排便，对于痔疮、慢性胰腺炎、便秘、肛裂等病症有食疗作用，能促进生长发育，增强抗病能力，促进人体新陈代谢，延缓衰老。菠菜能帮助宝宝预防缺铁性贫血，也适合便秘者、皮肤粗糙者、过敏者食用

选购菠菜时，以粗壮、叶大、色翠绿、无烂叶和萎叶、无虫害和农药痕迹的为佳。用沾湿的纸来包装菠菜，再装入塑料袋后，放入冰箱冷藏，可保鲜两三天。

营养成分表

营养素	含量（每100克）
蛋白质	2.6克
脂肪	0.3克
碳水化合物	4.5克
膳食纤维	1.7克
维生素A	487微克
维生素B_1	0.04毫克
维生素B_2	0.11毫克
维生素C	32毫克
维生素E	1.74毫克
叶酸	110微克
钙	66毫克
铁	2.9毫克
硒	0.97微克

◎搭配宜忌

菠菜 + 胡萝卜 ✔	可保持心血管的畅通
菠菜 + 鸡蛋	可预防贫血、营养不良
菠菜 + 大豆 ✘	会损害牙齿
菠菜 + 鳝鱼	会导致腹泻

温馨提示

菠菜含有草酸，草酸与钙结合易形成草酸钙，它会影响宝宝对钙的吸收，因此，菠菜不能与含钙丰富的豆类、豆制品以及木耳、虾米、海带、紫菜等食物同食。

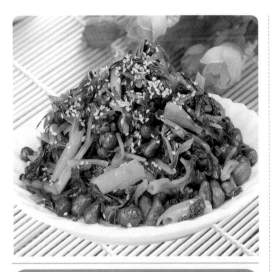

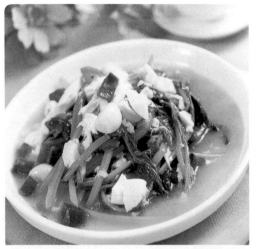

推荐菜例 1 芝麻花生米拌菠菜

|原料| 菠菜 400 克，花生米 150 克，白芝麻 50 克，醋、香油各 15 毫升，盐 4 克

|做法| ①将菠菜洗净，切段，焯水，捞出装盘待用；花生米洗净，沥水，入油锅炸熟；白芝麻炒香。②将菠菜、花生米、白芝麻搅拌均匀，再加入香油、醋和盐，拌匀即可。

|专家点评| 这道菜有补血养颜、通便滑肠的作用。菠菜中含有大量的植物粗纤维，有润肠排便的作用，能预防宝宝便秘；菠菜中还含有丰富的胡萝卜素、维生素 E、微量元素等，有促进人体新陈代谢、调节血糖的作用。花生中含有丰富的卵磷脂，卵磷脂是人体细胞不可缺少的物质，能滋润皮肤，增强记忆力，促进肠胃血液循环及肠胃蠕动，能有效预防并改善便秘。

烹饪常识

花生米炸熟之后，不要将其红衣去掉，因为花生米的红衣有补血的功效，能预防宝宝贫血。

推荐菜例 2 上汤菠菜

|原料| 菠菜 500 克，咸蛋 1 个，皮蛋 1 个，鸡蛋清适量，三花淡奶 50 毫升，盐 5 克，蒜 6 粒

|做法| ①菠菜洗净，入盐水中焯水，装盘；咸蛋、皮蛋各切成丁状。②锅中放 100 毫升水，倒入咸蛋、皮蛋、蒜下锅煮开，再加三花淡奶煮沸，下鸡蛋清煮匀即成美味的上汤。③将上汤倒于菠菜上即可。

|专家点评| 这道菜清新爽口，是宝宝夏季食物的较佳选择。菠菜茎叶柔软滑嫩、味美色鲜，能增加宝宝的食欲。菠菜中含有大量的抗氧化剂、维生素 E 以及硒元素，能促进人体细胞增殖，还能激活脑细胞功能。另外，菠菜中还含有丰富的维生素 C、胡萝卜素、蛋白质，以及铁、钙、磷等矿物质，可帮助宝宝预防缺铁性贫血。

烹饪常识

菠菜焯至七成熟为宜，即水开后倒入即可起锅。皮蛋蒸一下之后会更容易切，如果不蒸的话，也可以用线来切。

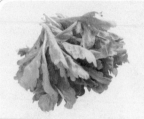

茼蒿

Tonghao

[别名] 蓬蒿、菊花菜、蒿菜、艾菜。

【适用量】每次 40 ~ 60 克为宜。

【热量】85 千焦 /100 克

【性味归经】性温，味甘、涩。归肝、肾经。

铁、胡萝卜素

◎茼蒿中含有广泛而丰富的营养，其中所含的铁元素，有助于宝宝的生长发育和预防缺铁性贫血。此外，茼蒿还含有丰富的胡萝卜素，能对抗人体内的自由基，有降血糖的作用。

◎食疗功效

　　茼蒿具有平肝补肾、缩小便、宽中理气的作用，对心悸、怔忡、失眠多梦、心烦不安、痰多咳嗽、腹泻、胃脘胀痛、夜尿频多、腹痛寒疝等症有食疗作用。另外茼蒿中富含铁、钙等营养元素，可以增强骨骼的坚韧性。

　　茼蒿以水嫩、深绿色的为佳；不宜选择叶子发黄、叶尖开始枯萎乃至发黑收缩的茼蒿，茎或切口变成褐色也表明放的时间太久了。保存时宜放入冰箱冷藏。

营养成分表

营养素	含量（每100克）
蛋白质	1.9 克
脂肪	0.3 克
碳水化合物	3.9 克
膳食纤维	1.2 克
维生素 A	252 微克
维生素 B$_1$	0.04 毫克
维生素 B$_2$	0.09 毫克
维生素 C	18 毫克
维生素 E	0.92 毫克
钙	73 毫克
铁	2.5 毫克
锌	0.35 毫克
硒	0.6 微克

◎搭配宜忌

茼蒿 + 鸡蛋	✓	可充分吸收维生素 A
茼蒿 + 粳米		可健脾养胃
茼蒿 + 醋	✗	会降低营养价值
茼蒿 + 胡萝卜		会破坏维生素 C

温馨提示

　　由于茼蒿的花很像野菊花，所以又名菊花菜。茼蒿的茎和叶可以食用，有蒿之清气、菊之甘香，一般营养成分无所不备。茼蒿中含有的多种氨基酸、脂肪、蛋白质以及钠、钾等矿物盐，能调节体内水液代谢，通利小便。

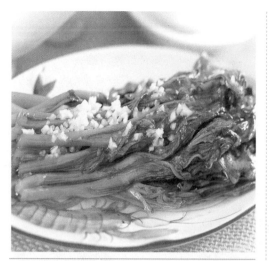

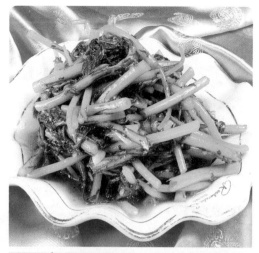

推荐菜例 ① **蒜蓉茼蒿**

| 原料 | 茼蒿 400 克，大蒜 20 克，盐 3 克

| 做法 | ①大蒜去皮，洗净剁成细末；茼蒿去掉黄叶后，洗净。②锅中加水，烧沸，将茼蒿稍微焯水，捞出。③锅中加油，炒香蒜蓉，下入茼蒿、盐，翻炒均匀即可。

| 专家点评 | 这道菜清淡爽口，有开胃消食之功。茼蒿中含有特殊香味的挥发油，有助于宽中理气，消食开胃，增加食欲；丰富的粗纤维有助肠道蠕动，促进排便，达到通腑利肠的目的。茼蒿含有丰富的维生素、胡萝卜素及多种氨基酸，可以稳定情绪、降压补脑、防止记忆力减退。茼蒿含有多种氨基酸、脂肪、蛋白质及钾，能调节体内水液代谢，通利小便，清除水肿。

烹饪常识

茼蒿入沸水中焯烫时，火不宜大。此外，茼蒿中的芳香精油遇热易挥发，所以烹饪时应用旺火快炒。

推荐菜例 ② **素炒茼蒿**

| 原料 | 茼蒿 500 克，醋 5 克，盐 3 克

| 做法 | ①将茼蒿去掉黄叶后洗净，切段。②油锅烧热，放入茼蒿快速翻炒至熟。③最后调入醋、盐，出锅装盘即可。

| 专家点评 | 茼蒿中含有丰富的维生素 A，维生素 A 是骨骼正常生长发育的必需物质，有助于细胞增殖与生长，是机体生长的要素，对促进宝宝的生长发育具有重要的意义；茼蒿不仅鲜香嫩脆还富含营养，其胡萝卜素含量尤其高，是黄瓜、茄子的20　30 倍，所以对不爱吃胡萝卜的宝宝，父母们可让孩子适当吃点茼蒿。这道菜中含有多种氨基酸、脂肪、蛋白质、维生素、胡萝卜素、钾等营养成分，能润肺化痰，调节体内水液代谢。

烹饪常识

茼蒿焯水后再炒可保持其翠绿的颜色。茼蒿炒制的时间不宜过长，以免影响口感，流失维生素。

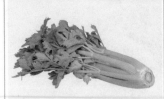

芹菜

Qincai

【适用量】每次50克为宜。

【热量】80千焦/100克

【性味归经】性凉,味甘、辛。归肺、胃、经。

[别名]蒲芹、香芹。

膳食纤维、铁

◎芹菜含有丰富的膳食纤维,能促进胃肠蠕动,预防便秘。芹菜还含丰富的铁,能补充宝宝对铁元素的需求,预防宝宝缺铁性贫血,有养血安神的作用。

◎食疗功效

芹菜是高纤维食物,常吃芹菜,尤其是芹菜叶,对预防高血压、头痛、头晕、黄疸、水肿、小便热涩不利、动脉硬化等都十分有益。芹菜还含有一种挥发性芳香油,会散发出特殊的香味,可以促进食欲,对食欲不振的宝宝很有益处。

要选色泽鲜绿、叶柄厚、茎部稍呈圆形、内侧微向内凹的芹菜。用保鲜膜将芹菜茎叶包严,根部朝下,竖直放入水中,水没过芹菜根部5厘米,可保持芹菜1周内不老不蔫。

营养成分表

营养素	含量(每100克)
蛋白质	1.2克
脂肪	0.2克
碳水化合物	4.5克
膳食纤维	1.2克
维生素A	57微克
维生素B_1	0.02毫克
维生素B_2	0.06毫克
维生素C	8毫克
维生素E	1.32毫克
钙	80毫克
铁	1.2毫克
锌	0.24毫克
硒	0.57微克

温馨提示

芹菜新鲜不新鲜,主要看叶身是否平直,新鲜的芹菜叶子是平直的,存放时间较长的芹菜,叶子尖端就会翘起,叶子软,甚至发黄起锈斑。芹菜中含有利尿的成分,可利尿消肿,对局部有水肿的宝宝尤其有益。

◎搭配宜忌

芹菜+西红柿 ✓	可降低血压
芹菜+牛肉	可增强免疫力
芹菜+鸡肉 ✗	会伤元气
芹菜+南瓜	会引起腹胀、腹泻

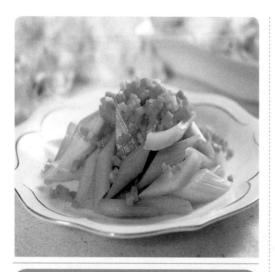

推荐菜例 1 芹菜炒胡萝卜粒

| 原料 | 芹菜 250 克，胡萝卜 150 克，香油 10 毫升，盐 3 克

| 做法 | ①将芹菜洗净，切菱形块，入沸水锅中焯水；胡萝卜洗净，切成粒。②锅注油烧热，放入芹菜爆炒，再加入胡萝卜粒一起炒至熟。③加入香油、盐调味即可出锅。

| 专家点评 | 芹菜营养丰富，含有挥发性芳香油，因而具有特殊的香味，能增进食欲。宝宝对铁的需求很大，若供给不足，极易导致缺铁性贫血，对宝宝的身体发育极为不利，经常食用芹菜，可有效预防缺铁性贫血。芹菜还富含膳食纤维，能促进肠道蠕动，防治宝宝便秘。同时，芹菜还含有丰富的矿物质，宝宝经常食用，能避免皮肤苍白、干燥、面色无光，而且可使目光有神、头发黑亮。

烹饪常识

烹饪胡萝卜时不宜加太多醋，以免胡萝卜素流失。胡萝卜虽然富有营养，吃得过多容易使皮肤变黄。

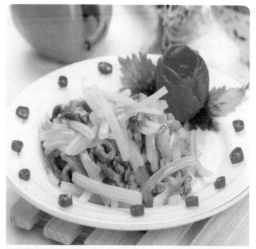

推荐菜例 2 芹菜肉丝

| 原料 | 猪肉、芹菜各 200 克，盐 3 克，甜红椒 15 克

| 做法 | ①猪肉洗净，切丝；芹菜洗净，切段；甜红椒去蒂洗净，切圈。②锅下油烧热，放入肉丝略炒片刻，再放入芹菜，加盐调味，炒熟装盘，用甜红椒装饰即可。

| 专家点评 | 芹菜是常用蔬菜之一，含有丰富的铁、锌等微量元素，有平肝降压、安神镇静、抗癌防癌、利尿消肿、增进食欲的作用。多吃芹菜还可以增强人体的抗病能力。猪肉含有丰富的优质蛋白和人体必需脂肪酸，并提供有机铁和促进铁吸收的半胱氨酸，能改善缺铁性贫血。

烹饪常识

芹菜叶中所含的胡萝卜素和维生素 C 比茎中的含量多，因此吃时不要把能吃的嫩叶扔掉。

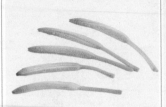

黄花菜
Huanghuacai

【适用量】每日 20 克左右
（干品）为宜。

【热量】805 千焦 /100 克

【性味归经】性微寒，味甘。
归心、肝经。

[别名] 金针菜、川草、鹿葱花、安神菜。

【主打营养素】

卵磷脂、维生素、矿物质
◎黄花菜富含的卵磷脂对增强大脑功能有重要作用。黄花菜还含多种维生素，其中胡萝卜素的含量最为丰富，对婴儿发育很有好处。此外，其还含有钙、铁、锌等矿物质，有补血、强身等作用。

◎食疗功效

黄花菜具有清热解毒、止血、止渴生津、解酒毒的功效，对口干舌燥、大便带血、小便不利、吐血、鼻出血、便秘等有食疗作用。情志不畅、神经衰弱、健忘失眠、气血亏损、体质虚弱者等可经常食用黄花菜。

◎选购保存

选购黄花菜时，以洁净、鲜嫩、尚未开放、干燥、无杂物的黄花菜为优；新鲜的黄花菜有毒，不能食用。黄花菜宜放入干燥的保鲜袋中，扎紧，放置阴凉干燥处，防潮、防虫蛀。

营养成分表

营养素	含量（每100克）
蛋白质	19.4 克
脂肪	1.4 克
碳水化合物	34.9 克
膳食纤维	7.7 克
维生素 A	307 微克
维生素 B_1	0.05 毫克
维生素 B_2	0.21 毫克
维生素 C	10 毫克
维生素 E	4.92 毫克
钙	301 毫克
铁	8.1 毫克
锌	3.99 毫克
硒	4.22 微克

◎搭配宜忌

黄花菜 + 马齿苋	✓	清热祛毒、降低血压
黄花菜 + 鳝鱼		通血脉、利筋骨
黄花菜 + 鹌鹑	✗	易引发痔疮
黄花菜 + 驴肉		易引起中毒

温馨提示

黄花菜被称为"健脑菜"，是一种营养价值高，具有多种保健功能的花卉珍品蔬菜。黄花菜含有多种促进大脑新陈代谢的物质，可以促进脑细胞的发育。同时，多吃黄花菜可消除宝宝小便不利、睡眠不安等症状。

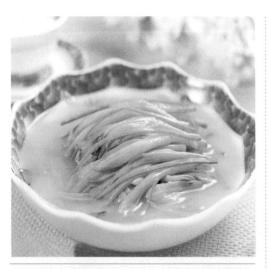

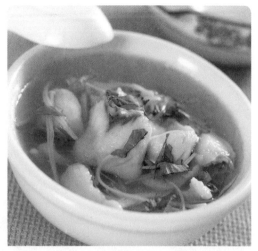

| 推荐菜例 1 | **上汤黄花菜** |

| 原料 | 黄花菜 300 克，盐 5 克，上汤 200 毫升

| 做法 | ①将黄花菜洗净，沥水。②锅置火上，烧沸上汤，下入黄花菜，调入盐，装盘即可。

| 专家点评 | 这道菜有较好的健脑功效，是因黄花菜含有丰富的卵磷脂，这种物质是机体中许多细胞，特别是大脑细胞的组成成分，对增强和改善大脑功能有重要作用，同时能清除动脉内的沉积物，对注意力不集中、脑供血不足有改善作用，故人们称之为"健脑菜"。经常食用对宝宝大脑发育有较好作用。

烹饪常识

黄花菜中含有秋水仙碱，须加工晒干，吃之前先用开水焯一下，再用凉水浸泡 2 小时以上，食用时要彻底加热。

| 推荐菜例 2 | **黄花菜香菜鱼片汤** |

| 原料 | 黄花菜 30 克，鱼肉 100 克，香菜 20 克，盐适量

| 做法 | ①香菜洗净，切段；黄花菜用水浸泡，洗净，切段；鱼肉洗净，切成片备用。②黄花菜加水煮滚后，再入鱼片煮 5 分钟，最后加香菜、盐调味即成。

| 专家点评 | 黄花菜有很高的营养价值，富含蛋白质、钙、铁和维生素 C、胡萝卜素、脂肪等人体必需的营养素，都是大脑新陈代谢必需的物质。这些营养素可以促进脑细胞的发育和维持大脑思维功能。经常给宝宝食用黄花菜可健脑益智、增强记忆力。黄花菜还含有丰富的膳食纤维，能促进大便的排泄，可预防便秘。此外，黄花菜还有养血、利水的功效，与鱼肉搭配，营养更丰富，补益效果也更好。

烹饪常识

鱼片煮的时间不宜过长，以免鱼肉煮碎。

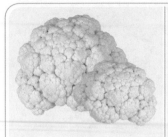

花菜

Huacai

【适用量】每日70克为宜。

【热量】96千焦/100克

【性味归经】性凉，味甘。归肝、肺经。

[别名] 菜花、花椰菜、球花甘蓝。

【主打营养素】

类黄酮、维生素C

◎花菜是含有类黄酮最好的食物之一，能增强宝宝的抵抗力；花菜中含有的维生素C，具有抗氧化功能，能保护细胞，维护骨骼、肌肉、牙齿等的正常功能。

营养成分表

营养素	含量（每100克）
蛋白质	2.1克
脂肪	0.2克
碳水化合物	4.6克
膳食纤维	1.2克
维生素A	5微克
维生素B_1	0.03毫克
维生素B_2	0.08毫克
维生素C	61毫克
维生素E	0.43毫克
钙	23毫克
铁	1.1毫克
锌	0.38毫克
硒	0.73微克

◎搭配宜忌

花菜 + 蚝油 ✔	可健脾开胃
花菜 + 蜂蜜	可止咳润肺
花菜 + 猪肝 ✘	会阻碍营养物质的吸收
花菜 + 牛奶	会降低营养

推荐菜例 **珊瑚花菜**

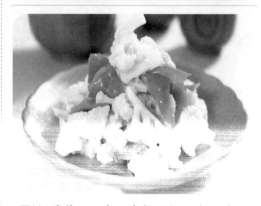

|原料| 花菜300克，青柿子椒1个，香油5毫升，白糖40克，白醋15毫升，盐少许

|做法| ①将花菜洗净，切成小块；青椒去蒂和籽，洗净后切小块。②将青椒和花菜放入沸水锅内烫熟，捞出，用凉水过凉，沥干水分，放入盘内。③花菜、青椒内加入盐、白糖、白醋、香油，一起拌匀即成。

|专家点评| 这道菜营养很丰富，花菜与柿子椒都是维生素C含量丰富的食物，是宝宝补充维生素C的优质来源。此外，花菜对婴幼儿咳嗽有食疗功效，所以此道菜特别适合患气管炎的宝宝。

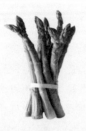

芦笋
Lusun

[别名] 露笋、石刁柏、芦尖。

【适用量】每日50克左右。

【热量】75千焦/100克

【性味归经】性凉，味苦、甘。归肺经。

【主打营养素】

叶酸、碳水化合物、硒

◎芦笋中所含的叶酸，是准妈妈及孕妈妈补充叶酸的重要来源。芦笋中碳水化合物的含量也很高，可为人体提供能量。而芦笋中所含的硒，可降低孕妈妈妊娠期高血压、消除水肿。

营养成分表

营养素	含量（每100克）
蛋白质	1.4 克
脂肪	0.1 克
碳水化合物	4.9 克
膳食纤维	1.9 克
维生素 A	17 微克
维生素 B_1	0.04 毫克
维生素 B_2	0.05 毫克
维生素 C	45 毫克
叶酸	1.09 毫克
钙	10 毫克
铁	1.4 毫克
锌	0.41 毫克
硒	0.21 微克

◎搭配宜忌

芦笋 + 黄花菜	✓	可养血、止血、除烦
芦笋 + 冬瓜		可降血压、降血脂
芦笋 + 羊肉	✗	会导致腹痛
芦笋 + 羊肝		会降低营养价值

推荐菜例

什锦芦笋

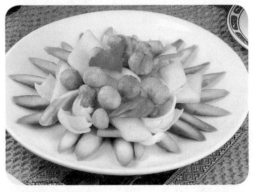

|原料|无花果、百合各100克，芦笋、冬瓜各200克，香油、盐各适量

|做法|①将芦笋洗净切斜段，下入开水锅内焯熟，捞出控水备用。②鲜百合洗净掰片，冬瓜洗净切片，无花果洗净。③油锅烧热，放芦笋、冬瓜煸炒，下入百合、无花果炒片刻，下盐，淋香油装盘即可。

|专家点评|芦笋所含蛋白质、碳水化合物、多种维生素和微量元素的质量优于普通蔬菜，经常食用，能为准妈妈补充必需的叶酸。将其搭配无花果、百合、冬瓜一起烹饪，不仅口味鲜美、口感丰富，而且营养搭配合理，是宝宝补充营养的不错选择。

【适用量】每日 20 克（干品）为宜。

【热量】1439 千焦 /100 克（干品）

【性味归经】鲜品性平，味甘、涩；干品性温，味甘、涩。归心、脾、肾经。

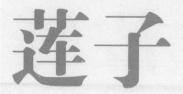

莲子

Lianzi

[别 名] 莲肉、白莲子、湘莲子。

【主打营养素】

棉子糖、钙、磷、钾

◎莲子中所含的棉子糖，对于产妇有很好的滋补作用。莲子还富含钙、磷、钾，有安神、养血的作用，产妇食用，可为婴儿骨骼和牙齿发育提供丰富的钙，预防佝偻病。

营养成分表

营养素	含量（每 100 克）
蛋白质	17.2 克
脂肪	2 克
碳水化合物	67.2 克
膳食纤维	3 克
维生素 A	未测定
维生素 B₁	0.16 毫克
维生素 B₂	0.08 毫克
维生素 C	5 毫克
维生素 E	2.71 毫克
钙	97 毫克
铁	3.6 毫克
锌	2.78 毫克
硒	3.36 微克

◎搭配宜忌

莲子＋鸭肉 ✓	可补肾健脾、滋补养阴
莲子＋红枣	可促进血液循环、增进食欲
莲子＋螃蟹 ✗	会引起不良反应
莲子＋龟肉	会引起不良反应

推荐菜例 **桂圆莲子羹**

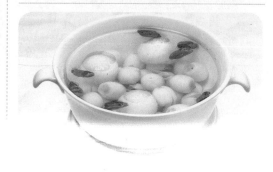

|原料| 莲子 50 克，桂圆肉 20 克，枸杞子 10 克，白糖 10 克

|做法| ①将莲子洗净，泡发；枸杞子、桂圆肉均洗净备用。②锅置火上，注入清水后，放入莲子煮沸后，下入枸杞子、桂圆肉。煮熟后放入白糖调味，即可食用。

|专家点评| 这道羹甜香软糯，有健脾、安神、养血的功效。莲子中的钙、磷和钾含量非常丰富，可以促进宝宝骨骼和牙齿的成长。桂圆营养价值甚高，富含高碳水化合物、蛋白质、多种氨基酸和维生素，是健脾益智的传统食物，对贫血的宝宝尤其有益。

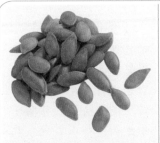

南瓜子
Nanguazi

【适用量】每日60克为宜。
【热量】2402千焦/100克
【性味归经】性平、味甘。归大肠经。

[别名] 南瓜仁、白瓜子、金瓜米。

【主打营养素】

蛋白质、脂肪、维生素E、矿物质

◎南瓜子含有丰富的蛋白质、脂肪，以及钙、铁、锌等矿物质，有滋养作用，产妇食用可通过乳汁为婴儿提供生长发育所需的营养。此外，南瓜子含有的维生素E，可防止面部色素沉着。

营养成分表

营养素	含量（每100克）
蛋白质	36克
脂肪	46.1克
碳水化合物	7.9克
膳食纤维	4.1克
维生素A	未测定
维生素B$_1$	0.08毫克
维生素B$_2$	0.16毫克
维生素C	未测定
维生素E	27.28毫克
钙	37毫克
铁	6.5毫克
锌	7.12毫克
硒	27.03微克

◎搭配宜忌

南瓜子 + 花生	✓	可改善小儿营养不良
南瓜子 + 蜂蜜		治蛔虫病
南瓜子 + 咖啡	✗	影响铁的吸收
南瓜子 + 羊肉		会引起腹胀、胸闷

推荐菜例 凉拌玉米瓜仁

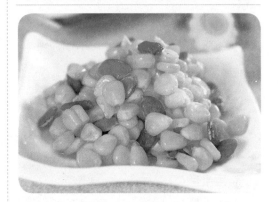

|原料| 玉米粒100克，南瓜子仁50克，枸杞子10克，香油、盐各适量

|做法| ①先将玉米粒洗干净，沥干水；再将南瓜子仁、枸杞子洗干净。②先将玉米粒、南瓜子仁、枸杞子一起入沸水中焯熟，捞出，沥干水后，加入香油、盐，拌均匀即可。

|专家点评| 这道菜具有良好的滋养作用。南瓜子富含脂肪、蛋白质、B族维生素、维生素C以及尿酶、南瓜子氨酸等，与玉米、枸杞子一起同食，能为宝宝提供充足营养，还能促进宝宝消化吸收。

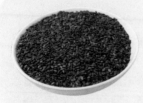

芝麻
Zhima

[别名] 胡麻、黑芝麻。

【适用量】每日食用 10~20 克为宜。

【热量】2222 千焦/100 克（黑芝麻）

【性味归经】性平，味甘。归肝、肾、肺、脾经。

【主打营养素】

矿物质、维生素A、维生素D

◎芝麻富含矿物质，如钙、镁、铁等，有助于骨生长，补血益气。此外，还含有脂溶性维生素A、维生素D等，对产妇有增强体质、增补血脉及破积血等良好作用。

营养成分表

营养素	含量（每 100 克）
蛋白质	19.1 克
脂肪	46.1 克
碳水化合物	10 克
膳食纤维	14 克
维生素 A	未测定
维生素 B$_1$	0.66 毫克
维生素 B$_2$	0.25 毫克
维生素 C	未测定
维生素 E	50.4 毫克
钙	780 毫克
铁	22.7 毫克
锌	6.13 毫克
硒	4.7 微克

◎相宜搭配

芝麻 + 海带	美容、抗衰老
芝麻 + 核桃	改善睡眠
芝麻 + 桑葚	降血脂
芝麻 + 冰糖	润肺、生津

推荐菜例 **木瓜芝麻羹**

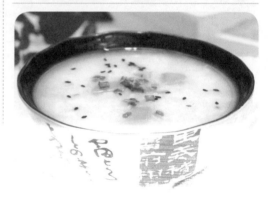

|原料| 木瓜 20 克，熟芝麻少许，大米 80 克，盐 2 克，葱少许

|做法| ①大米泡发洗净；木瓜去皮洗净，切小块；葱洗净，切花。②锅置火上，注入水，加入大米，煮熟后加入木瓜同煮。③用小火煮至呈浓稠状时，调入盐，撒上葱花、熟芝麻即可。

|专家点评| 芝麻含有大量的脂肪和蛋白质，还有糖类、维生素A、维生素E、卵磷脂、钙、铁、镁等营养成分，此外，芝麻因富含钙、镁等，有助于促进宝宝骨质生长，而其他营养成分则能滋润宝宝肌肤。

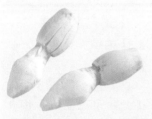

鸡腿菇

Jituigu

【适用量】每次 60 克左右为宜。

【热量】1075 千焦 /100 克

【性味归经】性平，味甘。归脾、胃、肝经。

[别 名] 刺蘑菇、毛头鬼伞。

【主打营养素】

蛋白质、生物活性酶

◎鸡腿菇中富含蛋白质，蛋白质是维持免疫功能最重要的营养素，能提高机体免疫力。鸡腿菇中还含有多种生物活性酶，有帮助消化的作用。

营养成分表

营养素	含量（每 100 克）
蛋白质	25.90 克
脂肪	2.9 克
碳水化合物	未测定
膳食纤维	7.1 克
维生素 A	未测定
维生素 B$_1$	未测定
维生素 B$_2$	未测定
维生素 E	未测定
钙	106.7 毫克
镁	191.47 毫克
铁	1376 微克
锌	92.2 毫克
铜	45.37 毫克

◎相宜搭配

鸡腿菇 + 牛肉		可健脾养胃
鸡腿菇 + 猪肉	✔	可增强营养
鸡腿菇 + 鱿鱼		可降低胆固醇
鸡腿菇 + 莴笋		可降血糖

推荐菜例 **鸡腿菇烧排骨**

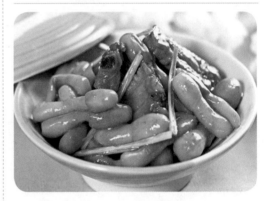

|原料|排骨 250 克，鸡腿菇 100 克，料酒 8 毫升，酱油 5 毫升，葱、姜各 5 克，盐适量

|做法|①先将排骨斩断，用料酒、酱油稍腌；鸡腿菇清洗干净，对切。②然后将排骨入砂锅，加入水及葱、姜，以及适量盐煲熟，捞出装盘，并保留砂锅中的汁水，下入鸡腿菇略煮，盛出铺入装有排骨的碗中即可。

|专家点评|这道菜味道鲜美，经常食用有助于增进宝宝食欲，促进宝宝消化吸收，增强宝宝免疫力。

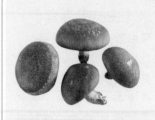

香菇
Xianggu

【适用量】每次 4 ~ 8 朵。

【热量】77 千焦 /100 克

【性味归经】性平，味甘。归脾、胃经。

[别名] 菊花菇、合蕈。

【主打营养素】

香菇多糖、维生素、矿物质

◎香菇中含有香菇多糖，这种物质能提高人体内 T 细胞的活力。香菇还含有多种维生素、矿物质，能补充宝宝身体发育所需的多种营养元素，还能促进人体新陈代谢。

◎食疗功效

香菇具有化痰理气、益胃和中、透疹解毒之功效，对食欲不振、身体虚弱、小便失禁、大便秘结、形体肥胖等病症有食疗功效。

◎选购保存

选购香菇以香浓、菇肉厚实、菇面平滑、大小均匀、色泽黄褐或黑褐、菇面稍带白霜、菇褶紧实细白、菇柄短而粗壮、干燥、不潮、不碎的为佳。干香菇应放在干燥、低温、避光、密封的环境中储存，新鲜的香菇要放在冰箱里冷藏。

营养成分表

营养素	含量（每 100 克）
蛋白质	2.2 克
脂肪	0.3 克
碳水化合物	5.2 克
膳食纤维	3.3 克
维生素 A	未测定
维生素 B_1	微量
维生素 B_2	0.08 毫克
维生素 C	1 毫克
维生素 E	未测定
钙	2 毫克
铁	0.3 毫克
锌	0.66 毫克
硒	2.58 微克

◎搭配宜忌

香菇 + 牛肉	✓	可补气养血
香菇 + 猪肉		可促进消化
香菇 + 野鸡	✗	会引发痔疮
香菇 + 鹌鹑		面生黑斑

温馨提示

因为香菇所含成分基本是碳水化合物和含氮化合物，以及少量的无机盐和维生素等，而且香菇是最有益于肠胃的食物之一，所以很适合宝宝食用。但是，患有顽固性皮肤瘙痒症的宝宝应忌食香菇。

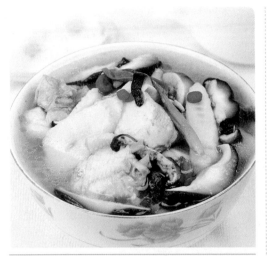

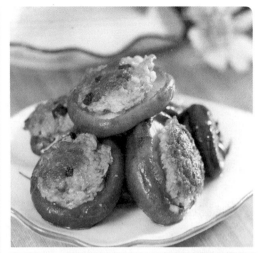

推荐菜例 1 香菇冬笋煲小鸡

| 原料 | 小公鸡 250 克，鲜香菇 100 克，冬笋 65 克，菜心少量，盐少许，香油 2 毫升，葱花、姜末各 3 克

| 做法 | ①将小公鸡处理干净，剁块，汆水；香菇去根，洗净；冬笋洗净，切片；菜心洗净备用。②炒锅上火倒入油，将葱、姜爆香，倒入水，下入鸡肉、香菇、冬笋，调入盐，放少量菜心煮沸，淋入香油即可。

| 专家点评 | 这道汤营养丰富，可滋补养身、清热化痰、利水消肿、润肠通便。其中香菇是一种高蛋白、低脂肪的健康食品，它的蛋白质中含有多种氨基酸，对宝宝大脑发育十分有益。香菇中含有丰富的维生素 D，能促进钙、磷的消化吸收，有助于宝宝骨骼和牙齿的发育。冬笋质嫩味鲜，清脆爽口，含有蛋白质、维生素、钙、磷等营养成分，有消肿、通便的功效。

烹饪常识

把香菇泡在水里，用筷子轻轻敲打，泥沙就会掉入水中；如果香菇比较干净，则只要用清水冲净即可。

推荐菜例 2 煎酿香菇

| 原料 | 香菇 200 克，肉末 300 克，盐、葱、蚝油、老抽、高汤各适量

| 做法 | ①香菇洗净，去蒂托；葱洗净，切末；肉末放入碗中，调入盐、葱末拌匀。②将拌匀的肉末酿入香菇中。③平底锅中注油烧热，放入香菇煎至八成熟，调入蚝油、老抽和高汤，煮至入味即可盛出。

| 专家点评 | 这道菜可开胃消食，提高宝宝的免疫力。香菇营养丰富，含有丰富的钙、磷、锌等营养素，不仅能为宝宝补锌，还可以补钙、补血。多吃香菇能强身健体、增加对疾病的抵抗能力、促进宝宝的身体发育。香菇含有的腺嘌呤，可降低胆固醇，预防心血管疾病和肝硬化。同时，香菇含有丰富的维生素 D，能促进钙、磷的消化吸收，有助于骨骼和牙齿的发育。

烹饪常识

发好的香菇要放在冰箱里冷藏才不会损失营养。长得特别大的鲜香菇不要吃，因为它们多是用激素催肥的。

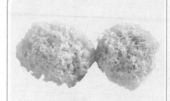

银耳

Yiner

【适用量】每次20克为宜。

【热量】800千焦/100克（干银耳）

【性味归经】性平，味甘。归肺、胃、肾经。

[别 名] 白木耳、雪耳。

【主打营养素】

碳水化合物、矿物质、多糖类

◎银耳含有碳水化合物及钙、钾、铁等多种矿物质，对宝宝的补益效果尤其显著；银耳还含有多糖类物质，能增强人体免疫力，加强白细胞吞噬能力和骨髓的造血功能。

◎食疗功效

银耳滋润而不腻滞，具有补脾开胃、益气清肠、安眠健胃、补脑、养阴清热、润燥的功效，能提高肝脏解毒能力，保护肝脏。它不但能增强机体抗肿瘤的免疫能力，还能增强肿瘤患者对放疗、化疗的耐受力。

◎选购保存

优质银耳无味道、色泽鲜白仅带微黄、有光泽、朵大、体轻、疏松、肉质肥厚、坚韧而有弹性、蒂头无耳脚、黑点、无杂质。干品要注意防潮，保存时用塑料袋装好，封严，常温或冷藏保存均可。

营养成分表

营养素	含量（每100克）
蛋白质	10克
脂肪	1.4克
碳水化合物	36.9克
膳食纤维	30.4克
维生素A	8微克
维生素B₁	0.05毫克
维生素B₂	0.25毫克
维生素C	未测定
维生素E	1.26毫克
钙	36毫克
铁	4.10毫克
锌	3.03毫克
硒	2.95微克

◎搭配宜忌

银耳＋莲子 ✔	可滋阴润肺
银耳＋鹌鹑蛋	可健脑强身
银耳＋菠菜 ✘	会破坏维生素C
银耳＋鸡蛋黄	不利于消化

温馨提示

银耳能清肺热，故外感风寒者忌用。此外，应忌食霉变银耳，因银耳霉变后，产生很强的毒素，对身体危害较大，严重者可导致死亡。由于冰糖银耳含糖量高，睡前不宜食用，以免血液黏度增高。

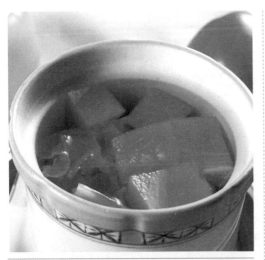

推荐菜例 1 木瓜炖银耳

|原料| 木瓜 1 个，银耳 100 克，冰糖适量

|做法| ①将木瓜洗净，去皮切块；银耳泡发，洗净。②炖盅中放水，将木瓜、银耳、冰糖一起放入炖盅，炖制 1　2 小时，即可出锅食用。

|专家点评| 食用本品能养阴润肺、滋润皮肤。木瓜含有丰富的维生素 A、维生素 C 和膳食纤维，其中的水溶性纤维更加有助平衡血脂水平，还能消食健胃，对消化不良具有食疗作用。银耳有滋阴、润肺、养胃、生津、益气、补脑、强心之功效，适宜于体虚的宝宝食用，对食欲不振、肠胃不佳的宝宝还有很好的调理作用。

 烹饪常识

　　银耳宜用开水泡发，泡发后应去掉未发开的部分，特别是那些呈淡黄色的部分。

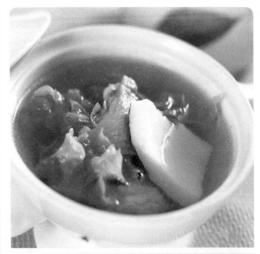

推荐菜例 2 椰子银耳鸡汤

|原料| 椰子 1 个，净鸡 1 只，银耳 40 克，姜 1 片，蜜枣 4 颗，杏仁 10 克，盐 10 克

|做法| ①鸡洗净，剁成小块；椰子去壳取肉，洗净；银耳放清水中浸透，剪去硬梗，洗净；蜜枣、杏仁分别洗净。②锅中放入适量水，加入上述所有材料，待滚开后转小火煲约 2 小时，放盐调味即成。

|专家点评| 这道汤可以滋补血气、润肺养颜。银耳富含维生素 D，能防止人体钙的流失，对宝宝的生长发育十分有益。银耳含有的膳食纤维可助消化，减少脂肪吸收，对营养过剩、肥胖的宝宝尤其适宜。将银耳与有补益脾胃作用的椰子，以及有补精添髓、益五脏、补虚损的鸡肉共同煲汤，滋补效果更佳。

烹饪常识

　　自己在家取椰汁及椰肉较为困难，购买时可请卖主切开，帮忙取出椰子水与新鲜椰肉，这样既方便又省力。

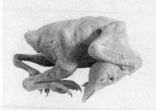

鸽肉

Gerou

[别 名] 家鸽肉、白凤。

【适用量】每天食用 60 克左右为宜。

【热量】804 千焦 /100 克

【性味归经】性平，味咸。归肝、肾经。

◎食疗功效

鸽肉营养丰富，有补肝壮肾、益气补血、清热解毒、生津止渴等保健功效，能防治多种疾病；鸽肉含有赖氨酸、蛋氨酸等 8 种人体必需的氨基酸，适量食用，能增强宝宝体质，提高宝宝免疫力。鸽的骨内含有丰富的软骨素，具有改善皮肤细胞活力，增强皮肤弹性的作用。因此，也适合妈妈食用。

选购时以无鸽痘，皮肤无红色充血痕迹，肌肉有弹性，经指压后凹陷部位立即恢复原位，无异味者为佳。鸽肉比较容易变质，购买后要马上放进冰箱里冷藏。

营养成分表

营养素	含量（每100克）
蛋白质	16.5 克
脂肪	14.2 克
碳水化合物	1.7 克
膳食纤维	未测定
维生素 A	53 微克
维生素 B_1	0.06 毫克
维生素 B_2	0.2 毫克
维生素 C	未测定
维生素 E	0.99 毫克
钙	30 毫克
铁	3.8 毫克
锌	0.82 毫克
硒	11.08 微克

◎搭配宜忌

鸽肉 + 螃蟹	✓	补肾益气、降血压
鸽肉 + 黄花菜		会引起便秘
鸽肉 + 香菇	✗	会引起痔疮
鸽肉 + 猪肝		会使皮肤出现色素沉着

温馨提示

古话说"一鸽胜九鸡"，鸽肉营养价值较高，且身体易吸收，对宝宝非常适合。另外，民间称鸽子为"甜血动物"，贫血的人食用后有助于恢复健康。因此，鸽肉对有贫血症状的宝宝具有补益作用。

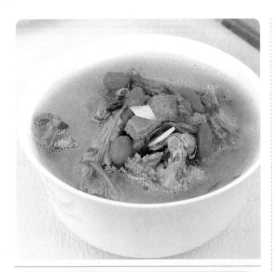

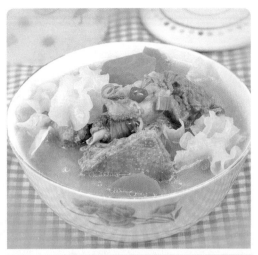

推荐菜例 1　良姜鸽子煲

原料 鸽子1只，枸杞子20克，姜50克

做法 ①鸽子处理干净，斩块，汆水；姜洗净，切末；枸杞子洗净，泡开备用。②炒锅上火倒入水，下入鸽子、姜、枸杞子，调入盐，小火煲至熟即可。

专家点评 这是一道滋补汤，有滋阴润燥、补气养血的功效。鸽肉不仅味道鲜美，而且营养丰富，其含有丰富的蛋白质，而脂肪含量极低，消化吸收率高达95%以上。与鸡、鱼、牛、羊肉相比，鸽肉所含的维生素A、维生素 B_1、维生素 B_2、维生素E及微量元素也很丰富。此外，鸽子骨内含有丰富的软骨素，有改善皮肤细胞活力的功效。鸽肉和枸杞子都有补血的功效，因此，对于有贫血症状的宝宝，这是一道很合适的滋补汤。

 烹饪常识

鸽子汤的味道非常鲜美，烹调时不必放很多调味料，加一点儿盐即可。

推荐菜例 2　鸽子银耳胡萝卜汤

原料 鸽子1只，水发银耳20克，胡萝卜20克，盐5克

做法 ①将鸽子处理干净，剁块，汆水；水发银耳洗净，撕成小朵；胡萝卜去皮，洗净，切块备用。②汤锅上火倒入水，下入鸽子、胡萝卜、水发银耳，调入盐煲至熟即可。

专家点评 鸽子富含蛋白质、脂肪、钙、铁、铜以及多种维生素，有非常好的滋补效果。银耳含有丰富的蛋白质、脂肪和多种氨基酸、矿物质，银耳中富含的维生素D，能防止人体钙的流失；银耳中含有的多种微量元素，具有增强人体免疫功能的作用。鸽肉和银耳一同煲汤，对处于生长发育阶段的宝宝，有很好的强身健体的作用。

烹饪常识

鸽子煺毛的方法有干煺和湿煺两种。干煺即杀后直接拔毛；湿煺是用60℃的水烫鸽子后，煺毛。

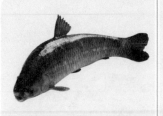

青鱼

Qingyu

【适用量】每日食用 80 克为宜。

【热量】473 千焦 /100 克

【性味归经】性平，味甘。归脾、胃经。

[别名] 螺狮鱼、乌青鱼、青根鱼。

◎食疗功效

青鱼具有补气、健脾、养胃、祛风、利水等功效，对脾胃失调、烦闷、疟疾等症有较好的食疗作用。由于青鱼还含有丰富的硒、碘等微量元素，故有提高宝宝免疫力，促进宝宝智力发育的作用，尤其适合水肿、脾胃虚弱、气血不足、营养不良的宝宝食用。

选购青鱼时要看青鱼的鳃盖是否紧闭，不易打开，鳃片鲜红，鳃丝清晰，表明鱼很新鲜。保存青鱼时，可将青鱼洗净切成小块，放入冰箱冷藏，也可做成鱼干保存。

◎搭配宜忌

青鱼 + 银耳 ✓	可滋补身体
青鱼 + 苹果	可治疗腹泻
青鱼 + 李子 ✗	会引起身体不适
青鱼 + 西红柿	不利营养成分的吸收

营养成分表

营养素	含量（每100克）
蛋白质	20.1 克
脂肪	4.2 克
维生素 A	42 微克
维生素 B_1	0.03 毫克
维生素 B_2	0.07 毫克
维生素 E	0.81 毫克
烟酸	2.9 毫克
钙	31 毫克
镁	32 毫克
铁	0.09 毫克
锌	0.96 毫克
硒	37.69 微克
铜	0.06 毫克

温馨提示

青鱼肉嫩味美，含蛋白质、脂肪、钙、磷、铁、维生素 B_1、维生素 B_2、烟酸及微量元素锌、硒等，具有补益肝肾、益气化湿之功效。由于青鱼的鱼刺较多，在给宝宝食用时，一定要先将鱼肉中的刺剔除掉，以免鱼刺刺伤宝宝。

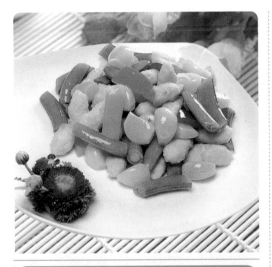

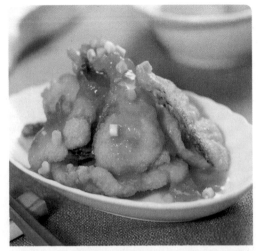

| 推荐菜例 1 | **风味鱼丸** |

|原料| 青鱼1条，荷兰豆100克，蛋清2个，蒜50克，盐3克，面粉、香油各适量，红、黄甜椒各适量

|做法| ①将青鱼宰杀，去除内脏，去骨和刺后，将鱼肉剁成末。②荷兰豆洗净切断；红、黄甜椒洗净切块；蒜去皮。③将鸡蛋清倒入面粉中，加适量清水调成糊状；鱼肉末放盐拌匀，挤成丸子后均匀裹上面糊。④油锅烧热，将鱼丸炸至金黄色，倒入荷兰豆、蒜、红甜椒、黄甜椒，加盐、香油炒至断生即可出锅。

|专家点评| 用青鱼肉、蛋清、红甜椒、黄甜椒以及荷兰豆混合制作的菜肴，颜色鲜艳，鱼香味浓郁，很容易引起宝宝的食欲。需要注意的是，肥胖的宝宝不宜多食。

烹饪常识

鱼胆有毒不能吃；青鱼要新鲜，煮时火候不能太大，以免把鱼肉煮散。烹调时不用放味精就很鲜美。

| 推荐菜例 2 | **番茄酱鱼片** |

|原料| 青鱼1条，蛋黄2个，番茄酱258克，盐5克，白糖3克，料酒5毫升，葱5克，淀粉50克

|做法| ①将青鱼宰杀后去鳞、内脏、鳃，再清洗干净。②将整鱼去头和骨，剔去鱼刺，鱼肉切成片；蛋黄打散，加淀粉调成糊状；葱切花备用。③炒锅置火上，加油烧热，取鱼片蘸蛋糊，逐片炸透捞出，锅内余油倒出。④锅置火上，放水和番茄酱、白糖、盐、料酒，再将炸好的鱼片放入，翻炒均匀，撒上葱花即成。

|专家点评| 这道菜味道鲜美，多吃不腻。青鱼肉营养丰富，具有滋补健胃、利水消肿的功效。蛋黄中含有丰富的卵磷脂，对宝宝的大脑发育很有益处。用鸡蛋黄和番茄酱一起烧制的青鱼片，既营养又美味，是宝宝营养菜谱中一份很好的选择。

烹饪常识

烹饪时一定要注意洗净青鱼腹腔中的黑膜。青鱼除鲜食外，尤适宜制作鱼干，浙江绍兴的菜油青鱼干素负盛名。

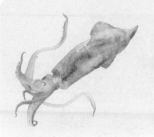

鱿鱼

Youyu

[别名]柔鱼、枪乌贼。

【适用量】每次40克为宜。

【热量】337千焦/100克

【性味归经】性温,味甘。归肝、肾经。

【主打营养素】

二十二碳六烯酸

◎鱿鱼中含有丰富的二十二碳六烯酸（DHA），是维持神经系统细胞生长的一种主要元素，是大脑和视网膜的重要构成成分，对宝宝的智力和视力发育可起保护作用。

◎食疗功效

鱿鱼富含钙、锌、铁等营养元素,利于骨骼发育和造血,能防治缺铁性贫血。鱿鱼具有补虚养气的功效,可降低血液中胆固醇的浓度,保护神经纤维,活化细胞,对预防血管硬化、胆结石,补充脑力等有一定的食疗功效。

优质鱿鱼体形完整、呈粉红色、有光泽、体表略现白霜,肉肥厚、半透明,背部不红。鱿鱼应放在干燥通风处,一旦受潮应立即晒干,否则易生虫、霉变。

营养成分表

营养素	含量（每100克）
蛋白质	17.4克
脂肪	1.6克
维生素A	35微克
维生素B$_1$	0.02毫克
维生素B$_2$	0.06毫克
维生素E	1.68毫克
钙	44毫克
磷	19毫克
镁	42毫克
铁	0.9毫克
锌	2.38毫克
硒	38.18微克
铜	0.45毫克

◎搭配宜忌

鱿鱼 + 黄瓜 ✔	营养全面丰富
鱿鱼 + 猪蹄	有补气养血的功效
鱿鱼 + 茶叶 ✘	会影响蛋白质的吸收
鱿鱼 + 茄子	对人体有害

温馨提示

尽量少吃鱿鱼丝,不管多干的鱿鱼丝还是易发霉,商家往往在鱿鱼丝里放保鲜剂和防腐剂保鲜。鱿鱼富含的高蛋白能补脑,如果宝宝对海鲜不过敏,又很想吃鱿鱼的话,建议尽量吃新鲜的鱿鱼,且注意不要过量。

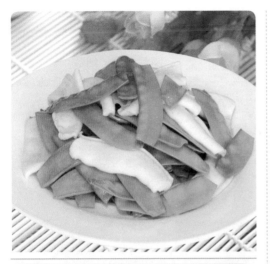

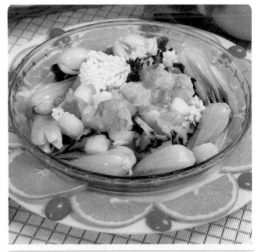

推荐菜例 ①　荷兰豆炒鲜鱿

|原料| 鱿鱼80克，荷兰豆150克，盐3克，生抽10毫升

|做法| ①鱿鱼处理干净，切成薄片，汆水；荷兰豆撕去豆荚，切去头、尾，洗净。②炒锅上火，注油烧至六成热，放入鱿鱼炒至八成熟。③下入荷兰豆煸炒均匀，加盐、生抽调味，盛盘即可。

|专家点评| 鱿鱼中含有丰富的钙、磷、铁元素，对骨骼发育和造血十分有益，可预防贫血。鱿鱼除了富含蛋白质及人体所需的氨基酸外，还是含有大量牛磺酸的一种低热量食品，可降低血液中的胆固醇含量，缓解疲劳，恢复视力，改善肝脏功能，帮助人体排毒。鱿鱼含的多肽和硒等微量元素有抗病毒的作用，能增强人体的免疫功能。

🍳 **烹饪常识**

　　鱿鱼要去除内脏和黑膜后再烹饪；鱿鱼须炒熟透后再食，因为鲜鱿鱼中有多肽，未煮熟就食用会导致肠运动失调。

推荐菜例 ②　游龙四宝

|原料| 鱿鱼、虾仁、香菇、干贝各100克，上海青50克，盐3克，料酒、香油各适量

|做法| ①鱿鱼处理干净后，切花；虾仁洗净；香菇洗净后，切片；干贝洗净，用温水泡发；上海青洗净，焯水后捞出装盘。②油锅烧热，放入鱿鱼、虾仁、干贝、香菇，烹入料酒，炒至将熟时放入盐、香油，入味后盛入盘中即可。

|专家点评| 这道菜营养十分丰富，含有蛋白质、氨基酸、钙、铁、锌等营养成分，不仅有利于骨骼发育和造血，预防缺铁性贫血，还有保肝护肾、强身健体的功效。另外，由于鱿鱼中含有丰富的DHA，而DHA是神经传导细胞的主要成分，还是细胞膜形成的主要成分。因此，常食鱿鱼对宝宝的大脑发育和神经发育也有很大的益处。

🍳 **烹饪常识**

　　洗前应将鱿鱼泡在溶有小苏打粉的热水里，泡透后，去掉鱼骨，剥去表皮。鱿鱼，要用旺火快炒，口感更脆爽。

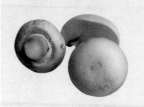

口蘑

Koumo

【适用量】每日30克为宜。

【热量】1012千焦/100克

【性味归经】性平，味甘。归肺、心二经。

[别名] 白蘑、云盘蘑、银盘。

营养成分表

营养素	含量（每100克）
蛋白质	38.7克
脂肪	3.3克
碳水化合物	31.6克
膳食纤维	17.2克
烟酸	44.3毫克
维生素 B₁	0.07毫克
维生素 B₂	0.08毫克
维生素 E	8.57毫克
钙	169毫克
镁	167毫克
铁	19.4毫克
锌	9.04毫克
硒	未测定

◎相宜搭配

口蘑 + 鸡肉	可补中益气
口蘑 + 鹌鹑蛋	可防治肝炎
口蘑 + 冬瓜 ✓	可利小便、降血压
口蘑 + 白菜	可益气降压

推荐菜例 **口蘑山鸡汤**

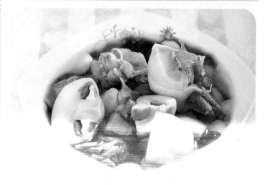

|原料|口蘑200克，山鸡400克，红枣30克，莲子50克，枸杞子30克，盐适量

|做法|①将口蘑清洗干净，切块；山鸡清洗干净，剁块；红枣、莲子、枸杞子泡发。②然后将山鸡入沸水中汆透捞出，入冷水中清洗干净。③最后待煲中水烧开，下入姜片、山鸡块、口蘑、红枣、莲子、枸杞子一同煲炖90分钟，调入盐即可。

|专家点评|这道汤口味鲜美，有滋补强身、增进食欲、防治便秘的效果，很适合宝宝食用。

◎ 宝宝禁吃的食物

爸爸妈妈在给宝宝准备食物时，应尽量避免对宝宝身体、智力发育产生不良影响的食物。具体有哪些食物，爸爸妈妈快来了解一下吧。

罐头 　不宜食用罐头的原因

在制作罐头时，为了防止腐烂，会加入很多盐类和防腐剂，这些物质对宝宝的身体健康有很大的危害，不仅会加大宝宝肾脏器官的负担，还会影响宝宝的智力发育。水果罐头为了增加口感，添加了大量的糖。这些糖被人体摄入后，可在短时间内导致血糖大幅度升高，加重胰腺的负担。由于人体无法立即消耗这些能量，会造成宝宝营养过剩，出现肥胖症等。

❌ 忌吃关键词

防腐剂、色素、香精、甜味剂

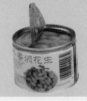

烧烤 　不宜食用烧烤的原因

在烧烤过程中，食物中的核糖与大多数氨基酸在加热时会产生一种基因突变物质。烧烤食物时，炭火、木料等燃料也会产生致癌作用较强的物质，这些物质进入人体内不仅易引起胃癌，还会诱发肺癌、白血病等。婴幼儿正处于生长发育阶段，肝脏的解毒功能比较弱，吃烧烤更容易诱发多种疾病。所以，3岁以前的宝宝最好禁吃烧烤，10岁以下的宝宝也不宜多食。

❌ 忌吃关键词

致癌物质

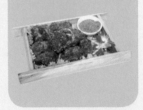

人参 　不宜食用人参的原因

人参中含有的人参素、人参苷有兴奋神经的作用，宝宝服用后容易出现兴奋、烦躁、睡眠不安等症状，从而影响大脑的发育。宝宝如果服用人参，会引起性发育紊乱，导致性早熟，会严重影响婴幼儿的身心健康。如果服用人参过量，还会使心脏收缩力减弱，血压和血糖降低，甚至威胁宝宝的生命。因此，如非病情需要，不建议任何年龄段的儿童或青少年食用人参。

❌ 忌吃关键词

人参素、人参苷、性早熟

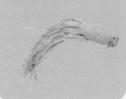

鹿茸

⏸ 不宜食用鹿茸的原因

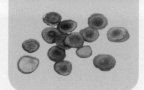

❌ 忌吃关键词

雄性激素、卵泡激素、性早熟

鹿茸中含有雄性激素和卵泡激素等性腺激素，宝宝如果服用，会促进宝宝的性发育，造成机体内分泌功能紊乱，出现性早熟、免疫力下降、智力下降等症状。其次，鹿茸具有兴奋神经系统的作用，孩子如果服用过多，很容易出现极度兴奋、烦躁失眠，甚至精神错乱的症状。最后，鹿茸属温热性壮阳药，本身不适合小儿服用，有些孩子服用后，还容易出现呼吸困难、荨麻疹等过敏反应。大多数补药都不适宜 10 岁以下的儿童服用，如非病情需要，不建议任何年龄段的儿童或青少年服用此类补益药。

蜜饯

⏸ 不宜食用蜜饯的原因

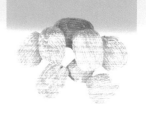

❌ 忌吃关键词

亚硝酸盐、香精

蜜饯类食品在加工制作过程中会产生亚硝酸盐，此类物质是一种强氧化剂，可使人体血液中的铁血红蛋白氧化，失去运氧功能，致使组织缺氧。亚硝胺致癌作用强烈，可引起食管癌、胃癌、肝癌和大肠癌等。蜜饯类食品在腌制前就会添加防腐剂、着色等，这些物质大都是人工合成的化学物质，对身体有一定的损害，再加上宝宝的排毒系统尚未发育完善，无法将其排出体外，因此，对宝宝的伤害会更大，甚至会留下隐性的诱发病因。宝宝在 3 岁以前，应禁食蜜饯，10 岁以内也应少食或不食蜜饯类食品。

膨化食品

⏸ 不宜食用薯片、薯条的原因

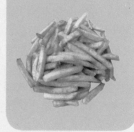

❌ 忌吃关键词

铅、色素

膨化食品是通过金属管道进行加工的，金属管道里面通常会含有铅和锡的合金，在高温的情况下，这些铅容易汽化，汽化后就会污染膨化食品。这些铅被吸收进人体后，很难被排出，它会损害人体的神经系统、造血系统、血管和消化系统。很多膨化食品中都添加了大量的人造原料人工色素，这些色素会对儿童的生长发育造成危害，如果长时间食用含色素的食品，会刺激大脑神经而出现躁动、情绪不稳、注意力不集中、行为过激等。因此，3 岁以内的宝宝应禁食一切膨化食品，10 岁以内的宝宝也应少食。

·运动调养篇·

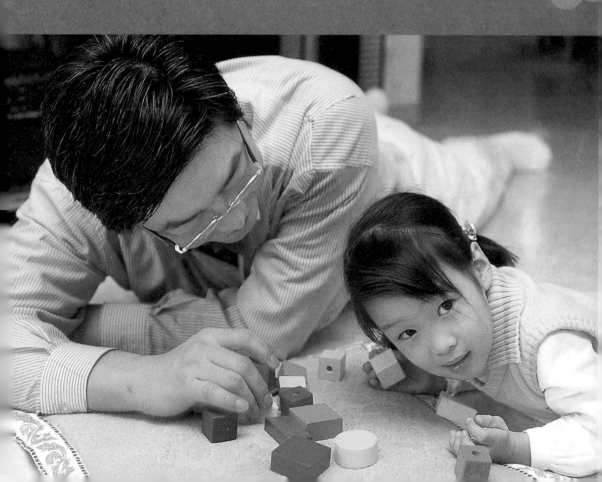

婴幼儿动作发展的顺序和规律

从整体动作到分化动作

婴幼儿最初的动作是全身性的、笼统的、散漫的。比如，新生儿受到疼痛刺激后，边哭喊边全身乱动。之后，婴幼儿的动作逐渐局部化、准确化和专门化。

从上部动作到下部动作

婴幼儿最早的动作是俯卧抬头。其他如俯撑、翻身、坐爬、站立及行走，则是按一定的顺序发展起来的。

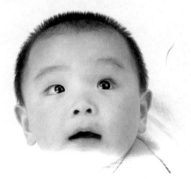

抬头是宝宝出生后需要学习的第一大动作

从大肌肉动作到小肌肉动作

婴幼儿首先出现的是躯体大肌肉动作，如头部动作、躯体动作、双臂动作、腿部动作等，以后才是灵巧的手部小肌肉动作，以及准确的视觉动作等。

从中央部分动作到边缘部分动作

婴幼儿最早出现的是头的动作和躯干的动作，然后是双臂和腿部有规律的动作，最后才是手的精细动作。这种发展趋势可称为"远近规律"，即靠近头部和躯干的部位先发展，然后是远离身体中心部位动作的发展。

从无意动作到有意动作

婴幼儿动作的发展越来越多地受心理、意识的支配，呈现从无意动作向有意动作发展的趋势。

手的动作发展

手的动作发展在婴幼儿心理发展上具有极为重要的意义。婴幼儿约从出生后3个月起，一种不随意性的手的抚摸动作就开始了，如抚摸亲人或玩具等。到第5个月左右，由于抚摸动作的不断反复，逐步带上了一定的随意性。此刻，当孩子看到亲人或玩具时，不仅会伸出手来抓抓摸摸，而且会发出快乐的声音。到第6个月以后，手的动作有了进一步的发展，逐步学会在拇指与其余四指配合的抓握动作过程中，逐步形成眼和手的协调运动。

手的动作继续发展下去情况就越来越复杂了，从两只手在眼的配合下玩耍一个物体，到同时摆弄两个物体，再到用不同

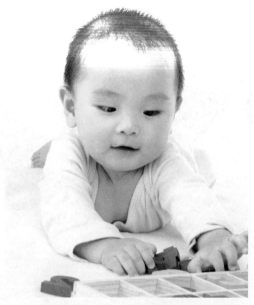

如果看到活动或喜欢的事物，宝宝就努力伸手去抓。

的方式玩弄各种物体，如把小盒子放在大盒子里，用小棒击打铃铛等。孩子在玩耍中进一步认识了事物的各种联系。

婴儿抚触

婴儿抚触是爸爸妈妈和宝宝之间的一种交流手段。宝宝放松了，可以更好地入睡，还可以减少绞痛和消化方面的问题。但这些不是抚触的主要功效，对爸爸妈妈来说最主要的是能够和宝宝在一起。婴儿抚触和医疗抚触有本质上的区别，因为婴儿抚触的所有动作都很轻，温柔是第一位的，亲人的轻柔爱抚不仅仅是皮肤的接触，更传递着爱和关怀。

给宝宝抚触的好处

1.抚触使宝宝认识自己的爸爸妈妈，能增强亲子情感交流，带给宝宝的不仅是身体和智力上的发育，也满足了宝宝肌肤渴望亲人爱抚、心理渴望亲人安慰的需求。

2.抚触有助于安慰哭泣或烦躁的宝宝，减少宝宝焦虑，稳定宝宝的情绪，使宝宝感觉安全、自信，进而养成独立、不依赖的个性。

3.抚触可帮助宝宝加快新陈代谢，促进对食物的消化、吸收和排泄，加快体重的增长；抚触活动了宝宝全身的肌肉，使肢体长得更健壮，身体更健康。

4.抚触还能促进血液循环，刺激免疫系统，增加机体免疫力，使宝宝少生病。

5.抚触还能帮助宝宝睡眠，减少烦躁情绪，让宝宝入睡加快，睡得踏实，不容易惊醒，也缓减了爸爸妈妈因劳累而产生的紧张情绪。

给宝宝抚触前的准备

1.室内温度要保持在25℃，并要注意室温的恒定。

2.可以播放轻柔的音乐，以营造气氛。

3.准备好毛巾、尿布、需要替换的衣服、婴儿按摩油。

4.抚触前，应先倒一些婴儿润肤油在掌心，然后将按摩油搓热至体温，轻轻在宝宝肌肤上滑动一下，让宝宝有个适应过程。

婴儿抚触的注意事项

1.腹部抚触一定要顺时针方向。

2.注意对称，如果左腿抚触5次，那右腿也是5次。

3.给新生宝宝抚触每次15分钟即可，稍大一点儿的需要20分钟左右，最多不超过30分钟。一般每天3次即可。

4.宝宝出现疲倦或者不配合时应立即停止，一旦宝宝开始哭闹，爸爸妈妈不应该勉强宝宝继续，让宝宝休息睡眠后再做抚触。

5.抚触的力度要根据宝宝的反应来具体调整，做完之后如果发现宝宝的皮肤微微发红，则表示抚触力度正好；如果宝宝的皮肤颜色没有任何变化，则说明抚触力度不够；如果只做了两三下，皮肤就红了，说明力量太强。另外，随着宝宝月龄的增大，力度也应有一定的增加。

婴儿抚触的安全点

头部：双手捧起宝宝头部时，要注意他的脊柱和颈部的安全。另外，千万不要把按摩油滴到宝宝眼睛里。

腹部：宝宝的脐带还未脱落时，抚触一定要小心进行，不要碰到它。

关节处：关节处是宝宝最容易感到疼的地方，所以要自如地转动宝宝的手腕、肘部和肩部的关节。切记，不要在宝宝关节部位施加压力。

婴儿抚触的具体操作步骤

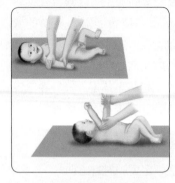

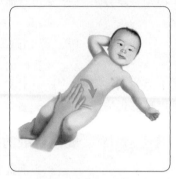

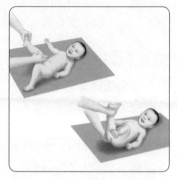

1 让宝宝上肢自然伸直，妈妈左手握住宝宝的手指，右手轻轻环在宝宝手臂上，从手腕一直抚触至肩部，再由肩部回到腕关节为一个完整过程，重复4~5次。另一侧操作相同。

2 以宝宝肚脐为中心，用手掌沿顺时针方向，呈圆形轻轻地抚触6~8次。这样可以增加宝宝肠蠕动，使宝宝排气通畅，还可以锻炼宝宝的腹部肌肉。

3 妈妈握住宝宝的踝部，使宝宝腿伸直，用手掌从踝部内侧开始向大腿根部方向按摩4~5次。然后换另一只手握住同一脚踝，对下肢的外侧从踝部至臀部按摩4~5次。另一侧下肢做法相同。随着月龄的增加，抚触力度可以适当增加。

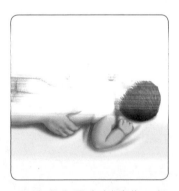

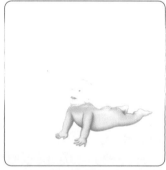

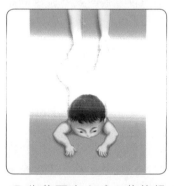

4 让宝宝呈左侧卧位，妈妈用拇指和示指沿脊柱两侧由臀部向上至颈部轻轻对捏12~15处，此时宝宝的身体会反射性的弯曲，脊柱呈弓状。另一侧抚触方法一致。这可以锻炼背部肌肉。

5 此节要在宝宝出现第4节中的脊柱反射后才能做。让宝宝呈俯卧位，并将两胳膊肘屈曲放好，用带声响的玩具来吸引宝宝的注意力，然后将玩具逐渐抬高，宝宝就会将胳膊伸直，抬起头及上身。

6 此节要在上述5节体操都做完后再开始做。让宝宝单侧膝关节弯曲，然后妈妈用手贴脚心握住宝宝的脚轻轻向前方推，宝宝会反射性地伸直膝关节及髋关节，这可以帮助宝宝熟悉爬的动作。另一侧方法相同，左右交替各做4~5次。

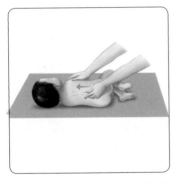

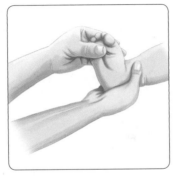

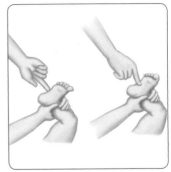

7 妈妈沿着宝宝的肩向臀的方向用两手背从上到下轻轻抚触，然后再反方向由臀部向肩部抚触，连续做4~5次，这节操可使背部肌肉强健。

8 让宝宝呈仰卧位，妈妈一只手握住宝宝的脚，另一只手用拇指由足尖向脚趾关节方向揉捏脚趾，然后再揉脚踝周围，这样反复4~5次。另一侧方法相同。

9 让宝宝呈仰卧位，将宝宝膝关节弯曲，用示指按压脚心，脚趾会反射性的屈向脚心；然后沿着足外侧缘从脚趾根部往脚跟方向刮划。宝宝的脚趾会反射性的向足背方向屈曲。这样左右脚各做4~5次。

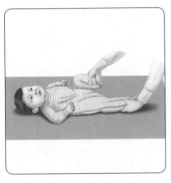

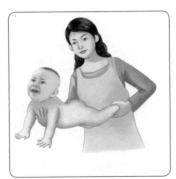

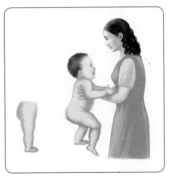

10 让宝宝两脚并拢，妈妈一只手握住宝宝的两脚，轻轻地使宝宝的腿伸直，另一只手托住宝宝的腰部，慢慢向上推宝宝的双脚，这样反复推拉伸屈双腿6~7次。

11 让宝宝呈俯卧位，妈妈用一只手轻轻托住宝宝的胸部，使宝宝像在空中爬行一样。在宝宝将头向后仰的同时，用另一只手握住宝宝的两脚，使腿伸直与脊柱成一条直线，如此重复1~2次。

12 妈妈双手放在宝宝腋下托起宝宝，使宝宝的膝关节略微弯曲的站立。当宝宝脚底着地时，就会伸直膝关节想要站立，如果支撑力度把握适当，宝宝能站立两三秒钟。如此反复6~8次，宝宝站立的时间会慢慢变长。

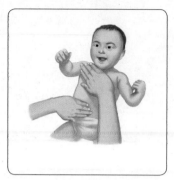
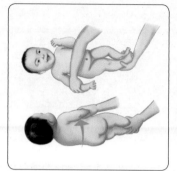
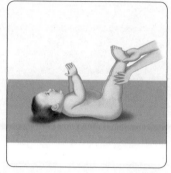

13 妈妈将两手掌放在宝宝胸部两侧，呈螺旋状抚触到腋下，重复做4~5次。然后再用双手从背后将宝宝轻轻抬起3~4厘米，促使婴儿做深呼吸，反复做4~5次。

14 妈妈用左手握住宝宝两脚，右手握住宝宝的右手，慢慢让宝宝向左侧翻身。向右侧的翻身动作与此相同。开始做1次，以后可以做2次。

15 妈妈一只手握住宝宝的脚，另一只手握住宝宝小腿，由脚开始逐渐向上抚触到臀部，重复做4~6次，另一侧相同。

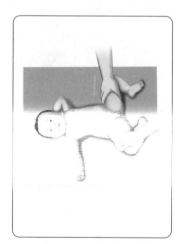
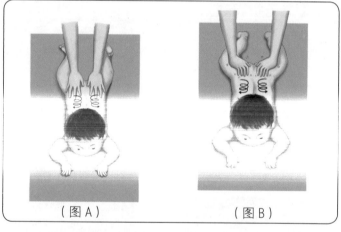

（图A）　　　　　（图B）

16 妈妈用两手分别握住宝宝两侧大腿根部，将宝宝两腿轻轻分开，然后左右同时由膝上方向大腿根部抚触，重复做4~6次。第15节和第16节做完后再按图将第3节和第8节做4~6次。

17 妈妈将两侧手掌置于宝宝臀部（如图A），或者妈妈两手四指并拢，放在宝宝的脊柱两侧（如图B），从宝宝臀部开始沿背柱呈螺旋状向上抚触到肩部，重复做4~6次。在宝宝的头还不能抬起时，不能进行这项按摩。

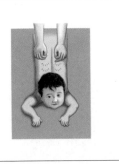

18 妈妈用手沿脊柱自下而上指弹拨脊柱两侧的肌肉，两手同时进行，反复做4~6次。按照第17、18、19节做完后，再用两手掌沿脊柱两侧，自下而上轻轻抚触4~5次。

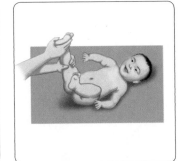

19 妈妈一只手握住婴儿一侧膝盖处使脚固定，另一只手拇指和示指捏住脚背及脚掌，从脚尖向脚跟方向抚触，重复做4~8次。另一侧相同。

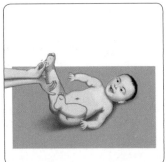

20 妈妈一只手握住婴儿一侧膝盖处使脚固定，用另一只手示指轻轻弹扣宝宝脚心，重复做4~6次。另一侧相同。

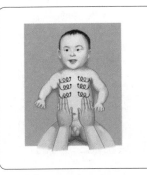

21 妈妈两只手4指并拢，放在宝宝腋前线处，从胸廓的侧面沿肋骨由外侧向内侧呈螺旋状轻轻按揉，直至胸骨。从第9肋抚触到第4肋，反复进行4~6次。

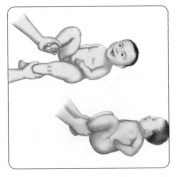

22 妈妈双手握住宝宝脚踝，让宝宝像在踏步走一样左右腿交替进行膝关节的屈伸运动，开始慢些，逐渐加快，重复做6~8次。然后将宝宝两腿合拢伸直，再向上弯曲膝盖使大腿正面贴到腹部，重复做6~8次。

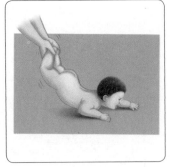

23 让宝宝趴着，妈妈双手紧紧抓住宝宝脚踝，慢慢向上提起，使宝宝背部弯曲呈弓形，重复4~6次。这节操要在宝宝趴着能抬起头来时再做。

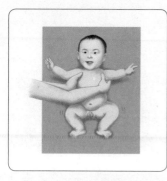
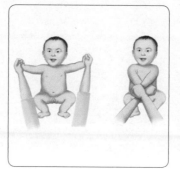
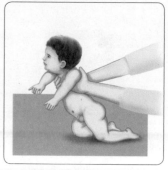

24 妈妈用两手撑在宝宝腋下，让宝宝能自己进行屈伸两膝的运动，重复做6~8次，支撑宝宝腋部的力量，要根据宝宝的体重来调整，不要过大或过小。

25 妈妈双手握住宝宝的双手并让宝宝两手分别握住妈妈的拇指，先将宝宝胳膊向两侧扩展伸直，然后再将两手交叉放在胸前。重复做6~8次。

26 让宝宝呈俯卧位，妈妈把双手拇指放在宝宝腋下，其余四指放在婴儿的前胸，慢慢将宝宝上身扶起，让宝宝自己用膝部的力量做到跪立，然后慢慢用两腿站立。反复做1~2次。

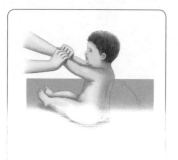
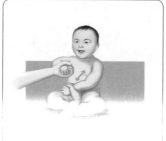
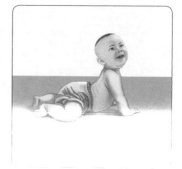

27 让婴儿呈仰卧位，妈妈双手握住婴儿双腕，大拇指放在宝宝的掌心，让婴儿握住。先轻轻地将宝宝上身向上拉起，让宝宝呈坐立姿势，然后再轻轻地将宝宝上身向下放倒恢复原状。重复做5~6次。

28 当宝宝能保持坐位的时候，就在宝宝坐位时，紧紧握住宝宝的两手，带动宝宝左右臂一前一后地摆向前方，再摆回去。重复10~15次。在做这个运动时如果加上"嘿嘿！"等拟声词语，孩子会更有兴趣做。

29 把宝宝喜欢的玩具放在宝宝前方，招呼宝宝说："来这儿！"宝宝会向前爬来拿玩具，此节操可进行1分钟左右。

第一章

0~3个月宝宝的健康运动

0~3个月宝宝的运动能力

新生儿

新生宝宝的运动多属无意识和不协调的。接近满月的宝宝被抱起时，头部可维持极短时间的直立位，如果将其直立抱起，使其小脚与床面接触，他的一条小腿会伸直，另一条小腿则会抬起。当把手指或者玩具放入宝宝的小手掌心时，他会抓得很紧，不肯轻易松手。

1~2个月的宝宝

这个时期宝宝的运动是全身性的，当妈妈爸爸走近宝宝时，宝宝做出的反应是全身活动，手足不停地挥舞，面肌也不时地抽动，嘴一张一合的，这就是泛化反应。随着月龄的增大，逐渐发展到分化反应。从全身的乱动逐渐到局部有目的、有意义的活动。宝宝动作的发展一般是从上到下的，即从头到脚发展。

这个月的宝宝身体逐渐开始有劲儿了，宝宝俯卧时可以用小手支持大约10秒钟，但还有些摇摆，也能将头抬起约5厘米；或头贴在床上，身体呈半控制地随意运动，交替踢腿；如果把宝宝竖直抱起来，宝宝的头可以颤颤巍巍地挺直片刻，并能随视线转动90°左右；仰卧时，宝宝的双臂会弯曲放在头部的旁边，有时双手张开，手指能自己展开合拢；宝宝开始注意到手的存在，能抬起手到胸前玩；如果

把玩具放到宝宝手中，宝宝的手会抓得很牢，并能在手里握较长时间；有时宝宝还能无意中抓住身边的小东西玩；宝宝还不能主动把手张开，但会把攥着的小拳头放在嘴边吸吮，甚至放得很深，几乎可以放到嘴里，但不会把指头分开放到嘴里，也就是说这时的宝宝不是吮吸手指，是吸拳头；宝宝攥拳头是把拇指放在四指内，而不是放在四指外，这是这阶段宝宝握拳的特点。

3个月的宝宝

3个月的宝宝，已经可以根据自己的意愿将头转来转去了，同时眼睛随着头部的转动而左顾右盼。当扶着宝宝的腋下和髋部时，宝宝能坐着，头会向前倾。当宝宝移动身躯或转头时，头偶尔会有晃动，但基本稳定。将宝宝脸朝下悬空托起胸腹部，宝宝的头、腿和躯干能保持在同一高度。当宝宝趴在床上时，能抬起半胸，用肘支撑上身，头

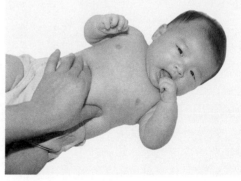

吮吸手指是婴幼儿最常见的不良习惯，关键在预防上，要从吃奶的时候开始注意。

已经可以稳稳当当地抬起。

当宝宝独自躺在床上时，会把双手放在眼前观看、玩耍，手能互握，会抓衣服，抓头发、脸。大人拉宝宝的手，将其上身稍抬离床面时，宝宝的头可以自己用力，不完全后仰了。宝宝开始吸吮大拇指。吸吮手指是这个时期婴儿具备的运动能力，妈妈不要制止。如果在一定的距离给宝宝小玩具，宝宝会无意识用手去拿，但常常够不到，显得笨拙。等拿到玩具时，宝宝会把手中的玩具紧紧握住，尝试着放到嘴里。一旦放到嘴里，就会像吸吮乳头那样吸吮玩具，而不是啃玩具。

3个月的宝宝已经可以靠上身和上肢的力量翻身，但往往是只把头和上身翻过去，而臀部以下还是仰卧位的姿势。这时如果妈妈在宝宝的臀部稍稍给些推力，或移动宝宝的一侧大腿，宝宝会很容易把全身翻过去。当爸爸妈妈扶着宝宝的腋下把他立起来时，宝宝会抬起一条腿迈出一步，再抬起另一条腿迈一步，这是一种原始反射。相对于2个月时的宝宝，第3个月宝宝的运动能力明显提高了。

新生儿的健康运动

抬头训练

抬头训练是宝宝训练中首要的一课，及早对宝宝进行抬头训练，可以锻炼宝宝颈、背部肌肉，有利于他早一点儿将头抬起来，也可扩大宝宝的视野。训练宝宝的抬头能力，具体有以下方法：

俯卧抬头：从宝宝半个月以后在两次喂奶期间进行练习。每天让宝宝俯卧一会儿，并用玩具逗引他抬头，注意床面要硬一些，时间不要太长，以免宝宝太累。

俯腹抬头：宝宝空腹时，将宝宝放在家长胸腹前，并使宝宝自然地俯在家长的腹部，用双手放在孩子的背部按摩，逗引宝宝抬头。

四肢运动

对宝宝进行拉腕坐起的练习，可以训练宝宝的颈部肌肉、背部肌肉力量，促进宝宝早日坐起。

具体训练方法：将宝宝置于仰卧位，双手握住宝宝的手腕，轻轻地将宝宝拉起，宝宝的头一般是呈前倾和下垂的状态。当宝宝快满月时，每天可练习2~3次，有时宝宝的头可竖起片刻。这种运动可锻炼他的颈部和背部肌力，促进宝宝的坐卧能力。

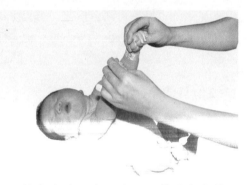

新生儿的四肢运动可以帮助宝宝早日坐起。

手的运动

新生儿的手部发育特点是一直呈握拳状，如果把东西放在他的手掌中，他会抓住。一有东西碰到他的小嘴，他立即就会做出吸吮的动作，往往还会将自己的小手放入口中吸吮。这时还可以给他一个人工奶头或者帮助他寻找大拇指，鼓励这种安慰行为。

抓握训练

把有手柄的玩具塞在婴儿的手中，让婴儿练习抓握；也可以用大人的手指碰触孩子的手掌，让宝宝紧紧握住，手在宝宝手中停留片刻后放开。

精细动作训练游戏

小宝宝躺在婴儿床里，小拳头是紧紧握在一起的，这个时候妈妈每天可以打开宝宝的小拳头，把指头放到宝宝掌心中，让宝宝感知妈妈，然后宝宝会把拳头慢慢握紧，反复练习，这样宝宝就会逐渐把手掌打开。

1~3个月宝宝的健康运动

这个时期的宝宝，运动能力已经有了很大的发展，并且会做一些简单的动作。如果宝宝在仰卧时，大人稍微用力拉住他的手，宝宝的头就可以完全后仰了。这时，宝宝的双手也就有了相应的发展变化，原来紧紧握着的小拳头也逐渐松开了。

竖抱抬头

2个月左右可以把宝宝竖抱让他练习抬头。家长用两只手分别托住宝宝的背部和臀部，把宝宝竖抱起来，在室内或带到室外看看周围。这样可以帮助宝宝认识自己周围的环境，培养宝宝的视觉能力和观察事物的能力。在竖抱时可用手轻轻抚摸宝

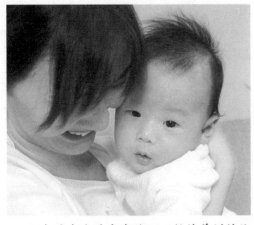

2个月左右的宝宝就可以竖抱着训练他抬头了，但时间不宜太长。

宝背部，放松背部肌肉，让宝宝感觉舒适和家长的爱抚。由于此时宝宝的骨骼发育还比较差，因此竖抱的时间也不宜过长，每次5分钟左右即可。

大运动

在宝宝仰卧时，妈妈可以观察到宝宝两侧上下肢对称地待在那儿，能使下巴、鼻子与躯干保持在中线位置。

在宝宝俯卧时，大腿贴在小床上，双膝盖屈曲，头开始向上举起，下颌能逐渐离开平面5~7厘米，与床面呈45°角，稍停片刻，头又会垂下来。

在将宝宝拉腕坐起时，宝宝的头可自行竖直2~5秒。

如果扶住宝宝的肩膀，让他坐下来，宝宝的头会下垂使下颌垂到胸前，但是能使头反复的竖起来。

精细动作

在用拨浪鼓的手柄碰撞宝宝的手掌时，他能握住拨浪鼓2~3秒不松手。

如果把悬环放在宝宝的手中，宝宝的手能短暂地离开床面，无论手张开或合拢，环仍在手中。

手部的动作

2个月的宝宝，手不再一直紧握拳头，有时会两手张开，摆出想要拿东西的样子，有时看到玩具会乐得手舞足蹈，在吃奶时往往会用小手去触摸。

爸爸妈妈要把握这个机会，多训练宝宝的手部动作，以利于宝宝智力的开发。这时，可以选择一些不同质地、适合宝宝小手抓握的玩具或物品，比如拨浪鼓、海绵条、绒布头、纸卷、小瓶盖或积木等。

体格锻炼

宝宝1个月左右的时候，可以用宝宝浴缸洗澡。洗的时间不要过长，否则宝宝会感到疲劳，而且水的温度也会下降，所以，控制在10分钟之内为佳。

做好沐浴前的准备

1.准备好婴儿澡盆、更衣垫子、婴儿洗澡毛巾、洗头毛巾、防水围裙、棉花、婴儿沐浴露、换尿布的用品、婴儿爽身粉、干净衣物等必需用具。

2.澡盆里放进适量冷水，加入热水混合，用手腕检查水的温度，以感到暖和为宜。如果有温度计，水温大概是在38℃左右。装水约10厘米深，加入皂液。最好准备备用热水，以确保洗澡过程中水温在合适的温度。

3.将洗澡毛巾放在更衣垫子上，在垫子上面脱掉衣物，直到剩下尿布为止。为了防止婴儿从手中脱落，可将婴儿用浴巾裹紧。为了不让水灌进婴儿的耳朵里，可用拇指和中指从后面把耳郭按在耳孔上。

沐浴的基本操作

首先为婴儿洗头，将婴儿的头抱在你的一只手上，背部靠在你的前臂上，把婴

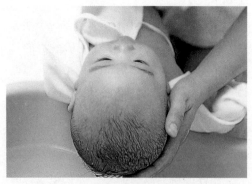

很多宝宝不喜欢洗头发，妈妈要善于引导，分散孩子的注意力。

儿腿藏在你的肘部。另一只手做成环状，轻轻地将澡盆里的水淋到婴儿头上。

然后，将婴儿抱回你的膝盖上，用另一条毛巾将婴儿的头轻轻抹干。

洗完头后，将婴儿放在垫子上，除去尿布，清洁婴儿的屁股。顺利清洁完婴儿的屁股后，可以把婴儿放入澡盆中了。

首先在你的膝上解开婴儿的浴巾，然后把婴儿放入澡盆中：一只手前臂扶住他的头颈部，同时用手紧紧抓住婴儿外侧的肩膀与上臂；另一只手放在婴儿的臀部下面及大腿处。当用水轻轻地往婴儿身上泼水时，要一直对婴儿微笑，不停与婴儿说话；如果婴儿还是很紧张，泼水时要缓慢。

注意事项：1.在给婴儿洗澡的时候，最重要的是注意不要烫着孩子。如果家里的浴室有洗澡盆，在那里给婴儿洗澡比较安全。2.注意避免让水进入婴儿眼睛里，而且绝对不能冲洗婴儿口腔内侧。因海绵不易晾干，会成为霉菌或细菌的隐藏场所，所以不宜使用海绵洗澡。3.对于新生儿来说，在水中待1.5~2分钟已经足够。

沐浴完毕

用事先准备好的毛巾擦拭宝宝的身体。为了避免水分的蒸发降低体表温度，一定要在沐浴完毕后尽快擦拭干净宝宝身上的水珠。

1.宝宝洗浴结束后，要马上用预备的毛巾擦拭干净。不要忘记脖子下以及腋下等。

2.给宝宝穿上准备好的内衣，如果宝宝的身体已经不发热，就要尽快给他穿上外衣。

3.用棉签清洗脐部、耳朵及鼻孔等残留的水分，脐部在完全干燥前要使用消毒纱布。

4.水分完全擦干后，就可以给宝宝换上尿布了，要趁着刚刚沐浴完、宝宝的心情比较好时就尽快换上尿布。

第二章
4~6个月宝宝的健康运动

4 ~ 6个月宝宝的运动能力

感知运动能力

左右翻身（锻炼宝宝身体的平衡能力和协调性）：

宝宝仰卧在床上，把宝宝喜欢的玩具放在他的身体两侧，逗引他分别向左右两侧翻身。

从靠物扶坐到独坐（锻炼宝宝身体的平衡性及控制力）：

让宝宝练习从靠物扶坐到独坐，家长可以给予一些支持，等坐稳后再慢慢拿去支撑。6个月宝宝胸椎的弯曲已经形成，经过锻炼后宝宝可以坐稳。

搂腿抱练习（锻炼宝宝腰背部力量，为坐和爬行做准备）：

用搂腿抱的方式抱宝宝，即宝宝后背靠近家长的胸部，家长一手搂住宝宝的下肢使下肢伸直，一手扶住宝宝的腹部，尽力让宝宝自己来支撑自己的身体。

探索性活动能力

触觉练习（增加宝宝手的触觉刺激）：

给宝宝一些彩色的积木或布类、各种纸、海绵等，让宝宝抓握或触摸，增加宝宝的触觉刺激，扩大他的感知范围。

双手抱物（锻炼宝宝双手协调性及控制力）：

把宝宝喜欢的玩具放在能看到的地方，让宝宝试着伸开双臂用双手抱玩具，

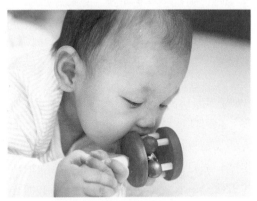

如果能用玩具适当地刺激婴儿，将有助于他的成长发育。

既可以建立宝宝的主动意识，同时训练宝宝双侧大脑的协调性。

自我照顾能力

用勺子喂（锻炼宝宝口腔肌肉协调性，利于宝宝语言发育）：

宝宝会用勺子的标志是会张口舔食，并不将勺子中的食物用舌头顶出。让宝宝学会使用勺子，一方面为下月添加辅食做准备，另一方面锻炼了宝宝的口腔肌肉协调能力，对宝宝语言表达能力有重要的作用。

自喂食物（培养宝宝自我照顾能力，满足口腔黏膜的触觉发展）：

给宝宝一些较软的能捏得住的饼干，让宝宝自己吃进嘴里。但要谨防发生气管异物。

宝宝能自己抓玩具玩

宝宝到了4个月时，那种手指触及物

体时能紧握着不放的"握持反射"已经逐渐消失，宝宝的两手可以自由地张开再合拢，可以很灵活地把手拿到眼前来玩，也可以把自己喜欢的玩具抓到手里来玩耍。到5～6个月，宝宝的伸手动作就更多了，只要是在视线范围内的东西，他都想尝试着去抓，想要拿过来感觉一下。这时，宝宝已经能够两手同时去抓东西了，只是还不会用手指尖来捏东西这样的精细动作，只能用手掌和全部手指生硬地抓，这已经是很大的进步了。

1.手眼协调运动发展

4个月以后的宝宝，随着视觉和运动能力的不断发展，不仅能用眼睛观察周围的物体，而且会在眼睛的支配下，准确地抓住东西。一看到新奇的东西，马上就伸手去抓，一面拿在手里玩弄，一面盯着看，好像在进行研究，有时甚至还会把东西抓到另一只手上，手和眼的反应已经相当协调一致了，这是标志性的进步。

2.训练手眼协调性

在关注并训练宝宝的运动能力的同时，要注意引导宝宝手眼协调的功能的发展。家长可以用以下这个简单的方法进行训练。在宝宝的视野范围内，先吸引他注意床上的一件有趣玩具，再吸引他用手去摸，然后再问宝宝："玩具在哪儿?"经过多次训练，孩子就会用眼睛来巡视定位，然后很自然把玩具抓到手里。

> **Tips**
>
> 手眼协调运动的发展对促进儿童心理发育有着非常重要的作用。婴儿通过玩弄物品，可以从中感觉到物体的大小、形状、颜色、质地等特点，从而加深对物体特征的认识，也能提高宝宝的观察能力，让宝宝在玩耍中增长不少见识。

宝宝可以直立跳跃

4～6个月的宝宝，随着肌肉功能的不断增强，运动能力也在提高。宝宝的腿已经很有力了，竖直抱起他，把他的脚放在大人的腿上或床上，他会站得很直，在高兴的时候会做出有力的跳跃动作。

> **Tips**
>
> 4～6个月的宝宝对纸非常感兴趣，成人可以利用宝宝这一好奇心理，提供大小、厚薄、软硬、形状等皆不相同的各种各样的纸让宝宝随意欣赏、玩弄、撕扯，并且要正确指导宝宝玩纸，从而发展宝宝手指动作的协调能力。
>
> 1.玩弄纸的过程中，宝宝可初步感知纸张的不同特点，也可以激发他的创造力。
>
> 2.撕纸可以锻炼宝宝双手的协调性，也可以增强宝宝手部肌肉的运动能力。
>
> 3.三角形、圆形、方形等不同形状的纸，可作为宝宝的一种视觉经验储存，有益智作用。

一般，从宝宝3个月开始，就可以训练他翻身了。翻身主要是训练宝宝脊柱的肌肉和腰背部肌肉的力量，训练宝宝身体的灵活性，同时，翻身也扩大了宝宝的视野，能提高宝宝的认知能力。

有侧睡习惯的宝宝

如果孩子有侧睡的习惯，学翻身比较容易，只要在他左侧放一个有响声的玩具，再把他的右腿放到左腿上，再将其一只手放在胸腹之间，轻托其右边的肩膀，轻轻在背后向左推就会转向左侧。重点练习几次后，家长不必推动，只要把腿放好，用玩具逗引宝宝就会自己翻过去。再之后，只用玩具不必放腿宝宝就能作90度的侧翻。以后可用同样的方法帮助小儿从俯卧位翻成仰卧位。

没有侧睡习惯的宝宝

如果没有侧睡习惯，家长可让宝宝仰卧在床上，手拿宝宝感兴趣能发出响声的玩具分别在两侧逗引他，并亲切地对宝宝说："宝宝，看多漂亮的玩具啊!"训练宝宝从仰卧位翻到侧卧位。

向某一侧翻身较好的宝宝

有的孩子向左翻得比较好，向右翻的时候会遇到一些困难，这时候家长一定要给他一定的力量，帮助宝宝练习翻身。当向右翻的时候，妈妈用左手扶住他的左肩，右手扶住他的臀部，轻轻地给他一点儿力量，这样，宝宝就翻过来了。

防止会翻身的宝宝出现意外

宝宝会翻身了固然是好事，可别忘了可能因为宝宝的活动力增强及活动范围变大而引发坠伤等安全问题。

安全防范措施：父母不要将宝宝单独放在床边、沙发等危险的地方，免得发生因翻身而坠落的意外。父母也可在床边装置护栏，或以棉被、枕头堆在周围，划出一个安全的活动范围。但要注意护栏上的空隙大小应小于宝宝的头宽，避免头卡在护栏外。

如果宝宝自高处掉下，父母应先观察宝宝的意识、眼球转动、对外反应等，如果宝宝看起来没什么问题，家长可先处理外伤的部分，并持续观察72小时。

稳坐训练

训练宝宝坐稳主要是训练宝宝腰、背部肌肉和脊柱肌肉的力量，开阔视野，大

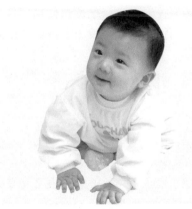

宝宝在坐着、双手撑地的状态下，能抬头凝视前方。

人诱导宝宝活动的范围更大，使他探索的世界更宽广。

5个多月的宝宝就可以练习坐了，刚开始坐的时候是向前倾着坐的，慢慢地他才能把腰直起来像大人一样坐着。刚开始练习坐着的时候3~5分钟就可以了，以免宝宝的脊柱受到过大的压力。

1.刚开始妈妈让宝宝练习坐的时候先让他仰卧，然后拉着宝宝的小手让他坐起来，之后再把他轻轻地放回来。

2.家长可以试着让宝宝靠在沙发或椅子上面练习坐。在宝宝练习坐的时候家长一定要注意保护好他，以免他受到伤害。

大肌肉训练

婴儿仰卧的时候会左右转头，2个月左右，他能在俯卧时抬起头，随着他肌肉的发展，他抬头的时间越来越长，并能逐渐靠着垫子坐一小会儿。

帮助婴儿进行大肌肉锻炼

1.慢慢地移动一件光亮的物体（如手电筒），从婴儿视野的一侧移到另一侧，他将移动头追踪光。用同样的方法移动你的脸。

2.在婴儿头的一边摇动拨浪鼓，当婴儿

的头转向拨浪鼓时，把拨浪鼓拿到另一边摇。可以把拨浪鼓换成你的声音，用同样的方法锻炼。

3.摇动物体，让3个月的婴儿抓。

4.4个月左右，婴儿开始微笑甚至大笑，你也用微笑或大笑回答他。

5.轻轻锻炼他的腿。锻炼的时候唱一支简单的歌或儿歌。

6.放一面不易破碎的镜子在婴儿身边，他能经常看见他自己。

7.轻轻按摩他的身体。

但是，如果你孩子的发展不是精确地按照这个时间表，也并不意味着孩子有问题，家长不用过于担心。

小肌肉训练

婴儿能跟随移动的物体转动眼睛。他聚焦最好的距离大约是25厘米，正好是妈妈给他喂奶时他与妈妈的距离。当他吃奶时，他盯着你，他在大脑中形成你是他的父亲或母亲的连接。

帮助婴儿进行小肌肉锻炼

1.给他拨浪鼓或能吱吱发声的玩具让他抓。

2.抓握技能提高后，开始给他玩积木。

3.6个月时，给他一些能融化的用手抓食的食物（如磨牙饼干），他会努力试着用钳抓（用拇指和示指拿物体）拣起食物。逐渐地，他能吃其他用手抓食的食物。一定要将婴儿固定，当他吃东西的时

Tips

5个月，婴儿开始把玩具从一只手转移到另一只手。

6个月，婴儿的视觉与成年人差不多了，抓握技能提高，并且逐渐开始使用腕运动。

候，在旁边看着。

4.开始对他使用一些简单的手势，他也会开始使用这些手势。

5.把一个球滚向他，鼓励他把球滚回来。

被动操

婴儿被动操专门针对2～6个月的宝宝，是开发宝宝智力的一种行之有效的方法，它有助于促进宝宝体格和神经系统的发育。被动操与半岁以后的主动操相结合，有助宝宝增强体质，促进智能发育。

婴儿做被动操前的准备

1.做操前应开窗通风，保持空气新鲜。

2.室温保持在20℃较为适宜。

3.可以在床上或是在桌子上铺上垫子和床单。

4.摘掉手表和首饰，洗干净双手，不留指甲。冬天应将手温暖后再做操。

5.准备播放音乐。

6.给宝宝穿好纸尿裤，脱去外衣，少穿些衣服，便于宝宝活动。

7.准备几个宝宝喜欢的玩具，要平滑无刺，便于宝宝抓取。

8.要掌握体操的锻炼强度。

婴儿做被动操的注意事项

1.每天做1～2次，循序渐进。

2.做操时间宜在宝宝醒后，或喂奶前后1小时；要在宝宝情绪好时，生病时暂缓。

3.做操前拥抱宝宝，亲亲宝宝。

4.做操动作要轻柔、有节奏，有舒缓感。

5.灵活掌握，逐渐完善。

具体练习

第一节：全身按摩（两个8拍）

动作：让宝宝自然放松仰卧，1～4

拍，成人握住宝宝两只手腕，从手腕向上按摩4下至肩；5～8拍，成人握住宝宝两足踝，从足踝向上按摩4下至大腿部；第二个8拍的1～4拍自胸部至腹部进行按摩，手法呈环形；5～8拍同1～4拍。

第二节：扩胸运动

目的：增强婴儿两臂力量，锻炼胸部肌肉，增加肺活量，促进婴儿的上肢以及胸部的生长发育。

动作：宝宝躺着，妈妈站在宝宝脚后，握着宝宝的腕部，让宝宝握着妈妈的大拇指。第1拍将宝宝两手向外平展，与身体成90°，掌心向上。第2拍两臂放两侧。重复两个8拍。

注意：两臂平展时可帮助婴儿稍用力，两臂交叉时动作应该轻柔。每一节拍左右手上下轮换。

第三节：屈肘运动

目的：通过孩子两臂的屈展动作，提高关节的灵活性，扩展胸腔，促进上肢及胸腔的发育。

动作：第1拍将左臂肘关节前屈，第2拍将左臂肘关节伸直还原。第3～4拍换右手屈伸肘关节，重复共两个8拍。

注意：屈肘关节手触宝宝肩膀，尽量接近宝宝身体，伸直时不要用力。

第四节：肩关节运动

目的：提高婴儿肩关节的灵活度。

动作：第1～3拍握住宝宝左手，贴近宝宝身体由内向外做圆形的旋转肩关节运动，第4拍还原。第5～8拍换右手，重复两个8拍。

注意：动作必须轻柔，切不可用力拉宝宝两臂勉强做动作，以免损伤宝宝关节和韧带。

第五节：伸展上肢运动

目的：提高关节的灵活性，扩展胸腔，促进上肢及胸腔的发育。

动作：第1拍两臂向外平展，掌心向上。第2拍两臂向胸前交叉。第3拍两臂上举过头，掌心向上。第4拍还原。重复两个8拍。

注意：两臂上举时，两臂与肩同宽，动作轻柔。

第六节：下肢运动——伸屈踝关节

目的：促进宝宝脚步肌肉的发展，为行走做准备。

动作：宝宝仰卧，左手握住宝宝左足踝部，右手握住左足前掌。第1拍将宝宝的足尖向上，屈曲踝关节。第2拍足尖向下，伸屈踝关节，连续做8拍换右足做伸屈右踝关节。

注意：伸屈时动作要求自然，切勿用力过猛。

第七节：下肢伸屈运动

目的：增强婴儿腹部和腿部力量，培养婴儿动作的节奏感和协调性。

动作：宝宝仰卧，两腿伸直，双手握住宝宝两小腿，但不要握得太紧。第1拍屈婴儿左膝关节，使膝缩进腹部。第2拍伸直左腿。第3～4拍屈伸右膝关节，左右轮流模仿蹬车动作，做两个8拍。

注意：屈膝时稍帮宝宝用力，伸直时帮婴儿放松。

第八节：下肢伸直上举

目的：训练婴儿上下肢的协调性，促进神经系统对运动系统的调节功能。

动作：宝宝两下肢伸直平放，两掌心向下，握住宝宝两膝关节。第1～2拍将两下肢伸直上举成90度。第3～4拍还原，重复共两个8拍。

注意：宝两下肢伸直平放，两掌心向

下，握住宝宝两膝关节。第1~2拍将两下肢伸直上举成90°。第3~4拍还原，重复共两个8拍。

第九节：抬头挺胸运动

目的：俯卧位巩固婴儿颈曲，并促进婴儿胸曲、腰曲的形成，为他的坐、立、行做准备。

动作：宝宝趴在床上，伸直双腿，"1~2"拍成人两手抓住宝宝两上臂。"3~6"拍两手托起婴儿，帮助婴儿头逐渐抬起。

第十节：翻身运动

目的：通过帮助婴儿翻身，使婴儿感受到身体的运动，建立空间知觉，并为婴儿的爬、坐、站做准备。

动作：宝宝两下肢伸直平放，两掌心向下，握住宝宝两膝关节。第1~2拍将两下肢伸直上举成90°。第3~4拍还原，重复共两个8拍。

注意：仰卧时使婴儿两臂自然地放在胸前，使头略微抬高些。

体格锻炼

空气、阳光是大自然的恩赐，充分利用空气、阳光锻炼身体，能增强宝宝对外界环境变化的适应能力，增强体质，提高抗病能力。

多晒太阳

宝宝一个月以后，无论春夏秋冬，只要是风和日丽的天气，都可把宝宝带到室外多晒太阳，享受阳光的直接照射，尤其是阳光紫外线的直接照射，能使人体皮肤中的维生素D_3原转变成维生素D_3，而维生素D_3是促进宝宝体内钙质吸收的营养物质，若一旦宝宝缺钙较重会导致佝偻病。

外出注意事项

1.注意把尿布、配方奶、奶瓶等必备的东西带好。

2.注意天气的变化，随时根据天气安排更改出行计划，为宝宝的出行做好应对天气的防护准备，并随时给宝宝增添衣物，以减少许多不必要的麻烦，并有效保证小宝宝的健康。

3.出行时，卫生、睡眠、饮食等都要安排好。还要带上宝宝的玩具、要吃的食物，有了这些东西可以让宝宝保持好心情，减少苦恼的机会。若有风则可考虑以出租车、汽车代步，当然也可以事先预约好出租车，以避免让宝宝陪着爸妈在路边吹冷风。

此外，除了带上宝宝所需的用品、食物之外，最好让家人跟着你一起带宝宝出门，多一个帮手可以分担工作，遇到问题时也比较容易相互照应。

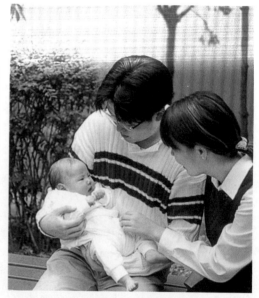

在不刮风、阳光明媚的时候，带婴儿到公园或小区大院晒晒太阳，有利于宝宝健康。

第三章

7~9 个月宝宝的健康运动

7~9 个月宝宝的运动能力

7个月左右

宝宝可以独自坐稳，甚至可以长时间坐着游戏，也会匍匐在地上，以单手支撑体重，另一只手拿玩具。

1.手指的运动变得灵活。可以发现掉在地上的小东西，然后捡起。但是宝宝用手指捏小东西似乎还很困难，因为这个动作必须使指尖细小的肌肉得到协调。随着神经系统的发育，宝宝将会逐渐做到。如果能做到这一点，即表示神经系统发育得极为顺利。假如拖了很长时间，才会用手指捏东西，则表示神经系统的发育有问题。

2.脚力逐渐加强。宝宝会在成人的膝上

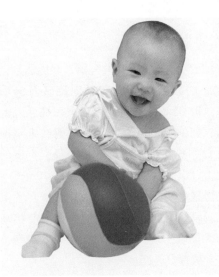

这时的宝宝能独自坐稳，因此能更容易抓住玩具做游戏。

不停地踢动足部。如果加以支撑，也可以站立一会儿。

3.可自由自在地翻身，尚无法爬行，但是会用手腕支撑身体，慢慢移动。

8个月左右

宝宝坐姿越来越灵巧，可以转身拿东西，翻身的技巧也更为灵活。如果让其仰卧，会立即翻身成匍匐的姿势。当宝宝乖巧地仰卧在床上时，也会做自由移动手脚的游戏，甚至抬起头挪动身体。

1.新生儿时期的仰卧姿势，都是头朝正面，左右手脚微微弯曲，形成对称的姿势。到了会翻身时，宝宝就不可能再保持这种仰卧的姿势了，可以说是变化多端。

2.发育较快的宝宝已经可以爬行。最初只是以手挂地，脚弯曲，渐渐地会往后爬行，更进一步的就是往前爬行。

3.宝宝此时的脚力逐渐加强，抓住东西可微微站起。如果将其抱起，只要稍加支撑，就可以站立一会儿。

4.宝宝手指的运动比上个月更发达。可以用拇指、示指、中指灵巧地捏起小东西。脑部的神经系统逐渐成熟。

9个月左右

大部分的宝宝到了这个时期都会爬行。最初只是以手挂地、弯曲足部，以匍匐的方式向后退，但这时候已经能往前爬了，但尚无法完全匍匐前进，必须扶住腰部，增加双手双脚的力量才能前进。有些宝宝几乎不会爬行就会站立，这可能是因为住屋较窄的关系。所以就算他不会爬、不会站，也没什么妨碍，不需要担心。

1.宝宝6个月时会弯背，以双手挂地坐数秒钟，7个月时会伸长背脊；8个月时进展到可以拾起身边的东西；到了9个月，动作更为灵活，可坐10分钟左右，也可以转动身体，拿取身后的东西，也能把身体向前倾，再恢复原状，行动十分自由。

2.宝宝的脚力越来越强。只要借助大人的力量就可以站起，甚至站立一会儿。

3.宝宝的手指更为灵活。可用拇指、示指捏起线或其他碎物。

4.这时宝宝会双手拿玩具，也会以拍打积木为乐。

爬行训练

对于宝宝来说，爬行可是一种极好的全身运动，不仅能训练宝宝的手、眼、腿等部位的协调能力，而且能够较早地让宝宝面对世界，主动接触和认识事物，促进宝宝认知能力的发育。大多数宝宝在6~7个月时就开始有爬的欲望，这个时候宝宝的爬行动作还非常笨拙，多是腹部贴着地面或床面，匍匐爬行，靠着腹部的蠕动和四肢不规则地划动，往往不是向前，而是向后退，或者在原地转动。随着每天坚持不懈地爬行训练，一般到8~9个月时宝宝的爬行动作就优美多了，发展成为标准的四肢爬行，即用手和膝盖爬行。

爬——婴儿运动的里程碑

"爬"，看起来是一种很简单的活动，但对婴儿来说并不简单，要尽一番努力才能完成。爬行对婴儿的各种能力发展非常重要，绝不能略过直接学走。当孩子

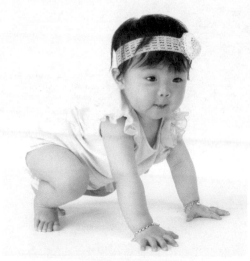

爬行运动能刺激婴儿对事物的兴趣，而且有助于精神的成长发育。

在爬行的过程中，头颈抬起，胸腹离地，用肢体支撑身体的重量，这就锻炼了胸腹背与四肢的肌肉，并可促进骨骼的生长，为日后的站立与行走创造了良好的基础。此外，爬行对孩子来说是一项较剧烈的活动，消耗能量较大。据测定，爬行时要比坐着多消耗一倍能量，比躺着多消耗两倍能量，这样就有助于孩子吃得多，睡得好，从而促进身体的生长发育。

训练要素

1.宝宝刚开始学爬的时候，只能趴着，不能向前爬，或者是在原地旋转及向后退。这时候，爸爸妈妈可有意识地教宝宝练习，将身体俯卧在床上，妈妈在宝宝前面放置一些好玩儿的玩具，来吸引宝宝的注意力，并不停地说："宝宝，小鸭子叫了，快来拿啊!"爸爸在身后用手推着宝宝的双脚掌，让他借助爸爸的力量向前移动身体，接触到玩具，以后逐渐减少帮助，让宝宝试着自己爬。

2.刚开始训练时，如果宝宝哭闹或者是特别不愿意做的时候，不要强迫他。第二

天在他情绪好的时候再进行训练。

3.一般在宝宝9个月大的时候，身体才能慢慢离开地面，双手前后交替，开始顺利地往前爬行。这时候，父母一定要将爬行的环境准备完善，爬行的地方必须软硬适中，摩擦力不可过大或过小，可以在地板上放置各种色彩鲜艳的玩具、图片、软垫或巧拼地板，给宝宝营造安全充分的爬行环境。

4.宝宝一岁之后，爸爸妈妈应继续对他进行爬行训练，利用各种条件让宝宝练习爬，可以让他爬上床，也可以让他在床上爬，甚至爬楼梯。当宝宝努力爬到"终点"时，父母也别忘了及时给予鼓励。

帮助宝宝学习爬

1.俯卧挺立

预备：宝宝俯卧，脚对着妈妈。

动作：妈妈双手分别握住宝宝两手腕，使其张开双手。轻轻向上拉宝宝双手腕，宝宝上半身呈挺立状。重复2~3次。

目的：促进胸、背肌发育。

2.左右摇动

预备：宝宝双足立于妈妈膝盖上。

动作：妈妈一手握紧宝宝双手，另一只手扶住其腰部。用手前后左右方向轻推宝宝腰部，使其顺势摇动。重复数次。

目的：促进腰、背部肌肉发育。

3.抬腿活动

预备：宝宝俯卧趴着，妈妈双手分别握住宝宝两小腿。

动作：待宝宝趴稳时，妈妈抬起宝宝双腿成推小车状。保持数秒钟后轻轻放下，还原姿势。重复4~5次。

目的：锻炼胸、腹、腿及手臂肌力。

4.双手行进

预备：宝宝趴着，双臂支撑，双腿伸直。

动作：妈妈双手握住宝宝大腿，使其双臂支撑起全身后，自然缓慢用手左右向前移动行进。视宝宝的行进能力，妈妈逐渐下移双手至膝盖、脚踝部。每日一次。

目的：促进胸、背肌肉，双臂肌肉发育。

5.手膝爬行

预备：宝宝趴着，双手支撑抬胸，妈妈以一手将其从两脚心抓住。

动作：将双脚跟尽量送向屁股，使膝盖弯曲，再拉直，反复做4~5次。接着握住宝宝大腿后侧，左右轮流推向腹部，反复做4~5次。宝宝逐渐弹直膝盖，用脚顶住妈妈的手，呈手膝活动为主的向前爬行。可重复3~5次。

目的：帮助宝宝适应爬行。

> **Tips**
>
> 为了让宝宝安全地爬行，爸爸妈妈应当把屋子地面打扫干净，铺上干净的地毯、棉垫或塑料地板块，创造一个有足够面积的爬行运动场，这是防止宝宝坠落在地上的好方法。此外，屋里的各个角落都要打扫干净，注意清洁卫生，任何可能发生意外的东西都要收拾起来。

大运动智力开发

宝宝长到9个月的时候，能抓住栏杆从座位上站起，也能从坐立主动地躺下变为卧位。

这时候的宝宝不需要扶持便可以自己坐稳，并能较为熟练的爬行，这时正是独自站立到行走的主要阶段，爸爸妈妈应加强这方面的培养。

扶站训练

在宝宝坐稳、会爬后，就开始向直立

发展，这时爸爸妈妈可以扶着宝宝腋下让他练习站立，或让他扶着小车栏杆、沙发及床栏杆等站立，同时可以用玩具或小食品吸引宝宝的注意力，延长其站立时间。如果在以上练习完成较好的基础上，也可让宝宝不扶物体，独站片刻。

此外，也可在宝宝坐的地方放一张椅子，椅子上放一个玩具，妈妈逗引宝宝去拿玩具，鼓励宝宝先爬到椅子旁边，再扶着椅子站起来。大人是宝宝扶站的最好"拐棍"，必要时刻站在宝宝旁边，让宝宝抓住你的手站起来。通过扶站练习，可以锻炼宝宝腿部或腰部的肌肉力量，为以后独站、行走打下基础。

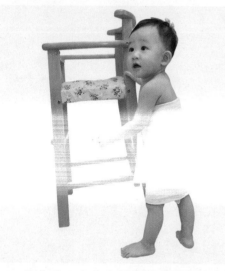

这个月，宝宝已经能扶着周围的物体站立。

拉物站起

爸爸妈妈可先将宝宝放入扶栏床内，先让宝宝练习自己扶着栏杆坐起，然后再练习拉着床栏杆，逐渐达到扶栏站起来，锻炼平衡自己身体和站立的能力。熟练后可训练宝宝拉站起来，再主动坐下去，而后再站起来，再坐下去，如此反复训练，效果更佳。同样可以锻炼宝宝腿部或腰部

的肌肉力量。

让宝宝练习迈步

在宝宝初学迈步时，可以让他先学推坐行车。开始宝宝可能后蹲后退，这时爸爸妈妈可帮助扶车，向前推移，使宝宝双脚向前一步。还可以将宝宝放在活动栏内，爸爸妈妈沿着活动栏，手持鲜艳带响的玩具逗引宝宝，让宝宝移动几步。

精细动作训练

宝宝到7个月大的时候，手的动作会变得更加灵活，逐渐学会自己拿东西，大拇指和其他四指分开，特别是示指的能力有很好的发展，如能伸示指进入瓶口，掏出里面的东西；会用手伸进盒子里捡起里面的玩具等。

此阶段要加强手的精细动作训练，可以和宝宝这样玩：

给宝宝一套塔玩具，让宝宝用拇指和示指对捏每层塔，将塔层按从大到小的形状，一个一个地套在中心套柱上，直到

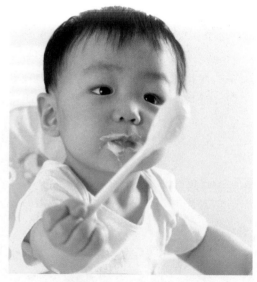

7个月的宝宝手的动作变得更加灵活，逐渐学会了自己拿东西，爸爸妈妈可以加强训练。

最小的塔尖套完。

可以训练让宝宝练习用手抓起小物品，比如小积木、小乒乓球等。把这些玩具放在宝宝面前手能抓到的地方，训练他能用拇指和其他手指配合抓起小玩具，每日练习数次。

在干净的小盘内放些糖豆、大米花等，训练宝宝用拇指、示指抓取，以后逐渐发展到用拇指和示指相对捏起，每日可训练数次。但在玩这个游戏时，大人一定要陪同宝宝玩，以免他将小物品塞进嘴巴、鼻子呛噎而发生危险，离开时要将小物品收拾好。

在宝宝能有意识将手中的物品放下的基础上，训练宝宝将一些大小不同的玩具投入到大的容器中，如将积木放入盒子内等，进行反复练习。也可以有意识地训练宝宝用语言示意他放在某物体上，这可对宝宝来说是一个高难度的练习，是促进语言智能和运动智能的有效方法。

爸爸妈妈可以教宝宝拨弄小碗，能使宝宝的整个手指都弯曲，并做拨弄和抓的动作；也可用拇指和其他手指一起拨弄小碗，这个训练，可以使宝宝的小手更加灵活。

这些训练方法可以培养宝宝小手的灵活性，并进一步提高抓握能力，刺激宝宝精细动作的发展，提升宝宝的运动智能，并促进良好亲子关系的发展，有益于宝宝心智的双重发展。

在训练的过程中应注意以下几点：

1.爸爸妈妈要经常洗刷宝宝的玩具，保持干净，以免因不卫生而引起宝宝肠道疾病。

2.为宝宝买软硬度不同的玩具，让宝宝通过抓握和捏各种玩具，体会不同质地物品的手感，让他的探索活动顺利发展。

3.不要给宝宝买有危险的玩具，如上漆的积木、有尖锐角或锐利边的玩具汽车等，

宝宝的玩具不应过小，直径应大于3厘米。

Tips

此阶段的宝宝喜欢用拇指、示指对捏小物品，还喜欢将小物品放进嘴里或耳洞里，因此，父母应陪伴在宝宝身旁做指捏练习，避免他吞食小物品或将小物品塞入身体的孔穴中。

主被动操

7～9个月的婴儿，已经有了初步的自主活动能力，能自由的转动头部，自己翻身，独坐片刻，双下肢已能负重，并上下跳动等，这样就能配合大人做主动运动了。

婴儿主被动操，其中"主被动"是指，在成人的适当扶持下，加入婴儿的部分主动动作来完成。婴儿主被动操适用于7～12个月的婴儿。婴儿每天进行主被动操的训练，可活动全身的肌肉关节，为爬行、站立和行走打下基础。婴儿主被动体操还可以增强婴儿骨骼与肌肉的发育，促进新陈代谢；安定情绪，改善睡眠；增进亲子感情，促进智力发育；增强免疫力，预防疾病。

婴儿主被动操的注意事项

1.适宜的室温（±25℃），安全的平台（床上或铺有毛毯、地垫的地板上）。2.最好裸体或穿者宽松轻便的单衣。 3.餐后1小时或在日光浴时，大小便之后进行。4.每日1～2次，每次15分钟左右。 5.随时注意婴儿的表情反应，时时与婴儿进行交流，包括说话和微笑，不要强求。 6.最好在轻松、活泼的儿童音乐配合下进行。

具体操作

第一节 全身按摩

目的：按摩可以促进婴儿的血液循环，使婴儿放松身体。

预备：婴儿仰卧位，全身自然放松。

步骤：（同宝宝被动操）

第二节 起坐运动

目的：上肢运动可以活动肩关节、肘关节、上臂，锻炼胸部肌肉。

预备：宝宝仰卧，家长双手握住宝宝双手，或用右手握住宝宝左手，左手按住宝宝双膝。

步骤：第1~2拍牵引宝宝从仰卧位起坐；第3~4拍还原，重复共两个8拍。

第三节 桥形运动

目的：做桥形运动是为了活动腰肌、腹肌及脊柱，为爬站打下基础。

预备：做之前要让婴儿处于仰卧位，家长用左手按住婴儿两脚踝部，右手托住婴儿的腰部。

步骤：该动作较简单，即托起婴儿腰部，使婴儿身体呈桥形（头脚不要离开仰卧处），之后还原。

第四节 下肢运动

目的：宝宝做下肢运动的作用就是活动髋、膝关节、下肢肌肉，促进下肢运动的协调性。

预备：做之前要让婴儿处于仰卧位，双腿伸直，家长双手握住婴儿两踝部。

步骤：动作也分为四步，首先，婴儿左腿屈曲至腹部，接着左腿向外侧环绕，然后左腿屈曲至腹部，最后左腿下放还原。

第五节 提腿运动

目的：提腿运动是为了锻炼下肢肌肉，促进站和走动作发展。

预备：做之前要让婴儿处于仰卧位，家长用双手握住婴儿两脚腕。

步骤：动作依次是：提起婴儿两脚与桌面呈45°；继续提腿使婴儿腹部离开桌面；放下两腿同一；还原。

第六节 踝部运动

目的：踝部运动很重要，可以活动踝关节，为爬、站、走做准备。

预备：做之前也要让婴儿处于仰卧位。

步骤：家长左手握住婴儿踝部，右手握住婴儿足前掌，动作分为两步：一是以左踝关节为轴，向外旋转4次；二是以左踝关节为轴，向内旋转4次。（后两个4拍，右足动作同左足）

第七节 拾物运动

目的：拾物运动可以活动腰背部肌肉及腰椎，促进注意、观察及手眼协调能力。

预备：让婴儿背靠家长胸站立，家长右手扶住婴儿腹部，左手按住婴儿双膝，在婴儿脚前25厘米左右放一宝宝喜欢的玩具。

步骤：动作就是让婴儿弯腰拾桌上的玩具，婴儿拾取玩具后由家长辅助站起。

第八节 扶走运动

目的：做扶走运动是为了锻炼下肢肌肉，促进站和走动作发展。

预备：婴儿要呈仰卧位，家长双手分别握住婴儿两上臂。

步骤：分为四步：将婴儿拉成坐姿；将婴儿拉成站位；拉婴儿向前走；拉婴儿向前走。每一步按四个节拍做。

第九节 跳跃运动

目的：做跳跃运动是为了训练腿部力量，也可增加与家长之间的互动交往，培养积极向上的良好情绪。

预备：做操前让婴儿面向成人，成人双手托住婴儿腋下。

步骤：动作分很简单的两步：先将婴儿托起离地；放下还原。

第四章
10~12个月宝宝的健康运动

10~12个月宝宝的运动能力

10个月左右

　　10个月大时，宝宝的活动量显著增长，身体动作变得越来越敏捷，能很快地将身体转向有声音的地方，并可以迅速爬走。宝宝现在经常能自得其乐地独自坐着玩一会儿，一只手可以拿两块小积木，手指的灵活性增强，两只手也学会了分工合作，能有意识地将手里的小玩具放到容器中，但动作仍显笨拙。这个月龄阶段的宝宝也是向直立过渡的时期，一旦宝宝会独站后，他就不再老老实实地坐，就想站起来了。刚开始时，宝宝可能会扶着东西站起来，身体前倾，双腿只支持大部分身体的重量。可能会用双手掌撑地、伸直四肢、躯干上升的方式站起来，可能会弯曲双腿，由蹲姿站立，如果宝宝运动能力发育较好，还会拉着栏杆从卧位或者坐姿站起来，双手拉着妈妈或者扶着东西蹒跚挪步，会一手扶家具蹲下去捡地上的玩具，大人拉着时会弯腰去捡地上的东西。

11个月左右

　　到了这个月，宝宝的运动能力比上个月强很多。11个月宝宝的特点是变得越来越独立了——能独自站立、弯腰和下蹲。上个月时，宝宝好不容易才能抓住一样东西站立起来，到了这个月，宝宝自己就能

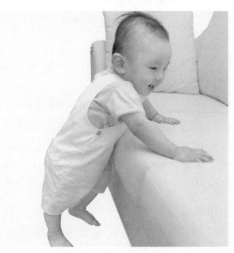

　　婴儿不仅能扶着周围的事物站立，而且能爬到较高的地方，因此要特别注意婴儿的行为安全。

抓着东西站立了。上个月能扶着东西站立的宝宝，现在都扶着东西走了。发育快的宝宝，能什么也不扶着而独自站立一会儿了。挪动方式也是多种多样的，有爬的，有扶着东西走的，有坐着挪动的，有东倒西歪地独自走的，等等。如果爸爸妈妈握住宝宝的双手，让他站立起来，许多宝宝就会双脚交替地迈步，可以让宝宝少量的练习走步。到了这个月，宝宝也许能够很好地手膝并用爬行了，并且能保持上身与地板平行，许多宝宝在此之前都曾试着爬行，但要到现在才能真正掌握这一技能。（一些宝宝会跳过爬行阶段，从小手撑在地上挪动小屁股滑行直接进入站立阶段）

　　这个月，宝宝手的动作更加自如了，

手指变得越来越灵巧。他已经能够用大拇指和示指像钳子似地把小东西捡起来，宝宝可能已经不需要将手腕倚在坚硬的表面上，就可以捡起一小片吃的东西或其他小物品。宝宝能推开较轻的门，能拉开抽屉，能把杯子里的水倒出来，能双手拿着玩具玩儿，能指着东西提出要求。宝宝能学着大人的样子拿着笔在纸上涂鸦。有的宝宝还会搭积木。

12个月左右

这时宝宝站起、坐下，绕着家具走的行动更加敏捷，爬行的速度越来越快，各种体位转换都更加熟练了。宝宝站着时，能弯下腰去捡东西，也会尝试爬到一些矮的家具上去。宝宝在父母之间，可以不用扶着独自行走2~3步。有的宝宝甚至已经可以蹒跚地自己走路了，尽管时常要摔跤，但对走路的兴趣很浓，总想到处转转。宝宝双手的协调能力已经越来越强了，喜欢将东西摆好后再推倒，喜欢将抽屉或垃圾箱倒空，喜欢把玩具扔进箱子里。宝宝手指也更灵活了，用手指拿取小物品时腕部已能离开桌面，与成人相似。宝宝会熟练地将铃和拨浪鼓摇动发出声音；宝宝用手指拿东西吃得很好，但用勺吃东西时还需要大人帮助；宝宝会打开瓶盖和盒盖拿东西，已经会用手掌握笔涂涂点点了，还能够和爸爸妈妈一起互动玩游戏，相互滚球或扔球玩。宝宝能听从命令将积木从盒子里取出，部分宝宝已能将两块小积木搭在一起，还能和妈妈一起翻书看。

站立训练

宝宝在经历了抬头、坐、翻身、爬行等运动发育的过程，慢慢过渡到要开始学习站立了。一般在宝宝9~10个月时就能独自站立了。站立不仅仅是运动功能的发育，同时也能促进婴儿的智力发展。

两手扶站

训练宝宝站立时，要由易到难逐渐进行。刚开始时，可用双手支持在宝宝的腋下，让其练习站立。当宝宝两手扶站较稳时，可训练单手扶站，让宝宝用一手扶站，另一只手去取玩具。

练习独站

成人扶着宝宝的腋下，让宝宝背和臀部靠墙，两足跟稍离墙，双下肢稍分开站稳，然后慢慢放手，并拍手鼓励宝宝独站。

迈步前走

慢慢地爸爸妈妈会发现，当宝宝确定他没有危险时，就会把身体的重量都放在双脚上，开始摆脱一切束缚，迈出他在这个世界上完全属于自己的第一步。

爬台阶训练

宝宝爱爬行，爬行训练是生长发育中非常重要的一个环节，可以促进幼儿大脑前庭功能发育，防止幼儿多动，帮助幼儿集中注意力等。而爬台阶是爬行的升级版，爬台阶能够充分训练宝宝手、眼、脚的协调能力，提高宝宝的平衡感，促进手部和腿部肌肉的锻炼，为将来的行走打下坚实的基础。

要想成功让10个月的宝宝进行爬台阶练习，父母要为宝宝创造良好的爬台阶基础，首先要保证宝宝爬行安全，避免发生任何意外，其次在10个月以前要进行足够的平面爬行练习，宝宝的协调能力和腿部肌肉可以支持他进行爬楼梯练习。

练习可以按以下步骤进行：

1.在宝宝吃饱1~2个小时后，给宝宝穿好纸尿裤，保证宝宝有力气和精神进行练习，促进练习愉快、专注地进行。

2.利用玩具进行台阶上下练习。幼儿活动场地一般都有摆放整齐的大型软体玩具，可以利用宝宝喜欢的玩具逗引他爬上爬下，对他的每次成功表示鼓励，让宝宝渐渐熟练"爬上去"的感觉。

3.利用滑梯进行爬台阶练习。儿童公园和肯德基都有塑料滑梯，底下一般有防护垫，宝宝可以在家长的看护下爬上台阶，然后从滑梯滑下，再继续爬上去。有趣的滑梯给爬台阶增添了无尽的乐趣，宝宝因为对"滑下去"有欲望，自然而然就会想要尽快地"爬上去"。

4.爬楼梯。楼梯的台阶可以有很多，最少也有5~10级。家里是复式楼房，楼梯是木制的，宝宝可以不必带护具，但仍需大人在旁监护，防止宝宝重心不稳往后摔下。如果是楼层之间的水泥楼梯，最好能给宝宝的膝盖加上护具，然后让他爬行。要让宝宝觉得爬楼梯是一种游戏，并且在他每爬上一层楼的楼梯及时表扬和拥抱他，可以增强他的自信心，让他有更多的勇气可以继续往上爬。爬楼梯的强度比爬滑梯要大得多，不但锻炼了宝宝的体力，也训练了他的意志力。

5.爬楼梯比赛。约上志同道合的妈妈和她们年龄相近的宝宝，选择一个合适的地方，进行宝宝爬楼梯比赛，把运动完全变成游戏，让宝宝在游戏中锻炼身体，学会最初的人际交往，融入社会生活。

初学走路

一般来说，在宝宝学独站的时候，他就已经在学扶着东西走了。这时候，家长

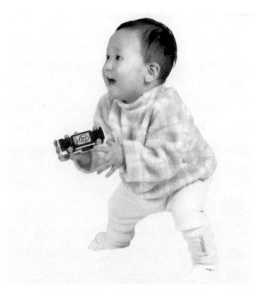

同样的年龄，有些婴儿学会爬行，有些婴儿开始走路，可见婴儿的表现千差万别。可以在他前方放一个玩具逗引他，让他学会挪步，移动身体。当孩子具备了独站、扶走的能力后，就离会走不远了。

这个时期训练宝宝走路不能强求。每个宝宝开始学走路的时间都不相同，甚至可能出现较大的差距。因此，学走路并没有所谓最适当的时机，必须视自身的发展状况而定。这也是一个渐进的过程，一般来说，宝宝是从第10个月开始学走路，但如果此时宝宝没有学走路的意愿，并表示恐惧的话，家长们也不能强迫宝宝锻炼，也不用太着急，因为强行锻炼的话很可能会对宝宝的肢体发育产生不良影响。

让宝宝学走路，爸爸妈妈应该大胆地放手，用以下方法培养宝宝的迈步能力。

如何弯曲膝盖

在学习站立的时候，宝宝可能不放弃爸爸或妈妈的手或者哭着让大人帮忙，因为自己不敢坐下去。这时，先不要急着抱他或扶他坐下，此时宝宝需要的是你来告诉他如何弯曲膝盖，这是学习站立行走的

第一个重要的环节。

这时，爸爸妈妈可以跪在宝宝的前面，伸出双手拉住他的手，鼓励他迈步，朝你走来。

也可以站在宝宝的后面，用双手扶住他的腋窝处，跟着他一起走。开始时，宝宝或许需要你用力扶住，之后你只需用一点点力，宝宝就能自己往前走了。

变换重心

教宝宝学走路，还要教给他如何变换身体重心。因为人的行走是用两条腿交替向前迈步的，每迈出一步都需要变换重心。

可先让宝宝靠墙站立好，妈妈后退两步，伸出双手鼓励他，当宝宝第一次迈步时，需向前迎一下，避免在第一次尝试时就摔倒。当宝宝自己成功的迈出第一步的时候，就可以逐渐加大距离。通过以上训练，宝宝很快就能掌握两腿交替向前迈步时的重心移动，用不了多长时间宝宝就会走路了。

蹒跚练习

妈妈可拉住宝宝双手或一只手让他学习迈步，也可在宝宝的后方扶住宝宝的腋下，让宝宝向前走。

锻炼一段时间后，宝宝慢慢就能开始独立的尝试，妈妈可站在宝宝面前，鼓励宝宝向前走。开始的时候，宝宝可能会步态蹒跚，向前倾着，跌跌撞撞扑向妈妈的怀中，收不住脚，这是很正常的表现，因为重心还没有掌握好。这时妈妈要继续帮助他练习，鼓励宝宝走第二次，第三次。宝宝渐渐地熟能生巧，用不了多少时间，就能独立行走了。

让宝宝扶着床沿或者沙发站立，家长在另一头用玩具吸引他，或者不停地重复："宝宝勇敢，妈妈等你走过来。"让宝宝与你面对面，让宝宝的双脚分别站在你的双脚背上，握住他的双手，然后你左右交替一步一步迈步向前进，带动他左右交替向前迈步。

可以让宝宝牵着父母双手或单手走路。或者父母面面相对蹲下，距离为伸手能相触，让孩子在这段距离内自己独立行走，然后父母再不断地加长距离。或者妈妈拿着宝宝平时最爱玩的玩具，在距他不远处逗引他走过来，等他快走近时再加长距离。

你可以给宝宝买一些底部较软的鞋子，并且在一些安全的地方让宝宝学习走路。如果在家的话，也可以让宝宝赤脚。最重要的是父母有充足的时间与宝宝一起练习。

怀抱学步法

游戏目的：学走路、训练身体的协调性与灵活性

准备工作：平滑的地板

游戏方法：

1.爸爸与妈妈各蹲一边，相距几步远，伸开双手迎接宝宝。让宝宝能在爸爸妈妈的怀抱间行走。

2.宝宝先从妈妈这边走出，爸爸在另一边呼唤宝宝的名字。让宝宝独自向爸爸走几步，扑向爸爸的怀抱，宝宝扑向爸爸的时候，爸爸给宝宝一个亲吻和拥抱。

3.宝宝再从爸爸这边走，妈妈在另一边唱着儿歌，吸引着宝宝："小兔子乖乖，把门开开，开开左门，开开右门。妈妈回来了。快来迎接妈妈，快来抱抱妈妈。宝宝真乖。"宝宝又转身走几步，扑向妈妈的怀抱。

4.这样往返，让宝宝成功脱离手牵手的

学步方式，勇敢迈出第一步。

5.也可以这样做：爸爸蹲下，与宝宝面对面，扶着宝宝双臂站着，爸爸拉着宝宝的双手，双臂按节奏打开、合上，然后带着宝宝分别往左、右走，再向前向后走，拉着宝宝的小手对拍手。整个游戏是有节奏的，爸爸嘴里唱着儿歌，让宝宝的动作也随节奏。

以上是每个发展关键期的游戏，家长们可以举一反三锻炼宝宝各个阶段的大动作。而且，爸爸妈妈别忘了鼓励宝宝，宝宝一有进步，就对他说："宝宝真棒!"宝宝学不会的时候，不要责备他，也不要着急，耐心教他，用游戏伴随整个过程。

大肌肉训练

宝宝能自己动了，他能滚，能爬。他甚至能站起来，在别人帮助下能走，能完全靠自己坐起来，也能拉着物体自己站起来。

当他坐着，他能左右转动身体，能向前倾斜拣起一个物体。父母要保证家里每个地方对孩子都是安全的，你的孩子将探索家里每个角落。

帮助孩子进行大肌肉锻炼

1.在地上不同的地方放玩具，鼓励婴儿爬行拿到玩具。

2.把玩具放沙发上，婴儿将想要拉着沙发站起来得到玩具。

3.和孩子一起来回滚动一个球。

4.和他一起玩积木。

5.他会用积木敲地板，当他爬行时，会带着积木。

6.牵着他的一只手或两只手在房间里走。

小肌肉训练

这时孩子对任何事情都十分好奇。他能拿到什么就探究什么。他喜欢从容器中把东西拿出来。他也愿意试着搭积木，然后大笑，把搭好的东西推倒。他故意把东西掉到地上，看着自己能把东西从椅子上扔到地上，真是好玩极了。他现在已经很好地掌握了抓握技能。他喜欢重击他的玩具弄出声音。

帮助婴儿进行小肌肉锻炼

1.给他一个玩具电话，假装给他打电话，和他谈话。

2.和他一起玩积木，他可能允许你搭好几块，然后他会推倒你搭的东西，你可以捡起几块再搭，玩的时候和他谈话。

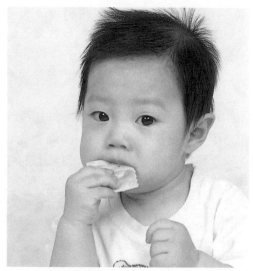

随着宝宝独立性的形成，必须鼓励宝宝独立吃饭。

3.买一些硬纸板的小儿书。每天给他读，开始让他翻页，让他指出书上的物体。

4.当孩子9个月左右能咀嚼下咽时，给他一些小块的食品让他自己拿起来吃。

5.给他洗澡的时候，盆里放个塑料杯子，这样他可以把杯子装满水，再倒出来。

6.吹泡泡给他看，让他试着抓住。

7.给他一块海绵让他挤压。

宝宝平衡能力的训练

一个人长大之后的平衡感和小时候的训练是分不开的，而小时候的平衡感训练是从"头"开始的。可以说，抬头是我们一生当中进行的第一个具有革命意义的动作，那意味着我们已经开始感受到平衡了，没有平衡，人类至今都无法行走。

人的平衡感是否有天生的强弱呢？事实上未出生的宝宝在孕期的第5个月时，耳朵里面精密的平衡系统就已经发育成熟，一出生就能正常工作了。只是出生后宝宝的脖子还没有力气，不能完成各种动作，但宝宝的平衡感是有的。

10~12个月的宝宝走路总是摇摇晃晃地像个醉汉，除了因为骨骼较软之外，平衡能力较差也是其中的一个原因。因此，此时锻炼宝宝的平衡能力，就显得尤为重要。

帮助宝宝锻炼平衡能力，可以从日常生活中去寻找一些机会。例如，端塑料水杯（水杯里可以适当放一点儿温水）的时候，走路的时候，还有玩耍的时候，都可以有意识地训练宝宝。

常见的方法有：爸爸跷起二郎腿，让宝宝坐在翘起的那只腿上面，然后扶着宝宝的双手，开始晃动腿，让宝宝用双手来控制平衡，当然爸爸的双手是不能离开的；或者让宝宝端着一个水盆走路，盆中放少量温水，走路时让宝宝尽量不要弄洒盆中的水；还可以让宝宝用头顶住布娃娃等轻一点儿的东西，看看能走几步。和宝宝玩投球的游戏，选择一些轻柔的皮球，投给宝宝让他接住，在接球的动作中，宝宝也会自动地协调身体各部位的平衡。

也可以事先准备一些卡片，然后用几根曲别针把卡片别在一根长线上，爸爸妈妈在两边拉住长线，高度以宝宝伸手、踮脚尖能够到并摘下为宜，然后鼓励宝宝自己动手去摘卡片。如果宝宝刚开始够不到，或根本不愿踮脚的话，可以先降低一点儿高度或用手往下压压卡片，让宝宝一下就能摘下，体会成功的乐趣，激发宝宝更大的动力。一旦宝宝有了兴趣，就可以慢慢提高高度，让他踮脚自己够。刚开始踮脚的时候，可以先稍稍扶他一下，让他有安全感。

训练宝宝的方式多种多样，但无论哪种方法，都要注意做好防护措施，避免宝宝意外受伤。此外，训练还要适度，不能让宝宝一次练得太久，玩得太疯。再有，所有的锻炼游戏，最好都是由爸爸妈妈和宝宝一起进行，这样既能提高宝宝游戏的积极性和乐趣，也能有效增进亲子间的交流，使宝宝和爸爸妈妈的感情更为深厚。训练的方式切忌过于超前，揠苗助长，这不但无利于宝宝的成长，反而很容易使宝宝由于达不到目标而产生挫败感，长期下去很容易造成胆小、不自信的个性，严重影响宝宝的心理发展。

第五章
13~24 个月宝宝的健康运动

13~24 个月的宝宝在运动中发挥创造性

提到宝宝的智力，一般的父母立刻想到宝宝看图识字、数数、背诗等，但却很少会与运动联系起来。事实上，运动对宝宝的智力发展非常重要。

生命在于运动，然而人类婴儿运动的价值，却远远超出了运动本身。尽管人类新生儿的运动能力与许多高等动物相比是那样的弱，但他却能在短短的一年内，从躺卧学会直立行走，完成了生命进化史上一次质的飞跃！这是其他动物不可比拟的。

婴儿的运动是大脑成熟的"催化剂"，是宝宝"智慧之舟"的领航员，也是他健康快乐的源泉。正是婴儿在不断地运动，才使大脑各有关部位的神经联系更加丰富、更加精确，从而使婴儿运动的准确性、灵活性、平衡性不断提高。运动不仅是对宝宝体质与体能的锻炼，而且

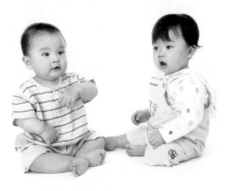

通过和同龄小朋友的交往，能培养婴儿的社会性。

有利于他良好个性的培养。无论是"摸爬滚打"，还是走跑攀跳，都是对宝宝的体能、毅力、胆量、自信和自控能力的考验。而有趣的体育游戏，可为独生子女们提供同伴交往的机会，促进宝宝的社会性发展。

运动能够锻炼宝宝的骨骼和肌肉，促进身体各部分器官及其功能的发育，也能发展宝宝身体平衡能力和灵活性，从而促进他大脑和小脑之间的功能联系，促进脑的发育，为智力的发展提供了生理基础。所以，宝宝的运动能力又常被作为测量智力发展的主要指标。

宝宝满周岁后，运动能力明显提高，爬得更灵活，站得更稳，能迈步行走、转弯、下蹲、后退等。宝宝这时不仅在运动中开始探索、认识周围的环境，而且对周围的环境开始产生一定的影响，宝宝从学会使用工具逐渐发展到了制造工具，其主动性、创造性都得到了发展。

宝宝在各种运动中会不断品尝到成功的喜悦，情绪会非常愉快、兴奋，自信心也得到加强。比如宝宝兴奋地享受着被大人追逐的感觉、大笑大叫地从滑梯上滑下来等。此外在运动中，宝宝能够接触到其他的小朋友，并在大人的指导下逐渐学会了与人交往的点点滴滴，这将促进宝宝社会性的发展，而社会性的发展又可促进宝宝独立性的发展，共同为宝宝进入托儿所做好准备。

因此，父母应提供机会让宝宝多运动，同时应注意运动内容和方式的丰富多样性。父母应充分调动宝宝运动的积极性，并可在运动中加强宝宝对语言的理解，激发宝宝的想象力。当然，安全问题仍是最重要的。

独走训练

1岁以后，孩子最大的变化是能够独立行走了。一般来说，幼儿平均是在13个月大小时就可以学会走路了。初学走路时，为了保持身体的平衡，幼儿通常是采取两脚分开、脚趾向外、手臂举起、两手张开，而头部稍往前倾的姿势。由于经验不足，学步的孩子常会有重心不稳或时有跌倒的情况。

训练方法

训练可以在室内或室外进行。在室外进行时，可选在比较平坦的草坪或泥土地上，妈妈手拿一个宝宝比较喜欢的玩具，在距宝宝两三步远处逗引其走过去。爸爸则在宝宝背后随时注意保护他，在以上练习完成较好的基础上，还可逐渐增加宝宝和家长间的距离。

在室内进行时，让宝宝面对着家长，背靠墙或家具站立，大人在距宝宝两三步远的地方拿玩具逗引他，让他向你走过来。为充分练习宝宝的独走能力，大人要注意慢慢向后退，以加大距离，同时也不要忘记及时夸奖宝宝的勇敢和能干。宝宝刚学会独立迈步后学走路的积极性最高，大人应创造机会，循序渐进地让宝宝自己走路。要注意开始学步时一定要注意保护好宝宝，以防宝宝因摔倒而受到惊吓，从而减少学走路的兴趣。

通常经过2～3个月的练习，孩子就能够平稳地走路了。在1岁的前3个月，他将能以左右不均匀的步伐走上十来步，如果他正在走路，听到你呼唤他的名字，他也可以突然停下而不会跌倒了。随着孩子对独自走路本领的获得，他主动活动的能力和活动的范围也增加了，探索新事物的兴趣有了很大的提高，这样一些变化，必然促使其感觉神经和运动神经有了更大的发展。

独立行走是幼儿探索未来世界的里程碑

直立行走使孩子们的双手得到了解放，孩子灵巧的双手已经不仅仅是协助双脚支持体重、移动身体的工具，而且可以随心所欲的取东西、触摸他所喜爱的各种玩具，可以随心所欲摆弄表现其兴趣所在。因为这个时期的幼儿对外部世界的认识是通过感觉-运动教育来完成的，所以手的解放给孩子的学习提供了必要的、充分的条件

孩子通过用手不断地摆弄、操作各种物体，通过亲手感觉、亲身体验，对物体的大小、颜色、形状等性质有了丰富的感性认识，在此基础上，孩子们开始学习对各种物体进行简单的分类，由于这个时期孩子的记忆力和注意力也有了较大的发展，能逐渐记住许多事物的名称，还知道了一些东西的用途；由于孩子对于外界环境和事物非常敏感，好奇心很强，他们进入了主动探索世界的新时期。

Tips

宝宝走路有早晚，在训练过程中不要太强求。宝宝刚开始学走路时，别让他走得时间太长。学习走路的宝宝会经常跌到，这时父母应鼓励他自己爬起来，鼓励他"再来一次"。并对每一次的独走成功立即给予表扬。

也就是说，随着幼儿的独立行走，随着他们对周围环境的关心、注意，随着孩子们对新的动作技巧的掌握，孩子对外部世界的探究、认识有了从量变到质变的飞跃。所以我们说，独立行走是幼儿探索未来世界的里程碑。

此外，独立行走使孩子与外界接触的机会增加，加上对身边各种事物都感到有兴趣，他很容易接触到家中危险的东西而发生意外，家长一定要提高警惕。

宝宝轻松学跑

3岁前是宝宝学会基本动作技能的敏感期，一般8个月会爬，1岁学会直立行走，1岁半左右开始学跑，2岁左右学跳、上下楼梯。开始时他还跑不稳，不会自动停下来，2岁时，他就可以连续平衡地跑5～6米了。要不失时机地充分利用这个敏感期，培养宝宝锻炼身体的兴趣与习惯。

跑可促进宝宝生长发育

1.使宝宝的运动速度有所提高，能够进一步参与到年龄较大的宝宝的玩耍中。

2.使宝宝增强四肢肌肉及腰腹肌肉的力量，身体的爆发力也进一步增强。

3.可促进宝宝的空间智能进一步发展。

4.刺激宝宝的前庭平衡，促进感觉综合功能发展和平衡能力的提高。

5.是宝宝智能发展的标志之一。

宝宝分步学跑

1.牵手跑：你和宝宝面对面，牵着他的两只手，你向后慢慢退着跑；然后只牵着他的一只手退着跑；最后你从侧面牵着他的一只手，用一只皮球向前滚，你们一起追皮球。练跑时你不要用力握宝宝的手，而应

尽量让他自己掌握平衡，以防你用力不均使宝宝前臂关节脱臼。

2.放手跑：宝宝向前跑时，你在他前方半米远退着慢跑，以防他头重脚轻前倾时摔倒。

3.自动停稳跑：宝宝跑时能自动放慢脚步平稳地停下来，才算学会了跑。你可以在宝宝跑时用口令"一、二、三、停"，使他学会渐渐将身体伸直、步子放慢而平稳地停下来。

TIPS

1. 宝宝起初尝试跑时不要因为怕他摔倒而制止他，应该多给予鼓励。

2. 为宝宝穿合脚舒适的鞋，外出让宝宝独自走或跑时，尽量选择相对柔软的场地。

3. 不要以为平坦的地方对宝宝来说是最好的选择，有一些自然坡度和不十分平坦的小草坡更是增强宝宝感觉及奔跑运动发展的好环境。

4. 宝宝练习跑时，要注意环境的防滑，确保周围要无尖锐物。

5. 冬天在户外活动时，要为宝宝穿大小合适的外衣，以免影响宝宝运动。

6. 可以利用风车或拖拉玩具等来增强宝宝跑的趣味性。

开发宝宝智力的运动法

怎样开发宝宝的智力呢？除了一些常规的早教方法外，运动也可以帮学龄前儿童开发智力。运动开发智力的同时可以让孩子从中得到快乐，这是一举两得的好事情。

运动开发宝宝智力

儿童运动、动作能力的发展可以直接反映儿童智力的发展情况。我们经常看到智力低下的孩子，往往动作迟缓，动作能

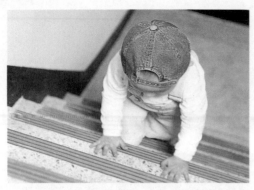

宝宝已能独立走路，身体动作更加灵活，甚至能爬楼梯。

力落后于一般孩子。也就是说，动作发育是智力发育的早期表现形式之一。

这是因为人的运动、动作是受大脑皮层支配的。人体各部位在大脑皮层都有相应的运动中枢，儿童加强运动能刺激相应大脑皮层，使之更活跃、更精确地支配、指导运动和动作。因此，运动的发育与脑的发育在部位和时间上密切相关。另外，运动还能加快神经纤维髓鞘化，这是神经系统成熟的标志之一，可使神经传导速度更快。

开发宝宝智力的运动方法

攀爬家具：从地上平面爬行，进展到爬上椅子，是建立立体空间高度概念的最佳练习机会，也可强化手部和腿部的肌力。在攀爬时如撞倒也无妨，从经验中幼儿可以学到如何避免危险的自保本领。

上下楼梯：幼儿的高度概念是先在视觉上习惯后，再从动作中经历真正的高度感受。双脚同上或是同下一个阶梯，进步至一脚一级都是对腿肌进行更高阶段熟练，并使高度判断力更加清晰明确。

人体滑梯：加速度与高度的变化，使得孩子甚觉新奇有趣，乐此不疲。但如果孩子缺乏安全感，可以面朝父母，扶住宝

宝上臂后再让他滑下，较大的幼儿便可自行上下。

触探身体：走在平坦的硬地板不稀奇，踏在不平且柔软的人体才过瘾，不仅增加脚底的触探刺激，父母可以和宝宝说话，吸引其注意力。

金鸡独立：金鸡独立为前庭系统抗地心引力的平衡表现，不过光是孩子一人单脚站立没有意思，不如亲子一起来比赛，看看谁维持最久！如果幼儿已具备数数能力，不妨和孩子一块儿数：一、二、三……

双脚跳跃：每一次的跳跃都是腿肌展现屈伸爆发力的时刻，从屈身半蹲到一跃而起，动作从夸张到优雅，顺便观察其平衡感如何，是东倒西歪、容易跌倒，还是"弹簧超人"，越跳越高。

翻筋斗：一岁多的孩子会尝试弯下腰身，从两腿间探看世界，这时可顺便抓住其大腿和腰部，协助完成被动式的翻滚。翻滚可训练宝宝的平衡感，并使宝宝手脚力量更强劲。

奔跳抢宝：跑是训练爆发力的速度活动，但在求快速之余，也得留心自身安全，观察孩子对障碍物的避免反应，建议可用"抢宝藏"方式提高孩子的参与兴趣。

吊单杠：吊单杠可训练孩子手部的抓握能力，并且强化臂肌，满足人类回归原始自然的攀爬方式，同时考验父母的手臂是否足以支撑小朋友的重量。

摇摆舞：播放节奏明快的童谣，让孩子随着音乐自由摇摆，简单的几个动作，摆摆手、扭扭腰或者转个圈，都会带给孩子莫大的乐趣。

生活自理能力训练

1岁之后，宝宝的自理能力要进一步完

善。要使宝宝吃、睡、排便规律化。这几方面是中枢神经系统发育成熟的表现，能促进宝宝体格和大脑的正常发育。因此，爸爸妈妈要在这个时候训练宝宝学会用语言表达吃、睡、排便的要求，会用杯子喝水、会用勺子，学会自己拿东西吃，自己会排大、小便等。

自己动手吃喝

1岁多的孩子，总想自己拿勺子吃饭。因此，最好给孩子准备一把匙子，满足他自己吃饭的要求。让孩子学会自己吃饭，要经过一段时间的锻炼，作为家长要有耐心。孩子自己吃饭，也许会掉的满桌子都是，即使如此，也应当尊重孩子想自己吃饭的愿望。有些孩子可能嫌用勺子吃的太慢而改用手抓着吃，大人不要强行制止，这也是孩子走向独立吃饭的一个过程。只要坚持一段时间，1岁半以后孩子就能熟练地用勺子吃饭了。

这个时期可以培养孩子自己喝水了。刚开始他会用双手捧住杯子喝，这时容易把水洒到外面。因此大人给他往杯子里倒水的时候可以少倒些，也可帮着他扶着小杯喝。这样经过一段时间后，孩子就可以自己喝水了。

穿衣习惯

培养孩子穿戴整齐和爱整洁的好习惯。教宝宝穿戴衣物时，衣裤要扯平，外衣要扣好，系好鞋带，戴正帽子；脱下的衣裤鞋袜要按顺序整齐地放在固定的地方。

要根据宝宝的年龄特点，逐步培养宝宝穿戴衣物的能力。1岁以后要鼓励宝宝自己穿戴衣物。可先学戴帽、脱帽、脱鞋、脱袜子，脱去简单的内衣、内裤和上衣，再学穿鞋、穿袜子、自己穿上松紧裤子，逐渐培养起自我服务的能力。

要给宝宝讲解每一个动作。宝宝在学穿鞋时开始分不清左右，穿袜子时不会扯脚后跟。

大小便习惯

1~2岁的幼儿，是接受大小便训练的最佳时期，此时他们对大便的先兆和排泄也有了更明确的意识。训练小儿大小便，不能勉强，要在儿童自愿的前提下进行，这样才能顺利完成训练，不至于在以后产生大小便失禁的现象。

训练大小便，首先要让有幼儿对便盆产生印象。在开始的一周内，要让他觉得这是一件新奇的玩具，可让他穿着衣服去坐坐。当孩子对便盆有兴趣后，就可以开始训练让他知道便盆与大小便的关系。这时可以告诉他，父母是怎样大小便的，对他要耐心解释。当孩子接受了大小便与便盆的关系后，父母可以找个最有可能大小便的时候，把他领到便盆前，建议他坐上去试一试。如果孩子不肯，也不要勉强。每天这样试一试，直到孩子开始流露出主动的意思。若孩子顺利的拉进了便盆内，要热情的表扬他。

认路回家

爸爸妈妈每次带上宝宝上街都要让宝宝学认街上的商店和建筑物等标志。

回家时让宝宝在前面带路。起初宝宝只能认识自己家门口，以后从路口就能认路，再然后就能从就近的东西认得路口而找到自己的家。每次宝宝成功了，父母都要给予言语上的夸奖，这样会激励孩子的行为，培养孩子的自信心。

第六章
25~36 个月宝宝的健康运动

25~36 个月宝宝的生长发育

2岁1~3个月

宝宝长大了，躯体和四肢的增长比头围快，为了支持身体重量和独立行走，尤以下肢、臀部、背部的肌肉最为发达。2岁多的宝宝已经掌握了很多词汇，语言中简单句很完整，会背诵简短的古诗，会看图讲故事，叙述图片上简单突出的内容。还能组织"过家家"游戏，扮演不同角色。能说出日常用品的名称和用途，如梳子梳头发、毛巾洗脸等。

此期的幼儿走路已经很稳了，能够跑，还能自己单独上下楼梯，这时的孩子最喜欢大运动的活动和游戏，如跑、跳、爬、跳舞、踢球等。现在，幼儿只用一只手就可以拿着小杯子很熟练地喝水了，用勺子的技术也有很大的提高。他能把6~7块积木叠起来，会把珠子串起来，还会用蜡笔在纸上模仿画直线和其他简单的圆圈。

2岁4~6个月

1.大运动

单足站立几秒，用足尖走路，自己扶栏上楼梯交替一步一级，自己扶着栏杆下楼梯，可用双足或单足跳远，会接滚来的球和反跳的球，学走10~15厘米高的平衡木。

2.精细动作

会用10块积木造塔，会用3块积木搭桥，会用5块积木造门楼等。每分钟穿上4~6颗珠子，会写一些简单的数字。会拧开螺口瓶盖，按大小配盖，会套上6~8个套桶，会解结扣子，开关末端封闭的拉锁。

3.语言能力

能够说出自己的姓名、年龄、性别和父母姓名，背诵儿歌或古诗，能回答父母提的"谁""干什么""在何处""好和坏"等问题，会唱3个音阶的歌曲，会说若干个英文单词。

4.认知能力

认识食物、动物、日常生活用品名称和用途，知道动物的特点、叫声和生活习性，认识几何图形和颜色，会用图片配对，能认识若干个数字，数1~10，懂得冷、饿、渴、痛的时候怎么办，认识若干汉字，区别天气阴、晴、雨、雪、风，白天和黑夜，按命令伸出左手、右手、左腿、右腿。

2岁7~9个月

2岁半后宝宝脑的重量约为1000克，整个幼儿的脑容量只增长了100克，但脑内的神经纤维却迅速发展，在脑的各部分之间形成了复杂的联系，为幼儿的动作发展和心理发展提供了生理前提。幼儿期大脑皮层活动特别重要的特征，就是人类特有的第二信号系统开始发育，为儿童高级神经活动带来了新的特点。儿童借助语言刺激

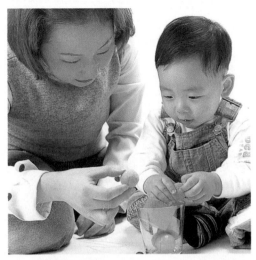

平时跟宝宝说话时，要说清物品的名称，把物品按类别归类。

可以形成复杂的条件联系，这是儿童心理复杂变化的生理基础。

这一阶段的孩子，主动接近别人并能进行一般语言交往。会复述经历，用较复杂的用语表达。好奇心强，喜欢提问。生活自理能力增强，会自己穿脱衣服及鞋袜。此阶段，个性表现突出，有各自的爱好，如喜欢音乐的爱听录音机的歌曲，喜欢画画的对颜色较感兴趣等。

近3岁的孩子，自主性很强，能随意控制身体的平衡和跳跃动作。可掌握有目的的用笔、剪刀、筷子等手的精细技巧。学会单脚蹦、拍球、越障碍等动作。

2岁10~12个月

3岁的孩子求知欲旺盛，对什么东西都很感兴趣。记忆力、思考能力及想象力发展得很快。3岁时，孩子对什么事情都爱问"为什么"。遇到这种情况，切不可觉得厌烦而不予理睬。对于孩子提出的问题，做父母的应该爽快地予以回答，而且要有耐心，不要不理不睬，这才是教育孩子的关键所在。

大运动方面，孩子可以单足跳跃，自己扶栏下楼梯一步一阶，能跳过10~15厘米高的障碍物，能举手过肩投球，能接住1~2米投过来的球，会骑脚踏车，可以在10~15厘米平衡木上做简单的动作，能登上3层的攀登架。

精细动作方面，孩子会画圆和正方形，会写2个以上数字和汉字，会画人的2~4个部位，能用面捏塑，按针孔定性撕纸，拿剪子将纸剪开或剪纸条，将纸张折成长方形及三角形，会用筷子夹东西吃等。

这个时期的孩子生活自理方面有了很大的提高，会自己洗脚，能独立上厕所，穿鞋分左右，能正确的穿上带有扣子的衣服，帮助父母拿工具，打扫卫生等简单的家务。

锻炼大运动能力

2~3岁的孩子总是不停地活动，跑、踢、跳、蹬，精力旺盛。父母应尽量提供安全、宽敞的场地，可以带他们到户外活动，在院子里、公园或公共幼儿活动场所玩。这样可以促进他们的大运动能力。

学踢球

踢球的时候，人体全身上下都在运动，这项运动能促进孩子骨骼的生长和大脑的发育，对孩子的身体健康和智力发展都很有帮助。另外，这项全身性的运动也能帮助孩子提高全身动作的协调性，如脚与眼睛之间的协调性。

爸爸用凳子搭一个球门，并示范将球踢进球门。然后让孩子仿照爸爸的样子试着踢。如果孩子将球踢进去了，就要及时鼓励孩子。在教孩子踢球的过程中，父母需要注意的是，要十分注意孩子不要长成"罗圈腿"，因此，父母需要多给孩子做以下辅助练习：

1.立正练习

让孩子全身保持正规的立正姿势，两腿直立，两脚并拢，膝关节靠拢夹紧，挺直背部。每次立正时间不少于15分钟，每天进行3次左右。

2.压腿运动

将孩子的一条腿放在某个有一定高度的物体上，上半身前倾，跟着自己轻轻做压腿运动。

3.下蹲运动

让孩子双手叉腰，腰背挺直，双脚分开约20厘米，脚尖朝外，吸气时两膝靠拢，缓慢下蹲，蹲下后停留片。呼气时缓慢打开双膝，笔直站起，重复该动作10次。

练习跳远

跳远是锻炼孩子腿部肌肉和力量的一个非常好的方法，跳远还是发展下肢爆发力与弹跳力的运动项目，能促进孩子腿部肌肉的爆发力。

将孩子带到操场上的沙坑前，父母先做示范，然后让孩子模仿自己的样子跳远，或者由父母拉着孩子的手，和孩子一起跳，坚持每天练习。

练习走平衡木

走平衡木和走"S"形路线的训练效果差不多，既训练了孩子一心二用的能力，同时对开发孩子的左右脑也有帮助。

将15厘米宽的木板铺在高约20厘米的砖上，做成平衡木，父母牵着孩子的手，让孩子从平衡木上走过。刚开始练的时候，木板可以铺得短一点儿，等到训练一段时间后，木板就可以加长。

孩子刚开始练习时，不妨先扶着孩子的手，免得不小心摔倒。反复练习，直到不用扶手就能行走自如。砖不要垒得太高，以免不小心摔伤孩子。

学骑小自行车

学习骑小自行车，这是锻炼全身协调运动和视觉配合的好方法。父母先给孩子选购一辆三轮小自行车，父母先指导孩子坐到车上，然后帮助孩子将两只脚放到两个踏板上，让孩子试着用脚转动轮子。在孩子骑车的过程中，父母都不要离开，以免孩子摔伤。这项训练能够锻炼孩子腿部的力量和手眼的协调能力以及腿部的力量。

手指精细动作训练

训练手的精细动作可以融入宝宝的日常生活中去。让幼儿参与一些简单的家务劳动，比如收拾自己的玩具；学习拿筷子；帮妈妈端碗；跟妈妈学包饺子等。愉快的劳动不但可以训练小手的灵活性，还可以让宝宝产生一种自豪感。

许多游戏，如夹豆子、穿珠子、套圈、拍球以及手指操都可以提高宝宝手指的协调和运动能力。对色彩和音乐感兴趣的宝宝还可以让他去学习绘画和乐器，以增强手的灵活性。

解、系扣子发展精细动作能力

孩子的手指渐渐灵巧，可以学习自己解、系扣子。这个年龄段的孩子学习解、系扣子对发展他的精细动作能力具有很好的作用。

解扣子的方法是：先把扣子的一边放进扣眼，再把另一边也塞进去，就可以解开扣子。系扣子也用同样的方法，先把扣子的一边放进扣眼，再从衣服外面把整个扣子拿出来。孩子可先学习解、系胸前大个的扣子，学会后再练习解、系较小的衬衫扣子。

学用剪刀灵活运用手指

孩子五指已分化，能够抓握实物，可以做拇指与示指的对捏动作。一般3岁左右的孩子就已具备学用剪刀的能力。孩子通过学习使用剪刀，可以巩固和练习手指运动的协调性和灵活性。

在教孩子学用剪刀时，家长必须给孩子准备儿童专用的圆头剪刀，并教会孩子正确的使用方法：用右手的拇指放进剪刀的一侧手柄，示指和中指同时放入另一侧手柄，剪刀的尖朝前。千万要注意不要让横着剪或对着面部剪，以防剪到左手或扎着身体的其他部位。使用后让孩子自己把剪刀收好，不要拿着剪刀打闹玩耍。

手指操

材料准备：用纸做成小鸡、小兔、小猴、小鱼和小青蛙图案的手指偶

游戏功能：

1.发展宝宝手指的运动能力

2.提高宝宝手指的灵活性和反应能力

3.增强宝宝快乐的情绪体验

游戏玩法：

1.家长和宝宝面对面坐好。家长将画有小鸡、小兔、小猴、小鱼和小青蛙图案的手指偶，分别套在自己右手的拇指、示指、中指、无名指和小拇指上，再引导宝宝将画有小鸡、小兔、小猴、小鱼和小青蛙图案的手指偶，套在右手的拇指、示指、中指、无名指和小指上。

2.家长和宝宝伸出戴有手指的手，手心相对。家长边说："小鸡见面点点头"，边引导宝宝和自己动大拇指。用同样方法，引导宝宝动其他的手指。

3.把手指偶分别戴在宝宝的双手上，并使小动物的顺序一致。

4.宝宝伸出双手，手心相对，家长说："小鸡见面碰碰头"，宝宝便动自己的两个大拇指，使其相碰，用同样的方法，引导宝宝动其他手指。

Tips

此活动可根据宝宝实际情况分几次完成，如第一次可以只戴两个小动物，玩熟后再增加。家长还可以带领孩子玩一些手影游戏，如小兔子、大灰狼、小鸽子等，利用这些手影和孩子一起讲故事，既锻炼了孩子手指的灵活性，发展了孩子的语言能力，又增加了亲子间的情感。

父母守则

1.训练宝宝的精细动作，一开始可能是一个单调、重复、枯燥的过程，但一定要坚持下去，每次时间不能太长，开始时2~3分钟，慢慢增加至10分钟，要看宝宝的兴趣而定。

2.把单调的训练变成有趣的游戏。设计一些宝宝可以接受的游戏，和宝宝一起玩耍。

3.充分利用彩色笔，丰富的色彩变化，可以让宝宝更感兴趣。

4.在宝宝情绪好的时候教他学习新的精细动作。

5.不要吝啬你的表扬，小小的鼓励可以激发宝宝学习的兴趣。而小小的进步累计起来就是大大的变化。

总之，随着宝宝的长大，宝宝的动作能力得到很大的发展，可以进行更多更难的手部运动。

平衡能力训练

平衡能力，并非仅指孩子是否能够走稳路，它还包含了很多你平时不够了解和注意的内容。平衡能力的培养是终身的事

情，2~3岁，是一个关键的时期。

活动中的平衡

　　活动是孩子平衡感的养料。健康的孩子对活动有天然需求，而且他们会自发地刺激大脑中的前庭系统，比如他们会在旋转中突然停下来，感受眩晕的感觉，也会喜欢荡秋千和跳跃。很遗憾的是，今天的孩子生活在一个"长期坐着的社会"，因此他们对运动和旋转的渴望很早就被抑制了。孩子的笑声和喧闹声被大人看作是对安静的打扰。孩子的平衡感、对于重力的敏锐感觉，以及其他感觉都变得迟钝了。

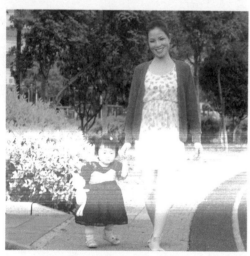

在日常生活中，最好带孩子多到室外活动，以锻炼他的平衡性。

成长中的平衡训练

　　不要总是把孩子笼罩在你"老母鸡"般的翅膀之下，爱惜他、护佑他，而是要在保证安全的前提下，鼓励孩子大胆地去自己判断和尝试，例如，让他自己判断他是否能够把水盆从厨房端到厕所；让他自己尝试爬上梯子到壁橱里取东西，然后安稳地下到地上。

　　在孩子两三岁已经能跑能跳了的时候，家长可以多带着孩子去公园，到适合幼儿的游乐场，滑滑梯、荡秋千、爬攀登架、跳蹦床、骑三轮车……这些都能使孩子大脑、五官和平衡感得到训练和发展。在孩子自己跃过一个水坑或一个障碍后，他也会感到无比自豪。同样，如果他跌了一跤，这也是他平衡训练必要的课程。

训练平衡感的3个游戏

　　1.二重唱：让孩子站在你的脚上，抓住他的手，然后你们慢慢地开始跳舞，并且旋转。孩子可以感觉到你的身体和舞动的节奏，并且努力保持平衡并踏准节拍。

　　2.动物园的奇遇：爸爸、妈妈扮演成动物园的管理员，可以在不同时间看到不同的动物。于是，动物园管理员说："现在所有的小朋友都变成动物小狗了。"然后孩子们就扮演成小狗的样子爬来爬去，并且发出狗叫的声音，之后，是青蛙、马、猴子……这个游戏可以锻炼孩子的身体控制能力。

　　3.绳子上舞蹈：准备好跳绳、晾衣绳和伞。把绳子放在地板上，让孩子拿撑开的伞，从绳子上走过，看看他们是不是能保持平衡。

第七章
激发潜能的亲子游戏

0～6个月宝宝的亲子游戏

听声音

目的：让宝宝接触声音，习惯声音，提高宝宝的听觉记忆能力，建立重要的语言链接，刺激和促进宝宝语言技能的发展。

玩法：在宝宝愉悦的时候，让宝宝躺在摇篮里或你的怀抱里，用声音柔和的八音盒逗宝宝，八音盒可使宝宝看到会旋转的小玩具，同时听到美妙的音乐。此外，妈妈还可以哼唱舒缓的音乐或是胎教的音乐。宝宝听音乐的时候，父母还可将八音盒放在宝宝的手边，锻炼宝宝的手握能力。

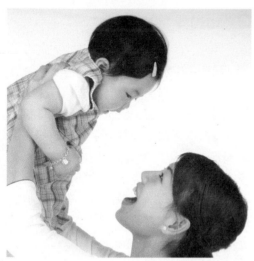

这个时期，宝宝已经能辨别声音的来源和方向。

猜一猜，哪一边

目的：训练宝宝手眼协调能力，促进脑部发育。

玩法：准备一些颜色球、有声音的玩具或小乐器。拿一个色球在宝宝眼前晃动，或突然藏到背后再慢慢拿出来，让宝宝自然伸手抓取；当宝宝成功抓到时，不要马上放开，让宝宝体会抓取的感觉。可反复进行这个动作，当宝宝挥动自己的小手去抓玩具时，要适时给予赞美。

跳跃的气球

目的：帮助宝宝开发视觉跟踪和视力集中的能力。

玩法：给宝宝一两个气球看，家长会注意到当气球随风飘动时，宝宝会好奇地睁大眼睛。家长最好将气球离宝宝的距离控制在30厘米左右，因为这是宝宝看得最清楚的视野范围。在晃动气球时，速度不要太快，以方便宝宝用眼睛追踪它的动态过程。

黑白我最爱

目的：锻炼宝宝的颈部自然转动及提高其注意力，增强其视觉认知能力，促进宝宝的视觉发展。

玩法：准备一些自然的、线条清晰的、黑白分明的图像，放在离宝宝眼睛20~25厘米处，配合清晰的声音说明，不要过慢或间断，过程中需注意声音的亲切与抑扬顿挫，以吸引宝宝的注意。演示的动作及位置均可变化，使宝宝的颈部能够自然转动。

照镜子

目的：锻炼宝宝的自我意识，让宝宝认识镜中的自己的形象，对自己的身体发生兴趣。

玩法：靠着墙放一面镜子，妈妈把宝宝抱在自己的腿上，让宝宝照一会儿镜子，然后把镜子拿走。再照一会儿再拿走，这样反复几次，每次照镜子的时候都对宝宝说："看，镜子里的人是谁呀？让宝宝触摸镜子，或者让宝宝向镜子挥手、微笑、扮鬼脸、摇头等。对着镜子给宝宝打扮，如，在镜子前给宝宝戴帽子，拉着宝宝的手摸摸帽子，摸摸自己的五官，带领宝宝在镜子中指出身体的各个部位。

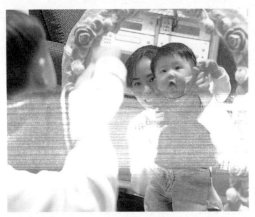

照镜子时，最好跟镜子里的人说话，或者跟镜子里的人一起玩捉迷藏。

手拍吊球

目的：发展宝宝手眼配合协调的能力，为以后的进一步发展做好准备。

玩法：在宝宝小床上方距离宝宝不远处悬挂一个带有铃铛的塑料小球，逗引宝宝用他的小手去拍击小球。当小球前后摇摆不断发出声响时，宝宝会出于好奇不断地去击打它。由于这个时候的宝宝还不会估计距离，手的动作也欠灵活，所以经常会有拍空的情况，拍空几次宝宝可能就

没了兴趣。这时，爸爸妈妈可以摇晃小球来吸引宝宝的注意力。

注意：每次玩的时候要改变小球的悬吊位置，以免宝宝长时间的集中注视造成对眼。每次玩过以后，要记得把小球收起来，以防止总是长时间去盯视它。

抱枕上的平衡

目的：让宝宝体验腹部所承受的压力以及平衡感，与此同时训练宝宝抬头的能力。

玩法：除了家长抱着宝宝做摇摆的练习，让宝宝趴着左右摇晃也能练习平衡。将宝宝放置在一个大的海绵抱枕上，也可以将大浴巾卷起来做成抱枕或用毛巾把厨房专用纸巾卷起来。可以在抱枕上先铺上一条羊毛毯，让宝宝趴在上面，用抱枕支撑着宝宝的胸部、腹部和大腿，把宝宝的头转向一边，轻轻地唱着儿歌并左右摇动宝宝。摇晃时，家长要注意扶稳宝宝，防止宝宝从抱枕上跌落。

向两边抛球

目的：练习身体平衡和手眼协调的能力。

玩法：宝宝学会将球举到肩上向远方抛球后，就可以向爸爸、妈妈抛球了，爸爸、妈妈各站一边，宝宝向爸爸抛球后，向后转向妈妈抛球。然后，爸爸、妈妈互换位置，再让宝宝分别向爸爸、妈妈抛球。经过几次练习，宝宝就基本上学会了朝一定方向抛球，并知道在向谁抛球。起初抛球不能抛到目的地，因为宝宝手眼不协调，经过练习才能抛得略为准确。

7 ~ 12 个月宝宝的亲子游戏

寻找丢失的小球

目的：学习寻找从视线中消失的物

体，培养宝宝观察能力，提高探索能力，了解物体的永久性。

玩法：给宝宝看一个他喜欢的玩具，如小皮球，然后再把它藏起来。鼓励宝宝寻找玩具，问问类似于"小皮球去哪了"这样的问题。等宝宝发现皮球找到以后，妈妈把皮球给宝宝玩一会儿，让宝宝用手推推皮球。重复以上的动作，观察宝宝的视线和表情。

抱高高游戏

目的：训练宝宝的平衡感。

玩法：刚开始玩时，不能一下就把宝宝举得太高，只能先举到与大人视线交会的高度，并且注意不要忽上忽下、速度过快，要慢慢来。

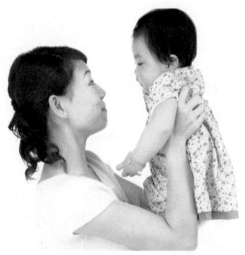

尝试将宝宝慢慢地举起，可以训练宝宝的平衡感。

"蹬车"

目的：让宝宝感知自己的小腿和脚丫在以一种新的方式运动，帮助宝宝交替移动双腿可以锻炼下肢力量和协调性，为将来的爬行做准备。

玩法：让宝宝平躺着，帮助宝宝轻轻地慢慢地移动双腿，做蹬车的动作，同时微笑着对宝宝讲话，鼓励他独立完成蹬车动作。在这个游戏过程中要和宝宝保持眼神的交流，父母的微笑和鼓励的话语都能使宝宝更积极参与这个活动。

"来电话了"

目的：调动宝宝对语言的兴趣，促进其语言能力发展，又可以帮助宝宝认识一种与人交流的形式，提升其人际交往的能力。

玩法：准备玩具电话、听筒两个。让宝宝靠坐在床上，妈妈坐在对面。妈妈拿起电话，对着电话说："喂，宝宝在家吗？"再帮宝宝拿起电话，说："叮铃铃，来电话了，接电话吧。"

妈妈再分饰两个角色，演示妈妈和宝宝的对话。

毛毯荡秋千

目的：由于外力的摇摆，会促使宝宝自己将头的位置做变换以保持稳定姿势，这样能训练宝宝的平衡感。

玩法：爸爸妈妈用一张毛毯或薄被，让宝宝躺在中间，毯子两端由大人抓稳后前后摇荡，切记不要用力过猛，掌握好摇摆的力度。

搔痒痒

目的：增加宝宝的愉悦感，提高宝宝的记忆力。

玩法：把宝宝的手掌心朝上，放在爸爸或妈妈的左手上。一面唱童谣，一面配合着节奏做动作（父母右手的动作）：

"炒萝卜，炒萝卜，（在宝宝手掌上做炒菜状）

切——切——切；（在宝宝胳臂上做刀切状）

"包饺子，包饺子，（将宝宝的手指往掌内弯）

"捏——捏——捏；（轻捏宝宝的胳臂）

"煎鸡蛋，煎鸡蛋，（在宝宝手掌上翻转手心手背）

"砍——骨碌头！（伺机向宝宝搔痒）"

当宝宝对歌谣内容熟悉后，可以重复上述动作，爸爸妈妈可以适当地给宝宝提提醒，引导宝宝接下来要做什么。

认识图画

目的：教宝宝看图书认识实物，为宝宝及早认识实物做准备。

玩法：墙上挂一些水果图片（香蕉、苹果、葡萄、西瓜、橘子等）。妈妈竖抱着宝宝，走近挂图让宝宝观看这些图片，妈妈指着其中某一种水果，说出水果的名称，让宝宝学着用手拍一下那种水果图片。等到宝宝逐一认出墙上的挂图时，妈妈可以用以上水果的实物给宝宝分别指认，指认时妈妈最好用语言描述水果的颜色、味道、大小等特征，这样多次重复让

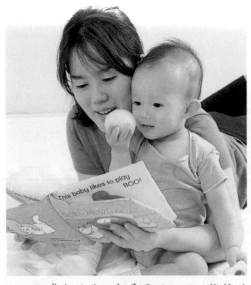

经常和孩子一起看画册，可以锻炼孩子的认知和理解能力。

宝宝建立起对常见水果的认识和感知。

听口令指身体部位

目的：同父母一起游戏可以培养宝宝合群、开朗的个性，有利于他同其他人交往。

玩法：妈妈和宝宝都坐在镜子的前面，二人一同按照口令指身体部位。妈妈可以说"脖子"，妈妈和宝宝都指着自己的脖子；妈妈再说"肩膀"，宝宝从镜子里看到妈妈的手指向肩膀的部位，也赶快跟着指。当宝宝指得不对时，妈妈要赶快帮着宝宝改正，爸爸回到家也可以让宝宝在爸爸身上或在玩具熊身上指部位，父母都可以参加这个游戏。每次只能让宝宝学指1~2个部位，以免让宝宝感到太难。

13 ～ 18 个月宝宝的亲子游戏

开飞机

目的：训练宝宝的胆量

玩法：把宝宝的手放在爸爸肩上，然后爸爸用手抱住宝宝的腰，像飞机一样旋转。还可以让宝宝握住爸爸的手腕，然后像飞机一样旋转。或是爸爸从后面将宝宝举起，让宝宝抓住爸爸的脖颈，然后像飞机一样飞行。这个游戏在宽敞的室内和室外均可进行，但是要注意安全。

打气球

目的：训练宝宝的手脚协调能力和动作力量。

玩法：爸爸或妈妈用手吊一个气球，高度随时调节，让宝宝伸手跳起拍击；也可把气球抛给他，让他用脚踢，在游戏的时候可以用儿歌鼓励："打球、踢球，宝宝，玩球！"

书本骨牌

目的：锻炼宝宝手眼协调的能力和手的力度。

玩法：准备各种厚度的书大概10本左右，家长把书从中间打开，以骨牌形式放在地上，放好以后让宝宝用手推动第一本书，并看着书一本本的倒下。可以根据宝宝的能力，增加书的数量。

"开开火车"

目的：发展宝宝的想象力，学习快走、慢走、蹲下、起立等动作，训练身体的平衡性。

玩法：将大纸箱上下两边的纸板去掉，制作时先出示火车图样，并让宝宝在旁边观看，制作完毕对宝宝说："这辆火车请你来开"，然后让宝宝进入纸箱内，让他的左右手各握住纸箱两侧的门洞处，并指示他说："火车要开了，隆隆——"同时，爸爸妈妈唱着开火车的歌，宝宝提着纸箱随意的四处走。等到歌声停止时，对宝宝说："火车开到了，隆隆——。"指示宝宝蹲下身。

玩沙子

目的：训练宝宝的小动作技能，刺激他的触觉。

玩法：找一个有沙子的地方，如沙滩上或是操场上，家长先向宝宝示范怎么使用工具在沙子里做出图案，如用耙子拉出直线和波浪线、用烤盘压出大大的圆形、用空的酸奶盒和湿沙垒起高塔等。还可以向宝宝示范怎么一抹或倒水，就能清除他的沙子杰作，然后让宝宝重新独立创作，做几次都可以。

追光影

目的：让宝宝练习跑步，这也是让宝宝运动的方法之一。

玩法：在有太阳时爸爸同宝宝到院子里玩，让宝宝追爸爸的影子，爸爸可以慢慢跑，让宝宝赶得上，等宝宝快要踏上爸爸的影子时，再闪开。晚上，也可以把客厅的家具挪开，灯光调暗，用手电筒照出光影，让宝宝追影子。在游戏的过程中，父母要放慢脚步，既让宝宝有成功的可能又不让宝宝感到太累。

捉迷藏

目的：锻炼宝宝对声音的识别能力和辨认能力，增强宝宝的愉悦感。

玩法：家长可以找一棵树、一把椅子或墙躲起来，对宝宝喊："我藏起来了，快来找我。"当宝宝寻找时，家长可以用声音鼓励他走近。当宝宝顺着家长的声音寻找到后，要拥抱和祝贺他。还可以教宝宝藏起来，通常他会露出小腿或小手在外面，家长假装没看到，然后看到宝宝时假装大吃一惊。

找朋友

目的：练习简单社交礼仪，增加宝宝的社会交往意识。

玩法：全家人围坐在一起，宝宝一边蹦蹦跳跳地走，一边拍手念儿歌："拍拍手，向前走，向前走，找朋友，找到朋友握握手。"念完，宝宝握住爸爸（或其他人）的手说："我和爸爸是好朋友！"爸爸就跟宝宝一起说："好朋友，好朋友，握握手来点点头！"便说边做动作，然后宝宝再重复念儿歌，找其他人做朋友。

画点和线

目的：涂鸦是练习宝宝手、眼协调能力的开始。

玩法：妈妈拿出纸和笔，让宝宝画头发，也可以让宝宝在一个大圈（即"大烧饼"）上画点点（即"芝麻"），妈妈告诉宝宝"芝麻"要点在"大烧饼"上才能"吃到"，点在外面就"吃不着"了，让宝宝把握落笔的位置，小心地把每一点都点在大圈里。妈妈可以让宝宝一边画，一边想所画的东西，使他从无意地乱画变成有意识地画某一种东西。

说用途

目的：练习宝宝的语言能力，促进宝宝早说话。

玩法：妈妈准备一些日常用品，如牙刷、杯子、碗、勺子、梳子、剪刀等。随便拿来一个问宝宝："有什么用呢？"宝宝会用一个单字来回答。如问到杯子时，宝宝会说"喝"；问到碗时，会说"吃"或"吃饭"；问到梳子，宝宝会做梳头的样子，妈妈教他说"梳头"；问到牙刷，宝宝会说"牙"，妈妈教他说"刷牙"。

这个游戏需要反复练习直到宝宝完全会说为止，如果学过后不复习，宝宝很快

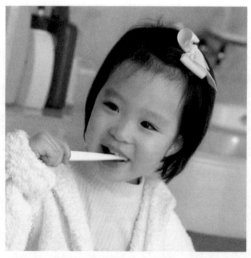

让宝宝用牙刷模拟刷牙的动作，可以帮助他加强记忆。

就会忘记的。

19 ～ 24 个月宝宝的亲子游戏

点点乐

目的：锻炼宝宝的思维创造能力和面部表情活动能力。

玩法：和宝宝一起数"1、2、3"之后，轮流动动自己的脸蛋儿：皱皱眉头、歪歪嘴、闭上眼睛、眨眨眼、拉拉耳朵、拍拍脸……变动得越奇特越好玩。开始玩时，家长引导宝宝模仿自己的动作或是限定某个器官的变动，当玩得起劲后大家一起自由发挥，随意地挤眉弄眼。

和爸爸踢足球

目的：发展宝宝的腿部肌肉、平衡能力和空间感。

玩法：准备一个内有小铃铛的彩色吹塑球。爸爸站在一侧，双腿稍分开，胯下当"球门"，让宝宝站在爸爸对面，距离为1米，启发宝宝将球踢进"球门"，如果宝宝采用推、滚等方法将球送入球门，也应给予鼓励。

粘贴纸

目的：训练宝宝的语言理解能力、对事物的认知和方位感。

玩法：准备一些不同颜色的粘纸，让宝宝把花花绿绿的粘纸根据爸爸或妈妈的要求，贴到爸爸或妈妈的鼻子上、后背上或鞋子上；也可以让宝宝贴到自己的肚子上、脸蛋上；还可以让他贴到椅子上、沙发上或杯子上。宝宝贴对了就给予表扬，错了就给予启发和纠正。在宝宝贴的时候，爸爸或妈妈可以念儿歌："贴，贴，粘贴纸，宝宝贴对（错）了！"

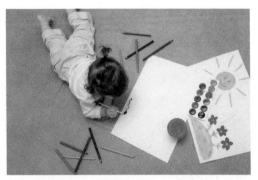

幼儿2岁左右就开始会使用笔，此时儿童进入了发展书写、绘画能力的关键时期。

蜡笔乱涂

目的：锻炼宝宝手的灵活性，同时训练宝宝拿笔、用笔的能力。

玩法：准备大一点儿的纸张、蜡笔或彩色笔。在桌子上先放上各色蜡笔，先让宝宝把玩一下。宝宝一开始可能用手摸来摸去，或是丢在地上。妈妈要用"这是蜡笔"等语句来引导宝宝认识蜡笔。把旧报纸铺在桌面上，让宝宝自由自在地乱涂乱画。当宝宝发现手的运动在纸上有痕迹会十分高兴，使劲在纸上涂画。等宝宝乱涂一会儿，妈妈也可以设置一个范围，让他尽量在设定的框内涂画。也可以在宝宝画出的直线、曲线适当地勾画一下，让它变成某一种图形。

找个"动物"好朋友

目的：让宝宝模仿动物的叫声，可发展语言能力，促进智力开发。

玩法：妈妈拿出猫咪造型的玩具让宝宝认识并教他说"猫"，并教他学猫的叫声"喵喵喵"，然后再依次出示狗、鸡、鸭的图片，让他认识并学会它们的叫声。等宝宝学会后，再进一步要求宝宝将玩具与图片配对做"找朋友"的游戏，若是找对了，就请他说出动物的名字，学叫声，并加以称赞。

配乐表演

目的：锻炼手部的灵活性和敲打能力，增加宝宝的歌曲、音乐"演奏"机会，培养乐感。

玩法：准备节奏简单、欢快的儿歌、打击乐器（碰铃和木鱼）。第一遍播放宝宝熟悉的儿童歌曲，妈妈一边唱歌，一边握着宝宝的小手合着音乐的节拍拍手。播放第二遍歌曲时，妈妈一边唱歌，一边用手协助宝宝跟着音乐的节拍碰击碰铃，让碰铃发出清脆、悦耳的声音。用同样的方法让宝宝音乐的节拍敲打木鱼。播放最后一遍歌曲时，妈妈可以拉上爸爸跟宝宝一起合奏，爸爸合着节拍敲木鱼，宝宝和妈妈合着节拍敲击碰铃。

书本叠叠乐

目的：锻炼宝宝手部的动作能力和识记动作的能力。

玩法：准备20本宝宝常看的图画书，一一打开，然后跟宝宝一起一本一本把书叠起来摆放好。等宝宝熟悉了摆放的方法以后，鼓励他主动地把书叠起来摆放好。

模仿擦桌子

目的：训练宝宝的自理能力，了解到"劳动最光荣"。

玩法：妈妈每天吃饭前都用布擦桌子，宝宝也会经常模仿妈妈擦桌子，给宝宝准备一条小的抹布，挂在宝宝能拿得到的地方，让他模仿擦桌子。首先告诉宝宝擦桌子的规律，如果桌子中间很脏，擦拭先从四周开始，最后擦中间，擦完把脏东西用抹布抱起来拿走。

如果桌子基本干净，可从上到下横着擦，到中间时把布折叠或反过来再擦；擦完后把布拿到垃圾桶上先把脏东西扔掉，再把布放到盆里，洗手后才可吃饭。

25～36个月宝宝的亲子游戏

"买东西"

目的：锻炼宝宝的语言发展能力和事物识别能力。

玩法：家长准备一些不同品种、不同颜色的玩具或物品，先让宝宝提问"您好，请问您要买什么？"，然后家长说"您好，我要买……"，让宝宝把家长说的东西递给自己。玩过几轮后可以互换角色，由家长提问，让宝宝说出想买的东西。在宝宝买东西时，家长要引导宝宝完整的说出物品的名称，如果能完整到说出物品的颜色、形状则更好。

"排排队"

目的：让宝宝初步辨别以自我或他人为中心的前与后位置关系，学会说短句"××在××的前面"等。

玩法：准备若干毛绒玩具或其他玩具，给这些玩具排好队，让宝宝感受并说说以某个玩具为中心的前后方位，引导宝宝说出"××在××的前面"或"××在××的后面"。

海绵谜语

目的：锻炼宝宝配对、分类和解决问题的能力以及手眼协调能力。

玩法：准备几块薄而平整的海绵或工艺泡沫材料，用记号笔和小刀在海绵或泡沫中央割一些小图形，如心形、圆形、方形或星形，取出这些形状，放在一边，让宝宝将它们放到正确的位置。

毛茸茸的小骰子

目的：锻炼宝宝精细动作技能和数字能力。

玩法：在一个小方块的6面粘上纸，从一块毛织物上剪几个圆点，粘到方块上，做成一个毛茸茸的骰子。掷骰子落地后，让宝宝摸一下骰子上方的圆点，数数有几个；还可以增加游戏的难度，蒙住宝宝的眼睛，让宝宝摸摸有几点。

神奇的纸盒

目的：锻炼宝宝的识别能力。

玩法：把家里使用过的纸巾盒留下，往里面放一些玩具、糖果、水果等，让宝宝摸一摸，请他在拿出来之前说出名称，或者给他指令，请他按指令拿出东西来。对大一点儿的宝宝，家长可以给他否定的指令。如："请你把不可以吃的东西拿出来""请你把不是圆的东西拿出来"等。为了增加趣味性，也可以使用一些奖励的方法。比如拿对了糖果，就把糖果奖励给宝宝吃，拿错了，糖果就归妈妈吃等。

串珠子

目的：训练宝宝做精细动作的手眼协调能力，练习专注力。

玩法：准备一条鞋带来穿珠，游戏可分为两步：

第一步，妈妈拿着珠子让宝宝把鞋带的硬头放进珠洞，由妈妈从洞的另一头把绳子牵出；让宝宝练习几回，直到他熟练地把鞋带穿入珠孔；

第二步，妈妈让宝宝自己拿稳珠子，由妈妈把鞋带穿入珠孔，宝宝从珠孔的另一头把鞋带拉出；这个游戏分两步来做可降低难度，让宝宝分步掌握。如果没有珠子，可以用一些粗的橡皮管或塑料管剪成1～1.5厘米的小段，管口粗大，容易穿上。

·日常保健及中医调养篇·

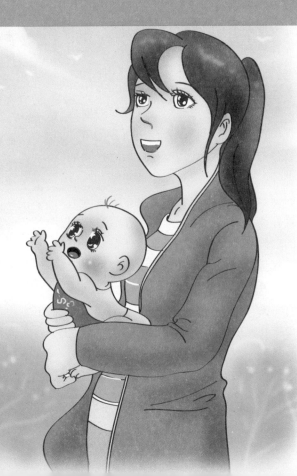

第一章
婴幼儿的日常保健

0～3个月宝宝的日常保健

新生儿的生活环境

新生儿一天中大多数时间是在睡眠中度过的，所以要为孩子准备一个较为安静的房间。有条件的话，最好母婴有专用的房间，条件不允许的话，可在房间内条件较好的地方专为婴儿设一个角，以保证他的健康安全。

不要将孩子的床铺放在日光直接照射的地方，或光线从正面照射到眼睛的位置。房间的空气要新鲜，经常通风，但又不要让风直接对着床位吹。扫地、擦桌子要湿扫、湿擦，避免空气中尘土飞扬。

注意居室内空气的新鲜

防止煤气炉、液化石油气灶等对室内空气的污染，且不说煤焦油里所含的苯并芘是强烈的致癌物质，就是做饭时产生的油烟等，也足以构成对宝宝的眼睛和呼吸道的损害。为了减少室内污染，宝宝的居室最好离厨房远一些。此外，在尽量把宝宝的房间整理干净的基础上，还要保持室内下水道的通畅，及时清理堆积的污水、污物。夏天还要防止蚊子、苍蝇等造成的室内环境的污染。

新装修的房间不适宜宝宝居住。现代装潢材料一般含有苯和甲醛之类的挥发物质，致使室内空气混浊，对人的呼吸道有很大刺激，并危及皮肤、神经系统，降低人体免疫力，这也需要引起年轻的爸爸妈妈高度重视。

室内温度、湿度

恒定适宜的温度和湿度，对于刚刚出生一周的宝宝非常重要。刚刚出生的宝宝，对温度的自身调节能力很低，如果室内温度不适当的话，很容易造成寒冷损伤或发热。如果室内相对湿度过低的话，会加快新生儿的水分蒸发从而导致新生儿脱水、呼吸道黏膜干燥，降低呼吸道抵抗病原菌的能力。室内相对湿度过高会利于一些病原菌，特别是真菌的繁殖，也会增加新生儿感染病菌的危险。

对于此时的宝宝，最适合的室内温度为24～26℃，一般保持在25℃。相对湿度适宜在50%左右，一般维持在45%是比较好的。

注意事项

使用电风扇及空调的家庭要注意，不论天气怎么热都不要将风扇对着孩子吹。使用空调时要注意室内温度与外界温度差不应超过4～5℃。

如何给新生儿保暖

新生儿体温调节中枢发育不完善，皮下脂肪比成人薄，保温能力差，新生儿的体表面积相对较大，按体重计算的话是成人的3倍，因此，新生儿身体散热的速度也快，比成人快4倍。完全靠新生儿自己来保持正常体温非常困难，必须采取一些措施

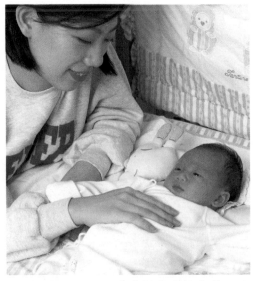

新生儿体温调节中枢发育不完善，皮下脂肪比成人薄，因此要注意保暖。

来补救。除了控制新生儿的室温外，还可以借助衣服、被褥的保暖作用，也可采取一些其他保暖措施。

新生儿在什么情况下需要保暖呢？在家中可以摸一下宝宝的手脚冷暖来粗略估计，如果小手暖而不出汗，说明不需另外再采取保暖措施了。如果热而出汗，说明体温升高，在37.5℃以上。如果手脚发凉，体温可能低于36℃，对新生儿就要采取措施了。新生儿体温过低，严重时可发生硬肿症，威胁新生儿的生命，必须予以处理。

在家庭中对新生儿保暖的方法很多，最简单的是给他们准备好适宜的衣服。新生儿身体与衣服的间隙温度在30～34℃之间最适宜，可防止身体散热，维持新生儿的体温。因此，新生儿的衣服过于宽松或太紧身，都不利于保持体温。有的家长喜欢给新生儿穿上几层衣服，如内衣、棉背心、毛线衣、棉袄，感觉是很暖和了，其实保暖效果不一定好。最好在内衣外面穿一件背心，再穿一件棉袄，保证身体与衣服之间有一定间隙，上面再盖上小棉被或毛毯就可以了。

如采取以上措施仍不能保持新生儿的正常体温，可用热水袋、热水瓶进行保暖比较方便。热水袋中的水温不可太热，而且不可与新生儿的身体直接接触，以免烫伤，最好用布包好，放在距新生儿小脚丫20～30厘米处，经常更换热水袋中的水，以保持一定的温度。电热毯对成人来说是很好的保温方法，但不适用于新生儿，因电热毯的温度难以控制，往往会过热，而使新生儿体温升高，发生"脱水热"。另外新生儿的小便也多，万一弄湿电热毯，也是非常危险的。因此，最好不用电热毯来取暖。

怎样测体温

刚出生的宝宝又娇嫩又脆弱，体温调节中枢发育还不完善，有时会有明显的体温变动，所以给新生儿测体温需要特别的方法。

腋下测温方法

解松宝宝衣服露出腋窝，把体温表水银端放在腋窝中央，将同侧手臂靠躯干夹紧体温表，将其固定，持续测温5分钟，所测得温度一般比口表所测略低。

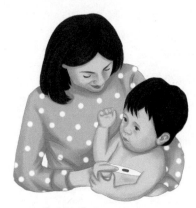

腋下测量

颈部测温方法

即将体温表水银端横放于颈部皮肤皱褶处，调整头部位子，固定住体温表，至少测温5分钟，能测10分钟更好。颈部测温不易固定，受气温高低影响也较大，准确性比腋下测温更差。所测温度较低，比口表低0.5～0.7℃，寒冷季节更低。

肛门内测温方法

先用酒精棉球消毒肛表水银端，再抹上少许食用油（煮沸后冷却）加以润滑，缓缓插入宝宝肛门约3厘米，持续测温3分钟，所测体温正常值37.5℃左右，冬季体温不足的新生儿肛表体温可在36℃左右。

家长要注意的是新生儿由于体温调节功能差，患病时不一定发热，所以体温正常，不一定表示宝宝没有病，宝宝有异常表现，如无故哭闹，不吃不哭，呕吐腹泻，脸色苍白、发青等，应及时去看医生。

新生儿脐带的清洁

脐带是宝宝在子宫中与母体相连的部分，随着出生，脐带会被医生剪断，并且做简单的结扎处理。正常情况下，脐带在出生后1～2周后就会自行脱落。但在脐带脱落前后，脐部易成为细菌繁殖的温床。细菌及毒素如果进入脐血管的断口处并进入血循环，就会引起菌血症。因此，宝宝脐带断端的护理是很重要的。

肚脐消毒

刚出生的小宝宝，脐带里经常有分泌物，分泌物干燥后，会使脐带的根部发生粘连，不容易清洁，脐窝里可能会出现脓液，所以要彻底清洁小脐窝。每天用棉签蘸上75%的酒精，一只手轻轻提起脐带的结扎线，另一只手用酒精棉签仔细在脐窝和脐带根部细细擦拭，使脐带不再与脐窝粘连；再用新的酒精棉签从脐带中心向外

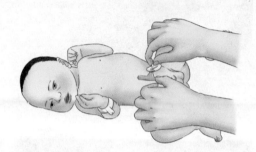

用棉签擦脐带残端，给脐带消毒。

转圈擦拭。清洁后把提过的结扎线用酒精消毒。

保持肚脐干爽

宝宝的脐带脱落前或刚脱落，脐窝还没干燥时，一定要保证脐带和脐窝的干燥，因为即将脱落的脐带是一种坏死组织，很容易感染上细菌。所以，脐带一旦被水或被尿液浸湿，要马上用干棉球或干净柔软的纱布擦干，然后用酒精棉签消毒。脐带脱落之前，不能让宝宝泡在浴盆里洗澡，可以先洗上半身，擦干后再洗下半身。

防止摩擦

脐带未脱落或刚脱落时，要避免衣服和纸尿裤对宝宝脐部的刺激。可以将尿布前面的上端往下翻一些，以减少纸尿裤对脐带残端的摩擦。

如果脐带不脱落

一般情况下，宝宝的脐带会慢慢变黑、变硬，1～2周脱落。如果宝宝的脐带2周后仍未脱落，要仔细观察脐带的情况，只要没有感染迹象，没有红肿或化脓，没有大量液体从脐窝中渗出，就不用担心。

另外，可用酒精给宝宝擦拭脐带，使脐带残端保持干燥，加速脐带残端脱落和肚脐愈合。

如果脐带有分泌物

愈合中的脐带残端经常会渗出清亮的

或淡黄色黏稠的液体，这是愈合中的脐带残端渗出的液体，属于正常现象。脐带自然脱落后，脐带会有些潮湿，并有少许米汤样液体渗出，这是由于脐带脱落的表面还没有完全长好，肉芽组织里的液体渗出所致，用75%的酒精轻轻擦干净即可。一般1天1～2次，2～3天后脐带就会干燥。用干纱布轻轻擦拭脐带残端，也能加速肚脐的愈合。如果肚脐的渗出液像脓液或有恶臭味，说明脐部可能出现了感染，要带宝宝去医院。

新生儿五官的护理

新生儿的五官经常会出现一些问题，如眼角发红、睡醒后眼内有很多眼屎、鼻腔内分泌物塞住鼻孔而影响呼吸，等等。那么，父母该如何给新生儿护理呢？

眼睛的护理

新生儿的眼部要保持清洁，每次洗脸前应先将眼睛擦洗干净，平时也要及时将分泌物擦去。如果眼部分泌物多，可滴入合适婴儿使用的眼药水，每眼每次滴1滴，每日3次。把手洗干净后，轻轻分开新生儿的上、下眼睑，滴入1~2滴后，将眼皮轻轻向上提一下，以使药液在眼内停留片刻，同时应及时清除外流的眼药水，以防流入耳内。

出生三个月左右，孩子在早上起床

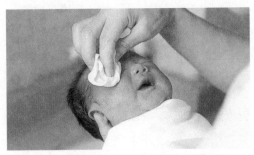

婴幼儿的眼睛里流出黄色的分泌物，需要拭擦干净。

时，有时眼角或外眼角有眼屎，或眼睛里总是泪汪汪的，这多是因睫毛倒向眼内触到眼球的缘故，倒睫毛刺激了角膜所以流泪，对此不用太紧张，用手将眼皮轻轻拨开，使睫毛离开眼球即可。

半岁后，孩子面部不再过于丰满时，这种现象就会自然消除。

注意事项：在滴药水前一定要先看清药瓶上的标记，核对药名、浓度。

耳朵的护理

婴儿耳道内的污垢要采用棉签旋转的方法取出，但不能插进过深，防止损伤鼓膜和外耳道。洗澡的时候注意不要让孩子的耳朵进水，用手将耳郭轻轻压住。另外，不要随便给孩子清理耳朵，如果孩子总是摇头或是挠耳朵，可能是耳朵痒，可以用手轻轻揉搓一下。如果耳朵里分泌物较多，尽量找医生用专用工具取出来，不要自己随便掏。

鼻部的护理

新生儿时期，孩子只能用鼻子呼吸，一旦堵住就会影响到呼吸，严重的可能造成呼吸困难。要经常注意孩子的鼻孔，及时为他取出鼻垢和鼻涕。

孩子的鼻腔黏膜很脆弱，清理鼻腔时切忌粗鲁，用手固定好孩子的头部，用棉签在鼻腔里转动清除污物，不要过深。如果鼻腔里的分泌物干燥，需要先在鼻腔里滴一滴生理盐水或香油，让其软化，然后再用纸巾或棉签带出来。

口腔的护理

新生儿刚出生时，口腔里常常有一定的分泌物，这是正常现象，一般无须擦去。

为了清洁口腔，妈妈可以定时给婴儿喂些温开水，就可以清洁口腔中的分泌物。清除婴儿口中分泌物时，让婴儿侧卧位，用小毛巾或围嘴围在婴儿的颌下，防止沾湿衣服。家长用肥皂水洗净双手，用棉签蘸上淡盐水或温开水，先擦口腔内的两颊部、齿龈外面，再擦拭齿龈内面及舌部。

防治宝宝尿布疹

刚出生的宝宝皮肤极为娇嫩，如果长期浸泡在尿液中或尿布透气性较差，造成臀部潮湿的话，就会出现红色的小疹子、发痒肿块或是皮肤变得比较粗糙，这就是常说的尿布疹。

尿布疹的外观并不完全相同，有的宝宝只是在很小的一块区域内长一些红点，也有些严重的会出现一碰就疼的肿块，并分散到肚子和大腿上。如果发现宝宝放尿布的地方看上去发红、肿胀和发热的话，那就有可能表示他出尿布疹了。

引起尿布疹的原因有很多，除了尿布透气性能和尿布摩擦的问题，新的辅食、

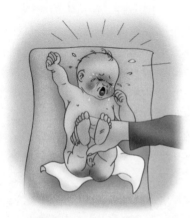

预防尿布疹最好的措施就是使宝宝的小屁股时刻保持干爽清洁。

外界环境感染也是造成尿布疹的原因。但是对于不足一个月的宝宝，患上尿布疹多是由于尿布使用不合理，或是护理不得当造成的。要预防尿布疹，最好的措施就是使宝宝的小屁股时刻保持干爽清洁，在护理时要特别注意以下几点：

1.要经常给宝宝更换尿布，保持臀部的洁净和干爽。

2.每次换尿布时，要彻底清洗宝宝的臀部。洗完后要用软毛巾或纸巾拭干水分，不要来回地擦。

3.不要为了怕宝宝尿湿处理麻烦而给宝宝加垫上橡胶布、油布、塑料布等不透气的布料，否则会让他的臀部长期处于湿热的状态。

4.女宝宝的屁股底下尿布要垫得厚一些，男宝宝的生殖器上要垫得厚一些。

5.如果宝宝腹泻的话，除了要治疗腹泻外，还要每天在宝宝臀部涂上防止尿布疹的药膏。

6.发现宝宝有轻微臀部发红时，及时使用护理臀膏。

7.选择品质好、质量合格、大小合适的纸尿裤或尿布纸，并注意使用方法要正确。

8.给宝宝的尿布一定要是柔软、纯棉质地、无色无味或浅色的布料，不能选择质地粗糙或是深色的尿布。

9.漂洗宝宝的尿布一定要用热水漂洗干净，还可以在第一次漂洗时加入一点儿醋，以消除碱性刺激物。不能用含有芳香成分的洗涤剂清洗宝宝的棉质尿布，也不要使用柔顺剂，因为这些东西都会使宝宝的皮肤产生过敏反应。

10.如果宝宝出现尿布疹的话，可以适当让他光着小屁股睡觉，还可以在床单下垫一块塑料布，以保护床垫不被尿湿了，

但这时要特别注意给宝宝保暖。

纸尿裤的选择

纸尿裤用起来方便，但仍有一定的缺陷。

目前很多的纸尿裤并非完全是纸质的，外层有塑料，并且为了增强防漏和吸湿作用，还会在内层加入吸收剂、特种纤维等物质，长期使用对宝宝幼嫩的肌肤会造成一定的伤害。再有，有医学专家表示，长时间使用纸尿裤会造成男宝宝睾丸处温度升高，对今后的生育能力造成影响。尽管目前并不能完全肯定纸尿裤的使用是造成男性不育一个绝对性因素，但若纸尿裤挑选和使用不当的话，的确会对宝宝产生某些隐患。

家长在为宝宝穿着纸尿裤时，一定注意不要包得太紧和长期使用。如果让宝宝的小屁股一直处于纸尿裤的包裹之下，或使用的是劣质的纸尿裤的话，就会影响到宝宝的正常生长发育，甚至会造成尿道感染、肛周炎、肛瘘等疾病。

正确选择纸尿裤，要根据以下的原则：

表层干爽，吸湿能力强，不外漏

纸尿裤的吸湿能力是选择纸尿裤时首先要考虑的问题。倘若宝宝的小屁股总是与潮湿的表层保持接触的话，很容易患尿布疹。很多妈妈担心纸尿裤的吸湿能力不够强，所以晚上会给宝宝更换，从而导致宝宝会因此醒来1~2回，阻碍了宝宝的持续睡眠。所以，选择一款吸湿能力好的纸尿裤尤为重要。

吸湿能力好的纸尿裤不仅能够吸收大量水分，而且可以迅速牢牢地锁住水分避免外漏。新妈妈们由于缺乏经验很难一次买对，不妨通过测量各牌子纸尿裤的吸收量，来判定哪一种纸尿裤吸收能力强。

测量方法是：向不同品牌的纸尿裤里面倒入等量的水，等水吸收后，将一张干的纸巾轻轻地放在上面，看一看差别。如果是具有高分子吸湿材料的纸尿裤，能够快速地吸收大量水分，所以纸巾上不会留有水印。一般来说，最好是选择四层结构的纸尿裤，这种纸尿裤上多加了一层吸水纤维纸，可以充分吸水，有效减少渗漏。

透气性能好，不闷热

如果宝宝使用的纸尿裤透气性能不佳的话，很容导致尿布疹的发生，还可能会使男宝宝阴囊局部环境温度增高，对今后的睾丸发育造成不利的影响。当然，纸尿裤的透气性情况是无法用肉眼分辨的，这就需要妈妈除了在选购时对不同品牌的纸尿裤多做比较外，还特别需要多观察宝宝使用后的情况。一般来说，大品牌的纸尿裤都是经过严格的多方测试的，所以选择这些纸尿裤会较有保障。

触感舒服，具有护肤保护层

触觉在宝宝还是胎儿的时候就已形成，因而异常敏锐，对任何不良刺激都会表现出相应的反应。因此，只要有一点点的不适，宝宝就会感到非常的不舒服。纸尿裤与宝宝皮肤接触的面积是很大的，而且几乎长时间不理，所以一定要选择超薄的、合体的、柔软的、材质触感好的纸尿裤，以充分保证宝宝的舒适。另外，尿布疹的成因主要是尿便中的刺激性物质直接接触到肌肤，目前市场上有些纸尿裤中添加了护肤成分，能够直接借助体温在宝宝的小屁股上形成保护层，抵抗外界刺激并有效减少皮肤摩擦，可以让宝宝有更舒服的肤触感。

尺码合适，价格适中

目前市场上的纸尿裤基本上能够满足不同宝宝的多种需要，在选择纸尿裤的时候，可以参照包装上的标示购买。纸尿裤的腰围要紧贴在宝宝的腰部，胶贴贴于腰贴的数字指示在1～3之间比较合适。如胶贴贴于3号指示上，就说明纸尿裤的尺寸小了，下次购买时要买大一码的了。还可以检查腿部橡皮筋的松紧程度，如果太紧的话就表示尺码过小，如果未贴在腿部的话就表示尺码过大。

此外，市场上出售的纸尿裤品牌众多，价格也高低不等。好的纸尿裤生产成本较高，因此价格不会过低。为了保证宝宝的健康，建议购买时不要贪图便宜，买回质量不过关的纸尿裤给宝宝使用，尽量还是选择有品质保证、评价较高的知名品牌。

婴儿私处护理

宝宝私处护理不容忽视，因为宝宝还小，所以许多年轻爸妈在护理宝宝的时候常常会忽略宝宝的阴部。但宝宝的阴部护理是非常重要的，它决定着宝宝一生的健康。

男宝宝私处护理

对于男孩子，最有必要悉心呵护的就是他的"小鸡鸡"和"阴囊"了。它们的重要性不言自明，而正确的清洗和保护尤其重要。

第1步：宝宝大便后首先要把肛门周围擦干净。先把柔软的小毛巾用温水沾湿，擦干净肛门周围的脏东西。

第2步：用手把阴茎扶直，轻轻擦拭根部和里面容易藏污纳垢的地方，但不要太用力。

第3步：阴囊表皮的褶皱里也是很容易积聚污垢的，妈妈可以用手指将褶皱展开后擦拭，等完全晾干后再换上干净、透气的尿布。

> **Tips**
>
> 护理时要注意：
>
> （1）水温要适宜。宝宝洗澡时的水温要控制在38～40℃，这不仅仅是要保护宝宝的皮肤不受热水烫伤，也能保护好阴囊不被烫伤。
>
> （2）切莫挤压。宝宝的"小鸡鸡"布满经络和纤维组织，又暴露在体外，十分脆弱。在洗澡的时候，新手爸妈很容易因为紧张或者慌乱，手部无意中用力，挤压或者捏到宝宝的这些部位，因此需要特别注意。

女宝宝私处护理

女宝宝的性器官有两个部分、外部性器官和内部性器官。外生殖器是需要日常护理的，内生殖器则由卵巢和子宫组成。

外生殖器分为大阴唇、小阴唇、阴

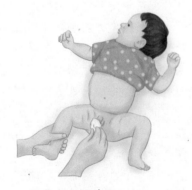

男宝宝私处清洗

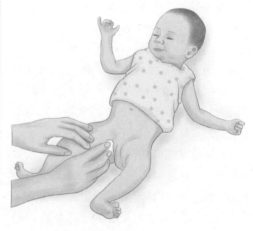

女宝宝私处清洗

蒂、会阴、阴道口几个部分。小阴唇和大阴唇覆盖尿道口和阴道口，能防止细菌的侵入。

第1步：大便后用湿毛巾从前往后擦掉脏东西。也可以先用装入温水的喷雾器从前往后冲洗，这样脏东西就很容易洗掉了，之后再用湿毛巾擦拭就会更方便。

第2步：用湿毛巾慢慢地把小阴唇周围的脏东西擦掉，即使小便后也要擦干净。可以将毛巾叠成细长条，然后在小阴唇的沟里滑动擦拭。也可以用在超市里买的棉签，蘸水轻轻擦拭。

第3步：大腿根部的夹缝里也很容易沾有污垢，妈妈可以用一只手将夹缝拨开，然后用一只手轻轻擦拭，等小屁股完全晾干后再穿上尿布。

Tips

护理时要注意：

（1）小内裤及早穿。内裤的选择，应该是吸收力强的、透气的、棉质的、宽松舒适的。妈妈们要早点儿给女婴穿满裆裤，尽量少让外面不干净的细菌轻易和阴部直接接触。

（2）小尿裤要及时换。干净、清爽、透气的环境是阴部最理想的环境。女宝宝还没有离开尿布，无论是使用尿布还是纸尿布，都应当选择透气性好的，安全卫生的。

四季护理

春季护理

春季各种微生物快速繁殖，各种病毒或细菌也趁机活动起来，刚刚过了满月的宝宝抵抗力本来就弱，如果护理不当，很容易被病毒或细菌感染而生病。同时，春季的气候变化无常，又非常干燥，所以很容易使宝宝患上呼吸道疾病。

对于生活在南方的宝宝，由于初春气候比较热，而且户外比室内更温暖，抱宝宝到室外的时间可以适当增多，每次到室外的时间也可以相应延长。但是，由于南方地区多阴雨天气，即使到户外的时间较长，宝宝接受紫外线照射的机会也比北方少，所以要在儿科医生的指导下，适当为宝宝补充维生素D。

对于生活在北方的宝宝，初春时节气温较低，就不要把宝宝抱到户外，因为刚刚出生两个月的宝宝对自然界的适应能力还比较弱。等到了春末夏初的时节，在天气晴朗的中午还是可以把宝宝抱到户外去的，每次10～15分钟。注意的是，即使是阳光灿烂，抱出去的时间也不能太长，而且要避免强烈的阳光直接照射到宝宝的眼睛。此外，春季开窗时也要避免对流风直接吹袭宝宝。

夏季护理

宝宝在第二个月开始进入体重快速增长阶段。在这个月，宝宝的皮下脂肪开始增多，娇嫩的肌肤，胖胖的体态，加之充满稚气的微笑，可以说是人见人爱。但是，也是因为胖的缘故，第二个月宝宝的耳后、下巴、颈部、腋窝、胳膊、肘窝、臀部、大腿根和大腿等处有许多皱褶，特别是在炎热的夏季，这些地方很容易发生糜烂，所以妈妈爸爸要仔细护理，千万马虎不得。

由于宝宝在夏季很容易出汗，为了防止宝宝身上的皱褶处发生糜烂，很多爸爸妈妈经常使用爽身粉或痱子粉。这是不科学的。虽然爽身粉或痱子粉在干燥时能起到润滑、减小皮肤摩擦的作用，但爽身粉或痱子粉被汗液浸湿后，反而会增大摩擦，而且还会沾在皮肤上刺激宝宝稚嫩的皮肤，导致皮肤红肿甚至加速糜烂。另外，有的宝宝还可能对爽身粉中的某些成分过敏，反而加重对皮肤的刺激。所以，最好是经常用清水洗，然后用柔软的布或毛巾擦干，才是预防皮肤皱褶处糜烂的最有效、副作用最小的办法。

秋季护理

由于第二个月的宝宝对外界环境的适应能力和自身调节能力都比较差，所以秋季护理的重点是初秋不要过热，秋末要预防宝宝受凉。

"春捂秋冻"，其实说的就是初春不要过早脱减衣物，要适当捂一捂；初秋不要过早添加衣物，要适当冻一冻，给肌体有个变换季节的适应过程。因此，在初秋天气刚刚变凉的时候，也不要过早地为宝宝添加过多的衣物和被褥。只有这样才能应对可能出现的短时间燥热，适应还不稳定的初秋气温。

到了秋末，由于冬季即将来临，天气开始变冷，这时除了要注意预防感冒、咳嗽等呼吸道感染之外，更要注意预防因受凉而导致腹泻。秋末是宝宝轮状病毒性肠炎高发季节，爸爸妈妈绝不要掉以轻心。一旦发现宝宝腹泻，也不要认为是一般的腹泻而给他找止泻药吃，而要及时找儿科医生，然后再对症吃药。如果腹泻严重，还要注意电解质和水的补充。

冬季护理

在冬季，除了采用不同的取暖方式之外，大多数的爸爸妈妈都把宝宝卧室的门窗关得严严的，使室内和室外的温度相差十几度，生怕冻着了宝宝。这样做的效果往往适得其反。

一方面，室内温度过高，就会致使湿度过小，不流通的空气过于干燥，使宝宝的气管黏膜相应干燥，导致宝宝呼吸道黏膜抵抗能力下降，过多的病毒或细菌就会乘虚而入。另一方面，由于室内温度高，

宝宝周身的毛孔都处于开放状态，此时如果爸爸妈妈或其他人出门进门，室外的冷气会随之进入宝宝的卧室。由于宝宝的皮肤遇到冷气侵袭时，毛孔不会像成人那样迅速收缩，而使宝宝容易受凉。因此，无论从哪方面看，宝宝的卧室温度都不要太高，保持在18～20℃之间即可。

预防生理性贫血

1～2个月的宝宝，出现生理性贫血是正常的。这是宝宝在生长发育过程中的一种自然现象。这一时期生理性贫血是宝宝在胎儿期相对缺氧，红细胞生成增多，出生后进入正常氧环境，机体生成红细胞减少而造成的。生理性贫血主要表现在宝宝出生后1～8周以内，血红蛋白可逐渐下降到低于正常值，直至8周后停止。

宝宝出现生理性贫血，在保证正常营养的情况下，一般不需治疗。等到宝宝满百天后，机体内红细胞生成素的生成增加，骨髓造血功能逐渐恢复，红细胞数和

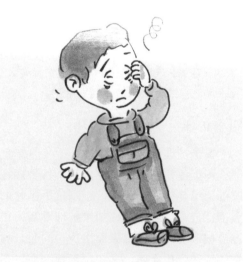

缺铁性贫血是婴幼儿贫血中最常见的，患儿会出现精神萎靡、头痛、头晕、智力下降等症状。

血色素又缓慢增加，至6个月时就可恢复到正常值范围内。但如果超过这个时间，血红蛋白和红细胞计数，不在正常值范围内，那么，就有可能患有生理性贫血。判断宝宝是否是生理性贫血，有以下指数和症状：

一般刚出生的新生儿血红蛋白可高达180~190克/升，足月儿血红蛋白生理性下降极少低于100克/升；未成熟儿由于代谢及呼吸功能较低，体重增长快，所以生理性贫血出现时间早，贫血表现更为严重，生后3~6周内可下降至70~90克/升。

生理性贫血是可以预防的，要坚持母乳喂养，因为母乳中的铁比牛乳中的铁质生物效应高，易被吸收，宝宝吃母乳可以有效地减少生理性贫血的发生。早产儿，尤其是喝配方奶的早产儿或是双胞胎、怀孕期间妈妈患有缺铁性贫血的足月儿，应该从2个月起就要补充铁剂。因为胎儿从妈妈那里接受铁，多在妈妈妊娠期进行，而早产儿因为提前来到世间，补铁时间相对要短；双胞胎因母体中的铁又分成了两份，所以先天性的铁不足，凡此种种使宝宝从母体中接受的铁较少，一般6周后就差不多用完了。如果不马上给宝宝补铁，极易出现生理性贫血。

宝宝接种疫苗的注意事项

疫苗虽然能在宝宝体内产生抗体，帮助宝宝抵御疾病，但是在给宝宝接种疫苗时，还有很多需要注意的事项。

1.从宝宝一出生，医生就会发给一本小册子，上面会详细写有宝宝应该注射的疫苗种类和注射时间，爸爸妈妈要严格按照规定的免疫程序和时间进行接种，不要半途中断。如果因为粗心错过规定的注射时间，一定要向医生说明情况，另外约定时

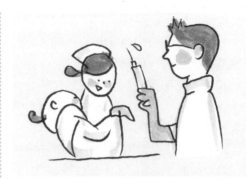

父母要带着婴幼儿定时进行体检，积极预防各种疾病，确保孩子的健康成长。

间再注射。

2.接种前要向医生说明宝宝的健康状况，如果宝宝是早产儿或者有营养不良症状，最好不要立即接种疫苗，要向医生咨询，让医生进行评估后再根据建议选择合适的注射时间。

3.宝宝的第一剂乙肝疫苗和卡介苗在出生后直接接种，但是只有体重大于1250克的宝宝才能接种。

3.给宝宝接种疫苗后，要在接种场所休息30分钟左右，并密切监视宝宝情况。如果宝宝出现高热和其他不良反应，可以及时请医生诊治。

4.宝宝在接种疫苗以后，爸爸妈妈要保证接种部位的清洁卫生，擦洗时要尽量避开接种针孔的位置，以防止局部感染。

5.宝宝接种以后，应避免剧烈运动。父母要细心观察宝宝的反应，如果有轻微发热、不吃饭的现象，这是正常的，一般1~2天会自动消失。但如果反应强烈且持续时间很长，就可能有过敏现象，应立刻带宝宝去医院请医生诊治。

6.爸爸妈妈在给宝宝口服糖丸疫苗之前的半小时内，不宜喂奶，以防宝宝吐奶时将疫苗一同吐出。宝宝吃完糖丸疫苗之后的半小时内，不宜喝热水或热奶等。

7.对牛奶及牛奶制品过敏的宝宝禁服糖

丸型疫苗，可改服液体疫苗。

8.百白破疫苗有无细胞和全细胞之分，全细胞是免费的，但接种后副反应可能较大，接种了全细胞疫苗后，可改接种自费的无细胞疫苗，但接种了无细胞疫苗后就不能反过来接种全细胞疫苗。

9.麻疹疫苗第二剂可以用麻风疫苗代替，但对鸡蛋过敏的宝宝不宜接种。

10.乙脑疫苗有减毒和灭活之分。灭活疫苗第一次接种是在宝宝8月龄的时候，一周接种第二针；减毒疫苗只需要在宝宝8月龄的时候接种一针即可。

11.所有的疫苗接种后都可能会有发热现象，要特别留意宝宝的体温变化。

4~6个月宝宝的日常保健

宝宝的穿衣注意事项

衣服是宝宝的第二层皮肤，妈妈为宝宝选购时，应以面料的舒适、柔软为挑选的重点，宝宝的肌肤还比较幼嫩，防止粗糙的布料磨损宝宝。

不出汗、小手温热

宝宝出生后一星期左右，穿着的衣服量就可以和大人一样多了。不过由于秋季昼夜温差还比较大，而新生宝宝由于自身散热功能还不完善，所以当中午气温比较高时，要及时为宝宝增减衣物，以防宝宝穿得过多而引起湿疹。除此之外，外出时，妈妈还可以带一件挡风的斗篷，因为深秋季节，一些地区的寒意已经很重了。

如果不太确定宝宝是否穿够衣服，妈妈可以通过抚弄宝宝的小手，如果宝宝小手有出汗，证明穿太多了，如果宝宝的小手冷，就证明衣服不足。一般小手不出汗，温热为宜。

重点保护小肚子

宝宝的小肚子绝对不能受凉，否则很容易引起腹泻。所以无论处在什么季节，小肚子的保暖工作妈妈都要到位。在比较冷的季节，妈妈可以在宝宝内衣外再加一圈护肚围，也可以添一件小马甲；在炎热的夏天，可给宝宝穿一件护住腹部的肚兜，以免小肚子着凉。

选择浅色、纯棉质地、连体款

宝宝的衣物最好是浅色的，这样可以避免染料给宝宝的健康带来危害；在挑选内衣时，应该选择商标缝在内衣外侧的类型衣服，这样可以避免商标对宝宝肌肤造成刺激；此外，衣物的面料应当选用纯棉质地，这样吸水性和透气性更佳。另外，连体衣是这个阶段宝宝的最佳选择，可以防止小肚子外露，避免小肚子受凉。

选择婴儿专用洗剂，与大人衣物分开洗

宝宝的衣物要与大人的分开清洗，以避免细菌交叉感染。而且成人的清洗剂也不适合清洗宝宝的衣物，因为成人的洗涤剂存有对宝宝的肌肤造成刺激的化学物质。妈妈可以选用宝宝专用的清洗剂，在挑选时注意清洗剂所含的成分，以香味清

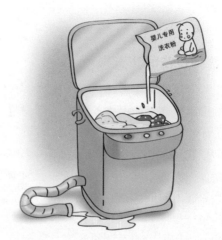

清洗宝宝衣物要用婴儿专用洗涤剂。

淡、不含有害化学成分为宜。

斜视

有的宝宝由于种种原因，两只眼睛无法相互配合成组运动，也无法同时注视同一物体，这种情况被称为斜视，是婴幼儿最常见的眼病之一。斜视不仅影响美观，还会影响宝宝的视力发育。

斜视有外斜和内斜之分，外斜就是通常所说的"斜白眼"，内斜就是通常所说的"斗鸡眼"，婴幼儿的斜视以内斜居多，有些是先天的，有些则是后天形成的。先天性的难以预防，只有到一定年龄时求助医生治疗。但不少斜视的发生与宝宝期时的养育不当有关，这一点应当引起爸爸妈妈足够的重视。

宝宝在出生最初几个月内，调节眼球活动的一些肌肉发育还不完善，双眼的共同协调运动能力较差，而且他总是喜欢用深沉和目不转睛地凝视来观察周围事物或与人交流，再加上此时宝宝的鼻骨未能发育完全，两眼距离较近，所以有时会令爸爸妈妈感觉有些"斗鸡眼"。但事实上，这种现象对于4个月以内的宝宝来说，是一种暂时性的生理现象，是由其发育尚不完全造成的，通常随着宝宝未来几个月双眼共同注视能力的提高，自然就会消失。所以此时据此断定宝宝斜视，未免有些欠妥。

如果家长还是不放心的话，可以准备一把手电筒，让宝宝仰卧在光线较暗的地方，然后在距宝宝双眼大约50厘米的正前方用小手电筒照射双眼。如果光点同时落在宝宝的瞳孔中央，就说明宝宝没有斜视，或者为假性斜视；如果光点一个落在瞳孔中央，另一个落在瞳孔的内侧或外侧，就可以判定为斜视，应及时去医院诊治。

如果经检查发现宝宝在4个月时已有斜视，可以试着用以下简单方法调节：

内斜：爸爸妈妈可以在较远的位置与宝宝说话，或在稍远的正视范围内挂些色彩鲜艳的玩具，并让宝宝多看些会动的东西。

外斜：经常转换大人与宝宝间的视觉，让宝宝掉换睡觉方向，并采取和调节内斜相反的方法；也可以让宝宝先注视一个目标物体，再将此目标由远而近直至鼻尖，反复练习，以助于增强宝宝双眼的聚合能力。

当然，造成宝宝斜视的原因有时并非是单一的，如经过4~6个月的调节仍无效时，就应当去医院治疗。一般人的视觉发育，从出生后3个月开始一直可以持续到8岁左右，其中2岁以前是婴幼儿视力发育的关键期。如果治疗及时的话，就能很好地起到纠正眼位、提高视力的作用，但如果错过了最佳的治疗期，就会造成弱视，使宝宝本应正常的视觉功能受到不同程度的损害。因此，治疗斜视越早越好。

预防宝宝斜视，重在消除引起斜视的条件：宝宝床上方的玩具应多角度悬挂，尽量不要让宝宝长时间注视近距离及同一方向的物品；经常变换宝宝睡眠的体位，使光线投射的方向经常改变，避免宝宝的眼球经常只转向一侧造成斜视；不要长时间把宝宝放在摇篮里，家人应该不时地将宝宝抱起来走动走动，扩大宝宝的视野范围，促使其四处观看，从而增加眼球的转动，增强眼肌和神经的协调能力，避免产生斜视。

理发

由于刚出生的宝宝颅骨较软，头皮柔嫩，理发时宝宝也不懂得配合，稍有不慎就可能弄伤宝宝的头皮。宝宝对细菌或病毒的感染抵抗力低，头皮的自卫能力不强，一旦头皮受伤就可能会导致头皮发炎或形成毛囊炎，甚至影响头发的生长。所以，给宝宝理发最好是选在宝宝3个月以后。但是，如果宝宝出生在春末夏初的话，为了避免宝宝头上长痱子，也可适当提前理发，最好是趁着宝宝睡觉时进行，以免宝宝乱动。

如果打算自己在家亲自给宝宝理发，那么在购买婴幼儿理发工具时，最好是去婴幼儿用品专柜或专卖店购买，选择可靠的品牌和安全的产品。理发工具最好用剪刀，理发前应先把梳子、剪子等理发工具用75%酒精消一下毒，并彻底清洁双手，保证手部的卫生。

在给宝宝理发的过程中，动作要轻柔，要顺着宝宝的动作，不可以和宝宝较劲。理发时要不断与宝宝进行交流，分散其注意力并随时注意宝宝的表情。如果宝宝不合作、哭闹的话应先暂停理发，以免不慎碰伤宝宝。理发之后要先用极软的毛刷将剪下的碎头发扫干净，防止宝宝抓挠，然后立即给宝宝清洗头发，以清理干净头皮和碎发。洗头发的时候最好是仰着脸洗，这样可以防止误把没有清理干净的碎发弄到宝宝眼睛里。

如果宝宝头部出现痱子，在给宝宝理好发、洗干净之后，要擦上痱子粉，还要勤洗头，保持头发的清洁；如果宝宝头上有头垢，最好要先用宝宝油涂在头部24小时，头垢软化后，用宝宝洗发露清除头垢，然后再理发。这是为了防止在理发过程中，将头垢带下来引起疼痛和感染；如果宝宝头部长了湿疹，更应该及时理发，防止湿疹进一步恶化。有湿疹的宝宝在理发时，要特别注意推子离头皮应远一些，防止刺激湿疹。

由于宝宝的头发本来就很软，如果洗完发之后理，头发会更软，增加了理发难度。所以给宝宝理发一定要干发理，理好之后再洗发。不建议给这么大的宝宝理光头，因为宝宝的头骨和神经系统还没有完全长好，近距离地接触宝宝的头皮往往有可能损伤头骨和神经系统。

流口水

刚出生的宝宝口腔内没有牙齿，舌短而宽，两颊部有厚的脂肪层，面部肌肉发育良好，颌骨的黏膜增厚凸起，牙槽突尚未发育，腭部和口底比较浅。随着正常发育，有的宝宝从这个月开始，唾液量分泌会逐渐增加。而由于吞咽反射不灵敏，口腔分泌的唾液既没牙槽突的阻挡，宝宝又不会把它咽下，所以就会出现流口水的现象。这一月龄的宝宝流口水是一种生理性流涎，无须治疗。随着未来几个月宝宝牙齿的萌出、牙槽突逐渐形成、腭部慢慢增高、口底渐渐加深，加上吞咽动作的训练，宝宝流口水的现象自然会好转直到消失。

由于唾液中含有消化酶和其他物质，因此对皮肤有一定的刺激作用。常流口水的宝宝，由于唾液经常浸泡下巴等部位的皮肤，也会引起局部皮肤发红，甚至糜烂、脱皮等。所以，对于流口水的宝宝，一定要注意好日常的局部护理。家长平时可以用柔软质松的敷料垫在宝宝的颈部，以接纳吸收流出的口水，并经常更换清洗。不要用手绢或毛巾给宝宝直接擦拭口水，要用干净的毛巾轻轻蘸干，以免擦伤皮肤。如果喂了有盐或对皮肤有刺激的辅食，就先要用清水清洗一下口水，因为单用毛巾蘸的话可能蘸不掉那些刺激成分；要经常用温水清洗宝宝的面部、下颌部及颈部，如果天气比较干燥的话，可以涂抹一些油脂类的宝宝护肤品保护宝宝的皮肤。

要注意的是，有些宝宝流口水是病理性的，表示宝宝可能患了某些疾病。如宝宝口水较多且伴有口角破溃发炎的，则属口角炎引起的流涎症；若伴有口腔黏膜充血或溃烂、拒食烦躁等，则可能为口腔炎所致的流涎症；若伴有一侧或双侧面部肌肉萎缩、咀嚼无力，这是消化不良、肠道蛔虫症所致的流涎症；若伴有智力发育不全、痴呆，这是脑神经系统发育不全所致。如果出现上述病理性流涎症的症状，就需到医院立即检查治疗。当原发病因消除之后，这些病理性的流涎症也会自然好转或痊愈。

湿疹不愈

宝宝湿疹多见于1~5个月内，且以头部和面部为多。大多数之前有湿疹的宝宝到了快5个月的时候，湿疹症状都会减轻甚至完全自愈，但仍然有些宝宝的湿疹还较为顽固。此时湿疹不愈的宝宝多为渗出体质，也成泥膏型体质，这类宝宝通常比较胖、皮肤细白薄、较爱出汗、头发稀黄，喉咙里还总是发出呼噜呼噜的痰音。如果把耳朵贴在宝宝胸部或背部，能清楚听到呼呼的喘气声。这样的宝宝一旦感冒，就很可能会合并喘息性气管炎，而且也比较

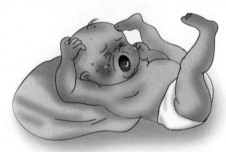

湿疹是宝宝常见的皮肤问题，家长应重视并给予适当护理，让宝宝尽早痊愈。

容易过敏。除了平日常吃的鱼、虾、鸡蛋会招致过敏、发生湿疹，穿用的化纤衣被、肥皂、玩具、护肤品，外界的紫外线、寒冷和湿热的空气以及机械摩擦等刺激同样都可能会导致湿疹长期不愈。有的宝宝经过一段时间的治疗之后，表面上看是痊愈了，但如果这些诱因不去除的话，湿疹就很有可能会反反复复地出现。

对于这类宝宝，如果是母乳喂养的话，妈妈就要少吃鱼、虾等容易过敏的食物以及辛辣刺激的食物，多吃水果蔬菜。如果是人工喂养的话，就应及早添加辅食，尽量给予配方奶而不要吃鲜牛奶，同时注意补充足量的维生素。在辅食上，暂时先不要添加蛋黄，尽量等到8个月以后再添加，如果蛋黄不耐受的话，就应坚决停掉。此外，到1岁之前都不能给宝宝喝黄豆浆，否则也会加重湿疹或使治愈的湿疹复发。再有，不要太快地增加辅食品种，这样也有助于湿疹的控制。

为了尽早治愈湿疹以及预防湿疹反复发作，要特别加强患有湿疹的宝宝的皮肤护理。给宝宝洗脸时要用温水，千万不要用刺激性大的肥皂，以免使湿疹加重。在选用外用涂膏时，一定遵医嘱使用止痒、不含激素的药膏。一旦湿疹严重、发生有渗出或合并感染时，就要及时到皮肤科就诊。

眼睛异常

婴幼儿的眼睛问题主要有两大类，一类是功能低常，一类是眼病。功能低通常是发育问题，多数是在内因或外因的作用下过早地停止了发育，从而引发永久性损害。如果早期发现并做到及时干预的话，绝大多数都会随着年龄的增长而不断发育完善。眼病则是指发生于眼睛的疾病，种类很多，影响较大的主要有先天性与遗传性眼病、屈光异

常和急性眼病。如果发现宝宝眼睛有如下异常表现，就应引起重视：

"蓝眼"

医学上称为"蓝巩膜"，它是临床上许多疾病的重要症状，其中最主要的是成骨不全。由于巩膜胶原纤维发育不全，使巩膜半透明，透露葡萄膜而显蓝色。成骨不全是一种遗传性疾病，骨脆、耳聋、蓝巩膜是其三大基本症状。

"绿眼"

多为先天性青光眼，也叫发育性青光眼，是由于胎儿期房角组织发育异常，使房水排出受阻、眼压升高导致的一种致盲性眼病。一般患儿在出生时症状不明显，但常常怕光、流泪、眼睑痉挛、眼球大，之后逐渐出现视力下降、眼球发绿、角膜混浊、视神经萎缩等症状。

"白蒙眼"

为先天性白内障，表现为黑色瞳孔内有许多白色斑点，甚至整个瞳孔呈弥漫性白色混浊，是胎儿的晶状体在发育过程中受到阻碍，或在宝宝发育过程中晶状体变混浊所造成的。

"猫眼"

很可能是视网膜母细胞瘤的早期症状，这是一种遗传性的恶性肿瘤，患儿的瞳孔不是常人的黑褐色，而是像猫的瞳孔一样呈黄白色。

"望天眼"

为先天性上眼睑下垂，表现为上眼睑不能正常抬起，平视物体时只能采取仰头姿势。此病多与遗传有关，由动眼神经或提上肌发育不良引起。

眼睛不能注视目标

多为视神经萎缩或某些先天性严重眼病，完全不能注视目标的话表明眼睛看不见，即没有视力。不能准确注视目标或看不见小的物品则表明眼睛视力较差。

歪头眯眼

如果宝宝看东西总是歪着头、眯起眼的话，则表明可能有斜视或散光等问题。

白天夜晚视物有差别

如果一到晚上或是进入较暗的环境里，宝宝就看不清东西、无法注视目标的话，就有夜盲症的可能。

眼裂大小不等

正常的宝宝眼裂大小相同或相近，如果差别过大的话则表示可能有先天性眼病。

眼白发红

表示结膜充血，是有炎症的表现。

瞳孔对光无反应

正常情况下，当面对强光时瞳孔可见明显缩小，若无反应或缩小勉强的话，就表明有眼疾发生。

眼屎突然增多

提示可能有炎症、泪道堵塞等问题。

睡眠问题

从第4个月开始，宝宝一般每天总共需睡15~16小时，白天睡的时间比以前缩短了，而晚上睡得比较香，有的宝宝甚至能一觉睡到天亮。每个宝宝在睡眠时间上的差异较大，大部分的宝宝上午和下午各睡

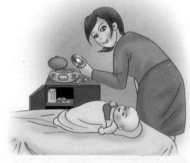

每个宝宝都有自己的睡眠时间及睡眠方式，爸爸妈妈要尊重宝宝的睡眠规律而不应强求。

2个小时，晚上8点左右入睡，夜里只起夜1~2次。如果家人睡觉都比较晚的话，那么宝宝也不会像以前一样早睡早起了，可能会到了晚上10~11点时才入睡，然后睡到转天早上的7~8点。

每个宝宝都有自己的睡眠时间及睡眠方式，爸爸妈妈要尊重宝宝的睡眠规律而不应强求，要保证宝宝醒着的时候愉快地好好玩，睡眠时好好安心地睡。如果宝宝白天睡得比较香的话，就不要干扰他，否则会影响宝宝睡眠，使宝宝烦躁哭闹，同时也会影响宝宝的食欲。如果宝宝在白天醒着的时间比较长，就应该在宝宝醒着的时候多陪他玩玩，这样晚上他才能睡得更香，而且时间也比较长。要注意的是，晚上入睡前不要逗宝宝玩，以免宝宝因过度兴奋而影响睡眠。

再有，这个时期的宝宝，大多都能在自然的"家庭噪声"背景下入睡，如说话声、走路声、适度的收音机或者电视机的声音，家长大可不必在房间里特意蹑脚走动，不敢发出任何一点儿细微的声响。否则会令宝宝养成只有在人为刻意制造的极度安静的环境里才能入睡的不良睡眠习惯，而这种环境在现实中却是难求的，因此可能会使宝宝长大之后的睡眠质量较差。

一般来讲，发育正常的宝宝都会选择自己最舒服的睡眠姿势。所以，爸爸妈妈不必强求宝宝用哪一种睡眠姿势，如果看宝宝睡眠的时间较长，只要帮助变换一下姿势就可以了，但动作一定要轻柔，不要把宝宝弄醒。

如果宝宝有昼夜颠倒的习惯，即白天呼呼大睡，晚上怎么哄都不睡、兴奋哭闹的话，那么家长就该有意识地纠正宝宝的这种睡眠习惯，否则不利于宝宝的身心健康，还会令大人疲惫不堪。研究证实，晚间睡眠不足而白天嗜睡的宝宝不仅生长发育比较缓慢，而且注意力、记忆力、创造力和运动能力都相对较差。此外，缺乏夜间睡眠还会扰乱生长激素的正常分泌，使得免疫系统受损，内分泌失调，代谢出现问题，易发胖。所以，如果宝宝白天睡得过多，家长就要尽量让他少睡一会儿，多陪他玩玩，尽量把这种不良的睡眠习惯纠正过来。但如果宝宝一天的睡眠时间加起来还不到12个小时且这种情况有一定的持续性的话，那么家长就要看一看是否有什么问题了。

衣服被褥

由于这个月龄的宝宝生长发育比较迅速，不仅活动量比以前有了明显增大，而且活动范围和幅度都比以前大大增强，所以妈妈在为宝宝准备衣服时，一定要以宽松为主，款式设计要宽松些并容易穿脱，同时还要保证好的吸水性和透气性。如果衣服整体设计过紧的话，就会影响宝宝正常发育；如果领口或袖口过紧，就会对宝宝的正常活动和呼吸造成阻碍；如果衣服的袖子或裤腿过长的话，就会妨碍宝宝的手脚活动。

这个月宝宝的口水开始增多了，加上开始喂辅食，常常会把衣服弄湿弄脏，因而衣服要比以前换得更勤了。所以这个月妈妈要为宝宝多准备几套衣服，以便换洗。如果宝宝口水很多的话，可以给宝宝戴个吸水性较强的围嘴，既方便又好洗。

给宝宝的袜子要选择那些透气性能好的纯棉袜，因为化学纤维制成的袜子不但不吸汗，而且还可能会令宝宝的脚部皮肤发生过敏。再有，给宝宝的袜子款式要符合宝宝的脚型和大小，否则会利于宝宝脚部的正常发育以及日常活动。

对于刚刚五个月的宝宝来说，有的时候还不能有意识地控制自己的活动，所以服装的安全性也很重要的。这么大的宝宝已经会把比较小的东西拿到手里，而一旦东西放到手里，下一步就是放到嘴里。因此，给宝宝的衣服尽量不要带扣子或其他多余的小饰物，以免被宝宝误食造成窒息。

如果有的衣服必须要钉扣子的话，那么爸爸妈妈就要经常检查扣子是否牢固，以及扣子的位置是否会硌着宝宝。如果买来的衣服上有很多装饰性的小球、小花之类，也要都去掉以后再给宝宝穿。毕竟，宝宝的人身安全比衣服的美观要重要得多。

还有一点要格外引起家长注意，就是还要经常检查宝宝的内衣裤上，是否有脱下的线头。曾经发生过很多宝宝被衣服里的线头误伤的例子。不是宝宝的小手被内衣的线头缠伤，就是宝宝的小脚丫被勒伤，甚至还发生过男宝宝的小鸡鸡被内裤里的线头勒破引发感染的情况。因此，给宝宝穿的所有衣服，特别是贴身穿的内衣裤、秋衣秋裤和袜子，在每次给宝宝穿之前一定要翻过来仔细检查，如果发现有线头的话就要立即剪掉。

这个月对于被褥要求与上个月没有太大的变化，可以继续使用上个月的被褥物品。要注意的是，这个月的宝宝不仅手部的力量大增，而且腿部也比以前更有力了，加上已经学会翻身，如果睡床太小或没有栏杆防护的话，就应及时更换大床或安装护栏，否则宝宝就很容易从床上掉下来。此外，在床边的栏杆上也不能系绳子，以免宝宝翻身或掉到地上时，因绳子缠住脖子而发生危险。

四季护理

春季

这段时期的宝宝在春季里适合多进行户外活动，同时"减D补钙"。具体来说，每天维生素D的补充量可以减少到7.5微克，到了夏天进一步减为5微克，在减少维生素D的同时还要给宝宝补充钙剂，但补钙剂量不宜过多，时间也不宜过长，口服1～2周钙剂比较适宜。

户外活动的增多会造成宝宝呼吸道分泌物增多，而这时候的宝宝还不太会清理它们，所以嗓子里总是会发出呼呼噜噜的声音。可以给宝宝多喝些开水，但不能乱用抗生素。此外，春季是流行性疾病的多发季节，虽然宝宝此时体内还有胎儿期储备的免疫能力，但剩余量已经不多了，因此要尽量避免到人多的场合中活动，也不要和患有某

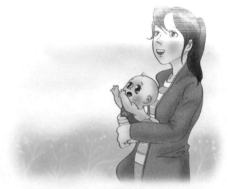

春季比较适合宝宝进行户外活动，更有利于宝宝身体健康。

些流行疾病的患儿和成人接触。

夏季

夏季里最容易患肠道感染性疾病，所以在给宝宝制作辅食时，一定要特别注

意餐具的卫生和辅食材料的新鲜，不要给宝宝吃剩下的奶和辅食。一次喝不完的奶粉、果汁、菜汁和水不能留到下次再给宝宝喝，也不要给宝宝喝隔夜的白开水。冰箱里的熟食储藏时间也不能超过72小时，并且在食用前一定要加热。

每次用过的奶瓶餐具一定要消毒烘干并妥善储存，避免蚊虫的污染，每次喂食之前，爸爸妈妈要先把手洗干净。

如果这时准备给宝宝半断奶的话，应视宝宝的食量而决定。如果宝宝食量大，没有因为炎热的天气而影响食欲的话，就可以正常地按照半断奶的配餐给宝宝喂食；但如果宝宝由于天气原因而显得没什么食欲，就连奶粉也没有以前吃的多了，就尽量考虑把断奶时间延后，到秋天天气转凉之后再进行。另外对于没有食欲的宝宝，可以把奶粉放凉一些再给他吃，也可以多给宝宝喝点儿好喝的鲜果汁。

为了防止宝宝臀红长痱子，白天里可以不给宝宝用尿布，只给他穿上小兜肚，护住小肚子不要着凉就可以了。最好是在凉席上铺一层棉布单，一方面不至于让宝宝太凉，另一方面也可以避免凉席上有刺扎伤宝宝。

秋季

秋天的天气转凉，进行户外活动的时间最好是放在中午前后，尽量多让宝宝晒晒太阳。此外依然还要注意防止蚊子的叮咬，因为秋天的蚊子咬人更厉害。

刚刚入秋的时候，北方一天的温差较大，早晚凉中间热，而南方的气温仍然还较高，所以很可能由于家人的忽视而使宝宝长期了"秋痱子"。所以即使是秋天了，爸爸妈妈也不要掉以轻心，还要注意勤洗澡，防止宝宝出痱子。如果出痱子的

话，这时候涂抹痱子粉是很有效的办法。

冬季

冬季如果带宝宝外出的话，应特别小心不要冻伤宝宝，重点做好脚部的保暖工作，因为脚是最容易冻伤的部位。如果发现宝宝的小脚被冻红了，应立即朝着心脏的方向按摩，避免出现冻伤。

依然还要注意室内的温度和湿度，过高的温度会导致宝宝再次发生湿疹，而过低的湿度则会令宝宝的鼻黏膜干燥，造成鼻出血。

这个时候由于宝宝的四肢活动能力提高了，所以加湿器、暖炉等设备都要放到宝宝够不到的地方，避免可能发生的危险。

预防高热惊厥的方法

高热惊厥是小儿较常见的危急重症，是中枢神经系统以外的感染所致体温38℃以上时出现的惊厥。高热惊厥常发生于病毒性感染，最常见于上呼吸道感染。体温上升越快，体温升得越高，越容易发生惊厥。

惊厥发作时的表现

患儿多为6个月至3岁的孩子，惊厥多在发烧后24小时内发生。发作时患儿意识突然丧失，两眼凝视、斜视或上翻，头向后仰，面部和四肢肌肉抽动，手握得很紧，一般持续数分钟，多数每次发热只抽一次，发作过后神志很快清醒。这种高热惊厥叫作单纯性高热惊厥，愈后一般不会发展成癫痫，对智力影响不大。有些高热惊厥发生在6个月以前或6岁以后，多在发烧时发生，抽风时间往往超过15分钟。抽风多为局限性或两侧不对称，一次发烧可抽风几次。这叫作复合型高热惊厥，愈后恢复比单纯性高热惊厥差，部分患儿会发展成癫痫，应该去小儿神经门诊做进一步

检查。

惊厥发作时的应急处理

惊厥发作时，家长应就地做以下处理：让患儿侧卧，防止呕吐物吸入；解开衣领和腰带；用干净布包裹住牙刷柄或筷子放在上下磨牙之间，防止舌头被咬伤；枕冷水袋，用白酒对少量温水擦拭降温；指压人中、合谷穴止抽；咽部有分泌物设法吸出；如有条件可给患儿吸氧。惊厥不缓解，应及时去医院儿科急诊。

预防高热惊厥的措施

1.提高免疫力：加强营养、经常性户外活动以增强体质，提高抵抗力。必要时在医生指导下使用一些提高免疫力功能的药物。

2.预防感冒：天气变化时，适时添减衣服，避免受凉；尽量不要到公共场所、流动人口较多的地方去，如超市、车站、电影院等，以免被传染上感冒。如家中大人感冒，需戴口罩，尽可能与小儿少接触；每天不定期开窗通风，保持家中空气流通。

3.积极退热：曾经发生过高热惊厥的患儿在感冒时，家长应密切观察其体温变化，一旦体温达到38℃以上时，应积极退热。退热的方法有两种，一是物理退热；二是药物退热。物理退热包括：①温水擦浴：水温应高于体温，主要擦洗小儿的手心、足心、腋下、腘窝、腹股沟等处，但时间宜短，以防再次受凉，加重病情。②冰枕：用冰袋枕在小儿头部，同时用冷水湿毛巾较大面积地敷在前额以降低头部的温度，保护大脑。

4.正确应用抗惊厥药物：①间歇使用抗惊厥药物：即平时不用药，只在每次患发热性疾病的初期，当体温升高达37.5℃时，立即将安定溶液直肠注入或给口服安定，也可用安定栓剂。②长期服用抗惊厥药物：对每年发作5次以上的高热惊厥小

儿、每次高热惊厥发作持续时间超过30分钟者，可长期服用抗惊厥药物，同时注意药物不良反应。

7~9 个月宝宝的日常保健

断奶方法

满8个月的宝宝可以自由地向自己想去的地方挪动了，有时会主动趴到妈妈怀里要求吃奶。如果妈妈奶水还比较充足，能够满足宝宝的日常所需，那么宝宝基本就不怎么吃配方奶和辅食。但是，宝宝到了8个月还以母乳为主的话，就会因母乳中铁质不足而导致营养失调或贫血。所以，用母乳喂养的宝宝一满8个月，即使母乳充足，也应该逐渐实行半断奶，一天喂3～4次即可。

循序渐进，自然过渡

断奶不但是妈妈的一件大事，也是宝宝的一件大事。断奶的准备是否充分不但影响到宝宝身体的发育，同时也会对其心理发育和感情有很大影响。断奶需要一个过渡期，在这一时期内要先用一种非母乳的半流体或固体的食物来供给宝宝的营养需要，到最后全部代替母乳。

断奶的时间和方式取决于很多因素，每个妈妈和宝宝对断奶的感受各不相同，选择的方式也因人而异。如果妈妈和宝宝都已经做好了充分的准备，那么就可以很快断掉母乳；但如果宝宝对母乳依赖很强，快速断奶就会让宝宝不适，加上有的妈妈也很不舍得给宝宝断奶，这种情况下就可以采取逐渐断奶的方法，从每天喂母乳6次，先减少到每天5次，等妈妈和宝宝都适应后再逐渐减少，直到完全断掉母乳。

少吃母乳，多喝奶粉和辅食

刚开始断奶的时候，可以每天都给宝

宝喝一些配方奶。注意的是，要尽量鼓励宝宝多喝奶粉，但只要他想吃母乳，妈妈不该拒绝他。断奶期给宝宝添加食品应从一种到多种，从少量到多量，添加各种不同种类、性状的辅助食品，让其逐渐适应成人的进食方式、食物种类。

断掉临睡前和夜里的奶

大多数的宝宝都有半夜里吃奶和晚上睡觉前吃奶的习惯。宝宝白天活动量很大，不喂奶还比较容易，最难断掉的就是临睡前和夜里的奶了。不妨先断掉夜里的奶，再断临睡前的奶。在这个过程中，特别需要爸爸和其他家人的积极配合，例如在宝宝睡觉的时候，先暂时改由爸爸或其他家人哄宝宝睡觉，妈妈到别的房间里去，不让宝宝看到。当宝宝见不到妈妈的时候，刚开始肯定要哭闹一番，但是过不了几天习惯了，稍微哄一哄也就睡着了，这个时候妈妈的心一定要"狠"一点儿，不能一听到宝宝哭闹就于心不忍地马上去抱去哄，这会使之前所有的努力前功尽弃。刚开始断奶的时候，宝宝都会折腾几天，尤其是之前纯母乳喂养的宝宝，妈妈一定要有这个心理准备。

减少对妈妈的依赖

从断奶之前，就要有意识地减少妈妈与宝宝相处的时间，增加爸爸照料宝宝的时间，给宝宝一个心理上的适应过程。刚断奶的一段时间里，宝宝会对妈妈比较粘，这个时候爸爸可以多陪宝宝玩一玩，分散他的注意力。刚开始宝宝很可能会不满，但后来都能慢慢地习惯。对爸爸的信任，会有效使宝宝减少对妈妈的依赖。

断奶注意事项

在准备断奶之前，妈妈就要着手准备添加辅食，并且开始有意识地训练宝宝用勺子吃饭，可以连续一周试着用勺子给宝宝喂一些果汁、汤等。如果宝宝的脸颊和舌头使下颌跟着运动起来，宝宝能顺利吃下，就可逐渐实行断奶了。

有些宝宝可能会突然间不喜欢喝奶粉了，妈妈就觉得这是断奶的好机会。但是，宝宝的这种拒绝奶粉的行为是有"自我断奶"和"罢奶"之分的。有些宝宝在没有任何明显理由的情况下会突然拒绝吃奶，并看起来很烦躁，对母乳相当地抗拒，这就是常说的"罢奶"。而能够"自我断奶"的宝宝大部分都在1岁以上。所以妈妈们应该学会分辨，宝宝到底是"罢奶"还是准备好了"自我断奶"，不要看到宝宝拒绝奶粉就轻易做出"断奶"决定。因为这种"罢奶"现象普遍发生在宝宝4个月以后，这时宝宝的生长速度明显减缓下来，对营养物质的需求也相应减少。这种本能地减少对奶的需求量，称为"生理性厌奶期"。通常持续一周左右，以后随着运动量增加，消耗增多，食欲又会逐渐好转，奶量恢复正常。而真正准备好"自我断奶"的宝宝，已经能吃很多固体食物，并且每天的饮食十分正常。

在断奶的过程中，还要注意宝宝因为断奶而出现对辅食抗拒、进食量越来越少、吃了就吐、体重增加缓慢甚至不增加的现象，这种现象也就是常说的"奶痨"。造成"奶痨"的主要原因是营养元素长期摄入不足，尤其是热量和蛋白质摄入不足。婴幼儿时期的生长发育十分迅速，因此对各种营养元素的需求量也相对较多。一旦在断奶过程中和断奶后无法及时、合理地添加辅食，就会因营养摄入不足而导致"奶痨"。要避免"奶痨"的发生，就要在宝宝

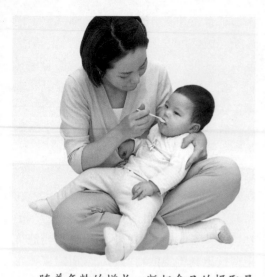

随着年龄的增长，断奶食品的摄取量会逐渐增多，因此授乳量逐渐减少。

断奶前好好添加辅食，给予每日每千克体重1～1.5克的蛋白质，多吃些新鲜水果和蔬菜，注意营养的全面均衡。

如果宝宝对母乳的依赖很强，可以运用逐渐断奶法：从每天喂母乳6次，先减少到每天5次，等宝宝都适应后再逐渐减少，直到完全断掉。在刚开始断奶的时候，可以每天给宝宝喂些配方奶，同时断掉临睡前和夜里的奶。如果以前宝宝都是由妈妈哄着睡觉的话，那么在断奶时就改由爸爸或其他家人哄宝宝睡觉，妈妈先避开一会儿。

断奶期间和断奶后宝宝的饮食应以碎、软、烂为原则，喂以营养丰富、细软、易消化的食物，切忌给宝宝吃辛辣事物，此外仍然要每天添加奶粉。如果在按断奶食谱进行断奶，宝宝不愿吃的话，也不要硬喂，可以按照宝宝特点，摸索出一套适合自己宝宝特点的喂养方法。

如果宝宝生病了，那么就先不要进行断奶。因为患病时宝宝的抵抗力较差，消化功能不好，身体也很虚弱。如果这时候断奶的话，不利于宝宝身体的恢复，甚至还可能会使病情进一步加重。

在断奶的前后，要养成宝宝良好的行为习惯。有的家庭对于断奶中的宝宝往往诸多纵容，要抱就抱，要啥给啥，不管宝宝的要求是否合理。但是这种纵容娇惯很容易使宝宝的脾气越来越坏，变得十分任性。所以说，在断奶前后，妈妈适当多抱一抱宝宝，多给他一些爱抚是应该的，但是对于宝宝的无理要求绝不要轻易迁就，不能因为断奶而养成了宝宝的坏习惯。这时，就需要家庭所有成员对宝宝的态度保持高度一致，不能爸爸一个意见、妈妈一个意见、爷爷奶奶或姥姥姥爷又是一个意见，否则对宝宝的健康成长十分不利。

衣服被褥

由于这个月龄的宝宝生长发育比较迅速，不仅活动量比以前有了明显增大，而且活动范围和幅度都比以前大大增强，所以妈妈在为宝宝准备衣服时，一定要以宽松为主。款式设计要宽松些并容易穿脱，同时还要保证好的吸水性和透气性。如果衣服整体设计过紧的话，就会影响宝宝正常发育；如果领口或袖口过紧，就会对宝宝的正常活动和呼吸造成阻碍；如果衣服的袖子或裤腿过长的话，就会妨碍宝宝的手脚活动。

这个月宝宝的口水开始增多了，加上开始喂辅食，常常会把衣服弄湿弄脏，因而衣服要比以前换得更勤了。所以这个月妈妈要为宝宝多准备几套衣服，以便换洗。如果宝宝口水很多的话，可以给宝宝戴个吸水性较强的围嘴，既方便又好洗。

给宝宝的袜子要选择那些透气性能好的纯棉袜，因为化学纤维制成的袜子不但不吸汗，而且还可能会令宝宝的脚部皮肤发生过敏。再有，给宝宝的袜子款式要符合宝宝的脚型和大小，否则不利于宝宝脚部的正常发育以及日常活动。

对于刚刚七个月的宝宝来说，有的时候还不能有意识地控制自己的活动，所以服装的安全性也很重要的。这么大的宝宝已经会把比较小的东西拿到手里，而一旦东西放到手里，下一步就是放到嘴里。因此，给宝宝的衣服尽量不要带扣子或其他多余的小饰物，以免被宝宝误食造成窒息。

如果有的衣服必须要钉扣子的话，那么爸爸妈妈就要经常检查扣子是否牢固，以及扣子的位置是否会硌着宝宝。如果买来的衣服上有很多装饰性的小球、小花之类，也要都去掉以后再给宝宝穿。毕竟，宝宝的人身安全比衣服的美观要重要得多。

还有一点要格外引起家长注意，就是还要经常检查宝宝的内衣裤上，是否有脱下的线头。曾经发生过很多宝宝被衣服里的线头误伤的例子，不是宝宝的小手被内衣的线头缠伤，就是宝宝的小脚丫被勒伤，甚至还发生过男宝宝的小鸡鸡被内裤里的线头勒破引发感染的情况。因此，给宝宝穿的所有衣服，特别是贴身穿的内衣裤、秋衣秋裤和袜子，在每次给宝宝穿之前一定要翻过来仔细检查，如果发现有线头的话就要立即剪掉。

这个月对于被褥要求与上个月没有太大的变化，可以继续使用上个月的被褥物品。注意的是，这个月的宝宝不仅手部的力量大增，而且腿部也比以前更有力了，加上已经学会翻身，如果睡床太小或没有栏杆防护的话，就应及时更换大床或安装护栏，否则宝宝就很容易从床上掉下来。此外，在床边的栏杆上也不能系绳子，以免宝宝翻身或掉到地上时，因绳子缠住脖子而发生危险。

出牙护理

有些家长可能会认为，乳牙迟早会被恒牙替换掉，保护恒牙才是最重要的，而乳牙即使长得不好也无大碍。这种想法是错误的，乳牙的好坏很多情况下会对日后恒牙的情况起着决定和影响作用，例如，乳牙发生龋齿、发炎肿痛，就会殃及未萌出的恒牙牙胚，导致牙胚发育不良，影响恒牙的生长和美观。此外，乳牙不好也会影响宝宝日常的饮食和情绪，对他的健康成长尤为不利。因此，保护好宝宝的乳牙同样重要。那么，面对宝宝这些刚刚萌发的乳牙，爸爸妈妈应该如何照顾，才能让他拥有一口健康的好牙呢？

首先，在宝宝长牙时期，应帮宝宝做好日常的口腔保健，这对日后牙齿的健康也有很大的帮助。因为由于出牙初期只长前牙，爸爸妈妈可以用指套牙刷轻轻刷刷牙齿表面，也可以用干净的纱布巾为宝宝清洁小乳牙，在每次给宝宝吃完辅食后，可以加喂几口白开水，以冲洗口中食物的残渣。等到乳牙长齐后，就应该教宝宝刷牙，并注意宜选择小头、软毛的牙刷，以免伤害牙龈。

其次，由于出牙会令宝宝觉得不舒服，爸爸妈妈可以用手指轻轻按摩一下宝宝红肿的牙肉，也可以戴上指套或用湿润的纱布巾帮宝宝按摩牙龈，还可以将牙胶冰镇后给宝宝磨牙用。这样做除了能帮助宝宝缓解出牙时的不适外，还能促进乳牙的萌出。

再有，除了磨牙食物外，爸爸妈妈还可以多为宝宝准备一些较冰冻、柔软的食

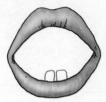

图1：最先长出来的牙齿一般是下门牙，不同的孩子长牙的年龄有差别，一般为4～5个月。

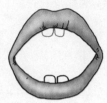

图2：4～6个月大，开始长出上门牙。

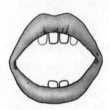

图3：6～12个月的时候（一般来说），开始长出上门牙两侧的2颗小牙。

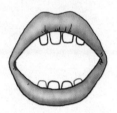

图4：接着长出两侧的下门牙，总共8颗牙。

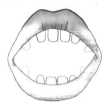

图5：12～18个月时，长出4颗小白齿。

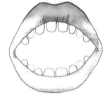

图6：12～24个月大时，长出4颗犬齿。

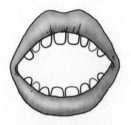

图7：24～30个月大时，长出另外4颗小白齿。

物，如优格、布丁、起司等，在锻炼咀嚼力同时还能让宝宝觉得舒服点。平时多注

意为宝宝补充维生素A、维生素C、维生素D和钙、镁、磷、氟等矿物质，多给宝宝吃些鱼、肉、鸡蛋、虾皮、骨头汤、豆制品、水果和蔬菜，这些食物能有利于乳牙的萌出和生长。

最后，在出牙期仍要坚持母乳喂养，因为母乳对宝宝的乳牙生长很有利，且不会引发龋齿。在平日里要多带宝宝到户外晒晒太阳，以促进钙的吸收，帮助坚固牙齿。

爱咬指甲

这个时期的宝宝直接咬指甲是比较少见的，多数都是由吮吸手指变成了啃指甲，这种行为和乳牙的萌出有关。不对宝宝进行任何干预是不对的，但也不能采取强硬的措施硬性干涉。最好的办法是转移宝宝的注意力，给他手里递一些玩具，把他的手拿出来拉拉拍拍，都是比较不错的办法。

指甲和指甲缝是细菌滋生的场所，

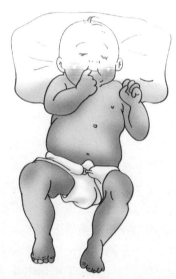

宝宝啃指甲的行为和乳牙的萌出有关，平时应注意做好手部的清洁卫生，勤给宝宝剪指甲，以免宝宝将手上的细菌带入口腔。

虫卵在指缝中可存活多天。宝宝在咬指甲时，无疑会在不知不觉中把大量病菌带入口腔和体内，导致口腔或牙齿感染，严重的还会引发消化道传染病和肠道寄生虫病，如细菌性痢疾、蛔虫病、蛲虫病等。

对于平时爱吮吸手指和咬指甲的宝宝，应注意做好手部的清洁卫生，勤给宝宝剪指甲，以免宝宝将手上的细菌带入口腔。当把宝宝的手从嘴里拿出来的时候，要把手上和嘴角的口水擦洗干净，以免长时间口水的堆积使手指或嘴角的皮肤发白溃烂。

一般来说，周岁以上到学龄前后的宝宝咬指甲可能与缺锌或是某些心理问题有关，但这个月龄的宝宝咬指甲通常和这些是没什么关系的，只要合理转移宝宝的注意力，基本上随着宝宝的成长，这种行为就会消失。

用手指抠嘴

宝宝吮吸手指的动作在这个月开始"升级"，演变为用手指抠嘴，严重时甚至会引起干呕，如果刚吃完奶的话很可能会把奶抠出来。可即使宝宝抠嘴抠到了干呕、吐奶，往往过不了几分钟后又会重蹈覆辙，继续抠，让爸爸妈妈很是头疼。

抠嘴是这一时期宝宝的一个特征，过了这段时间都会好，但是抠嘴既不卫生，也会影响宝宝的发育，因此爸爸妈妈还是应当予以纠正。宝宝之所以爱抠嘴，一是因为手的活动能力增强了，可以自由支配自己的手指，二是因为出牙导致牙床不舒服，于是宝宝就总是试图把手指伸到嘴里去抠，希望能缓解出牙的不适。

当明白了宝宝为什么抠嘴，爸爸妈妈就知道如何去解决了。平时可以多给宝宝

一些方便咀嚼的食物，让他磨磨小乳牙，以促进牙齿的生长，缓解牙床的不适，或是用冷纱布帮宝宝在牙床处冷敷，也能起到舒缓的作用。当看到宝宝抠嘴的时候，可以轻轻地把他的手从嘴里拿出来，给他点别的东西让他拿在手里，转移他的注意力。也可以轻轻地拍打一下他的小手，严肃地告诉他"不"，但不能严厉地打骂，否则会令宝宝恐惧大哭，也起不到任何积极有效的作用。

这么大的宝宝还听不懂爸爸妈妈长篇累牍的大道理，但对于大人的语气、表情和一些简单的如"好""不好"之类的判断词还是能够感受和理解的。所以家长即使再着急再生气，也不能把宝宝拉过来大声呵斥，更不能体罚，也没必要给宝宝赘述一堆大道理，只要用严肃认真的表情告诉宝宝"好""不好"或是"对""不对"就可以了。要知道，宝宝不会一直都这么做，只要过了这一阶段，都能慢慢地好起来。

烂嘴角

宝宝经常会在口角一侧或双侧先出现湿白，有些小疱，渐渐地转为糜烂，并有渗血结痂，也就是我们平时所说的"烂嘴角"。"烂嘴角"即为口角糜烂，患上此症的宝宝常常会因为疼痛而苦恼，尤其是在吃饭的时候。

之所以会发生口角糜烂，是因为宝宝体内缺乏维生素B_2。人体内缺少了维生素B_2，口角就会出现糜烂、破裂。同时常伴发唇炎和舌炎，嘴唇比正常红，易裂开而出血，舌面光滑而有裂纹。如果在缺乏维生素B_2的同时受到了真菌感染，那么就容易患上传染性口角炎。还有些口角糜烂是由口角疱

疹引起的，患儿开始口角皮肤有痒感，继而发红有灼热感。可发生多个小水疱，疱破后结痂，待痂皮脱落后自然痊愈。

患口角糜烂之后，可以口服或注射维生素B₂，在患处局部也可以涂抹一些紫药水，或是用消毒的淡盐水棉球轻轻擦净口角，待干燥后把维生素B₂粉末粘敷在病变区域，每天早、中、晚临睡前各涂一次。如果宝宝得了口角疱疹的话，可以在医生指导下吃一点儿抗病毒的药。

此外，对于口角糜烂的宝宝，要特别注意做好日常的护理工作。要经常保持口角和口腔的清洁，避免过硬过热的食物刺激口角糜烂的地方；多吃容易消化的、富含维生素B₂的流质或半流质食物；保持食品、餐具的清洁卫生；注意不要让宝宝用舌头去舔糜烂的口角，这样会加重糜烂的程度，还会把沾在口角上的病菌带入口中。

要预防口角糜烂，平时就应注意补充维生素B₂，可以多吃些绿色蔬菜、动物内脏、蛋奶类、豆类、新鲜水果等富含维生素B的食物，做好饮食的营养搭配，还要注意保持宝宝面部的清洁和温暖，吃过饭后要擦干净脸部和嘴部，特别是嘴角位置。

宝宝日光浴

7~9个月的婴儿习惯了外面的空气后，就可以开始日光浴了。日光浴可使婴儿的血液循环通畅，增加钙质和维生素D，使骨头、牙齿和肌肉结实，同时还可以满足婴儿手脚都想自由活动的欲望，进一步增强睡眠和食欲。

日光浴可预防骨质疏松

日光浴能促进维生素D的合成，维生素D可以帮助钙剂吸收，维生素D和钙剂都是宝宝骨骼牙齿发育不可缺少的。

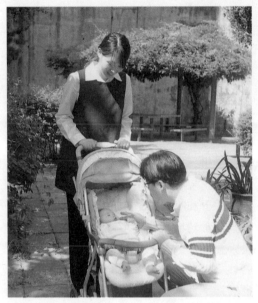

在外出过程中，为了让婴儿很好地适应环境，必须更加细心地看护。

1.阳光中的紫外线能促进皮肤中的7-脱氢胆固醇生成前维生素D₃，再依靠皮肤温度转为维生素D₃，由淋巴等转运吸收入血，再经肝和肾中羟化酶的作用生成活性维生素D，活性维生素D可促进肠道对钙磷吸收，促进骨的形成，有防治骨质疏松的作用。

2.阳光中的红外线可透过皮肤到皮下组织，起到加温的作用，使血管扩张，促进血液循环和全身的新陈代谢。

日光浴的具体做法

新生儿期可在室内打开窗户让阳光照射在孩子身上，但应注意不要照射头部。

满月后，孩子首先应该练习的是室外空气浴。在给宝宝晒太阳之前，应先进行5~7天的室外空气浴，就是带宝宝到室外逛逛，等宝宝对外界环境的适应性提高以后再给他晒太阳。在室内晒太阳需要打开窗户在直射阳光下进行。

室外日光浴应选择晴朗无风的天气，

穿适当的衣服，让宝宝的全身皮肤尽量多接受阳光。从每次户外5分钟开始，渐渐地增加时间。日光浴必须慢慢来，当户外温度能达到20℃左右时，可以先晒晒孩子的手脚；4～5天后可将裤腿卷起来晒到膝盖；再过4～5天后可晒到大腿。按这种顺序，每过4～5天可多裸露一点儿，渐次为腹部→胸部→全身。2～6个月的婴儿每次时间也是从2分钟开始，经过一个月的过渡期延长至20分钟左右。每日可做一次日光浴。

夏季晒太阳可选择在上午8点以后，冬季可选择在中午11点至下午1点以前。每次从3～5分钟，逐渐增加到8～10分钟，一般每天3～4次。晒太阳后要给宝宝喂些果汁或白开水等。晒太阳时注意不要让宝宝着凉。如果宝宝身体不舒服、有病时应停止晒太阳。

日光浴的注意事项

1.不能让孩子着凉。可以先在室内打开窗户做，然后逐步地过渡到室外。

2.阳光不可直射孩子的头部。可戴遮阳帽来保护头和眼不被太阳光直射。

3.要选择晒太阳的时间。夏季不可暴晒，以免阳光灼伤孩子皮肤，为日后皮肤癌的发生打下不良基础；冬季仍可坚持，可选阳光充足的中午在室内或向阳避风处进行。可分段暴露身体的局部，亦可短时间全裸。

4.日光浴后要及时擦汗、洗澡、换内衣，同时要及时地补充水分，可喂凉白开水，也可喂稀释的果汁。

5.孩子生病时或湿疹严重时不做日光浴。

四季护理

春季

宝宝从半岁之后特别容易患病，因为此时他身体里的抵抗力还很弱。此时应做好宝宝的日常清洁、护理工作，不要让宝宝与患有某些流行性疾病的宝宝和成人接触，如无严重的病症也不要带着宝宝到医院就医。因为很多时候，宝宝都是在医院看病的时候被传染上某种疾病的。

出牙的宝宝在春末夏初时，很容易患上鹅口疮性口腔炎，表现为咽喉深处的"小舌头"两侧出现许多小水疱，宝宝不吃饭或吃饭哭闹，这是因为进食会令宝宝感到疼痛。有的宝宝还会出现发热的症状。所以当发现宝宝吃饭哭闹、咽喉深处红肿的话，就应该想到有这种疾病发生的可能，而不能单纯地认为宝宝是感冒、扁桃体发炎。

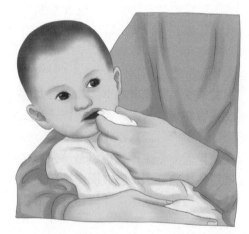

宝宝患上鹅口疮，家长要经常用清洁的手帕擦拭宝宝口腔内的残片。

这种病是由柯萨奇病毒A群引起的，不会引起并发症，也没有特效药，通常4～5天后就会痊愈，家长不用担心。如果宝宝吃东西比较困难的话，可以只喂点儿奶粉，或者给少量的雪糕，起到镇痛的作用。

夏季

到了夏天，宝宝的头上可能会长出许多脓疙瘩，这可能是因为宝宝把痱子抓破，化脓菌进入体内所致，也有可能是被其他宝宝所患的水疱疹感染的。这种脓疙瘩少则长3～4个，多则会长满整个脑袋，通常会引起宝宝发热到38℃左右。

由于这种疙瘩带脓，所以一碰就痛，即使宝宝睡着了，也会因为翻身或手不小心碰到而痛醒哭闹，影响到宝宝健康和睡眠质量。所以如果宝宝长痱子，就要注意把宝宝的手指甲剪短，勤换枕巾，保持干净卫生，这样就可以有效防止痱子转成脓疙瘩。如果出现了脓疙瘩，可以涂抹青霉素软膏，只要及时治疗，就不会发展到十分严重的地步。一旦脓疙瘩有一部分已经化脓并变得熟软时，就应该去外科开刀治疗。

比较胖的宝宝在夏季里还容易发生皮肤皱褶处糜烂，痱子水或痱子粉是起不到预防作用的，最有效的预防措施就是勤给宝宝用清水清洗皱褶处的皮肤。

由于此时宝宝还没有接种乙脑疫苗，而蚊子恰恰是乙脑病毒的传播途径，所以此时要特别留心，不要让蚊子叮到宝宝。乙脑病毒的传染高峰期是7～9月，5～6月就可能开始流行了，所以应及早给宝宝挂上蚊帐。带着宝宝到户外活动时，不要带他到有草的地方。

秋季

初秋季节宝宝依然有长脓疙瘩的危险，所以不能因为天气转凉就忽视了护理，依然要给宝宝勤洗头，注意个人和用品卫生。

宝宝在秋天喉咙里总是发出呼噜呼噜的声音，尽管这的确有可能是支气管哮喘的前兆，但也有可能是宝宝的体质问题，家长应注意区分，没有必要立即慌张地到医院给宝宝吃药打针。

渗出性体质的宝宝更容易出现这种现象，这样的宝宝通常较胖，爱出汗，出过宝宝湿疹，平时不爱活动，不爱吃蔬菜水果，爱吃甜食，水里不加奶就不喝，较容易过敏，大便较稀。对于这样的宝宝，唯一减轻这种现象的办法就是多带宝宝到户外加强运动，改善体质。

患上哮喘的宝宝通常除了有痰鸣音之外，还会有呼吸困难的症状，多出现在夜间。此时就应请医生诊断，并在医生的指导下服用药物治疗。

冬季

这个月的宝宝开始会爬了，因此更要小心烫伤的发生，应把所有取暖用品都放的离宝宝远一点儿，防止他碰到烫伤。

这个月龄的宝宝在冬天也可以进行户外活动了。天气冷的时候就少出去活动一会儿，天气好的时候就不妨多出去玩一会儿，尽量每天都能到外面通通风，因为如果连续几天不出屋的话，再出去时很容易由于受不住寒冷刺激而发生感冒。而且每次和宝宝户外锻炼回到家之后，最好给宝宝揉揉他的小手小脚。

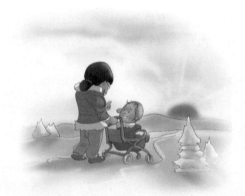

上午6～9时，这一时间段阳光以温暖、柔和的红外线为主，紫外线相对薄弱。红外线温度较高，可使身体发热，促进血液循环和新陈代谢，提高人体活力。

另外在冬天也一样要坚持给宝宝洗澡，一周洗2~3次。平时在室内更不要给宝宝穿的太多，这个月正是宝宝学爬行的时期，穿得太多自然会妨碍到他的学习锻炼，同时还容易使宝宝外感风寒。

寒冷季节谨防婴儿冻伤

冻疮是冬季常见病，它是冬天常常在户外玩耍或去户外没有注意做防寒防护的孩子容易发生的一种皮肤病。当身体较长时间处于低温和潮湿刺激时，就会使体表的血管发生痉挛，血液流量因此减少，造成组织缺血缺氧，细胞受到损伤，尤其是肢体远端血液循环较差的部位，如脚趾、手指。在气温低（10℃以下）、潮湿的环境下容易发生，冬季复发，天气转暖后自愈。

冻疮的临床表现

主要发生于肢体远端血液循环不良的部位：手指、手背、脚趾、脚跟、脚边缘、脚背、耳轮、耳垂、面颊。

被冻伤的部位一开始充血发红，形成暗红色的斑，并伴有肿、疼痛、发痒，尤其是一遇到热时，又痒又涨，很不舒服。如果未能及时控制病变，暗红色的斑逐渐变成暗紫色，肿胀更为明显，严重者出现水泡。水泡可能会破溃，形成溃疡面，这时，疼痛更加明显。通常，冻疮愈合的较慢，一直等到天气暖和才能好转。

冻疮的处理方法

温差水泡法：取一盆15℃的水和一盆45℃的水，先把手脚浸泡在低温水中5分钟，然后再浸泡于高温水中，如此每天3次，可以锻炼血管的收缩和扩张功能，减少冻疮的发生。

服、擦药物法：有冻疮体质者，可在入冬前一月增加维生素A、维生素C及矿物质的食物。可口服烟酰胺片0.1克，日3次，钙片0.5克，日3次，以提高机体耐寒力。也可在冻疮好发部位涂擦辣椒酊(取干辣椒20克，密闭浸泡于75%酒精500毫升中，7天后可用)，每日擦2~3次。也可取中药三七、红花、赤芍、鸡血藤等各适量，水煎取液，局部擦洗。

宝宝患了冻疮要及时治疗，病变部位应用水清洗，并每日用温热的油剂轻轻按摩，没有破溃时在红肿疼痛处涂抹冻疮软膏或维生素E软膏，也可请中医开一些草药煎洗。当有水泡和水泡破溃形成溃疡面时，最好请医生处理，以免处理不当加重病变。

饮食方面要以高热量、高蛋白质、高维生素的食物为宜，多吃瘦肉、猪肝、鸡蛋，多吃新鲜蔬菜和水果，以利于皮肤保湿。

冻疮的预防措施

寒冬季节，要让孩子适当进行户外活动，积极加强体育锻炼，增加机体防寒、防潮的能力。教育孩子避免长时间将手、足、耳等暴露在室外，出外时戴上手套、帽子、围巾，不要赤手或赤脚触摸铁器、石器及水等。

特别要提醒家长的是，保暖对儿童尤其重要，孩子的衣着需随气候而增减，穿着要宽松。尤其室外温度0℃以下时，外出时要戴好手套、护耳的帽子，穿上棉袄，戴口罩等。每天要做局部皮肤（好发冻疮之处）按摩，促进血液循环畅通；鞋子不要太紧，以免影响脚跟的血液循环；加强锻炼，从夏天开始就用冷水洗脸、洗脚，逐步提高四肢血管对寒冷刺激的适应能力。在严冬季节人从户外进入室内时，不要立即烤火，也不能用热水泡手、足，应尽快脱掉外衣，换上温暖、干燥的衣服及鞋袜，5~7分钟自行转暖，从而预防冻疮的发生。

10~12 个月宝宝的日常保健

喂饭困难

边吃边玩

宝宝大了，开始淘气了，边吃边玩的现象是很常见的。爱动的宝宝，就像个小皮球似的，动来动去，一会儿也不停息。如果不把宝宝放到餐椅上，妈妈一个人是喂不了饭的。追着喂饭会让宝宝养成吃饭随便移动的习惯，想让这样的宝宝一口气吃完饭是比较难的。把吃饭当玩，对于这样的宝宝，妈妈可适当给予制止，可以绷着脸看着宝宝，告诉宝宝这样不好。千万不要一个人喂饭，另一个人在旁边用玩具逗着，这样更容易让宝宝养成边吃边玩的习惯。

饭送到嘴边用手打掉

当宝宝不高兴、不爱吃、吃饱了时，妈妈把饭送到宝宝跟前，宝宝会抬手打翻小勺，把饭撒到地上。遇到这种情况，妈妈千万不要再把饭送到宝宝跟前，应该马上把饭菜拿走。

用手抓碗里的饭菜

这是很正常的事情，但是不能让宝宝抓，要让宝宝拿着饭勺。即使宝宝不会使用，也要锻炼。能让宝宝拿手吃的，就让他拿手吃，不让拿手抓着吃的，就让宝宝使用餐具，规矩要从最初立下。

不会嚼固体食物

真正不会的宝宝并不多，主要是家长不敢喂，喂一点儿，宝宝噎了一下，这没关系。就此不喂了，宝宝就总也学不会吃固体食物。家长要大胆一些，慢慢训练，宝宝就都能吃的。

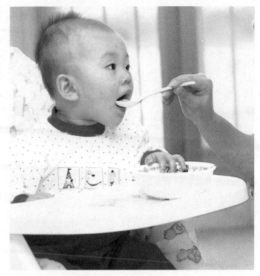

这一时期家长要尝试给宝宝喂固体食物，以训练宝宝的咀嚼能力。

喜欢上餐桌抓饭

这是很自然的，哪个宝宝都有这样的兴趣，不能为此就拒绝让宝宝上餐桌。不要让宝宝把饭菜抓翻，不要烫着宝宝的小手。可以告诉宝宝，给宝宝禁止的信号，如妈妈绷着脸、说不能抓，但不能惩罚宝宝，最常见的是父母打宝宝的手，这是不好的。

挑食

这是很常见的，什么都吃的宝宝不多，每个宝宝都有饮食种类上的好恶，有的宝宝就是不喜欢吃鸡蛋，有的宝宝就是不喜欢吃蔬菜。要慢慢让宝宝养成不偏食的习惯，但不能强迫宝宝吃不爱吃的东西。可以想办法，如果宝宝不爱吃鸡蛋，可以把鸡蛋做在蛋糕里，把鸡蛋和在饺子馅里，慢慢宝宝就适应了。

吐饭

从来不吐饭的宝宝，突然开始吐饭了，首先要搞明白宝宝是故意把吃进的饭菜吐出来，还是由于恶心才把吃进的饭菜呕出来的。吐饭和呕吐不是一回事，到胃里后再吐出来的是呕吐，把嘴里的饭菜吐出来，是吐饭。呕吐多是疾病所致，吐饭多是宝宝不想吃了，妈妈又把一勺饭送到嘴里。如果宝宝把刚送进嘴里的饭菜吐出来，就不要再喂了。呕吐则要看医生。

踢被子

这个时期许多爸爸妈妈为宝宝踢被子而发愁。为了预防宝宝因踢被子而着凉，爸妈往往会夜间多次起身"查岗"，常常为自己"英明而及时"地查出宝宝踢被子的险情而暗自庆幸，可结果却严重影响了自身的睡眠和身体健康。而且，尽管家长百般关注，还是有疏忽的时候，踢被子的恶果依然不时出现——宝宝感冒或腹痛、腹泻了。其实，要想解决宝宝踢被子的问题，就必须找出宝宝踢被子的原因，并采取相应的改进措施。

原因

1.被子太过厚重

因为总担心宝宝受凉，所以家长给宝宝盖的被子大多都比较厚重。其实除新生儿或3个月以内的婴儿因大脑内体温调节中枢不健全，环境温度低（如冬天）时需要保暖外，绝大多数宝宝正处于生长发育的旺盛期，代谢率高，比较怕热。加上神经调节功能不成熟，很容易出汗，因此宝宝的被子总体上要盖得比成人少一些。

如果宝宝盖得太厚，感觉不舒服，睡觉就不安稳，最终踢掉被子后才能安稳入睡。而且，被子过厚过沉还会影响宝宝的呼吸，为了换来呼吸通畅，宝宝会使劲把被子踢掉，结果宝宝夜间长时间完全盖不到被子，就容易受凉。因此，给宝宝盖得太厚反而容易让宝宝踢被子受凉。少盖一些，宝宝会把被子裹得好好的，踢被子现

象也就自然消失了。

2.睡眠时感觉不舒服

宝宝睡觉时感觉不舒服也会踢被子。不舒服的常见因素有：穿过多衣服睡觉、环境中有光刺激、环境太嘈杂、睡前吃得过饱等。这样，宝宝会频繁地转动身体，加上其神经调节功能不稳定，情绪不稳或出汗，结果将被子踢掉了。

3.患有佝偻病或贫血等疾病

佝偻病或贫血是宝宝生长发育过程中的常见疾病。当宝宝有佝偻病或贫血时，神经调节功能就不稳定，容易出汗、烦躁和睡眠不安，这些情况下，宝宝均容易踢被子。

4.感觉统合失调

正常人的大脑皮质对所接受的感觉信息，包括视觉、听觉、嗅觉、触觉、味觉、皮肤感觉、体位感觉等，会进行汇总分析后做出恰当的反应，这个过程就是感觉统合作用。大脑皮质发出的信息正确，身体的协调性就好。反之，如果宝宝对所接受的各种感觉信息不能做出恰当的反应，即感觉统合失调，身体的协调性也就差了。

部分踢被子的宝宝存在感觉统合失调，表现为当身体处于睡觉体位时，大脑内的睡眠指挥信号不通畅，大脑皮质的兴奋性仍不能降低，宝宝往往还同时有多动、坏脾气、适应性差和生活无规律等特点，所以睡觉体位和盖在身上的被子不能成为安稳睡觉的信号，尤其是身上的被子稍热就很不舒服，便使用蹬被子来缓解。

对策

1.被子要轻柔、宽松

有时家长可能也觉得宝宝盖得太厚或者被子过重了，需要减轻一点儿，但真做

起来却又会情不自禁地给宝宝多盖一些，所以首先要战胜自己。

家长不妨做一个实验，看什么样的被子宝宝睡觉最安稳。第一天先按你自己的想法给宝宝盖被子，四周严实；第二天稍减一些被子，四周宽松；第二天再减一些被子，脚部更轻松一些。每天等宝宝睡熟2～4小时后观察情况，这是家长会发现，被子越厚，四周越严实，宝宝踢得越快。所以，建议你给宝宝少盖一些，宝宝就会把被子裹得好好的，踢被子现象自然消失。

2.去除引起宝宝睡眠不舒服的因素

除少盖一些让宝宝舒服外，还要注意睡觉时别让宝宝穿太多衣服，一层贴身、棉质、少扣、宽松的衣服是比较理想的。此外，宝宝睡觉时还应避免环境中的光刺激，要营造安静的睡觉环境，睡前别让宝宝吃得过饱，尤其是别吃含高糖的食物等等。总之，尽量稳定宝宝的神经调节功能，使宝宝少出汗，从而避免踢被子。

3.对症治疗

对有佝偻病或贫血等疾病的宝宝，要在医生指导下进行治疗。

4.心智运动训练

对无上述原因，却踢被子明显，尤其是同时伴有多动、坏脾气、适应性差和生活无规律等特点的宝宝，有可能是感觉统合失调的缘故。此时，需要以有效的心智运动来改善宝宝大脑皮质对睡觉体位和被子的感觉信息反应，发出正确的睡眠指挥信号。

具体方法：每晚睡觉前，先指导宝宝进行爬地推球15～20分钟，然后挺胸变换走步（有专门的脚步训练器）。你也可简单地在地板上画出红、蓝两条直线（两线距离以10厘米为宜），然后让宝宝沿线走20分钟以上（可选择两足交替走、单足

跳行、双足直向跳行、双足横向跳行和双足前后向跳行等多种方式）。只要坚持引导宝宝做，就会有意想不到的大收获——你会发现，宝宝不仅不踢被子了，而且多动、坏脾气、适应性差和生活无规律的现象也逐渐消失了。

警惕传染病

宝宝从6个月之后，开始要运用自身的抵抗能力来抵御外界的侵袭了。但由于不足1岁的宝宝自身的抵抗能力还较弱，所以极易受到外界致病菌的攻击侵害，特别是可通过各种方式传播的致病菌，所以家长有必要了解宝宝此时较为常见的几种传染性疾病，以及必要的防护措施，尽最大的可能保护好自己的宝宝，让他能够安全健康的成长。

流行性感冒

简称流感，是婴幼儿最为常见的传染病。流感起病急骤，症状为高热、畏寒、头痛、肌肉关节酸痛、全身乏力、鼻塞、咽痛和干咳。少数患者可有恶心、呕吐、腹泻等消化道症状。一般在发病前三天传染性最强，主要通过飞沫传染。

预防流感最重要的是增强体质，即平时多注意锻炼，多喝水，及时补充维生素C和维生素E，根据季节变化及时增减衣物，保持足够的休息睡眠，增强机体的抵抗力。如果有家人患病的话，一方面要隔离病人，另一方面要做好室内的消毒，可以用食醋蒸熏的办法。在流感高发的季节，应尽量避免到人多的公共场所，更要避免与患上流感的人接触。外出的时候可以给宝宝带一个小口罩，回家之后要先洗净双手，也可以根据宝宝的月龄大小给予一些预防流感的药物，如板蓝根等。

水痘

水痘好发于6个月～3岁的婴幼儿，主要通过飞沫传染，皮肤疱疹破溃后也可经衣物、用具等传染。水痘是由水痘病毒引起的呼吸道传染病，具有很强的传染性，多发于冬春季节。发病初期先是高热，体温达38～39℃，宝宝能看出明显的烦躁。而后由头皮面部开始出红疹并逐渐蔓延到全身，1天之后变为水疱，3～4天后水疱干缩，结成痂皮。

水痘没有专门的治疗方法，要做的就是发病初期随时给宝宝测体温，如果体温持续升高的话要多喝水，如果体温超过了38.5℃，可以用退热药降温，但要避免使用阿司匹林。用温水给宝宝洗澡，洗过之后要穿宽松的棉质衣服并勤换内衣，以减轻瘙痒不适。患上水痘之后，宝宝常会不自觉地抓挠疱疹，为了防止宝宝将疱疹抓破发生溃烂感染，就要把宝宝的指甲剪短并保持清洁，必要时给宝宝带一副防护手套。

如果有极为严重的瘙痒或疱疹周围皮肤色红或肿胀，有脓液渗出，就说明疱疹已受感染，要立即去看医生。如果宝宝患有肾脏病、哮喘、血液病或代谢病等而正在使用糖皮质激素的话，一旦得了水痘要立即去看医生。

预防水痘主要就是避免宝宝与患了水痘的患儿接触，尽量少到人多的公众场所，并且要勤换、勤洗、勤消毒宝宝的日常衣物，随时保持各种用品的卫生清洁。

麻疹

麻疹是由麻疹病毒引起的一种急性呼吸道传染病，好发于6个月～5岁的婴幼儿，传染性极强，多由飞沫和空气传播，常在冬末春初时流行。如果宝宝如未患过麻疹而抵抗力又比较差的话，就很容易被感染麻疹病毒继而发病。

小儿麻疹临床表现为发热、咳嗽、流涕、睑结膜充血及口腔黏膜有麻疹黏膜斑，发热3～4天后出现全身红色斑丘疹，经一周左右可自然恢复，但要注意防止肺炎、心肌炎等并发症的出现。

对于8个月以上从未患过麻疹的宝宝，可以在麻疹流行前1个月皮下注射麻疹疫苗，但如果宝宝有发热、患严重慢性病或急性传染等病症时，不能注射麻疹疫苗。此外，有免疫功能缺陷以及过敏体质的宝宝，也不宜注射麻疹疫苗。预防麻疹最主要的办法就是在麻疹流行期间，尽量少带宝宝去人多的地方，更要避免与患上麻疹的宝宝接触。如果患上麻疹的话，要注意及时隔离治疗，并保持室内的空气流通。

细菌性痢疾

即为菌痢，是由痢疾杆菌感染所引起的一种婴幼儿常见的肠道传染病，主要通过病菌污染的食物和水传播，也可通过苍蝇和带菌的手而间接传播，以夏秋季节最为常见。

婴幼儿是中毒型菌痢的主要年龄群，表现为急骤起病、高热、腹痛、呕吐、腹泻等，大便呈脓血黏液状，次数多而每次量少，多数在胃肠道症状出现前就表现高热惊厥或微热或超高热，并出现休克、烦躁或嗜睡、昏迷等。

菌痢是一种严重的传染性疾病，如治疗不及时就会引起患儿脱水、休克甚至死亡。所以，一旦发现宝宝有菌痢症状出现，就要立即隔离并及时送往医院治疗，不能耽误。

预防菌痢主要在于养成宝宝良好的卫生习惯，饭前便后要洗手，不能喝生水，给宝宝所有的食物要保证干净卫生。当宝

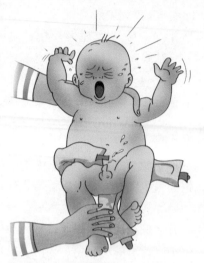

菌痢是一种严重的传染性疾病，一旦发现宝宝出现菌痢症状，就要及时送往医院治疗。

宝患上菌痢之后，要保持卧床休息，体温超过38.5℃，可给退热剂，同时注意水分和盐分的补充，禁食1～2天后逐步添加易消化、少渣食物，并少量而多餐。

顽固湿疹

随着乳类食品摄入的减少，多种不同食物的增加，大多数宝宝在婴儿时期的湿疹到了快周岁的时候基本就都能痊愈了。也有些宝宝到这时候，湿疹仍然不好，并且从最初的面部转移到了耳后、手足、肢体关节屈侧及身体的其他部位，变成苔藓状湿疹。

这种顽固性湿疹不愈的宝宝，多数都是过敏体质，当吃了某些致使过敏的食品之后，湿疹会明显加重。多数含蛋白质的食物都可能会引起易过敏宝宝皮肤过敏而发生湿疹，如牛奶、鸡蛋、鱼、肉、虾米、螃蟹等。另外，灰尘、羽毛、蚕丝以及动物的皮屑、植物的花粉等，也能使某些易过敏的宝宝发生湿疹。

除了过敏体质以外，缺乏维生素也会造成湿疹不愈。此外，宝宝穿得太厚、吃得过饱、室内温度太高等也都可使顽固不愈的湿疹进一步加重。

关于湿疹的治疗，目前还没有一种药物可以根治，尤其是外用药，一般只能控制和缓解症状而已。如果宝宝此时湿疹仍然不愈，应首先到医院，请医生诊断出具体原因，然后视情况决定治疗的方式。

当宝宝得了湿疹后，除了用药物治疗、忌用毛织物和化纤织物之外，如果宝宝还吃母乳的话，妈妈要多注意自己的饮食。少喝牛奶、鲫鱼汤，少吃鲜虾、螃蟹等诱发性食物，多吃豆制品，如豆浆等清热食物。不吃刺激性食物，如蒜、葱、辣椒等，以免刺激性物质进入乳汁，加剧宝宝的湿疹。此外，给宝宝的辅食要避免海鲜类、笋类、菌菇类，这些都容易导致过敏症状的产生，还要谨慎添加鸡蛋蛋白、大豆、花生等容易引发过敏的食物。

当湿疹发作严重时，可以适当用激素药膏缓解不适感，但不要长期使用，以免产生依赖性。平时不要用过热的水给宝宝洗手、洗脸或洗澡，尽量选择温和的皂液，不能使用碱性太强的皂液，还要勤给宝宝剪指甲、清洁双手，以免宝宝过分搔抓湿疹部位引起破皮、感染等。

睡眠问题

10个月以后，宝宝白天睡的时间越来越少了，有的宝宝能从晚上8～9点一觉睡到转天早上的7～8点，白天只睡一小觉。也有的宝宝白天还是能睡2～3觉，但每次都不超过1个小时。

这一时期宝宝的睡眠情况表现出了很大的个体差异。有些宝宝此时已经建立了一套固定的睡眠规律，每天晚上都能按时睡觉，不管周围的大人们在做什么；而有的宝宝则不然，如果爸爸妈妈不睡只是

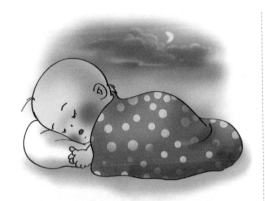

良好的睡眠非常有利于宝宝发育，父母要想办法保证宝宝能安然入睡。

哄他睡的话，他很难乖乖睡去，一直要等到晚上10~11点，爸爸妈妈也要睡觉的时候才肯入睡。有些宝宝晚上睡得早，早上5~6点的时候就会醒来，这无疑会影响爸爸妈妈的睡眠。对于这样的宝宝，如果晚上不是主动入睡的话，完全可以将哄睡的时间延后一些，这样宝宝早上也能醒得稍晚一些，不至于干扰爸爸妈妈的睡眠。

当宝宝的体能消耗到一定程度时，自然会需要睡觉。这时，只要让宝宝在床上安静地躺一会儿，他就能睡着了。如果宝宝一时没有睡意，也可以让他睁着眼躺着，但不要去逗他、哄他，等到睡意上来了他就会自觉进入梦乡。有的宝宝入睡很快，但睡着后却爱翻身，睡不安稳。出现这种现象，应先检查一下宝宝睡觉的床是否有不妥的地方，比如被子、褥子是否太厚，是否穿的衣服太多不舒服，周围的环境是否太吵、灯光是否太亮等。另外，如果睡前宝宝有比较兴奋的表现也会睡不安稳。因此，为了提高宝宝的睡眠之前，在临睡之前要保证宝宝处于平静的自然状态，不要去哄逗他，以免使其过于兴奋，影响睡眠质量。

如果半夜宝宝醒来，提出想玩的要求的话，爸爸妈妈就要果断拒绝，不能纵容宝宝形成这种不好的睡眠习惯。

四季护理

春季

天气稍稍变暖之后，最好给宝宝穿薄点，因为衣服越轻，宝宝就越能自由地运动，有利于他运动能力的发展。

这个时候可以带着宝宝到稍微远点的地方活动了，但一定要注意安全。有的宝宝已经会走了，所以家长更要看好宝宝，防止他碰伤、跌伤等。如果宝宝走路的时候不小心摔了一下，他们往往会大声哭闹，但由于这时候宝宝走路并不利索，也不会走得很快，所以即使是摔了，多数时候也只是轻轻地跪在地上，哭闹的原因多数是因为害怕而不是跌破疼痛。如果爸爸妈妈心疼地急忙抱起宝宝，或是赶紧把宝宝放到婴儿车里不让他走了，其实对宝宝是不利的。摔倒是宝宝在学习走路的过程中都会经历到的自然过程，所以爸爸妈妈不要太过呵护了。

在带着宝宝赏户外的花花草草时，宝宝很可能会伸出小手摸一摸这些东西，可以让宝宝去摸它们，因为这有利于他们触觉和知觉的发展，但要注意不能让宝宝接触过花草之后再把手放到嘴里，以免病从口入。最好是随身带着消毒湿巾，当宝宝触摸过它们之后及时给宝宝擦干净他的小手。

过敏体质的宝宝在春天会咳嗽、喘息，有的宝宝还会在手脚处长出红色的小丘疹，有明显的瘙痒感，这就是春季湿疹，并不需要特殊的处理。

夏季

夏天是肠道传染病，如细菌性痢疾、大肠杆菌性肠炎等病症的高发季节，所以要特别小心病从口入。给宝宝的所有食物都要保证新鲜卫生，尽量不要吃外面买回来的熟食，放在冰箱里的熟食也要经过高温加热后再给宝宝吃，打开包装后的存放时间不能超过72小时。

即使天气再热，也不能给宝宝吃生冷食物。冷食冷饮会刺激宝宝脆弱的胃肠道，导致消化不良、腹泻等。而生瓜果、生菜中可能附有虫卵，虫卵一旦进入人体，就会在人体中生长繁殖，引起肠虫症、胆道蛔虫症等病症。给宝宝所有吃的东西都要保证全熟，此外宝宝的餐具也要做好卫生消毒工作。

夏季宝宝的食欲较差，应注意多给宝宝摄入富含蛋白质的食物，以保证宝宝的成长所需。食量减小是正常的，不要强迫宝宝进食。还有，任何饮料都不能代替白开水，所以要尽量多给宝宝喝白开水。

宝宝的手上和指甲缝里很可能存有蛲虫卵，这些蛲虫卵也有可能通过口腔进入肠道，引发肠蛲虫症，所以要勤给宝宝洗手、剪手指甲。

再有，不要让宝宝在烈日下玩耍，以防晒伤、日光性皮炎、出汗脱水等问题，在宝宝出汗时不能马上洗澡，要等宝宝的汗退下后，先用湿毛巾擦拭干净出汗处再洗澡。

秋季

如果准备让宝宝参加一些早教训练班，就要特别注意个人卫生。给宝宝常剪指甲、常用流动的水洗手、勤换洗衣服的话，就能减少人多患病的概率，加上随着宝宝的年龄的增长、抵抗力的增强，患病的可能性就会渐渐减少。

由于季节交替、冷热不均很可能会让宝宝患上感冒或其他呼吸道疾病。如果宝宝感冒的话，也不要服用抗感冒药，因为抗感

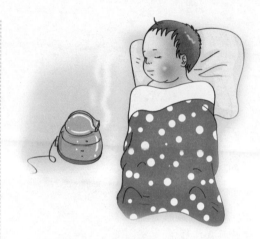

在宝宝睡觉的地方放一个加湿器，这样不至于让房间太干燥，引起宝宝咽部不适，鼻子不通气。

冒药会令宝宝呼吸道黏膜更加干燥，从而更容易令病菌乘虚而入，发展成下呼吸道感染。只要让宝宝多休息、多喝水、多睡眠、适当退热，就可以有效治疗感冒症状。

再有，秋季干燥的空气会使宝宝的咽部干燥，导致咽部的细菌繁殖引发咽炎、气管炎等，所以家长要督促宝宝多喝白开水，并注意调节室内湿度，还要尽量避免宝宝之间的相互感染。

冬季

开始学走路的宝宝如果恰好在家里迎来了冬天，加上家里用电暖气、火炉等取暖的话，就要时刻注意着宝宝，不要让他走近这些取暖设施，以免烫伤。

初冬时宝宝很容易患上病毒性肠炎，要注意预防。在腹泻流行期时尽量少带宝宝出入公共场所，不要让宝宝接触到患有腹泻的宝宝，一旦出现腹泻症状，就要首先及时补充水分。

不要因为天气变冷就把宝宝困在屋里，马上就要满周岁的宝宝已经能够经受住寒冷的空气了，所以依然要坚持户外活动，否则不利于宝宝对外界刺激的耐受性

和抵抗力的增强。

有的宝宝在冬天，小便中常会出现白色的混浊物，妈妈很可能会以为宝宝患了肾病。但实际上，这只是本能溶解的尿酸在低温下形成的沉淀物而已，家长不需要担心害怕。

避免养成不良习惯

揉眼

有的宝宝总是用手揉自己的眼睛，这就会使手上的细菌进入眼里，造成沙眼、倒睫或抓破眼角而引起红肿、感染等。纠正宝宝揉眼的办法是转移宝宝的注意力，当宝宝揉眼的时候，轻轻把他的手从眼睛处拿开，并给他的手里及时递上一件玩具或者一小块零食，让他慢慢忘记不自觉的揉眼动作。

伸舌头

婴幼儿时期伸舌头是一种不自觉的活动现象，但久而久之就会形成难以克服的坏习惯。经常伸舌会使门牙受到挤压，进而出现排列不齐或向前突出的现象，影响牙齿的健康和美观。防治的办法是经常逗宝宝玩玩和笑笑，使其转移注意力。

吮手指

有的宝宝在这个时候还有吸吮手指的毛病，尤其是睡觉的时候，非得啃着自己的手指头才能睡着。这时就要加以纠正了，否则会使宝宝形成吮指癖，不但容易把细菌带入消化道，刚萌出的牙齿还可能会把手指咬破，造成出血、感染等。要改掉宝宝吮手指的毛病，可以在宝宝的手指上涂一些"有异味的东西"，如黄连、一点点咸味、一点点辣味，这对刚刚形成吮指习惯的宝宝很有用。如果宝宝吮吸手指频繁的话，只要他白天醒着，就不让他的手闲下来，在他刚要把手伸到嘴里时，把

他的手指拿出来，逗引他看垂挂的玩具、听你唱唱歌，转移他的注意力。

物品依赖

有吮指习惯的宝宝多数也有对某种特定物品的依赖，如特别依恋自己的小毛巾、小被子，或是某个娃娃等，无论吃饭、玩耍还是睡觉，都要把这种东西带在身边，否则就心神不宁、烦躁不安。这种依赖的坏习惯必须尽早改掉，解决的办法是常常更换宝宝身边的常用物品，永远让他处于一种"非熟悉"的状态，这样他就找不到可以依赖的东西了。

咬嘴唇

咬嘴唇时间长了，就造成上门牙前突、开唇露齿、翘嘴唇等畸形。防止宝宝咬唇的办法是不要总是呵斥宝宝或对着宝宝摆出严厉的表情，如果发现宝宝见到生人怕羞而咬唇时，应设法阻止，不使其养成习惯。

舔牙

当宝宝在萌牙时，常因牙龈发痒而用舌舔，这会影响牙齿的正常发育，还会刺激唾液腺的分泌，引起流涎。可以经常逗宝宝笑笑，分散他的注意力，或是给他一些能够锻炼咀嚼的食物，让他忘记舔牙。

任性娇弱

这完全是大人"宠"出来的坏习惯。宝宝比较弱小，大人保护他是应该的，但过分的保护就会致使宝宝容易哭闹、任性撒娇、情绪多变等，同时还会使宝宝的能力发展缓慢。对于这么大的宝宝，大人应当在适当时候理智地学会对他说"不"，不要让他觉得他想要什么大人都会满足他。另外，宝宝在学走路的时候，少不了磕磕碰碰，出现一点儿小伤也是常有的事，这些事情发生之后，大人要鼓励宝宝坚强独立的面对，而不是显得比宝宝还紧张、痛

苦，否则必然会使宝宝变得脆弱不堪。

注意孩子安全

10个月之后的宝宝，已经能够听懂大人简单的指令了。他们在这一时期总是表现得特别淘气，总会做出很多试探性的动作，这有时是出于好奇心而探索，有的时候则是故意试探大人对自己所做行为允许的尺度。

这么大的宝宝并没有安全意识，他不会明白哪些动作行为可能会给自己以及他人造成危害，这就需要大人来强化宝宝的危险意识，一旦发现宝宝做出可能发生危险的动作，就要果断的制止。当然，最直观的办法就是一边制止宝宝的动作，一边告诉宝宝"不"。有的宝宝在大人对他说"不"时，可能会故意装作没听见而继续重复之前的动作。这个时候，大人就需要用严肃的表情，让宝宝知道"这样不行，爸爸／妈妈不喜欢"。当宝宝通过大人的表情和语气，知道他的这种行为会令大人不快的时候，就不会再继续了。不过家长此时还没必要给宝宝罗列一堆"为什么不行"的原因，因为宝宝基本上是听不懂你在说什么的。

此时的宝宝自我意识比较强，并明显地表现出了自己的个性，因此这一时期也是宝宝很多不良习惯形成的阶段。所以，此时爸爸妈妈学会对宝宝说"不"就显得尤为重要，一味顺从溺爱的话，只会让宝宝越来越任性，稍有不顺的话就哇哇大哭的闹情绪。

不要认为10个多月的宝宝还不懂得好与坏，不管他干什么都置之不管，这是不对的。尽管这时的宝宝还不能判断好和坏，但能感到大人是高兴还是生气。如果让宝宝觉得大人绝对不会对自己发脾气，那就会助长他为所欲为的风气。

为了让大人的话更有分量，也不要太轻易而频繁地对宝宝说"不"，应该在设定重要规矩的时候才用这个词，不然宝宝就会听"疲"了，这些禁止的话也就失去了作用。有的宝宝总是做不让他做的事，对这样的宝宝，只能在他做特别危险的事时严厉地批评，凡是可用来"淘气"的东西首先应该收拾起来。但是，无论宝宝多么淘气和任性，都不应该体罚宝宝，这是所有家长都应该注意的。

13~24个月宝宝的日常保健

半夜哭闹

对妈妈的依赖

有的宝宝已经在夜间断奶了，可是偶尔会突然半夜醒来要奶吃。这时，如果妈妈不满足宝宝的需要，宝宝就大声哭闹，而且持续时间较长，甚至一连几周都这样。妈妈不必大惊小怪，越大越"倒退"的现象是正常的。

这个阶段的宝宝，正处于独立性与依赖性并存的时期。宝宝一方面寻求独立，不再像婴儿期那样任妈妈摆布；一方面又产生很强的依赖感，这种强烈的依赖感，是宝宝成长过程中寻求安全感的表现。随着月龄的增长，宝宝的安全感会越来越强，依赖性会越来越弱，就不再那么依赖妈妈了。这种情况发生时，妈妈可以顺从宝宝，给他吃几口奶，就能让宝宝很快地入睡。

肚子痛

宝宝可能会因为睡觉前吃得过饱，或白天吃得不对劲引起肚子痛，不正常的胃肠蠕动把宝宝从熟睡中扰醒，醒后第一表现就是哭闹。

肚子痛时，宝宝会突然在熟睡中哭闹，常常是闭着眼睛哭，两腿蜷缩，拱着腰，小屁股撅着，或手捂着肚子。即使是会说话的宝宝，半夜因肚子痛，醒后也只会用哭声告诉妈妈。这种情况下，妈妈一般就会帮助宝宝揉一揉肚子，不揉还好，一揉宝宝哭得更厉害了。这是因为肚子痛时，宝宝的肠管处于痉挛或胀气状态，当妈妈用手刺激腹部时，会加剧宝宝的疼痛感。

妈妈对宝宝常有一种直觉判断能力，能够很快判断宝宝可能病了或肯定没病，只是要赖而已。妈妈的这种直觉大多数时候都是准确的。所以，如果你认为宝宝是因为肚子痛而哭闹，而且哭得很厉害，就要马上看医生，因为一两岁的宝宝和婴儿期一样，也有发生肠套叠的可能。如果你感觉宝宝没有什么问题，就不必把宝宝带到医院。

噩梦惊醒

成年人有时在睡梦中会被噩梦惊醒，这时的宝宝也有可能做噩梦，噩梦醒后，宝宝不会像成年人一样自我安慰，"只是个梦而已"，宝宝的反应往往是受到惊吓后的失控。白天受了惊吓，打了预防针，看了可怕的电视镜头，被"汪汪"叫的小狗吓着了，摔了重重的一跤，爸爸妈妈或看护人训斥了宝宝，从床上掉了下来或者没有明确原因都可能引起噩梦惊醒。被噩梦惊醒的宝宝，通常是突然大声地哭喊，两眼瞪得溜圆，表现出惊恐的神态，或到处乱爬，或一个劲地往妈妈怀里钻。妈妈往往会把宝宝紧紧抱在怀里，告诉宝宝："妈妈在这里，爸爸也在这里，有爸爸妈妈陪着宝宝。"

这时，妈妈不要说"宝宝不要怕。"不要提"怕"字，也不能说"妈妈把大恶魔打跑了"之类的话。只需给宝宝以正面的鼓励和安慰，使宝宝安静下来。对于这个阶段的宝宝，如果妈妈说"不要怕"，一个"怕"字会加深宝宝的恐惧感。所以，用否定的语言不如用肯定的语言。

环境不好

到了幼儿期，宝宝因为环境太热、太冷、太干燥、太闷而哭闹的不多了，但也不总是这样。如果是在酷暑，气压很低的夏夜，宝宝因睡眠不安而哭闹的情况也会有的。这时爸爸妈妈也会感到不舒服，改善一下睡眠环境，宝宝就会安静地入睡了。

找不到原因

什么原因也找不到的情形是常有的，一连几个晚上宝宝都半夜醒来哭，需要带宝宝看看医生。如果医生也找不到宝宝哭夜的原因，可以认为宝宝的哭夜是正常的，只是他成长过程中的一段小插曲。不要烦恼，不要生气，不要训斥宝宝，家长不要相互埋怨。可以一人一夜轮流照看哭夜的宝宝。如果是全职妈妈，就由妈妈一个人照看宝宝，白天当宝宝睡觉的时候，妈妈也要抓紧时间睡觉。

安静地对待哭夜的宝宝，而不是比宝宝闹得还厉害，大声地哄，大幅度地摇，甚至抱着宝宝急速地在地上来回走动，或在床上颤悠，把床弄得咯咯响……这样不但不会让宝宝安静下来，还会使宝宝闹得更厉害。妈妈要轻声细语，动作温柔，无论宝宝怎样闹，妈妈始终如一，用不了多久，宝宝就会在某一个晚上不再哭闹了。

咬指甲

很多人认为咬指甲是一种因为精神紧张而导致的行为，但事实并非完全如此。对于2岁左右的宝宝来说，精神紧张仅仅是他咬指甲的一个因素，还有很多别的因素也会导致宝宝的这种行为习惯。比如，对指甲产生了好奇，感觉很无聊，压力大，或者因为指甲过长、没有及时修剪而感觉不舒服，等等，所有这一切都可能让宝宝养成这样一个坏习惯。那么怎样才能让宝宝不再咬指甲呢？

及时为宝宝修剪指甲

指甲过长或凹凸不平时，宝宝会感觉不舒服而啃咬，有的宝宝可能觉得指甲的模样太丑，所以想用自己的小牙把他们"修剪"得漂亮点儿。爸爸妈妈一定要及时给宝宝修剪指甲，防止因为指甲带来的不舒服刺激这种行为，还可以在宝宝想咬指甲的时候没有东西可以咬。慢慢地，他就会对咬指甲的行为失去兴趣。

别过分在意

对2岁左右的宝宝来说，咬指甲更多的是一种无意识行为，他根本就不知道自己究竟在干什么，直到爸爸妈妈注意他的行为。爸爸妈妈要用自己的方式，如把他的小手拿开，让他意识到原来他是在咬指甲。因为无意识，家长的唠叨和惩罚对改变这一行为习惯不会有什么大的帮助。相反，过分关注这一行为习惯只会让他咬指甲这一行为变得更加频繁。另外，家长长时间的唠叨和惩罚还会让他更加依赖这种行为来排解内心的压力。

别让宝宝的小手闲着

仔细观察，看看宝宝在什么情况下会热衷于咬指甲，每到这个时候，就给宝宝一些替代品，如手指偶、可以挤压的软球或者他喜欢的其他玩具等，将这样的玩具塞进宝宝的手里，他就会有些事情可做，忘记咬指甲的工作。

不可采取强制的办法

给宝宝的指甲上面涂上带苦味的食物对改变这一行为也没有什么帮助，因为对于2岁左右的宝宝来说，根本就理解不了这是家长的一种惩罚措施，相反，这种古怪的味道会更多地提醒他反复回味咬指甲的快乐，使他的行为朝着父母期望的相反的方向发展。所以，一旦发现宝宝有咬指甲的行为，一定不要大惊小怪，要通过转移注意力的方式来帮助他忘掉这个行为习惯。

吃水果的注意事项

冬夏两季要挑选与时令性质相反的水果，如夏天可吃西瓜、梨、猕猴桃、橙子、苹果、香蕉之类寒凉或平性水果。必须挑选新鲜的水果给宝宝吃，如发现水果果肉颜色不正、发暗、发黑或有异味等，就不要给宝宝食用。

循序原则

刚开始给宝宝提供辅食时，要注意先蔬菜，后水果。蔬菜可以从泥开始，水果则先提供汁，等宝宝适应后再提供鲜果泥。这个顺序主要是考虑到先尝过甜味水果的宝宝，往往不再喜欢吃蔬菜。因此，应该先给4~6月龄的宝宝提供蔬菜，如胡萝卜泥、土豆泥、青菜泥、豌豆泥、番茄泥等，然后再提供水果汁，如橙汁、苹果汁等。起初，果汁与凉开水以2∶1的比例调制，慢慢过渡到直接提供鲜果泥，如苹果泥、香蕉泥等。

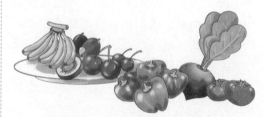

给宝宝吃水果一定要符合宝宝的生长发育特点，循序渐进，逐步添加。

适量原则

由于宝宝的胃容量小，水果吃得太

多，会影响喝奶和吃饭菜，造成热能和营养素摄入不足，不能满足宝宝的需要，影响生长发育。有些父母给小宝宝每天吃一只苹果，一根香蕉，这样的量就偏多了。水果中的纤维素和果胶，既不能被消化吸收，又会产生饱胀感，同时也不能提供热能，而且水果中蛋白质、脂肪的含量很低，因此吃水果要适量，并要选择合适的时间。宝宝可在午睡之后吃，1岁以上可安排在饭后。

个体化原则

有些水果属温热性，有些水果属寒凉性，也有些水果属平性。在给宝宝吃水果时，不要总是盯着一种水果，例如常吃橘子或杧果，对内热体质的宝宝就容易上火，可出现口腔溃疡、大便偏干；常吃西瓜或梨，对虚寒体质的宝宝来说，就可能引起肠道不适或腹泻。因此，要经常变换水果的品种，尤其要适合宝宝的体质情况。冬夏两季要挑选与时令性质相反的水果，如夏天可吃西瓜、梨、猕猴桃、橙子、苹果、香蕉之类寒凉或平性水果。冬天可吃杧果、橘子等热性或平性水果。挑选适合宝宝体质的水果才有利于宝宝的健康。

新鲜原则

水果采集后仍具有活性，而且它本身含有氧化酶和过氧化酶，所以当水果外表破损时，容易发生腐败变质。水果表面又常沾有微生物，这些微生物的生长繁殖也会引起水果变质，有时甚至产生毒素，食用后会危害健康。因此必须挑选新鲜的水果给宝宝吃，如发现水果果肉颜色不正，如发暗、发黑或有异味等，就不要给宝宝食用。

卫生原则

由于水果在生长过程中使用了农药，在采集、运输、销售过程中又极易沾染微生物，特别是致病菌和寄生虫卵或其他有害物质。因此水果在食用前必须清洗干净。比如在制作橙汁时，可先用肥皂将橙子洗净、擦干后再榨汁。有些皮很薄的小水果，如葡萄、草莓、杨梅、樱桃、杏等，在清洗掉表面的灰尘杂物后，最好在淡盐水中浸泡10分钟，然后用流动水冲洗干净；或用蔬菜水果洗涤剂浸泡15分钟后，再用流动水清洗干净。过去常用高锰酸钾杀菌，但效果较差，目前已不推荐。一些个头大的水果，如苹果、梨要削皮后吃。杧果去皮后，或木瓜去籽后，可用勺子将果肉挖出，做成果泥，拌在原味酸奶中吃。家长在制备水果过程中，要注意将双手用肥皂认真清洗，所用的水果刀和案板都要清洗或消毒。否则容易引起宝宝肠道感染，甚至中毒。

照明度与视力保护

我们都知道光线过强会损害视力，光线不足对视力同样也不好。因此，要保护宝宝的视力，既要避免在强度灯光下看东西、直视太阳光和太明亮的室内灯；也要避免宝宝在光线不足的地方长久地看东西。

有的父母为了锻炼宝宝的视力，会让宝宝看较小的东西，这个过程中记得增加亮度，不然对宝宝的视力是一种伤害。尤其让宝宝看图和文字时，不但要力求清晰、对比明显、色彩鲜艳，还要保证适宜的照度。

有的宝宝房会涂上色彩漆，浅颜色的或者洁白的墙壁反射系数大，屋子显得很亮，而深色调的墙壁会让屋子显得比较暗。如果整个屋子都是洁白的墙壁，也可能会造成眩目，这时候可把接近地面的1.5米高的墙面粉刷成淡黄色或其他浅色，使与眼睛平行的反射光变为漫反射。如果宝宝的床头灯没有灯罩，家长可以和宝宝一起做一个简单的纸壳灯罩，一方面可以保护好灯泡，另一方面也能集中光亮，有利于宝宝的阅读。

皮疹

皮疹是幼儿疾病中最常见的一种体征，而且幼儿的皮疹主要就是以下几种类型，家长了解之后可以及时应对。

急疹

周岁以内的婴儿突然出疹子，可能与病毒传染有关，冬春季最多见。皮疹多为不规则的斑点状或斑丘疹。用手按压皮疹可以退色。全身均可见。一般1~2天消退，不留痕迹。出疹的同时可能发热，持续3~5天，个别孩子可能高热惊厥。

如果是这种情况，要多喝水，可以用一些抗病毒的药物。如果孩子高热可以用退热药。

风疹

风疹是儿童时期常见疾病、是风疹病毒通过呼吸道飞沫传播的急性传染病。传染源可能是已经感染的病人，也可以是没有发病但是带病毒者。集体中容易流行。这时候的皮疹是在发热一两天之后出现的，遍及全身。皮疹色淡，一般在出疹后2~3天消退，很少有人会留下疤痕。风疹可以并发中耳炎、支气管炎、脑炎、肾炎以及血小板减少性紫癜。目前我国的儿童已经接种风疹疫苗，保护率达95%。

风疹患儿发热时要多喝水，吃抗病毒的药物包括清热解毒的中药。如果体温高于38.5℃可以用退热药。患儿不能接触孕早期女性，容易引起胎儿畸形、白内障、先天型心脏病。

水痘

水痘多见于6个月以后的各个年龄段，一般1次发病，终身免疫。水痘会在发热1~2天后出现，躯干、头、腰以及头皮多见。丘疹、疱疹、结痂的疹子会同时存在。发热是多喝水，吃易消化的食物，保持皮肤清洁，勤换衣服，不要抓破水疱，以防感染，只要水疱不破，一般痊愈后不留疤痕。

目前已经研制成功水痘疫苗，1~12岁接种1针。

麻疹

麻疹是婴幼儿常见的呼吸道传染病，传染性强。不过麻疹也是1次发病，终身免疫。麻疹患儿是唯一的传染源，晚春多发病。麻疹引起的皮疹，多是从耳后开始出现，然后往下蔓延到全身的，皮疹呈暗红色。消退的顺序也是从上到下。

麻疹患儿要在家卧床休息，不要直接吹风。有的孩子接种了麻疹疫苗，可是还出了麻疹，这是因为麻疹疫苗的注射之后，可能会出现类似麻疹的轻微表现，这是在刺激人体产生免疫力。

丘疹性皮疹

丘疹性皮疹主要发生在夏天，多见于婴幼儿。宝宝皮肤娇嫩，经过沙土或水的多次刺激，或者是出汗等，会导致皮肤发炎，形成皮疹。如果出现了局部的皮疹，可以用氧化锌软膏，口服维生素C。要防止患部感染。

痱子

夏天宝宝都容易出痱子，在腋窝、颈部等出汗多的部位，痱子红红的一片。出痱子是很难受的，宝宝会痒、灼热，忍不住用手挠。因此在盛夏来临之前，家长要做好防痱子的准备，一方面是室内要通风，也要勤洗温水澡。容易出痱子的宝宝要多穿吸汗的薄棉布衣服。白天的时候给宝宝涂点儿爽身粉。

手足口综合征

手足口病是近年来常见的一种传染病，在3岁以下的宝宝中较常见。本病的传染源是病人或健康的带病毒者。患者说话时的口水飞沫、玩过的玩具、拿过的食物都有可能带有病毒。如果周围有认识的宝宝得了这种病，家长要注意让宝宝在家玩，不要出去。

要注意保持手足口病患儿的清洁，因为口腔要吃东西，手要摸东西，很容易把病毒留在空气中。

卫生护理

这个阶段宝宝的卫生护理需要注意以下几方面：饭前饭后教宝宝洗手、擦嘴；起床后、睡觉前以及进食后让宝宝先用温开水漱漱口，再喝点儿水。家长须重视做好宝宝的口腔保健工作，1~2岁的宝宝，家长可用消过毒或煮沸的纱布，蘸一下洁净的温开水轻轻擦拭宝宝口腔两侧内的黏膜、牙床及已萌出的牙齿，坚持每次饭后、睡前各1次。吃水果前教宝宝把水果洗干净，排便后要给宝宝清洗肛门。

睡眠问题

1岁多的宝宝大多在晚上9点前后睡觉，早晨7点到8点之间醒来。乡村的宝宝可能晚上七点就睡觉，早上6点就和父母一起起床。中途的午睡，有的宝宝可能睡一次，有的宝宝可能根本睡不着，这个根据宝宝的身体状况和生活习惯来决定。

这个时期的宝宝反常的睡眠问题是，有的半夜要起来玩。宝宝睡到深夜醒来，要么吵得家人无法入睡，要么自己一个人

玩大人不放心，最好的办法是让宝宝有白天足够的运动，能量代谢掉了，晚上的睡眠就会更加踏实。

四季护理

在天气暖和以后，1岁以上并且排便间隔已达1个小时以上的幼儿，可以开始学习上厕所。在深秋和冬月满1岁的宝宝，最好等到第二年春天再撤掉尿布，学习排便。

夏天玩水的时候，1岁半的幼儿最好不要在超过10厘米的水中玩耍，除非有大人的细心观察。

秋天天气转凉，幼儿容易感冒发热，有时候会有点儿痰，但不要紧。冬天主要是预防患冻疮，如果希望宝宝将来能抗冻一些，就不要给他们穿太厚的衣服，也不要看得太紧。让宝宝在外面冻一冻，和宝宝一起玩一玩雪，对宝宝的身体不会造成很大的影响。

25~36个月宝宝的日常保健

零食供给

宝宝喜欢吃甜食，其实与宝宝运动量大需要能量补充也是有关的。但甜食吃太多容易蛀牙，也容易长胖，因此甜食不要给他很多，每天定量几粒糖就可以了。

这个年龄段的宝宝可以吃水果了，多给他们吃水果有助于消化和吸收。也可以给宝宝喝果汁，最好是新鲜的果汁，很多便宜而又颜色鲜艳的果汁可能含有很多化学物质，尽量不要让宝宝喝。

这个时期的宝宝最好不要吃巧克力，是因为一旦吃了巧克力他们对别的零食就失去了兴趣，会一直吵着要。巧克力吃多了会引起恶心、烦躁、出鼻血和蛀牙等问题，加上宝宝在这个年龄段性格很不稳

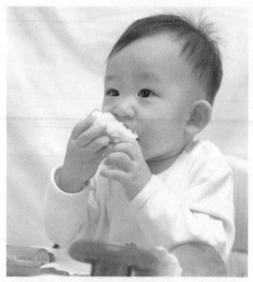

应该给宝宝准备各种食品，让宝宝熟悉新的味道和感觉，这样能防止宝宝养成偏食习惯。

定，家长最好不要让宝宝吃巧克力。

有的亲友和长辈为了表达对宝宝的喜爱，会带着他去超市让他随意选自己喜欢的东西，对大部分宝宝来说，他们都不会客气，这样容易养成坏习惯。家长不要这样做，也告诉亲友们不要这样做。

如果别人给宝宝零食，要告诉他如果接受并鼓励宝宝说"谢谢"，告诫宝宝，不要吃陌生人给的东西。

控制吃饭时间

宝宝小的时候，总是饿了就要吃，但如果习惯不好，容易引起小儿消化不良、肥胖、胃口不佳等问题。因此，控制好宝宝的进餐时间也很重要。

一般来说，这个年龄段的宝宝进食的节奏是：早餐、午餐、下午加餐、晚餐和睡前奶粉。宝宝已经长出了乳牙，他们的食物从液态逐渐转换成固态，可以开始吃炒的肉丝、硬皮的面包、生菜、萝卜、芹菜和藕等。

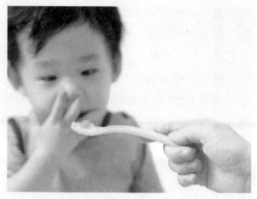

让宝宝养成良好的进餐习惯很重要，否则容易引起消化不良、肥胖、胃口不佳等问题。

控制宝宝吃饭的时间，并不需要特别的窍门，主要是和爸爸妈妈吃饭的时间保持一致。早上8点早餐，中午12点~下午1点之间中餐，下午3~4点可以加餐吃一点零食，晚上6~7点晚餐，睡觉之前喝一杯200毫升奶粉。如果宝宝不肯在吃饭的时间吃饭，而等到不是吃饭的时间又要吃东西怎么办？最好是不要迁就他，除非是生病、起床太晚或者晚上有事情睡得较晚，偶尔饿一饿也不会有问题。让宝宝养成良好的进餐习惯更重要。如果宝宝没有食欲，看看是不是身体不舒服，另外，运动量小的宝宝胃口也没有喜欢动的宝宝胃口好。

微量元素缺乏的症状

缺钙

1.夜间多汗、睡眠不安、易醒、易惊、摇头、枕秃、白天烦躁、坐立不安；体征颅骨软化、囟门大不易闭合（正常是1~1.5岁闭合），出牙晚（正常6~8个月开始出牙，10个月后长牙算做稍微晚的），站不稳（正常8月左右可扶站或独占，很稳）。

2.阵发性腹痛、腹泻、抽筋、胸骨疼痛。

3.鸡胸（逐渐出现肋下缘外翻或者胸骨

异常隆起），X形腿、O形腿，指甲灰白或有白痕。

4.1岁以后宝宝容易烦躁，注意力不集中，反应冷漠的同时又有莫名其妙的兴奋，健康状况不好，容易感冒等。

缺铁

1.长期缺铁易导致缺铁性贫血：头晕，头痛，面色苍白，乏力，心悸，毛发干燥，指甲扁平，失光泽，易碎裂；抗感染能力下降，在寒冷条件下保持体温能力受损，使铅吸收增加等。

2.少微笑。婴幼儿体内缺铁会导致组织细胞内缺氧而使活动能力下降，出现不爱笑、疲倦、食欲减退、烦躁、不安及破坏行为等症状。

缺硒

主要是脱发、脱甲，部分患者出现皮肤症状，少数患者可出现神经症状及牙齿损害。人轻度或中度缺硒，其征兆或症状不明显。

缺锌

喜欢吃那些平常不能吃的东西，例如泥土、火柴、煤渣、纸屑等，厌食、生长迟缓等。其他症状：智力低下，反应迟钝，发育迟缓；易反复上呼吸道感染；易出现消化不良、肠炎、腹泻等胃肠道疾病；经常出现舌头溃烂（地图舌）、口腔溃疡；头发发黄、稀少、干燥无光泽、头发竖立；手指甲根部没有半月状的健康环，或者只有拇指甲上有；身体的伤口易感染，创伤久久不能愈合。

缺碘

脑发育障碍，智力低下，身材矮小。

缺维生素A

出现夜盲症，眼角膜或结膜干燥，角膜溃疡或瘢痕等临床表现。

缺维生素D

1.佝偻病：小儿易怒、烦躁、睡眠不安、夜惊、夜哭、多汗，由于汗水刺激，睡时经常摇头擦枕。随着病情进展，出现肌张力低下，关节韧带松懈，腹部膨大如蛙腹。患儿动作发育迟缓，独立行走较晚。重症佝偻病常伴贫血、肝脾肿大，营养不良，全身免疫力减弱，易患腹泻、肺炎，且易成迁延性。患儿血钙过低，可出现低钙抽搐（手足搐搦症），神经肌肉兴奋性增高，出现面部及手足肌肉抽搐或全身惊厥，发作短暂，约数分钟，但亦可间歇性频繁发作，严重的惊厥可因喉痉挛引起窒息。

2.头部颅骨软化多见于3～6个月宝宝，以枕骨或顶骨为明显，手指压迫时颅骨凹陷，去掉压力即恢复原状（如乒乓球感觉）；6个月后颅骨增长速度减慢，表现为骨膜下骨样组织增生，额骨、顶骨隆起成方颅、严重时就呈十字颅、鞍状颅。此外还有前囟迟闭，出牙迟，齿质不坚，排列不整齐。

3.胸部两侧肋骨与肋软骨交界处呈钝圆形隆起称"肋串珠"，以第7～10肋为显著；肋骨软化，受膈肌牵拉，其附着处的肋骨内陷形成横沟（称为赫氏沟）；严重佝偻病胸骨前突形成鸡胸；胸骨剑突部内陷形成漏斗胸，由于胸部畸形影响肺扩张及肺循环，容易合并重症肺炎或肺不张。以上畸形多见于6个月～1岁宝宝。

4.脊柱及四肢可向前后或侧向弯曲。四肢长骨干骺端肥大，腕及踝部膨大似"手镯""脚镯"，常见于7～8个月，1岁后小儿开始行走，下肢长骨因负重弯曲呈O形或X形腿。如果是O形腿，凡两足靠拢时两膝关节距离在3厘米以下为轻度，3厘米以上为重度。X形腿两膝靠拢时两踝关节距离及轻、重判定标准同O形腿。

缺维生素E

形成疤痕；牙齿发黄；引发近视；引起残障、弱智儿。

缺维生素B₁

可发生脚气病、食欲下降、乏力、膝反射消失等，母乳严重缺乏可使宝宝患心力衰竭或抽筋、昏迷等；宝宝缺乏可引起糖代谢障碍。

缺维生素B₂

眼、口腔、皮肤的炎症反应。眼部症状为结膜充血、角膜周围血管增生、睑缘炎、畏光、视物模糊、流泪；口腔症状为口角湿白、裂隙、疼痛、溃疡、唇肿胀以及舌疼痛、肿胀、红斑及舌乳头萎缩，典型症状全舌呈紫红色中间出现红斑，清楚如地图样变化；皮肤症状主要表现为，一些皮脂分泌旺盛部位，如鼻唇沟、下颌、眉间以及腹股沟等处皮脂分泌过多，出现黄色鳞片；影响宝宝的生长发育

缺维生素B₆

虚弱、神经质、贫血、走路协调性差、脱发、皮肤损伤、眼睛、嘴巴周围易发炎、口臭。

缺维生素B₁₂

通常性体虚、神经衰弱、恶性贫血、行走说话困难。

缺维生素C

坏血病，表现为毛细血管脆性增加，牙龈肿胀与出血，牙齿松动、脱落、皮肤出现瘀血点与瘀斑，关节出血可形成血肿、鼻出血、便血等；还能影响骨骼正常钙化，出现伤口愈合不良，抵抗力低下等。

龋齿及预防

"虫牙"或"蛀牙"是民间形容牙面上有了洞眼，牙齿硬组织受到损害的一种俗称，医学上称为龋齿，是人类口腔最常见的多发病之一，现已被列为心血管疾病和癌症之后的第三位疾病。

龋齿的起因至今尚未弄清，过去有个别江湖郎中为了愚弄人，故作玄虚地从牙齿上捉下"虫子"给人看，其实并不是真正的"虫子"在作怪，而是和口腔中的细菌、食物有关。由于人们吃的食物越来越精细，甜食也越来越多，龋齿的发病率也越来越高，所以又称它为"文明病"。儿童龋齿的发生不仅和生活环境、物质条件有关，也与牙齿本身的发育结构、饮食习惯和口腔卫生状况有关。

龋齿刚发生时，患儿并没有任何感觉，更不会引起疼痛，这时候不易引起父母的重视。当龋齿破坏较深后出现大小不等的龋洞，遇食物嵌入或酸甜冷热刺激后就会发生疼痛，这时病变已开始涉及牙髓，如不及时治疗，可引起牙髓病变，但一般不会出现那种成人典型的自发痛、夜间痛，而表现为明显的牙龈肿胀，当炎症继续发展到牙根时，就会引起持续性疼

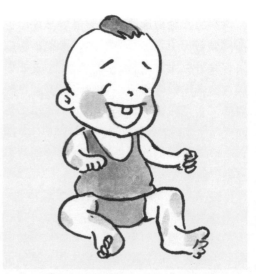

如果在饮用水里滴入几滴氟素，就能预防龋齿。

痛，牙齿不能咬合，形成牙龈瘘管，甚至成为一个病灶，引起全身性疾病。

所以家长在帮助宝宝刷牙时，若发现龋齿就应立即带宝宝看牙科，进行早期治疗，有道是"小洞不补、大洞吃苦"，延误治疗会增加宝宝的痛苦。

磨牙

肠道寄生的蛔虫产生的毒素刺激神经，导致神经兴奋，宝宝就会磨牙。同样，蛲虫也会分泌毒素，并引起肛门瘙痒，影响宝宝睡眠并发出磨牙声音。过去，家长们都认为磨牙的宝宝是长了寄生虫，但现在有蛔虫病、蛲虫病的宝宝越来越少了。

如果宝宝白天看到了惊险的打斗场面或者在入睡前疯狂玩耍，精神紧张，这样也会引起磨牙；宝宝白天被爸爸妈妈责骂，有压抑、不安和焦虑的情绪，夜间也可能会磨牙；晚间吃得过饱，入睡时肠道内积累了不少食物，胃肠道不得不加班加点地工作，由于负担过重，会引起睡觉时不自主的磨牙；另外，缺少微量元素也是磨牙的原因，钙、磷、各种维生素和微量元素缺乏，会引起晚间面部咀嚼肌的不自主收缩，牙齿便来回磨动。牙齿替换期间，如果宝宝患了佝偻病、营养不良、先天性个别牙齿缺失等，使牙齿发育不良，上下牙接触时会发生咬合面不平，也是夜间磨牙的原因。

磨牙对宝宝的身体是不利的，如果宝宝有肠道寄生虫，要及早驱虫；宝宝有佝偻病，要补充适量的钙及维生素D制剂；给宝宝舒适和谐的家庭环境，让宝宝晚间少看电视，避免过度兴奋；饮食宜荤素搭配，改掉挑食的坏习惯，晚餐要清淡，不要过量；要请口腔科医生仔细检查有无牙齿咬合不良，如果有，需磨去牙齿的高

点，并配制牙垫，晚上戴后会减少磨牙。

婴儿佝偻病要警惕

佝偻病俗称小儿软骨病，是常见的一种慢性营养缺乏症。中医把因佝偻病形成的胸骨、脊柱的畸形称之为"龟胸"、"龟背"。佝偻病是两岁以下婴幼儿比较常见的一种慢性营养不良病。主要是婴幼儿体内缺乏维生素D，由于婴幼儿体质弱，脾胃娇嫩，对食物中的钙、磷质吸收能力差，妨碍骨骼的发育。

佝偻病的表现

早期表现主要是：宝宝好哭、睡眠不安、夜惊，即使屋内并不热，宝宝也会常常出汗。由于多汗刺激，宝宝的头经常在枕头上摇来擦去，造成枕后秃发(枕秃)。若不及时治疗，发展严重者就会出现骨骼及肌肉病变，如3个月后的宝宝仍出现颅骨软化，有乒乓感头；1个月以后的宝宝出现鸡胸或漏斗胸；7~8个月后的宝宝出现方颅、囟门闭合延迟，出牙晚、出现"O"形、"X"形腿；重度佝偻病患儿还可出现全身肌肉松弛、记忆力和理解力差、说话迟等现象。

防治措施

进入第三个月之后，由于宝宝的生长发育很快，以致造成某些营养素缺乏的现象，如果宝宝缺了维生素D和钙就会得佝偻病，这也是第三个月宝宝比较容易患的常见病。出现这种情况的原因主要有两个方面，一方面，是因为宝宝从母体里带来的钙，在近三个月的生长发育过程中已经差不多消耗完了。另一方面，母乳中虽然有钙，但已经满足不了宝宝的需求。特别是冬季出生的宝宝、早产儿、低体重儿(出生时体重低于2500克)、人工喂养儿或经常患腹泻的宝宝更容易患佝偻病。

所以，家长要随时注意观察宝宝，如果发现宝宝有缺钙现象，马上给补维生素D和钙，不要等到缺失严重了才补。为防止宝宝得佝偻病，家长最好能未雨绸缪，防患于未然。应在天气好的情况下，带宝宝到户外活动，呼吸新鲜空气，吸收一下太阳紫外线，一般活动一个半小时为宜。也可以在医生指导下让宝宝服用鱼肝油，补充钙剂。

养成良好睡眠习惯

宝宝吃得香睡得好才会健康成长，可就是有一些宝宝白天睡得非常好，可是晚上就是不睡，常常是后半夜才睡，早晨又不爱醒。对于这样的宝宝，妈妈一定要想办法，改正这种不良的睡眠习惯。

合理分配宝宝的睡眠时间

无论宝宝睡眠习惯如何，每天睡眠时间是相对固定的，不会今天睡10个小时，明天睡15个小时。所以，父母要根据宝宝的具体情况来合理分配宝宝的睡眠时间。

最好能够保证孩子每天不少于12小时的睡眠时间(当然每个宝宝的睡眠时间是不同的)，白天孩子不好好睡觉，可将他睡觉的时间进行一下调整，比如早上7点起床，上午可带他出去玩玩，中午11点钟吃午饭，然后睡觉，保证午睡时间2～3小时，上午孩子玩累了，自然中午就睡得好。下午睡醒觉之后，可再带孩子出去玩一会儿，晚上睡觉时间在9～10小时即可。宝宝睡觉一定要保持在安静环境下，没有大声吵闹的声音，这样宝宝的睡眠质量才好。白天尽量陪宝宝玩多一些，和他做游戏，细心观察宝宝的举动。

及时纠正孩子睡反觉

正常情况下，孩子在出生后一段时间就会逐渐养成白天觉醒时间短、夜里睡眠时间长的作息规律。但有的孩子却恰恰睡反觉了，就是白天睡眠时间长，夜里睡眠时间短，与正常的作息规律正好相反。这是孩子还没有适应昼夜交替导致的结果，如果不加以纠正，一是会影响他自己的发育生长，二是会影响妈妈的休息。

要纠正孩子睡反觉的习惯，首先要尽量减少他在白天的睡眠时间。在孩子犯困的时候，不要让他立刻睡，改为逗他玩。如果已经睡了较长时间，就设法叫醒他，不要让他继续睡。换尿布、抚触的方式都可以叫醒孩子。在晚上该睡觉的时候，不要和孩子玩。

让宝宝自己入睡的方法

对于宝宝来说，能够自己入睡是最理想的。以下方法或许可以帮助你的宝宝达到这个目的。

首先，要为宝宝营造出有助于入眠的氛围，比如将卧室的光线弄暗，如果宝宝偏爱小夜灯的话，可以安上一盏。室内的温度要适中，不要太冷或太热。同时，家里要保持相对安静，声响以不影响宝宝睡眠为度。

其次，在宝宝每晚上上床以前，要遵循同样的规矩，做每一件事，比如妈妈要在宝宝清醒时换上新的尿布，盖好被子，或者可以在睡前和宝宝来一些拥抱，放一段摇篮曲之类的，但这些都要在宝宝入睡前进行。

爸爸妈妈要准备承受一些宝宝的哭声。真正的独自入睡的习惯，只有靠宝宝自己一个人的力量完成才是最好的。所以爸爸妈妈要有思想准备，要下点儿"狠心"，准备承受一些宝宝的哭声，这种哭声会在几个晚上之后逐渐减弱，时间也会越来越短，最终会完全消失，此时，宝宝已经完全可以自己睡觉。

宝宝鼻出血的防治

宝宝鼻子出血在医学上称为鼻出血，多因鼻腔局部病变引起，也可由全身疾病所引起。出血部位大多数在鼻中隔前下部的易出血区，在出生后的最初几年里，孩子可能至少有1次，或者多次鼻子出血，有些学龄前孩子1周出血数次。如果血液经鼻腔的后部流入口腔或咽喉部，孩子会咽下大部分，导致呕吐。

宝宝鼻子出血的原因

感冒：感冒可刺激鼻腔内部并导致肿胀，可能引起自发性出血，是宝宝鼻出血最常见的原因。

创伤：挖鼻孔、将其他东西插入鼻腔或者重击鼻子均可以导致鼻子出血。另外，撞击引起的创伤也能引起孩子出鼻血。

刺激和环境湿度：如果房间非常干燥，宝宝就容易发生出血；如果孩子经常接触有毒的烟雾，也可能引起鼻出血；患任何慢性疾病的儿童，或者吸氧或服用其他药物的儿童的鼻黏膜可能很干燥，有时会发生出血。

异常生长组织：鼻腔中生长的任何异常组织均可以引起出血，尽管大多数是良性的(息肉不是癌)，通常也需要治疗。

药物因素：药物甚至是最常用的阿司匹林，引起的凝血机制改变也足以导致鼻出血。

宝宝鼻出血的治疗措施

1.宝宝鼻出血要保持平静，千万不要惊慌，这样会吓坏孩子，因为鼻出血可能很恐怖，但并不严重。

2.不要让孩子仰面躺下或者向后仰头。正确的方法是：让孩子坐下或躺下，将头部稍微向前倾斜，如果是年纪较大的孩子，让他自己轻拍鼻子。

3.用拇指和其他指头捏住孩子鼻子的下半部分，保持10分钟，如果是年纪较大的孩子，可以自己做。操作过程中不要松手，并观察出血有没有停止。10分钟以后松手并等待，让孩子保持安静，如果出血没有停止，重复第三步。如果经过10分钟压迫以后，出血仍然没有停止，可到最近的急诊室就诊。

4.如果孩子面色苍白、出汗，或者没有反应，请立即送孩子就医。

对于上火引起的鼻出血，平时我们对宝宝的饮食也要多注意一些，如多吃些清火蔬菜，如白菜、芹菜、莴笋、茄子等。要忌辛辣、油腻、高热量的食物，要注意给宝宝少吃大葱、辣椒、胡椒等辛辣食物；肉类、巧克力以及油炸类等热量高的食物。

> **Tips**
>
> 在鼻出血时，最好不要仰头或仰卧，这样鼻内血液向后流至口咽部，看起来好像鼻出血"少了"或"不流了"，其实，血都经后鼻孔流到口咽部而咽到胃里去了，这种假象容易使人失去警惕而耽误治疗，甚至发生休克等严重情况。

四季护理

在季节交替的过程中，容易出现流行性疾病，宝宝经常会感染，所以家长要及时做好预防的工作。

夏天宝宝想要玩水，或者附近有大的水池，父母一定要注意防护栏是否完好。没有防护栏的池子，家长最好建议主人建上护栏，防止周围的宝宝掉进去。

冬天宝宝可能会尿床，由于小便的次数会增加，男孩更是如此，所以家长在冬天要帮助宝宝防止尿床，例如睡觉之前先上厕所，晚上可以给他的床上铺一个小毯子，半夜的时候起来摸一下，如果尿床了就要及时换掉，以免感冒。

第二章
婴幼儿的心理呵护

了解孩子的心理世界

"我给他吃得好，买好看的衣服和有趣的玩具，我经常和他交流，怕他受一点儿委屈，这些难道不够吗？"面对"了解孩子的心理世界"这一问题，一些家长显得迷惑。

孩子有孩子自己独特的心理，他们渴望自己能被父母理解。然而在绝大多数父母的观念中，儿童就是小孩子，是"尚未变成大人的人"，于是高高在上地看待孩子、了解孩子，因此很多时候无法真正进入孩子的心灵世界，甚至存在着与童心世界相隔离的心理障碍，经常发生剥夺童心、童趣的事情。例如：不许孩子玩塑料袋、不许玩泥巴、不肯上树等，认为玩耍是浪费时间，强行安排孩子的课余时间，如加做作业、练书法、学弹琴等，没有孩子自由支配的时间。

然而，不管家长认可与否，游戏是孩子抒发情感、认识世界的主导活动之一。也许孩子的许多言行、举止、乐趣和嗜好，在大人眼中是荒唐可笑、难以理解的，但是在孩子心中却是美妙的，是他们的天堂和乐园。孩子通过自由游戏获得感性知识，接触世界，观察世界，开发了智力和创造力。在自由游戏中，孩子渐渐明白了人怎样和自然界打交道，劳动怎样改变世界，自己应怎样接触世界。不管是做什么，如搓泥巴、挖沙子、绘画、做玩具、过家家、垒房子等，孩子的双手灵巧

性受到锻炼，四肢的运动促使了大脑最富创造性区域的开发。

如果认为孩子会越玩越野而横加阻拦，试图缚其手脚，那么会对孩子的心理造成伤害。正确的是只在孩子玩耍入迷或出格时，教育他们注意安全和卫生，诱导他们将兴趣转移到高雅、益智的游戏上，而不应粗暴地干涉、严厉训斥甚至拳脚相加。

婴幼儿时期，不要过多地进行抽象思维的教育，如识字、背古诗等，只能用孩子的感性认识所能接受的形式来指导孩子认识世界。通过讲童话故事，以及绘画、唱歌来引导孩子认识大自然和社会，培养幼儿的感性认识能力，使他们能在自由游戏中冲破束缚，发现新事物。

孩子总是要长大的，总得走进成人世界，只是我们不妨"悠"着点儿，当孩子还在童年世界时，家长不必急于催赶，不要拔苗助长，应让他们多享受一些童年的欢乐时光。

孩子的心理需求

孩子有非常强烈的亲近与关爱的需求，也就是说，他们希望被关爱、被呵护，希望自己的亲人在身边。因此，尽量要定期全家一起就餐或者一起游戏。这期间，特别是对大孩子来说，聚在一起的时间长短不重要，重要的是大家在一起时的聚会质量。

孩子有强烈的关注与被关注以及评

判的需求。他们的自尊心、自信心因此而得到发展。孩子希望体验自己对别人的影响，希望有人愿意倾听他的愿望。这并不是说，对孩子的每个愿望都要做出让步。恰恰相反，孩子由此知道并不是每个愿望都能实现，也能因此学会有耐心。重要的是，要告诉孩子已经明白他的需求，会考虑他的愿望，这样有变通的余地，或者恰当地向孩子做出解释，为什么有些事情行不通。孩子明白他的愿望得到关注，就不必为引起别人注意而绞尽脑汁，他由此心满意足并且更加冷静了。

孩子有知情与安全需求，想了解世间万物。如果家长向孩子解释世间的事物，告诉他们事物的名称，帮助他们对自己所拥有的物品进行分类，这会使孩子更容易理解这个世界。如果孩子的生活有规律、有条理，孩子会感觉很舒服。这样他们就会熟悉正常生活过程，适应生活环境。对孩子来说，家长的行为举止应该有透明度、可预见性。如果成年人总是发无名火或者做出其他一些令孩子无法理解的事情，这会使孩子产生危机感。家庭内部环境越是和谐，越能相互尊重，孩子越有安全感。因此，家长之间的冲突尽量不要让孩子知道，特别是幼小的孩子，因为他无法理解究竟发生了什么事情。

孩子是小小探索家，仅有家长的信任对他们还远远不够，他们对周围世界充满好奇。缺少变化或者缺少探究的机会使孩子感到百无聊赖，致使他们有破坏性行为。因此，家长要给孩子提供机会，让他感受有益的探究带来的愉悦，满足他求知的渴望，发挥他学习的动力。至于以什么形式提供这些机会，应该视孩子的年龄以及兴趣而定。

孩子希望自己不断成长，变得有能力并强大，按照自己的个性以及个人需求生活。对此，摆在家长们面前的任务是，接受孩子的优、缺点，不要对孩子发展的空间做出错误判断。尤其要注意的是发挥孩子的长处，认可孩子的短处，让孩子得到均衡发展。

家庭中促进孩子心理健康发展的机会很多。如果能关注孩子的需求，可以使教育变得更加轻松。家长与其对某些特定的状态表现得很恼火，比如对孩子的哭闹纠缠，还不如将注意力转移到考虑孩子为什么哭闹上来。做这样的换位思考可以营造解决问题的有利氛围。

哭闹

哭对于宝宝既是一种生理需要，也是情感和愿望的表达形式。哭是一种深呼吸运动，可以使新生儿的肺逐渐地全部膨胀开来，增大肺活量，促进新陈代谢。哭又是一种全身的强烈运动，有利于宝宝的生长发育。哭也是宝宝传递信息的方式，对宝宝的生存十分重要。对一个哭叫的宝宝绝对不能置之不理、随他去哭。

宝宝啼哭的原因很多，必须进行分析，有心的父母应仔细观察分辨，迅速熟

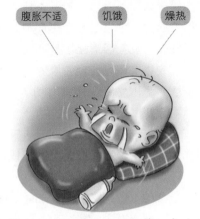

腹胀不适、饥饿、燥热等，都会引起婴儿啼哭，不利于婴儿身体健康。

悉宝宝哭声发出的种种信号。

饥饿

饥饿是宝宝哭闹的普遍原因。宝宝一哭，首先要检查的就是他是否饿了。如果不是，再找其他原因。

寻求保护

宝宝哭啼只是想要你把他抱起来，这种寻求保护的需要对宝宝来说，几乎跟吃奶一样必不可少。妈妈应尽量满足宝宝的这种需要，给他一种安全感。

不舒服

太热、太冷或太湿都会使宝宝哭啼。妈妈可用手摸摸宝宝的腹部，如果发凉，说明他觉得冷，应给他加盖一条温暖的毛毯或被子。如果气温很高，宝宝看上去面色发红，烦躁不安，则可能是太热了，可以给宝宝扇扇子，或用温水洗个澡。尿布湿了，宝宝会觉得不舒服而哭啼，因此不要忘了给宝宝换尿布。

消化不良和腹绞痛

宝宝因腹痛而哭啼，多与饮食有关。例如，奶粉调配不当引起胃肠不适等。发生腹部绞痛时，宝宝通常会提起腿，腹部绷紧、发硬。宝宝因消化不良而哭闹时，可试着喂些热水，或轻轻按摩腹部。人工喂养儿要注意调整一下奶粉的配方。

感情发泄

跟成人一样，宝宝也需要发泄他们的情感，一般是以哭的方式进行。有的宝宝哭的比较频繁，而且要很长时间才能平息下来。这种宝宝大都比较活泼好动，很可能是用哭叫来释放多余的能量。宝

宝通常在晚上烦躁易哭，在他烦躁之时，可试着给他洗个澡，做做按摩或者抱他出去散散步。

生病

宝宝生病时，会用哭声来表达他的痛苦。阵发性啼哭往往是胃肠道疾病所致的阵发性腹痛的信号，如腹泻、肠胀气、肠套叠等疾病；持续性啼哭多半是发热、头痛或其他病痛引起的；高声尖叫样的啼哭大都与脑部疾病有关；而低声呻吟的啼哭是疾病严重的信号，切记不可忽视。

此外，蚊虫叮咬、宝宝睡床上的异物，甚至母亲紧张、烦躁的情绪，都会引起宝宝啼哭。

宝宝的心理问题大都来自父母不当的抚养方式，对于处于婴幼儿时期的孩子，父母在养育方式上要注意以下几点：

1.做一个敏感的父母，给孩子无微不至的关心和照顾，因为及时满足孩子的需要和解除他的不适或痛苦会给孩子带来信任感、安全感和被爱感。

2.尽量自己带孩子，不要把孩子完全交给保姆或自己的父母亲抚养，因为父爱和母爱是孩子健康成长的必需品，是任何其他人所不能替代的。

3.要做一个权威民主式的父母，不要做溺爱、忽略和专制式的父母，既要给孩子合理的原则，又要给他无条件的爱，二者缺一不可。

4.父母要学一点儿童心理学知识，以使自己能顺应孩子的心理规律科学地养育孩子，尽可能地减少或避免因自己的不当养育方式给孩子带来心理上的伤害。

自卑

现实生活中，幼儿的分辨和行为能力

差，不可避免地犯一些所谓的"错误"。这些错误并不可怕，它在孩子成长的过程中是很正常的，可怕的是家长不能正确地认识和对幼儿进行引导，致使幼儿产生自卑心理。

产生自卑的原因

1.过于苛求。父母总是指责幼儿这也不是，那也不行，在孩子短暂的生活中，难以体会成功的喜悦，会觉得一事无成，怀疑自己的能力，形成一种自卑心理。

2.经验攀比。父母盲目地拿别人孩子的长处和自己孩子的短处相比，责骂训斥，讽刺挖苦，会使自家的孩子越来越自卑。

3.父母性格暴躁，态度专横，经常打骂孩子。其实"棍棒教育"不仅不能使孩子受到正面教育，而且会使他们直觉上以为自己力量弱小，久而久之形成自卑心理。

4.父母对幼儿的吃喝拉撒，甚至玩玩具、交朋友的细枝末节都有规定，甚至包办代替，不给他们留任何发挥才干的机会，使孩子极少体验到自己的决定、行为所带来的成功感，无形中产生自卑心理。

除此之外，家庭成员遇事无主见，缺乏自信，平常总说"不行"，孩子耳濡目染，便学习模仿，最终形成"大人不行，我当然更不行了"之类的自卑心理。

消除自卑的方法

第一，父母要引导和教育孩子对自己进行积极、正确、客观的评价，并且认识到任何人都具有自己的长处，也都会有短处或不足。要相信并发扬自己的长处，弥补自己的短处。

第二，要教育孩子正确对待他人对自己的评价和期望。告诉孩子，有时社会评价一个人不一定是正确的，这需要个人正确地对待。比如，牛顿、爱迪生和爱因斯坦小时候都曾被人们称为"笨"孩子，可是他们后来都成为伟大的科学家。

第三，要帮助孩子认识到自己在学习过程中的一些成功经验，因为成功的经验越多，孩子的自信心也就越强。孩子对自己的能力往往认识不足，有时可能会做一些力所不能及的事情而导致失败，由此产生自卑心理。父母要引导孩子量力而行，父母对孩子的要求也应符合其身心发展特点。

第四，既要锻炼孩子坚强的意志品质，使失败和挫折变为激励自己前进的动力，又要注意培养孩子的自信心和自尊心。要让孩子具备别人能做到、自己也能做到的积极向上的心理品质。

对于儿童阶段产生的自卑心理，幼儿教育专家认为，只要注意纠正，可随着年龄的增长而逐渐消失；而不注意调控，少数幼儿会变得更加孤僻、懦弱、缺乏自信心。最重要的是防患于未然，父母在教育孩子的过程中，要避免因望子成龙，给孩子施加过大的压力，或总是拿自己孩子的短处去和别的孩子的长处相比，以免造成孩子产生自卑心理。家长如发现幼儿有自卑表现时，一定要给予足够的重视。

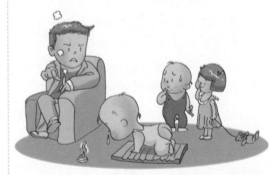

不要在小伙伴面前当众批评或嘲笑孩子，这会造成孩子怀恨和害羞的心理，大大损害孩子的自尊心。

强迫症

强迫症是以强迫观念和强迫动作为主要表现的一种神经性病症。以有意识的自我强迫与有意识的自我反强迫同时存在为特征。患强迫症的人明明知道强迫症状的持续存在是毫无意义而且不合理的，却不能克制地反复出现，越是企图努力抵制，反而越感到紧张和痛苦。

儿童强迫症是强迫症的一类，是一种明明知道不必要，但又无法摆脱，反复呈现的观念、情绪或行为。在儿童期，强迫行为多于强迫观念，年龄越小这种倾向越明显。

儿童强迫症的常见症状包括：强迫计数，即强迫自己数路灯、数电线杆等；强迫性洁癖，即所谓的洁癖，包括反复洗手、反复擦桌子、过分怕脏等；强迫疑虑，即反复检查，总怕家里出问题或发生不幸，变得特别焦虑；以及强迫观念，即反复回忆往事，思维经常纠缠在一些缺乏实际意义的问题上面不能摆脱。一般来说，这类宝宝对自己的强迫行为并不感到苦恼和伤心，只不过是刻板地重复强迫行为而已。如果不让这类孩子重复这些强迫行为，他们反而会感到烦躁、焦虑、不安，甚至发脾气。

需要注意的是，在正常的生长发育阶段，孩子也时常出现一些强迫行为，如走路数格子，不停地整理自己的衣物，叠被褥要角对角，把毛巾反复铺平、摆正等，但他们没有痛苦感，这些强迫行为也不会影响到他们的日常生活，更不会因为不可克制而导致焦虑，并且会随着时间的推移自然消失，不应该视为病态。

如果孩子在很小的时候特别爱钻牛角尖，对自己要求完美，如果再加上一直做重复的事情而不能接受变化，一点儿都不能通融，那么爸爸妈妈一定要注意了，这就很可能是强迫症的前兆。孩子患上强迫症与一些爸爸妈妈在日常生活中对孩子的教育不当有关。这些爸爸妈妈对孩子管教过分苛刻，要求子女严格遵守规范，决不准许其自行其是，造成孩子生怕做错事而遭到父母惩罚的心理，从而，做任何事都思虑过多，优柔寡断，过分拘谨和小心翼翼，逐渐形成经常性紧张、焦虑的情绪反应。在与人的交往中过分严肃、古板、固执，在生活上过分强求有规律的作息制度和卫生习惯，一切都要求井井有条，甚至书橱内的书、抽屉内物品、衣柜里的衣服都要求排列整齐有序、干干净净。他们为此经常需花费时间整理，而影响其他工作的完成和个人的休息。

对于患强迫症的儿童，除了尽快到医院请医生进行诊治之外，还可在日常生活中帮助孩子进行自我矫正。主要依靠减轻和放松精神压力，最有效的方式是任何事顺其自然，不要对孩子做过的事进行评价，要让他们学会自己调整心态，增强自信，减少不确定的感觉。孩子在经过一段时间的训练和自我意志的努力，会逐步建立自信，强迫的症状也会逐步消除。

在这里，我们为爸爸妈妈提供一些小对策来处理早期的强迫症：

1.如果孩子属于完美主义者，家长要注意更多地与孩子沟通，以更宽容的态度对待他们，尽量让他们把自己所感受到的压力释放出来。爸爸妈妈应该多看一些与心理学和科学育儿有关的书籍，以便更了解宝宝的心理。

2.更多地鼓励孩子，让他们对自己有一个正确的评价，不要给孩子设定太高的目标，多用鼓励的语气与孩子说话，以增加他们的自信。

3.爸爸妈妈要避免自身的焦虑情绪，尽量放松自己，学会放手让孩子去做力所能及的事，做得不好时也不要苛责。其实孩子是可以感受到爸爸妈妈的焦虑情绪的，因为在爸爸妈妈说话或者做事的同时，不经意间这种情绪就会显露出来，而孩子的感受性是很高的。孩子都存在这样一种无意识心理，即认为父母之间的矛盾、父母的不满情绪都是由自己引起、造成的，因此会造成焦虑，自我否定。

自闭症

自闭症又称孤独症，是一种由于神经系统失调导致的发育障碍，其病征包括不正常的社交能力、沟通能力的损害、奇怪的兴趣和刻板的行为模式。

儿童自闭症在现代社会中发病率越来越高，越来越为人们所重视。自闭症是一种由大脑、神经以及基因的病变所引起的综合征。症状主要表现为社会交往和语言沟通障碍，以及兴趣和行为的异常。

儿童自闭症常见的病因及影响因素包括：遗传因素、脑器质性病变、社会心理因素等。儿童孤独症起病年龄早、症状特殊，目前还没有有效的治疗方法，所以至今也没有得到完全治愈的病例。现在比较统一的观点认为，治疗儿童自闭症的关键在于早期发现、早期干预，并通过行为干预和特殊训练等方法，来提高自闭症患儿在日常生活中自理、认知、社会交往及适应社会的能力。

一般而言，患有自闭症的宝宝在3岁前会出现一些基本特征，主要包括对外界事物不感兴趣，很少察觉别人的存在；不能掌握社交技巧，缺乏想象力；语言发展迟缓、有障碍，对语言理解和非语言沟通有不同程度的困难；在日常生活中，坚持某些行事方式和程序，拒绝改变习惯和常规，并且不断重复一些动作；兴趣狭窄，会极度专注于某些事物，或对事物的某些部分、某些特定形状的物体特别感兴趣。但是自闭症的儿童也会有非常独特的特长，诸如记忆力超群，并且在自己感兴趣的东西上会有卓越的表现。

自闭症患儿的病情好坏与发现疾病的早晚、疾病严重程度、早期言语发育情况、认知功能、是否伴有其他疾病、是否用药、是否训练等多种因素有关。心理学研究发现，自闭症实质的损害是认知障碍。如果能发现早期症状，进行早期诊断、早期治疗无疑会对预后产生积极而有效的影响。

自闭症通过药物治疗有一定的疗效，但是副作用比较明显，一般只用于病情较严重的宝宝。对于一般自闭症患儿的康复训练应该以教育和行为矫正为主，康复训练的内容是多方面的，最重要的是训练他们基本的生活自理能力和一些必要的社会技能。

家庭的训练

1.爸爸妈妈要帮助宝宝创造语言环境，尽量多与宝宝讲话，并纠正宝宝的发音错误，慢慢培养宝宝的语言沟通能力。

2.培养宝宝良好的生活习惯，比如规律的作息时间等。

3.教给宝宝独立的生活能力，比如让宝宝自己穿衣、自己吃饭等基本的自理能力。

4.爸爸妈妈要从小教会宝宝一些基本的生活常识，如见到长辈要问好、用完厕所要冲水、过马路看红绿灯等。

5.爸爸妈妈要逐步帮助宝宝克服其已

有的不良习惯，如帮助宝宝摆脱刻板的行为，包括对其强迫症、程序化行为等。

6.如果宝宝存在明显的运动障碍，爸爸妈妈可以多带宝宝参加集体的体育运动，如打球、跳绳、直线运动等，训练宝宝的运动平衡能力。也可以通过一些精细动作的训练，如串珠、拼图等，培养宝宝的肢体控制能力和提高宝宝的注意力。

由于自闭症患儿长期封闭在自己的世界里，看似简单的训练都会因为宝宝的不配合而变得复杂而困难，所以在对孤独症儿童的康复训练中，爸爸妈妈的耐心是非常重要的，只有按照步骤，循序渐进，反复强化，才能达到对孤独症儿童训练的理想的效果。

抑郁症

儿童抑郁症是很多家长非常头疼的问题，孩子本应处于快乐的童年阶段却遭受着抑郁症的影响而整日无精打采，这对于孩子造成了严重的影响。家长是孩子的第一任老师，对于儿童抑郁症，家长是孩子最好的医生。

患抑郁症的原因

首先是遗传因素。遗传和脑化学物质对婴儿的情感健康起着决定性作用，父母患有抑郁症，那么婴幼儿患抑郁症的可能性是其他孩子的3倍。另一个重要因素是婴幼儿的生活环境的压抑。比如父母和保育员，或者其他经常和宝宝接触的人患有抑郁症，营造了一个压抑的环境，那么对于婴儿的成长很不利的，婴幼儿患抑郁症的概率会大大增加。

抑郁症的表现

1.情绪上的改变：孩子突然变得情绪低落、沉默少语、有时无故哭泣、易忘事、喜独处，对平常喜欢的活动也不再有兴趣。严重者可有自伤及自杀冲动。

2.行为上的改变：行为与过去判若两人，过去很听话的孩子忽然变得好顶嘴、不听话、表现易激愤和冲动、注意力不集中、不爱跟小伙伴玩耍等。

3.躯体上的改变：孩子在躯体方面可表现出食欲减退、睡眠障碍、体重下降、头痛、乏力。

抑郁症的防治

1.改变对宝宝不正确的态度，要多关心他，多理解他，并对他多加开导，避免专制的家长作风，让宝宝把自己心中的积郁全部倾吐出来。让孩子从内心深处感到爸爸妈妈是他最亲近的人，是世上最疼爱他的人。这就要求爸爸妈妈为宝宝提供一个和睦温馨的家庭环境，并调整好亲子关系。

2.爸爸妈妈不要对宝宝管得太多、太严厉，要让宝宝有自己的想法、有自己的权利和自由，不要抹杀宝宝发表意见或见解的积极性，否则宝宝以后有什么新奇的想法都没有激情和爸爸妈妈分享了。

3.爸爸妈妈要多安抚宝宝的情绪，多带着宝宝参加户外社交活动，多交朋友，丰富他们的精神生活。要注意让孩子爱好广泛，开朗乐观的孩子心中的快乐源自各个方面，一个孩子如果仅有一种爱好，他就很难保持长久快乐，试想：只爱看电视的孩子如果当晚没有合适的电视节目看，他就会郁郁寡欢。如果还能热衷体育活动，或饲养小动物，或参加演话剧，那么他的生活将变得更为丰富多彩，由此他也必然更为快乐。

4.爸爸妈妈要学会树立孩子的自信心。

拥有自信十分重要，一个自卑的孩子往往不可能开朗乐观，这就从反面证实拥有自信与快乐性格的形成息息相关，对一个智力或能力都有限，因而充满自卑的孩子，父母务必多多发现其长处，并审时度势地多作表扬和鼓励，帮助孩子树立自信。

5.爸爸妈妈要高度警惕抑郁程度较重的宝宝的消极言行，避免他们做出伤害自己和他人的行为。

最后，家长还要注意学会营造家庭的气氛，家庭成员之间的关系如何，在很大程度上会影响孩子性格的形成。一个充满了乐观和谐气氛的家庭，才可能培养出快乐的孩子。

发脾气

发脾气是指宝宝在受到挫折后啼哭、吵闹的现象。在各年龄阶段均可出现，多见于幼儿期和学龄前期的宝宝。

从心理学的角度来看，孩子发脾气是种心理需求的表现。婴幼儿随着生理、心理的发育，开始逐渐接触更多的事物。他们对这些事物的正确与否的认识，不可能像成人那样进行理性的分析再做出行动的决定，都凭着自己的情绪与兴趣来参与的，尽管这些事物往往是对他不宜、不利，或者是有害的。因此，当宝宝遇到挫折或是不舒服的时候，就会通过发脾气来表达，比如摔东西或是拉妈妈的头发。但是这样的行为只能是偶尔出现的情况，并不能作为宝宝惯有的一种习惯。

宝宝发脾气与他们的素质及所受的家庭教育有关。娇生惯养的宝宝易于出现这种现象，因为爸爸妈妈过度溺爱，有求必应，在这种环境下培养出来的宝宝，在要求未能满足时，就会发脾气，时间长了，次数多了，会形成好发脾气的习性。

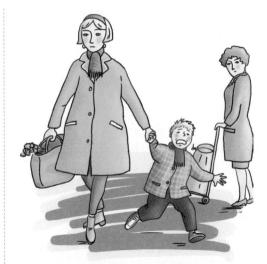

当宝宝遇到挫折或是不舒服的时候，就会通过发脾气来表达。

好发脾气的宝宝一般比较任性，经常会有不合理的要求，当要求不能得到满足或受到挫折后，就大发脾气，表现为大喊大叫、哭闹不止、就地打滚、撕扯衣服或头发，甚至有的宝宝会出现用头撞击墙壁等过激行为。这时候无论谁劝说都不奏效，只有当要求得到满足后，或者不予理睬，经过较长时间后才平息下来。

对于宝宝这种行为，爸爸妈妈应该从小给予纠正，不要过分娇宠宝宝，注意培养他们良好的行为习惯。具体可以采用以下方法。

1.用冷处理的方法处理宝宝的坏脾气

在保证宝宝安全的前提下，一旦宝宝发脾气，立刻撤回对他的关注，并将宝宝抱到一个单独的房间或安静无人的角落，在保证宝宝安全的前提下，让他独自哭闹或生气。在宝宝停止哭闹或生气之前，任何人都不要理睬他，同时还要避免跟他有任何目光和身体的接触，这种冷处理的方式可以让宝宝因为无趣而停止自己的行为。

2.引导宝宝逐步发展行为控制能力

父母可以给宝宝的日常行为制订一些明确、合理的规则，当宝宝能较好地遵守规则时要及时表扬和鼓励宝宝，而当宝宝出现消极行为时可采取冷处理或适当处罚的方法让他明白自己的错误。父母还可根据自己宝宝的情况，制订每日活动计划，为他提供足够的认知、社会性刺激与活动的机会，减少宝宝违反规则或与父母发生冲突的机会。

3.控制自身情绪，给宝宝正面影响

如果父母本身脾气比较暴躁，那就应该在宝宝面前尽量控制自己的暴躁情绪，避免当着宝宝的面大声争论或争吵，尽量以良好的行为方式给予宝宝一些正面的影响。另外，需要注意的一点是，父母对宝宝的态度要一致，当宝宝发脾气时，父母本身不要失去控制而与宝宝对着发脾气。

4.帮助宝宝理解时间，学会等待

等宝宝稍微大一些，能正确地理解父母的意图后，可以给他提供一些具体的线索，帮助他理解时间概念，这样他就不会因为自己的要求没有及时得到满足而动怒。

5.不要变相地助长宝宝的坏脾气

当宝宝发脾气时，父母切忌反复用"别发脾气行吗？""我们好好说好不好？"等请求式的语言来哀求宝宝。更不能为了及时制止宝宝发脾气的行为许下不合理的承诺。这些做法可能在短时间内缩短宝宝的不愉快的时间，但是同时也错误地强化了宝宝通过发脾气控制成人的行为倾向。

6.柔化宝宝性格

个别宝宝属于天生怪脾气，性格生来就比较火爆，对这类宝宝，父母平时可以故意放慢和宝宝说话的声调，经常哼唱或给宝宝听一些缓慢柔美的歌曲，以柔化宝宝的性格。需要注意的是，无论如何父母都不能急对急，火上浇油。这样不仅于事无补，反而会导致宝宝的脾气越来越坏

好发脾气的习惯一般会随着年龄的增长逐渐消失，但部分宝宝的任性会持续到成年，甚至一生都难以克服和改正。所以，对于好发脾气的宝宝，爸爸妈妈要格外注意，并及时教育改正，否则将会影响宝宝的一生。

依赖奶瓶

宝宝迟早要学会用杯子喝奶和喝水，当宝宝放弃奶瓶的时间来到时，许多父母要比他们的宝宝感到更困难。他们一般都会担心宝宝用杯子喝不到足够的奶。确实，多数宝宝改用杯子时会比平时吃得少一些，但是，1岁的宝宝每天只需500毫升的奶，而2~3岁的宝宝也只需600毫升的奶。此外，他还要吃其他的奶制品

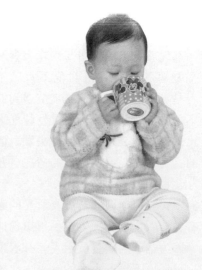

让宝宝尝试多用杯子喝奶或是喝水，这样有助于他放弃奶瓶。

如果家长决定让宝宝放弃奶瓶，可以做好周密计划：爸爸妈妈一开始就不要让宝宝养成依赖奶瓶的习惯，要让宝宝放弃奶瓶。宝宝应该从妈妈那里而不是从奶瓶获得安全感。宝宝喝奶时，不要替他握住奶瓶，而是要抱住宝宝。即使宝宝已经学会自己拿着奶瓶喝奶，妈妈最好也能在宝宝喝奶时抱着他。

1.宝宝哭闹时，不要用奶瓶哄他，否则宝宝会习惯依赖奶瓶获得安慰。

2.绝对不能让宝宝含着奶瓶入睡，这不利于宝宝牙齿的发育。

3.你在婴儿6个月时开始教他用杯子喝水。宝宝吃饭时给他一个杯子，这样他可以逐渐练习使用杯子的技巧。给宝宝准备一个专门供他使用的颜色鲜艳的杯子，以便于宝宝辨认。

要想让宝宝顺利离开奶瓶，也应选择合适的时机：尽管医生可以提供一些建议，但究竟什么时候让宝宝放弃奶瓶要取决于爸爸妈妈的判断。当宝宝对奶瓶的兴趣减少了时，要充分利用这个机会。或者，家长可以选定一个普通日子开始训练，一旦训练开始，就坚持下去。宝宝会在不知不觉中学会使用杯子。

1.让宝宝用奶瓶喝稀释的奶。家长提前两周开始让宝宝用奶瓶和稀释的奶粉，让他感到用奶瓶喝东西很没味。与此同时，他可以用杯子喝到原汁的奶或果汁。

2.改换橡皮奶嘴。不让宝宝使用他用惯了的橡皮奶嘴，改变奶嘴的样式和大小。

3.坚定不移。训练一旦开始就不要再动摇。不要为宝宝担心，如果他有一两天少喝了奶粉无关紧要。让宝宝和家长一起郑重其事地把他的奶瓶包好收起来。家长告诉宝宝"你已经是大宝宝了，不应该再用奶瓶"。如果宝宝大哭大闹，家长不要让步。

4.表扬。每当宝宝用杯子喝东西时，家长要告诉宝宝："你真是个大宝宝了，我为你感到自豪，你的行为很了不起。"

逆反心理

所谓逆反心理，严重的就是有意不听家人或老师的话。大人不让做的他偏要做，大人让他做的他又偏不做；明明知道是对的也不听，故意和大人对着干。逆反心理如果引导、处理不好，会影响孩子成长。

随着孩子年龄的增长，自我意识和独立能力得到了进一步的增强，从孩子主观意愿来说，一般都想自己管理自己，自己来处理自己的事情。父母一旦在有关他自己的事情上说长道短，指手画脚，往往产生一种与爸爸妈妈相抵触的情绪：他们心里有什么话也不愿向父母说，对于爸爸妈妈的批评和劝导不像以前那样听话了，甚至产生抵触、不顺从的情绪。其实这种逆反心理就是你说正，却使我产生一种负的感觉；你本来想叫我向东，我却偏偏产生一种向西的要求；你不许我这样做，倒反而使我增强了想这样做的欲望。

为了避免因逆反心理而与孩子产生冲突，父母应该做到以下方面：

1.家长应该把尊重和信任放在教育首位。对孩子的事情，只要他们应该做而且能做的事，要放手让他自己去练，不要横加干涉或包办代替，这样才能使孩子从父母的信任中，提高责任感和自信心，增长才干。

2.当宝宝无意识地做错事时，不要一味地进行指责。有时宝宝他的想法是好的，但做时却出了差错，我们不要一味地进行指责与打骂。如在餐后，你知道宝宝还不能收拾碗筷，而宝宝却坚持要帮助你收拾碗筷，却不小心把碗给打碎了。这时候的

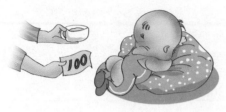

不要贿赂孩子，要让孩子从小知道权利与义务的关系，不尽义务不能享受权利。

你首先不能一味地对孩子进行指责，要把宝宝的思想动机弄清楚，然后再告诉他这样的事情他现在还不能做，要等身体长大一些才能做得到。这样，宝宝就会接受你的观点，暂时就不会争着收碗筷了。

3.从旁边一些"实例"中让宝宝接受事物的正确做法。很多宝宝当看到身边有些孩子与大人发生意见分歧时，他们大都能有正确的理解。这时候你就可在旁边对自己的宝宝进行思想教导，告诉他那个孩子那样做是不对的，如果下次宝宝遇到同样的问题时，要怎样做才是对的。这样，宝宝会很容易地接受你的提议，大大减少了宝宝犯同样错误的机会。

4.3岁左右的宝宝一般都喜欢自己来，因此，当宝宝说"不"的时候，父母可以想办法鼓励他利用这个机会来显示自己的能耐，他就会乐于自己来了。如果家里来了小弟弟小妹妹，鼓励宝宝做小弟弟小妹妹的好榜样，他会尝试担当这个角色。当妈妈说："你能演示给小弟弟看，自己怎么吃饭吗？"宝宝一定乐于为指导小弟弟自己吃饭做出示范。

5.当想要宝宝去做某件事情的时候，最好给他两个选择，一个是你要他做的事情，另一个就是他不喜欢做的事情，通常宝宝都会选择你要他做的那件事情。

对于孩子的逆反心理，父母不必过于着急和苦恼。如果父母对待孩子的态度一成不变，自然会产生一些矛盾与冲突。

因此，父母要改变一下教育的方式，不要按照旧有的命令式的教育方式，而应采取商量的态度来处理问题，做到既不放任自流，又要细心诱导。这样，孩子才容易接受和采纳父母的意见和善意的批评，消除逆反心理。

羞怯心理

羞怯心理是一种常见的心理弱点，在儿童群体中更为普遍。从心理学角度看，羞怯是一种情绪，是内心深处的胆怯或自卑的一种外在表现形式。每一个人在其一生中可能都有过羞怯的经历，只不过时间长短不同而已。大多数人成人后就不再有羞怯心理，但是仍有一些成年人还摆脱不了羞怯，以致形成社交恐惧症。这就形成了一种心理疾病。

造成羞怯的原因

羞怯在本质上就是一种不自信，造成这种心理状况的原因有很多，最重要的有以下三点：

家庭原因：家庭是孩子健康成长的一个主要环境。如果这种环境不好，就会给孩子造成很多的心理障碍。据调查，有羞怯行为的孩子，其父母本身就存在羞怯的情绪。在别人面前说话办事畏畏缩缩。另外，对孩子的打骂、责备，或父母离异对孩子的打击是很大的，使孩子缺乏依靠、交流和亲情的抚爱。孩子从小就觉得比别人差，形成羞怯、自卑的心理。

学校环境：孩子满两岁会上幼儿园。如果孩子在学校表现良好，听老师的话，经常受到老师同学的表扬，在学校表现出自信。相反，学习表现差的、不听老师的话的孩子往往会受到老师、同学的批评责备，久而久之，用一种退缩的方式来保护自己受伤的心灵。

生活事件：小孩若体弱多病或有一次重大的心理刺激，如受人欺负，被耻笑，造成自尊心受损，都可能使其变得羞怯。

羞怯心理的表现

孩子的羞怯心理的表现有很多形式，大多数羞怯的孩子都伴有以下现象：不与人交往，不愿与同龄小孩玩耍，不主动发言，不愿在公开场合抛头露面，做什么事情都要父母陪着，不能单独外出，怕见生人，在生人面前不知如何应付，说话低着头，声音小，爱脸红，说话办事都在别人后面，甚至连笑也不敢先于别人。

除此之外，有时羞怯的小孩子也会恃强凌弱，表现出惊人的举动，但在内心深处却是很羞怯的。

总之，过分的羞怯会影响孩子的日常生活和学习，给孩子的成长带来极大的阻碍。作为父母，我们一定要帮助孩子克服这种不健康的交际心理。

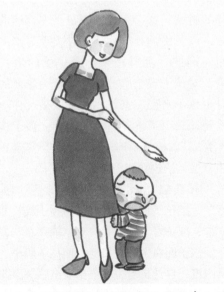

宝宝对妈妈的过分依恋不利于身心的发展，应引导宝宝与其他人多接触。

克服羞怯的方法

1.建立孩子对别人的信任

这种信任首先要由父母传递出来，也就是说，父母应该信任自己的儿女，可能她的有些话语显得很怪异，但是一定要读懂他的心思，尽量信任他，他愈被信任，就愈能信任别人。信任是亲近的基础，如果孩子无法从父母那里学得信任，他也很难真正信任别人，这也是羞怯的成因。

2.锻炼孩子多与人交往

很多孩子害羞是因为从小没有社交机会，作为父母，就应当带孩子走出去。带孩子交际的场合很多，比如领孩子到亲友家中，让他们有机会接触人，主要是让他们学习如何与别人交往。当然，对于一个害羞的孩子来说，要有一个循序渐进的过程，起初适合在比较安全的环境锻炼她，此外，多让孩子经历被别人接纳的经验，这有助于他们树立自信，在社交上继续进步。

3.最重要的是要教会孩子自信

在特别爱害羞的女儿说话时，父母要注意用轻松的语气对孩子说，同时还要采取鼓励和赞赏的方式。父母要多鼓励，让孩子得到肯定和表扬，对胆怯的孩子更是如此。孩子本身就感到自卑，缺乏勇气，在做某件事之前，预见的结果总是自己不行。如果这时给他一些鼓励，增加他的勇气，他会把事情办得很好。

分离性焦虑

分离性焦虑是指6岁以下的宝宝，在与家人，尤其是妈妈分离时，出现的极度焦虑反应。男女宝宝都有可能出现这种状况，它与孩子的个性弱点和对妈妈的过分依恋有关。分离性焦虑如果不加以重视和矫治，会影响宝宝以后的生活，如上学后很容易产生学校恐惧症、考试紧张症，甚至成年后出现急性或慢性焦虑症，阻碍心身的健康发展。

能引起分离性焦虑的原因主要有遗传因素、亲子过分依恋以及生活事件的影响。

患有分离性焦虑的宝宝平时一直与爸爸妈妈或固定的养育者待在一起，不与或少与外界接触。而爸爸妈妈则往往对宝宝过于溺爱、过分保护，事事包办、处处代劳，从而使孩子养成胆小、害羞、依赖性强、不能适应外界环境的个性弱点。一旦与爸爸妈妈突然分离，就容易出现分离性焦虑。并且在出现分离性焦虑之前，往往有生活事件作为诱因，常见的生活事件为与爸爸妈妈突然分离，在幼儿园受到挫折等。

防治宝宝分离性焦虑首先要做到扩大宝宝的接触面，爸爸妈妈要从小让宝宝多与别人接触，而不是使宝宝的"交际圈"集中固定在几个人身上，接触面越广宝宝的接受能力就越强，从而减轻宝宝的分离性焦虑。其次，爸爸妈妈要培养宝宝的生活自理能力，在宝宝的能力范围之内的事情一定要让宝宝自己完成，尤其是宝宝自己的事情一定要让宝宝尝试着自己完成，这样能增强宝宝适应新环境的能力。最后，合群能力对于宝宝来说也是比较重要的，能使宝宝在进入新环境之后，很快建立起自己的人际关系，并很快融入新环境中。

此外，爸爸妈妈还要做好宝宝入托前的准备工作，不要让宝宝觉得事情来得太突然，让宝宝有一点儿"心理准备"。对于个别有严重焦虑症状，影响到饮食和睡眠并且躯体症状明显的宝宝，爸爸妈妈可以考虑使用抗焦虑药物进行治疗，但是一定要在医生的指导下用药，避免出现用错药的情况。

缺乏安全感

任何人都需要安全感，有的人的安全感来自家庭，有的人的安全感来自于物质，给宝宝的安全感就应该从小培养，让宝宝不会有心灵缺失，安全感能让孩子尽快地融入社会。孩子的自信心也与是否有安全感相关，孩子的安全感主要是来自于家庭，爸爸妈妈的爱能够成就更多自信的宝宝。

安全感是孩子心灵成长的一块重要基石，是孩子适应与融入社会，充满信心地生活与学习的前提条件。孩子安全感的建立，和家庭与生活环境的影响有着密切的联系。宝宝的安全感，是父母给予的。而原始安全，绝对可以影响孩子的一生。宝宝的安全来自妈妈，妈妈的安全感很大程度来自自己和家庭的支持。因此，全家人相互理解，相互扶持，就带给宝宝安全的爱。

家庭成员之间融洽的关系，是孩子建立安全感的重要基础。对于孩子来讲，爸爸妈妈就是他的整个世界，是他生活的楷模。如果孩子经常看到爸爸妈妈之间的冲突，孩子会感到极大的不安与畏惧，幼小的心灵会埋下阴影。从这个意义上来讲，爸爸妈妈能送给孩子最好的礼物，就是美好的婚姻，这会直接影响孩子安全感的建立，以及影响社会化、人际关系等诸多方面。因此，拥有一个健康快乐的生长环境，对孩子安全感的建立是至关重要的。对于孩子来说，爸爸妈妈就像是玩伴一样重要，缺少了爸爸妈妈的陪伴，孩子将很难养成良好且规律的生活习惯，安全感自然也就无从建立和培养了。

家庭温柔的陷阱，特别是"隔代疼"，把孩子保护得太好，为孩子成长的每一步，准备好了"清道夫""铺路石"，剥夺了孩子面对困难的机会，使孩子胆小、畏惧困难，自然自身也失去了安全感。因此，应让孩子学会自己的事情自己做，成人不要包办代替。如让孩子适时学会自己吃饭、自己穿衣服、自己收拾自己的物品，自己解决与小朋友的纠纷等，尝试成功，建立自信，只有让孩子多次获得成功的心理体验，才能应对失败的考验。

爸爸妈妈要调整对孩子的教育方式，允许孩子身上存在不好的习惯和小毛病，多一些鼓励和肯定，少一些批评和指责，多陪孩子玩一玩，给孩子一些空间。平时加强与孩子沟通互动的时间，给予孩子更多的情感支持和无条件的关爱。

孩子的安全感是需要爸爸妈妈用心去呵护的，一个拥有安全感的孩子，会很自信、独立，能与其他人友好地相处。如果一个孩子从小就没有培养起健全、足够的安全感，那么成年后心理上的缺陷将可能无法完全修复，所以从小培养宝宝的安全感是非常重要的。

自我中心化

3岁是宝宝发展中的一个重要阶段。宝宝在这个时期有一个相当明显的心理倾向，那就是以自我为中心。以自我为中心是人类从幼年走向成熟的一个自然的、必经的阶段。以自我为中心会影响幼儿对自己、对他人的认识，影响他与别人的友好关系。因此，父母要帮助自己的宝宝逐步摆脱以自我为中心的状态。以自我为中心是儿童早期自我意识发展的一个必然阶段。儿童早期自我意识发展的体现：入园时大哭大闹，打滚耍赖，拼命拉住家长不放手，不吃饭，不上床睡觉；总是不明原因的大哭，有时是因为受了小伙伴的欺负，有时是因为想小便，总之，什么事都用哭来表达；不由分说地抢玩具，边抢边说"我的，我的"，当老师告诉他不能抢玩具时，通常他会若无其事地说："我要玩！"有的宝宝远离群体，喜欢一个人玩，嘴里还念念有词；共同进行活动时，宝宝也经常各做各的，互不理睬，活动室中安安静静；在一些合作活动时，宝宝不会主动寻找合作伙伴，而是原地不动，等待着别人；自己的东西不允许别人碰，大人等现象屡见不鲜；不听父母的话，觉得自己说的就是对的；没有容忍度和宽容度，常常是别的小朋友打自己一下就要还手。

父母可以运用以下方法帮宝宝摆脱以自我为中心的状态：

转移家庭注意的焦点

这里所说的转移家庭注意的焦点是指父母和祖辈不要把注意力全集中于宝宝身上，这样很容易溺爱宝宝。而溺爱更强化了宝宝的以自我为中心的意识，这样很容易使宝宝认为"自己是世界的中心"，其他人理所当然围着自己转。父母应有意识地转移家庭注意的焦点，把宝宝视为与其他家庭成员平等的一个人。这样宝宝才能正确地认识自己，看到别人的存在，弄清楚人与人之间的关系。

运用启发式问答

比如上面提到的案例，宝宝问："黄瓜不是绿色的吗？应该叫绿瓜才对。"这时候运用启发式回答更合适。比如说："对呀，黄瓜是绿色的应该叫绿瓜才对，妈妈也觉得叫绿瓜才合适。但我们去菜市场买菜的时候，说绿瓜人家知道是什么吗？冬瓜也是绿色的，丝瓜也是绿色的，好多瓜都是绿色的呀。"用这种启发式的问答来引导宝宝去思考探索，让宝宝在思考的过程中，改变自己错误的思路。

让宝宝多参加集体活动

过度限制、封闭或是保护宝宝也是非常不利的。应该让宝宝多参加一些集体活动。集体活动能使宝宝接触更多的人，体验到与他人合作的意义，从而走出自我的圈子。

第三章
常见病的中医调养

婴儿患病的早期信号

在婴儿平日的一些表现中，往往可发现一些患病的先兆，只要细心观察是不难发现的。

1.大便干燥呈羊屎状：正常小儿的大便为软条状，每天定时排出。若大便干燥难以排出，大便呈小球状，或2~3天大便一次，多是肠内有热的现象，可多给婴儿吃菜泥、鲜梨汁、白萝卜水、鲜藕汁，以清热通便。若内热过久，小儿易患感冒发烧。

2.食不好，卧难安：如果小儿饮食过量，或吃了生冷或不易消化的食物，都会引起小儿肚胀不舒服，往往还会使小儿在睡眠中乱动不安、咬牙。

3.鼻中青，腹中痛：中医认为小儿过食生冷寒凉的食物后，可损伤脾胃的阳气，导致消化功能紊乱，寒湿内生，腹胀腹痛。而腹内寒湿痛可使面部发青，小儿见于鼻梁两侧发青，父母要引起注意。

4.舌苔白又厚，腹中积食多：正常时小儿舌苔薄白清透，淡红色。舌苔白而厚，呼出气有酸腐味，一般是腹内有湿浊内停，胃有宿食不化，此时应服食化滞的药物，如小儿化食丹、消积丸等中药。

5.手足心热，常有病痛：正常小儿手心脚心温和柔滑，不凉不热。若小儿手心脚心发热，往往是要发生疾病的征兆，要注意小儿精神和饮食调整。

6.口鼻干又红，肺胃热相逢：若小儿口鼻干燥发热，口唇鼻孔干红，鼻中有黄涕，都是表明小儿肺、胃肠中有燥热，注意多饮水，避风寒，以免发生高热、咳嗽。

要想小儿安，常保三分饥和寒。饥不是要小儿饿肚子，寒不是要小儿受凉，而是指饮食要适量，不偏食，并根据季节变化调整饮食增减衣物。否则吃的过饱，或出汗较多，都使小儿抵抗力下降，引起疾病。

学会看舌苔

舌头也是观察宝宝身体健康情况的"晴雨表"，却常常被忽略。如果宝宝稍有发热不适的话，很快就能被爸爸妈妈发现，但却少有家长会留心观察宝宝舌头的变化。只有当宝宝吃饭不好或在吃饭时表现痛苦，爸爸妈妈才会想到让宝宝张开嘴巴，但多数也只是看看嗓子，很少有人会注意到舌头。其实，细心的爸爸妈妈只要

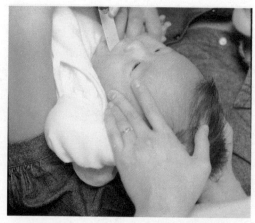

检查宝宝的口腔，查看是否患有地图舌。

通过观察宝宝的舌苔，就能判断出宝宝可能出现的各种异常情况。

身体健康的宝宝舌头应该是大小适中、舌体柔软、淡红润泽、伸缩活动自如、说话口齿清楚的，而且舌面有干湿适中的淡淡的薄苔，口中没有气味。一旦宝宝患了某些疾病的话，舌质和舌苔就会相应地发生变化，特别是肠胃消化功能方面的疾病，在舌头上的体现就更明显。所以，爸爸妈妈要学会根据宝宝舌头的异常变化，做到防患于未然。

舌头的异常主要有以下几种：

舌苔厚黄

如果观察宝宝的小舌头，发现舌上有一层厚厚的黄白色垢物，舌苔黏厚，不易刮去，同时口中有一种又酸又臭的秽气味道，这种情况多是因平时饮食过量或进食油腻食物，脾胃消化功能差而引起的。

有的宝宝平时就很能吃，一看到喜爱的食物就会吃很多。爸爸妈妈或者爷爷奶奶看到宝宝吃得多，不但不加以劝阻，还会很高兴，不停地鼓励宝宝多吃。这样就会使宝宝吃得过多、过饱，消化功能发生紊乱，出现肚子胀气、疼痛的现象，严重时还会发生呕吐，吐出物为前一天吃下而尚未消化的食物，气味酸臭。如果宝宝年龄较小的话，也会由于积食而导致腹泻。

当宝宝出现这种舌苔时，首先要保证宝宝饮食的清淡，食欲特别好的宝宝此时应控制下每餐的食量。如果宝宝出现了乳食积滞的话，可以酌情选用有消食功效的药物来消食导滞，保证大便畅通。

杨梅舌

如果观察到宝宝舌体缩短、舌头发红、经常伸出口外、舌苔较少或虽有舌苔但少而发干的话，一般多为感冒发热，体温较高的话舌苔会变成绛红色。如果同时伴有大便干燥和口中异味的话，就是某些上呼吸道感染的早期或传染性疾病的初期症状。如果发热严重，并看到舌头上有粗大的红色芒刺犹如杨梅一样，就应该想到是猩红热或川崎病。

对于出现此种异常症状的宝宝，应注意及时治疗引起发热的原发疾病，并通过物理降温或口服退热药物退烧。平时多给宝宝喝白开水，少吃油腻食物及甜度较大的水果，也可以购买新鲜的芦根或者干品芦根煎水给宝宝服用。

地图舌

地图舌是指舌体淡白，舌苔有一处或多处剥脱，剥脱的边高突如框，形如地图，每每在吃热食时会有不适或轻微疼痛。地图舌一般多见于消化功能紊乱或患病时间较久，使体内气阴两伤时。患有地图舌的宝宝往往容易挑食、偏食、爱食冷饮、睡眠不稳、乱踢被子、翻转睡眠，较小一点儿的宝宝易于哭闹、潮热多汗、面色萎黄无光泽、体弱消瘦、怕冷、手心发热等。

对于这样的情况，平时要多给宝宝吃新鲜水果，以及新鲜的、颜色较深的绿色或红色蔬菜，同时注意忌食煎炸、熏烤、油腻辛辣的食物。可以用适量的龙眼肉、山药、白扁豆、大红枣，与薏米、小米同煮粥食用，如果配合动物肝脏一同食用，效果将会更好。如果宝宝面色较白、脾气较烦躁、汗多、大便干的话，可以用适量百合、莲子、枸杞、生黄芪煲汤饮用，可以使地图舌得到有效改善。

镜面红舌

有些经常发热、反复感冒、食欲不好

或有慢性腹泻的宝宝，会出现舌质绛红如鲜肉，舌苔全部脱落，舌面光滑如镜子，医学上称之为"镜面红舌"。出现镜面红舌的宝宝，往往还会伴有食欲下降，口干多饮或腹胀如鼓的症状。

对于出现镜面红舌的宝宝，千万不要认为是体质弱而给予大补或吃些油腻的食物，应该多吃豆浆或新鲜易消化的蔬菜，如花菇、黄瓜、番茄、白萝卜等。也可以将西瓜、苹果、梨、荸荠等榨汁饮用，或是早晚用山药、莲子、百合煮粥食用，也能收到很好的效果。

需要注意的是，刚出生时的宝宝舌质红、无苔，以及母乳喂养的宝宝呈乳白色苔均属正常现象，妈妈不要过于紧张。有的时候宝宝吃了某些食品或药物，也会使舌苔变色，例如吃了蛋黄后舌苔会变黄厚，吃了杨梅、橄榄后舌苔会变成黑色，吃了红色的糖果后舌苔可呈红色。一般来讲，染苔的色泽比较鲜艳而浮浅，而病苔不易退去，可以利用这一点进行区别，千万不要将正常的舌苔误认为病苔而虚惊一场。再有，婴幼儿体质很弱，只可将辨别舌苔的变化作为健康情况的参考，而不能根据情况完全自行处理，必要时一定要去医院诊治。

感冒的中医调养

小儿感冒是儿童常见病症，孩子频繁感冒也是家长最头疼的一件事。中医讲的小儿感冒是现代医学所称的急性鼻炎、咽炎、扁桃体炎等上呼吸道感染的统称，主要由病毒感染引起，少数由细菌感染引起，并与小孩的体质强弱、营养状况有关。

中医分类

中医将小儿感冒分为风寒感冒、风热感冒、气虚感冒等类型。中医认为由于小儿脏腑之气未充，抗病能力较差，当气候急骤变化或护理不当，外邪便乘虚侵入而发病。常见的感冒类型是风寒感冒和风热感冒。

风寒感冒起病较急，发热，怕冷怕风，甚至寒战，无汗，鼻塞流清涕，咳嗽，痰稀色白，头痛，周身酸痛，食欲减退，大小便正常，舌苔薄白等。

风热感冒患者症状体征多表现为热重寒轻。常见于感冒后期，或素体有热之人。主症以发热重恶寒轻，有汗，鼻流浊涕，口渴，舌苔薄黄，脉浮数为特征，兼有头身疼痛等。

饮食调理

1.孩子患了风寒感冒时，首先要注意孩子的饮食调养，这时要忌食生冷寒凉食物和寒凉性的瓜果，如西瓜、梨、香蕉、猕猴桃等。还要忌食酸涩味的食物，如食醋、酸白菜、泡菜以及山楂、乌梅、酸枣等果品。宜吃带有温性的食品，如生姜、葱白、豆豉等。

2.孩子患了风热感冒后，首先忌食酸涩食品，如食醋、酸菜、酸葡萄、酸梨、酸李子、柠檬、山楂、柿子、石榴、橄榄等。其次忌食辛热食物，如大葱、姜、辣椒、大蒜、韭菜、茴香、芥菜、龙眼肉、大枣、栗子、核桃、杏等。还要忌食肥甘厚味(即油腻肉食)。中医讲"热病少愈，食肉则复，多食则遗(留有后遗症之意)"，即热病患者或热病刚退时，食肉则病迁延不愈，且能使病反复发作或出现后遗症，故感冒风热不尽者，不宜食用。应吃辛凉清淡的食品，如菊花、茶叶、白菜、白萝卜、甜梨、甜橙等。

食疗膳方

保健应用 生姜白萝卜汤

材料： 生姜5克，白萝卜片20克，红糖3克。

做法：

1. 生姜洗净，切片。

2. 砂锅置火上，注水适量，放入生姜片、白萝卜片，大火煮沸后转小火煮至熟透，加红糖溶化，即可饮用。

功效： 祛寒止痛。适用于风寒感冒引起的头痛等症。

保健应用 金银花大米粥

材料： 大米150克，金银花30克。

做法：

1. 将大米淘洗干净；把金银花放入锅内与水一起煮，水开后再煮3分钟，取浓汁150毫升。

2. 将金银花汁中加入大米，再加适量水煮成稀粥即可。

功效： 清热解毒。适用于感冒等症。

中医特殊疗法

1.敷贴法

适用于小儿风热感冒。取鲜地龙10条放入碗内，撒上白糖适量，片刻后地龙因体液外渗而死，再加入面粉适量调和成膏，制成直径为3厘米的药饼两枚，分贴囟门和神阙穴，每次贴4~6小时，每日2次，连贴2~3日有效。

2.填脐疗法

填脐疗法，即将药物放在肚脐上，借以发挥药效的方法。对于风热型感冒，可用葱白30克，连翘15克，共同捣烂，装入纱布包填放肚脐上，等到将要出汗时，给孩子饮少量温白开水，以促其发汗。对风寒型感冒，用葱白30克，生姜1片，胡椒5~7粒，将3味共同捣烂，装进纱布包，填放肚脐上，同时饮温白开水适量，以帮助其驱寒，促其发汗后取下。

发热的中医调养

发热是指小儿体温高出正常标准，是儿科临床上最为常见的症状之一。因小儿"阳常有余，阴常不足"的生理特点，很多急慢性疾病均有发热的症状。故朱丹溪说："凡小儿有病皆热。"王肯堂说："小儿之病，惟热居多。"

饮食调理

饮食上坚持"一个中心，两个原则"。

一个中心：多喝水。喝水的技巧是少量多次喝，10分钟10毫升，不喝不要强迫。适量喝水果汁、饮料是可以的，老是灌白开水，宝宝会吐的。

两个原则：一是，平时宝宝能吃的食物都可以吃，让宝宝吃七八成饱就行了。二是，所有给宝宝吃的东西都要清淡，且容易消化。饮食调理以流食为主，如奶类、藕粉、奶类（少油）等。也可吃些绿豆汤、冰西瓜以助降温，利尿抗病。但对伴有腹泻的幼儿（6个月以内），抵抗力差，胃的蠕动弱，黏膜耐受性差，则冷饮不利于身体康复，应禁食。当孩子体温下降，食欲好转时，可喂半流质，如肉末粥、面条、稀饭、蛋花粥。饮食宜以清淡、易消化为原则，油、盐宜少，少量多餐，切忌吃辛辣和刺激食品。但不必忌口，以防营养不良，抵抗力下降。

食疗膳方

保健应用 瓜皮茶

材料： 西瓜皮 1000 克，绿茶 10 克，薄荷 15 克。

做法：

西瓜皮洗净，切碎放入砂锅中，加水适量，沸煮 20 分钟后入茶叶、薄荷，再煮 3 分钟，滤出液汁，倒入玻璃杯中即可。

功效： 祛暑解表。适用于小儿暑湿感冒发热、身重困倦、食欲减退、小便黄赤等症。

保健应用 绿豆茶

材料： 生绿豆 20 克，青茶叶 3 克，冰糖 15 克。

做法：

冰糖捣碎；绿豆淘洗干净，捣碎，带皮与青茶叶、冰糖碎混合，放入杯中，加沸水冲泡后加盖闷 20 分钟即可饮服。

功效： 清热解毒，生津止渴。用于小儿流行性感冒、发热。对咽喉肿痛、热咳口干者效果更好。

中医特殊疗法

1.穴位：肺经（肺金）位置：无名指掌面。

操作：①补肺经：在无名指面上旋推，200～400次。②清肺经：面向指根方向直推，200～400次。

主治：发热、咳嗽、气喘、胸闷、咽喉肿痛等。

2.穴位：天河水位置：前臂内侧正中，自腕横纹至时横纹呈一直线。

操作：用示、中二指腹自腕横纹推向肘横纹，推100～500次。

主治：发热、烦躁不安、口渴、口舌生疮、惊风等一切热证。

3.穴位：天门（攒竹）位置：自两眉中间至前发际呈一条直线。

操作：用两拇指面自眉心起，交替向上直推至前发际，推30～50次。

主治：感冒发热、头痛、精神萎靡、惊风等。

一般这类患儿经过推拿治疗一次后体温就可以降下来。下午体温会略有波动，第二天再采取同样手法治疗后体温基本控制在正常范围。临床上小孩发热以外感为多，所以小孩若是低烧可以试试上述手法，这样既方便，也可以避免药物的副作用。由于小儿的体质不同，病情变化比较复杂，故小儿推拿必须结合时令、气候和症候表现的差异进行辨别和处理

家庭护理要点

1.测量体温

小孩生病时，大都会发热，所以一旦有异常，可先测量体温及呼吸、脉搏数。尤其是心情不好、脸色苍白、身体发热，或是含着乳房的口发热，一旦幼儿哭诉头痛、腹痛时，都必须测量体温。

2.一般症状的观察

确定一下宝宝是否突然发烧，或者数天前，鼻子发生异常。此外必须观察，除了发热外，是否有惊厥、意识不清、呕吐、腹泻、发疹、咳嗽、哭声异常等现象出现，然后告诉医生。

3.安静环境

准备一个温度、湿度皆适合的环境，流汗时应仔细擦干，并更换衣服。

4.冷敷

发热达39度，患者感到痛苦时，可使用冰枕，相反的，如果手脚冰冷，可使用暖炉或暖水袋保温。

咳嗽的中医调养

中医学将咳嗽分为外感与内伤两类。而咳嗽的治疗首先应分清外感与内伤。外感咳嗽主要为邪气的充胜，故应疏散外邪、宣通肺气，邪去则正安；内伤咳嗽主要为正气的虚弱，应辨明何脏之虚，补益气阴。

中医分类

外感咳嗽又分为风寒型和风热型，前者主要表现：咳嗽喉痒，痰稀色白，打喷嚏、鼻塞流涕，头身疼痛，恶寒无汗，苔薄白，脉浮紧有力。后者主要表现：咳嗽不爽，痰黄黏稠，口渴咽痛，鼻流浊涕，伴发热、头痛、恶风汗出，舌质红苔薄黄，脉浮数。

内伤咳嗽分为痰热壅肺证、痰湿蕴肺证、肺气亏虚证以及肺阴亏虚证。

小儿主要见于外感咳嗽。

饮食调理

1.宜多喝水

除满足身体对水分的需要外，充足的水分可帮助稀释痰液，使痰易于咳出，并可增加尿量，促进有害物质的排泄。

2.饮食宜清淡

以新鲜蔬菜为主，适当吃豆制品，荤菜量应减少，可食少量瘦肉或禽、蛋类食品。吃得太咸易诱发咳嗽或使咳嗽加重。婴儿咳嗽时饮食宜清淡，不宜吃咸鱼、咸肉等重盐食物。糖果等甜食可助热生痰，也要少食。

3.忌冷、酸、辣食物

冷冻、辛辣食品会刺激咽喉部，使咳嗽加重。从冰箱里取出的牛奶最好加温后再喝。患"过敏性咳嗽"的婴儿更不宜喝碳酸饮料，以免诱发咳嗽发作。酸食易收敛，使痰不易咳出，以致加重病情，使咳嗽难愈。

4.忌鱼腥虾蟹

咳嗽患儿在进食鱼腥类食品后咳嗽加重，这与腥味刺激呼吸道和对鱼虾食品的蛋白过敏有关。过敏体质的婴儿咳嗽时更应忌食上述食物。

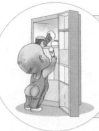

忌吃寒凉食物

咳嗽时不宜吃冷冻饮料。中医认为"形寒饮冷则伤肺"，咳嗽时如饮食仍过凉，就容易造成肺气闭塞，症状加重，日久不愈。不论是儿童还是成人，咳嗽多伴有痰，痰的多少又跟脾有关。脾是后天之本，主管人体的饮食消化与吸收。如过多进食寒凉食物，就会伤及脾胃，造成脾的功能下降，聚湿生痰

忌吃甜酸食物

酸食常敛痰，使痰不易咳出，以致加重病情，使咳嗽难愈。咳嗽严重时连一些酸甜的水果，如苹果、香蕉、橘子、葡萄等也不宜吃，多吃甜食还会助热，使炎症不易治愈。民间有用"生梨炖冰糖"治疗咳嗽的习惯，这种吃法对咳嗽初起（新咳）的孩子是不适宜的

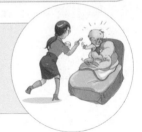

5.不食或少食油煎炸食物

婴儿咳嗽时胃肠功能比较薄弱，油炸食品可加重胃肠负担，且助湿助热，滋生痰液，使咳嗽难以痊愈。

6.忌补品

以免补品留邪，使咳嗽难愈。

食疗膳方

保健应用 杏仁粥

材料： 苦杏仁10克，薏米50克，白砂糖10克。

做法：

1. 薏米淘洗干净，用清水浸泡2小时；苦杏仁洗净，润透，去皮尖。

2. 砂锅置火上，入水适量，下入薏米，大火煮至半熟时放入杏仁，转小火熬煮至粥成，加白砂糖调味即可。

功效： 清热止咳，润肺化痰。适宜小儿痰湿咳嗽患者食用

雪梨粥

材料： 鸭梨3个，大米50克。

做法：

1. 大米淘洗干净；鸭梨洗净，切碎。

2. 砂锅置火上，加水适量，放入鸭梨碎大火煮沸后转小火煮30分钟，捞去梨渣，下入大米，煮烂成粥即可。

功效： 化痰止咳，助消化。适用于小儿风热、肺热咳嗽，见食欲下降、头昏、发热等症。

中医特殊疗法

1.脐疗

寒咳：麻黄、细辛、五味子、罂粟壳各10克，共研细末装瓶备用。使用时取药末适量，用蜂蜜适量调匀，外敷于肚脐处，敷料包扎，胶布固定，每日换药1次，至病愈为止。

功效：疏风散寒，宣肺止咳。

热咳：黄芩20克，鱼腥草15克，青黛、丹参各10克，共研细末装瓶备用。使用时取药末适量，用蜂蜜适量调匀，外敷于肚脐处，敷料包扎，胶布固定，每日换药1次，至病愈为止。

功效：清热宣肺，化痰止咳。

2.药浴

寒咳：生姜适量，择净，放入药罐中，加清水适量，浸泡5~10分钟后，水煎取汁，放入浴盆中，待温时足浴，每次1剂，每日2~3次，每次10~30分钟，连续2~3天。可温肺散寒。

热咳：麻黄、杏仁、甘草各5克，大力子15克，石膏30克。将上方如上法水煎取汁足浴，每次15~30分钟，每日2~3次，每日1剂，连续3~5天。可清热宣肺，止咳化痰。

腹泻的中医调养

小儿因为脾胃娇弱，形态和生理功能都未发育完全，加上孩子生长发育速度快，对食物、营养的需求量大。如果家长不注意培养孩子良好的饮食习惯，很容易引起小儿腹泻。小儿腹泻对孩子的健康影响很大，一方面由于营养物质不能吸收，另一方面疾病还在不断消耗机体的营养，长期慢性腹泻容易引起患儿体重不增或减轻，出现体重不足、头发枯黄、形容憔悴等症状。

中医分类

中医把小儿腹泻分为伤食泻、湿热泻、风寒泻、脾胃阳虚泻四型，后三型

因为都有虚寒的见症，故可以统称为虚寒泻。

伤食泻主要因为进食过多引起。进食过多会引起患儿消化不良，表现为泻酸臭大便，肚腹疼痛，痛则欲泻，泻后痛减，大便或为蛋白状或夹食物残渣。

湿热泻主要由于患儿体质湿热引起，患儿主要表现为大便深黄而臭或夹有黏液，腹泻急迫或伴发热、腹痛，孩子肛门红肿或较大孩子自诉肛门灼热疼痛不适等症状。

风寒泻患儿的主要表现为大便清稀、色黄或绿或有泡沫，肠鸣腹痛。此症多因腹部受寒、食后吹风或过食生冷，或食物属性过寒引起。

虚寒泻的原因多为脾虚或脾肾阳虚引起患儿消化能力降低。患儿主要表现为吃后就泻、大便稀溏且有较多的食物残渣，同时面色萎黄或苍白，怕冷，腹泻容易反复发作或病程较长等。

饮食调理

1.伤食泻

此类泄泻必须控制饮食，轻症可减少饮食的次数、数量，以清淡有营养的为好；重症需禁食6~8小时。患儿不想吃东西时，切忌勉强喂食，可以喂水。即使恢复饮食也应从小量、流质或半流质食物开始。如先给藕粉、米粉、稀饭，待胃肠适应后再逐渐向软食和普通食物过渡。难以消化的食物像油煎、油腻食物以及糯食，高蛋白食物等在病中一律不应列入孩子的食谱。另外对于一些可促进消化的食品可以适当给孩子食用，如用山楂煮水、萝卜煮汤等。

2.湿热泻

饮食应忌刺激性食品(如辣椒、饮料)、乳食(包括牛奶、奶制品)及助湿生热的食物(如肥甘厚味的油腻食品、生冷瓜果、巧克力等)。可选用清热除湿的食品协助治疗，如用薏米煮稀饭、绿豆煮汤、鲜葛根煮水等给孩子食用。

3.风寒泻

饮食宜温，温的含义有二：一是指食物的属性以温性为好，如选肉食时以牛肉、鸡肉、黄鳝较佳，应避免进食属性寒凉的食品;二是指食物的进食温度宜温。另外，难消化的食物也属禁食之列。

4.虚寒泻

这类腹泻多因病期较长，会使身体脏腑虚弱，所以要忌生冷及不易消化的食品，寒性食物如西瓜、冬瓜、豆腐、海味等切不可食，以免损伤机体的阳气，加重病情。可常常食些温补脾胃的药膳，如附片煮鸡、狗肉汤、羊肉粥、姜汁牛肉饭等。但必须注意肉不能放得太多，且应煮得相当软才行，以防小儿消化不良。

食疗膳方

保健应用 山药莲肉麦芽粥

材料： 山药20克，莲肉、麦芽各10克，大米40克，白砂糖8克。

做法：

1.山药、莲肉、大米均洗净，倒入砂锅内，加适量水浸泡1小时；麦芽洗净，煎煮取汁备用。

2.砂锅置火上，兑入麦芽煎汁、白砂糖搅拌均匀后，大火煮沸转小火熬煮成粥即可。

功效： 补中益气，健脾养胃。适用于小儿胃肠功能紊乱，反胃、呕吐、泄泻、脘腹胀满等症。

大米茶

材料： 大米 30 克，白砂糖 20 克，盐 1 克。

做法：

1. 大米淘洗干净，沥干水分，放入炒锅炒黄备用。

2. 砂锅置火上，加入水适量，大火煮沸后转小火熬煮 30 分钟，取米汤，加入白砂糖、盐调味即可。

功效： 益脾胃，除烦渴。适用于婴幼儿腹泻、呕吐、泻痢或温热病所致的脾胃阴伤、胃气不足、口干渴等。

中医特殊疗法

中医认为，脐部（即神阙穴），内连五脏六腑，为冲任经气汇集之处。现代医学研究表明，脐在胚胎发育过程中为腹壁最后闭合之处，其表皮层最薄，局部无皮下脂肪，屏障功能最弱，药物敷脐易于穿透，药力可直达病所。脐疗可调整肠胃功能，促进吸收，有温中散寒、健脾燥湿、

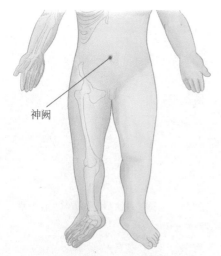

神阙

在宝宝神阙穴处施行隔姜灸法，时间为 10 分钟，施灸完毕后需要在神阙穴处贴一小块胶布，避免受凉。

涩肠止泻的功效。

药物制作： 丁香、肉桂各 9 克，五味子 12 克，白胡椒 5 克，石榴皮 20 克研成极细末，过筛，置瓷瓶或玻璃瓶中，盖紧，勿令漏气受潮。

使用方法： 取药粉适量，用生姜汁调成糊状，纳入脐孔，用纱布覆盖，胶布固定，再用绷带围绕脐部缚紧，以防脱落。12～24 小时后揭去。一般 12 小时吐泻停止，24 小时痊愈，愈后再贴 1 天，巩固疗效。

家庭护理要点

1.注意腹部保暖

小儿腹部容易受寒，而患有腹泻的儿童，肠蠕动本已增快，如果腹部再受凉则肠蠕动更快，从而加重病情。

2.注意保护好患儿的臀部

由于排便次数增多，患儿肛门周围的皮肤及黏膜必定有不同程度的损伤。家长在护理中要特别注意肛门部位。便后应用细软的卫生纸轻擦，或用细软的纱布蘸水轻洗，洗后可涂些油脂类的药膏，以防红臀。

如果是婴儿，要及时更换尿布，避免粪便尿液浸渍的尿布与皮肤摩擦而发生破溃。对于患儿用过的便具、尿布以及被污染过的衣物、床单，都要及时洗涤并进行消毒处理，以免反复感染或传染给他人。

便秘的中医调养

婴儿便秘是一种常见病症，指大便干硬，隔时较久，有时排便困难。单纯性便秘多因结肠吸收水分电解质增多引起。

中医分类

中医认为本病大体可分为实证便秘和虚证便秘两种，前者多由气机不畅，或者胃肠积热等导致大肠传导失常，后者则有

气虚、阴血虚、阳虚等的不同。

便秘常见虚证证型：

气虚：虽有便意，临厕挣扎费力，难于排出，挣则汗出气短，便后疲乏尤甚，面色白，神疲气怯，舌淡嫩苔白，脉弱。

阴血亏虚：大便干结，面色无华，头晕目眩，心悸健忘，或颧红耳鸣，舌淡，脉细，或舌红少苔，脉细数。

阳虚：大便艰涩，排除困难，小便清长，面色青白，四肢不温，喜热畏寒，腹中冷痛，或腰脊冷重，舌淡苔白润，脉沉迟。

饮食调理

1.准备的饭食要少，要养成孩子每顿吃饭必吃完的好习惯

孩子的胃容量小，粗糙、块大或过量的食物，都容易让孩子的肠胃阻塞，引起消化不良。所以，孩子吃饭时，家长应给孩子准备小份饭，一般约为成人量的1/3或1/4。这样，孩子就不会有永远吃不完的感觉，吃完之后还会有成就感。

2.少食多餐，慎选优质点心

虽然孩子的胃容量小，每次吃不了太多的食物，但其精力旺盛，活动量大，几乎每3~4小时就需要给其补充饮食。所以，孩子的饮食应坚持少量多餐。家长可以把孩子每日所需的营养，分成三顿正餐和两顿副餐来供给。至于副餐，可以选择一些富含营养的食品，如银耳、杏仁、蜂蜜等。这些食物不仅含有优质蛋白质及脂质，还有软便润肠的作用，是孩子最佳的活力补给来源。家长可将银耳煮软剁碎做成甜羹给孩子食用，也可将杏仁磨碎加点儿燕麦、葡萄干，用水冲泡给孩子当饮料喝，或将蜂蜜浇在水果或蛋糕上给孩子食用。

3.巧妙补充纤维质

如果孩子平时讨厌吃蔬菜、水果，可以让其多吃木耳、杏鲍菇、海苔、海带、果干等食物，以增加其纤维质的摄入，从而促进其排便。

4.多摄取瓜果

中医认为，儿童便秘的原因在于其体质燥热。因此，便秘的孩子平时可以多进食瓜类水果，如西瓜、香瓜、哈密瓜等，以消除其体内的燥热。如果孩子不喜欢这类水果的味道，可以在水果中加点儿炼乳、酸奶或冰激凌，让香浓的甜奶味盖过瓜味。此外，家长还应经常为孩子熬点儿绿豆薏仁粥吃，也能起到解热通便的作用。

食疗膳方

保健应用 鸡内金蒸黄鳝

材料：鸡内金5克，黄鳝1条，盐3克，酱油5毫升。

做法：

1.取黄鳝剖腹取出其内脏，剥去骨刺，洗净备用，鸡内金洗净，研碎，塞入鳝鱼腹中，置于瓷碗内。

2.蒸锅置火上，入水适量，瓷碗入蒸锅，加盖蒸1小时至鳝鱼熟后取出，放酱油、盐调味即可。

功效：补气血，补虚损。适用于因气血虚弱导致的小儿便秘等症。

保健应用 砂橘鸡内金粥

材料：鸡内金5克，干橘皮10克，砂仁1.5克，大米50克，白砂糖5克。

做法：

1.鸡内金、干橘皮、砂仁洗净，烘干，

研磨成细末；大米淘洗干净。

2. 砂锅置火上，入水适量，加入药末搅匀，下入大米，大火煮沸后转小火熬煮至粥成，加入白砂糖调味即可。

功效： 消食化积。适用于小儿饮食不节所致脾胃受损、不思饮食、肚腹胀大、面黄肌瘦、大便黏滞、食积腹满等症。

中医特殊疗法

首先，把宝宝的4个小手指合并，用尺子测量出示指到小指的宽度，把这个数字记下来作为一个测量单位。然后测定按摩点：

第一对：以肚脐为基点，向左右在一个测量单位之上增加0.5厘米。

第二对：左右手外侧从腕关节弯曲处中部顺着朝胳膊肘的方向向上各一个测量单位。

第三对：左右脚内侧寻找突出的踝骨，向上各一个测量单位。

每天一次，在饭前30分钟或饭后1小时，用示指或中指顺时针按摩每对按摩点20秒钟，过2~3周就会见效。

家庭护理要点

1.训练排便习惯。排便是反射性运动，宝宝经过训练能养成按时排便的好习惯。一般3个月以上的宝宝可开始排便训练，每天清晨喂奶后，由爸爸或妈妈两手扶持宝宝，帮助宝宝进行排便训练，连续按时执行15～30天即可养成习惯。

2.肥皂条通便法。将肥皂削成铅笔杆粗细、约3厘米长的肥皂条，用温开水润湿后插入宝宝的肛门，可以刺激肠壁引起排便。

3.做婴儿操。运动量不够也会造成肠蠕动减慢，导致排便不畅。家长可以常帮宝宝做做婴儿体操。对于大些的宝宝，可鼓励其自己练习翻身、爬行，或给宝宝一个球，和他一起玩。

呕吐的中医调养

小儿呕吐是指小儿的胃或部分小肠里的内容物被强制性地从口排出，伴有恶心、腹肌收缩的疾病。由于宝宝的胃肠功能尚未健全，呕吐是常见现象。

中医分类

1.脾胃虚寒型

小儿呕吐患者病起较缓，病程较长，食久方吐，或朝食暮吐，吐出物多为清稀痰水，或不消化残余乳食，无明显酸臭味，面色㿠白，神倦肢冷，或腹痛绵绵，大便溏泻，舌淡苔白，脉细弱。

2.胃热炽盛型

食入即吐，小儿呕吐物酸臭，口渴喜饮，唇干面赤，大便臭秽或秘结，小便短赤，舌红苔黄，脉象滑数。

3.肝气犯胃型

小儿呕吐酸水，嗳气频频，胸胁胀痛，烦躁易怒，舌红、苔薄黄，脉弦。

4.惊恐扰气型

多发生于跌仆惊恐之后，频频恶心，小儿呕吐清涎，面色乍青乍白，心神不安，夜卧惊惕，舌淡红苔白，脉弦数。

5.乳食积滞型

小儿呕吐物多为酸臭奶块或不消化食物，口气臭秽，腹部胀满，泻下酸臭或大便秘结，舌苔厚腻，脉滑或指纹紫滞。

饮食调理

中医认为：胃司受纳，主通降。凡外邪犯胃，胃失和降，以致胃的纳降功能失常，反降为升，则导致呕吐。小儿脏腑娇嫩，发育尚未完全，脾胃功能较弱，故喂养小儿时应忌食油腻食物，这类食物可伤害脾胃，使胃不受纳，脾不运化，乳食不化则停积于胃，脾胃纳降功能失调而致呕吐。

宝宝吐奶的原因一般有两个，一是给宝宝喂的奶多了，引起吐奶。一般食量大的宝宝更会发生吐奶，而且大便次数也增多，体重增加很快。出现这种吐奶时，妈妈应适当减少宝宝的奶量，增加每天吃奶的次数，即少食多餐，吐奶症状一般就会好转。还有一种可能是，妈妈在给宝宝喂完奶后，马上就把宝宝放躺下，或是给宝宝洗澡、逗宝宝玩，令宝宝情绪激动，这些都会引起宝宝吐奶。只要在给宝宝喂奶后，拍完嗝再让宝宝躺下休息，不要急着逗宝宝，让宝宝保持安静，就不会吐奶了。

呕吐后要用温开水给宝宝漱口，清洁口腔，去除异味。较小的婴儿可通过勤喂水，清洁口腔，少量多饮，保证水分供应，以防失水过多，发生脱水。

注意宝宝的饮食，不要喂食过量，尽量少食多餐。忌食油腻辛辣的食品，以免刺激胃肠。吐后先给宝宝食用清淡的流食、半流食（如大米粥、烂面等），再逐渐过渡到普通饮食。

食疗膳方

保健应用 消食山楂饼

材料： 山楂15克，鸡内金5克，山药粉、麦粉各100克，植物油适量。

做法：

1. 山楂、鸡内金洗净，烘干，研为细末，与麦粉、山药粉掺和，加清水揉成面团，搓成长条，切成小剂，捏成饼，即成饼生坯。

2. 平锅置火上，刷油少许烧热，放入生坯煎至两面金黄时即可。

功效： 健脾消食。适用于小儿厌食症。

保健应用 五味山楂粥

材料： 麦芽、谷芽、神曲、山楂各10克，橘皮、白术各5克，大米50克，白砂糖10克。

做法：

1. 麦芽、谷芽、神曲、山楂、橘皮、白术洗净，润透，放入砂锅中，加适量水大火煮沸后转小火煎取浓汁，去渣备用。

2. 大米淘洗干净，放入药汁中，大火煮沸后转小火熬煮至粥成，加入白砂糖调味即可。

功效： 消食健胃。适用于小儿脾虚运化力弱，不思饮食或消化不良、乳食不消吐乳、脘腹胀满、腹痛腹泻等症。

中医特殊疗法

一、寒吐

症状：喜热恶寒，神疲肢冷，面色苍白，食入不化，吐次多而吐出物少，无酸臭气，朝食暮吐。

1.揉足三里

位置： 外膝眼下三寸，胫骨外侧约一横指处。

手法： 以拇指端作按、揉法。

主治： 腹胀腹痛，呕吐泄泻，下肢乏力等。

2.摩中脘

位置： 胸骨下端至脐连线之中点（脐上约4寸）。

手法：用拇指或示、中指端或掌根按揉叫揉中脘；用掌心或四指摩叫摩中脘；用食、中二指自中脘向上直推至喉下，或自喉向下推至中脘，称推胃脘。

主治：腹胀、呕吐、泄泻、食欲下降、嗳气、腹痛等。

3.掐右端正

位置：中指甲根两侧赤白肉际处，桡侧称左端正，尺侧称为右端正。

手法：以左手固定患儿中指，用右手拇指指甲掐或拇指指腹揉右端正。

主治：惊风、呕吐、泄泻、痢疾等。

二、热吐

症状：面赤唇红，发热烦躁，口渴饮冷，吐次少而吐出物多，并有酸馊气味，小便色赤，大便干。

1.推天柱骨

位置：颈后发际正中至大椎穴(第七颈椎下方的空隙处)成一直线。

手法：用拇指或示、中指自上向下直推，10～20次。

主治：呕吐、项强(脖子发硬)、发热、惊风等。

2.揉涌泉

位置：屈趾足掌心正前方凹陷中。

手法：以左手托住患儿足跟，再以右手拇指向足趾方向推，或用示、中指端揉。

主治：发热，呕吐，腹泻，五心(指两手心，两足心与心胸处)烦热。

3.分推腹阴阳

位置：腹部。

手法：以双手拇指沿肋弓边缘，或自中脘至脐，向两旁分推。

主治：腹痛，腹胀，消化不良，恶心，呕吐。

三、伤食吐

症状：嗳(打嗝)气吞酸，厌食，脘腹胀满，烦躁不安，呕吐之物有酸馊之气味，吐后得安。

分手阴阳

位置：腕背横纹近小指端为阳池，靠拇指端称阴池。

手法：以两手示指固定患儿掌根之两侧，中指托住患儿手，用两拇指自腕背横纹中间，向两旁分推到阳池、阴池穴，为分手阴阳；自两旁(阳池、阴池)向中间合推到掌横纹处，称合推阴阳。

主治：寒热往来、呕吐食积、腹泻腹胀，痢疾等。

贫血的中医调养

小儿贫血是婴幼儿常见的一种疾病，大多数是饮食不合理导致的，贫血的孩子精神活力差，容易疲倦，脸色苍白或萎黄，食欲不佳，免疫力低下等。长期的缺铁贫血可影响体格及智力发育。儿童贫血一般是属于营养性贫血，多数表现为缺铁性贫血。

中医分型

1.脾胃虚弱型

症状：面色萎黄，口唇色淡，指甲无泽，神疲乏力，食欲下降，大便溏泻，恶心呕吐，舌质淡，苔薄腻，脉沉细。

2.气血两亏型

症状：有鼻衄、吐血、便血、崩漏等一种或几种慢性失血表现，面色苍白，头晕目眩，倦怠乏力，少气懒言，食欲下降，心悸失眠，毛发干脱，指甲裂脆，舌质淡胖，苔薄，脉濡细。

3.脾肾阳虚型

症状：面色萎黄或苍白无华，形寒肢冷，唇甲淡白，周身浮肿，甚则可有腹水，心悸气短，耳鸣眩晕，神疲肢软，大便溏薄或有五更泻，小便清长，舌淡或有齿痕，脉沉细。

4.肝肾阴虚型

症状：头晕耳鸣，两目干涩，面部烘热，胁肋灼痛，五心烦热，潮热盗汗，口干咽燥，或见手足蠕动，舌红少津，脉弦细数。

5.虫寄肠胃型

症状：面色萎黄少华，头晕乏力，腹胀，恶心呕吐，善食易饥，大便溏薄，异嗜生米、茶叶、泥土等及其他虫积见证，舌淡苔白，脉细弱。

饮食调理

贫血属中医"血虚""虚劳""虚黄"等范畴。中医认为本病主要由于烦劳过度、饮食不节、久病失血、邪毒伤正，以致脾肾亏损所致。本病与脾胃、肾、肝有密切关系，膳食中可加入多种有助于造血的营养物质和造血用料。因此膳食调补对该类疾病效果较好。

1.孕母和乳母多吃含铁丰富食物，如鱼、瘦肉、猪肝、猪血、鸭血等，以保证胎儿、婴儿有足够的铁摄入。母乳喂养，母乳中铁的利用率较高。

2.婴幼儿膳食中，增加铁含量，并进食维生素C等含量高的食品，以促进铁的吸收。具体食谱如下：

婴儿期膳食：如采用纯母乳喂养，则至少喂养4~6个月。如需人工喂养，应采用铁强化奶粉、牛奶应加热处理以减少因肠道过敏或肠道发生病变而导致的隐性出血。此外，应吃铁强化谷类食物。

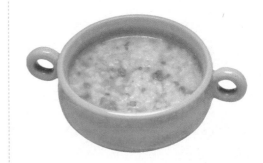

蔬菜肉粥营养丰富，适于婴幼儿食用。

幼儿期膳食：每日主餐有瘦肉、禽蛋、肝、鱼25克，每天鸡蛋1个，豆制品15~25克，牛乳或豆浆250毫升，既有丰富的铁，又有优质蛋白质。每天必须足够摄入蔬菜和水果，并于进餐时同食，以保证体内维生素C需要，促进铁吸收。每天必须进食谷类，如米、面、面包。

3.纠正一些使铁摄入减少的不良习惯。不可哺乳后再进米糊或牛奶加米粉，因米中植酸抑制乳类中铁吸收，故应分餐进食之。

不要单纯喝肉汤、鱼汤、鸡汤，应汤肉并食，以肉为主，若咀嚼困难可切碎之，因营养精华在肉里。

单用大米粥加糖喂养小孩是不行的。这不仅能量低，而且缺乏蛋白质、脂肪和铁。膳食中谷类及植物性食物比重要高；蔬菜不新鲜或烹调时间过长，使维生素C大多被破坏，不能促进铁吸收，所含草酸或植酸又抑制铁吸收。

食疗膳方

保健应用 **参枣桂圆粥**

材料：桂圆、党参各10克，炒枣仁15克，粳米150克，红糖10克。

做法:

1.党参、枣仁洗净,用净纱布包紧;桂圆洗净,润透;粳米淘洗干净。

2.砂锅置火上,入水适量,放入桂圆、药包、粳米,大火煮沸后取出药包,转小火熬煮至粥成,加红糖调味即可。

功效: 补中益气,健脾养胃,养心安神。

保健应用 猪肝瘦肉粥

材料: 鲜猪肝、鲜猪瘦肉各50克,大米80克,植物油5毫升,盐1克。

做法:

1.猪肝、猪瘦肉洗净后剁碎,加油、盐拌匀;大米淘洗干净。

2.砂锅置火上,注水适量,下入大米,大火煮沸后转小火熬煮至粥九成熟,加入拌好的猪肝、瘦肉,继续熬煮至粥成

功效: 健脾益气,适用于缺铁性贫血

多动症的中医调养

小儿多动症是以注意力不集中、过分活动、冲动任性、学习困难或伴有行为障碍等为特征的一种综合征。

饮食调理

1.饮食以清淡为主,宜多吃新鲜蔬菜和水果;饮食应富含蛋白质、维生素和矿物质及适量脂肪,如瘦肉、鸡蛋、牛奶、大白菜、西瓜等。

2.食物中不宜放入胡椒粉等调味品,少食用含色素的饮料;忌食含铅量高的食物,如贝类、大红虾、向日葵等;忌食辛辣、油腻厚味、过咸、过甜的食物。

3.儿童不宜多吃含有过多赖氨酸或色氨酸食物,如猪肉松、驴肉、鸭掌、鱼片、奶酪等。

4.帮助儿童克服偏食和挑食的习惯,其膳食应粗粮与细粮结合,荤菜与蔬菜、水果搭配,减少儿童的食糖量,含甲基水杨酸盐类较高的橘子、苹果、柿子、杏子等水果也不宜多食。

食疗膳方

保健应用 酸枣莲子粥

材料: 去心莲子50克,酸枣仁10克,粳米150克,冰糖5克。

做法: 将莲子、酸枣用纱布包好入锅中加入粳米共煮粥,熟后将酸枣仁取出,加冰糖适量,分2次服用。每日1次,连服2周以上。

功效: 安定心神、清热降火。

甘麦大枣汤

材料: 小麦30克,甘草10克,红枣10枚。

做法: 将材料加水煎取汁。每日2次,连服多日。

功效: 养血安神、疏肝解郁。适用于心脾气虚等症。

正确对待多动症

第一,儿童多动症是病态,不应被视为"笨,不听话"而受到歧视、打骂,以免加重孩子的精神创伤。

第二,对于学龄前儿童,主要是实施教育及行为治疗,很少需要药物治疗。因为较小的儿童实施药物治疗副作用较明显,还可能出现分离性焦虑、烦躁不安等

不良反应，造成管理上更加困难。

第三，儿童多动症是一种复杂的、可引起多种问题的精神障碍。任何单一的治疗往往难以达到显著持久的效果，需要综合的、多方位的治疗，并根据儿童的不同表现选择治疗方案。

第四，要取得良好的疗效，必须四方面（患儿、家长、教师、医生）互相配合。

麻疹的中医调养

麻疹是一种急性呼吸道传染病，是儿童常见病之一。患上麻疹的孩子往往表现为发热、上呼吸道有炎症、眼结膜炎等，皮肤上会出现红色斑丘疹和颊黏膜上有麻疹黏膜斑及疹退后遗留色素沉着伴糠麸样脱屑。麻疹四季均可能发生，但在冬末春初的时候更容易流行。

麻毒由口鼻入，侵犯肺脾，伤于肺卫，所以会发热、咳嗽、流涕，热兴于脾，外发肌肤，会出现红疹。故医治麻疹应托麻透发，清热补阴。

饮食调理

适宜食物

1.主食及豆类的选择：全麦粉酵母发酵馒头、豆制品、大米、小麦、小米、绿豆等。

2.肉蛋奶的选择：牛奶和蛋类为首选，猪、鲜鸭蛋、牛、鲜虾、海参、鸭精肉汤也可选用。

3.蔬菜的选择：胡萝卜、菠菜、茼蒿、茄子、冬瓜、黄瓜、白菜、西蓝花、莲子、豆芽、油菜、萝卜、荸荠、丝瓜等。

4.水果的选择：西瓜、草莓、苹果、橘、柠檬、香蕉、葡萄干、大枣、甘蔗等。

饮食禁忌

麻疹初中期禁用收敛之品，禁食山楂、大量食醋等，以免影响疹毒的透发。

后期禁用热性伤阴之品，如桂圆、生姜、大蒜、胡椒、韭菜、大葱、辣椒、芥末、荔枝、羊肉、狗肉等

本病禁用油腻坚硬难消化之品如：动物油、油炸物等。忌食蒜、辣椒、公鸡、猪头肉、牛羊肉、竹笋、虾、蟹、海味发物等。

食疗膳方

保健应用 胡萝卜荸荠菜

材料：胡萝卜、荸荠各60克，香菜30克。

做法：将胡萝卜洗净切片，荸荠洗净去皮切片，香菜洗净切段，共置锅内，加水煎汤，代茶饮用。每日1剂。

功效：祛风清热、化滞下气。适用于小儿麻疹。

保健应用 四味芦根茶

材料：芦根30克，鲜萝卜120克，葱白7个，青橄榄7枚。

做法：将材料加水煎汤，代茶饮用。每日1剂。

功效：解毒利咽、消肿化痰。适用于防治麻疹、白喉、流感。

中医特殊疗法

按摩方法一

1.患儿仰卧位，家长用拇指和示指对称地捏位于小儿膝上内侧肌肉丰厚处的百虫穴，左右各5次。

2.用拇指按揉足三里穴，左右各操作50～100次。

3.患者俯卧位，家长以单掌横擦膈俞穴处的肌肉，然后，以拇指及示、中二指捏

挤该处，反复操作5-10次。

4.按揉双侧曲池穴各1分钟。

按摩方法二

1.患儿仰卧，家长用大拇指点揉膻中穴1~5分钟。

2.按揉曲池、风池、足三里、血海穴，每穴操作1分钟。

3.患儿俯卧，家长用单掌横擦肾俞至大肠俞的部位，以局部透热为度。

水痘的中医调养

水痘是一种急性传染病。呼吸道飞沫或直接接触传染是它的主要传播途径，也可由于接触污秽物而间接感染。水痘多发在冬春季节，患者一般为2~10岁的儿童，但得过一次后，终生都不会再得。

饮食调理

中医认为，水痘的发病主要是由于外感时邪病毒，内因湿热蕴郁，留于脾肺二经，邪从气泄，发于肌表所致。所以，水痘患儿宜吃清淡多汁的新鲜瓜果蔬菜类饮食，宜吃具有疏风、清热、解毒作用的食物，如绿豆、赤小豆、荸荠、芦根、丝瓜等。忌吃辛辣刺激性食物，忌吃油腻、黏糯、香燥之类助热上火、难以消化的食品。

宝宝出水痘时不可食用发物。所谓发物，是指容易诱发某些疾病(尤其是旧病宿疾)或加重已发疾病的食物。日常生活中，属于发物类的食物按其来源可分为以下几类：

1.食用菌类，主要有蘑菇、香菇等，过食这类食物易致动风生阳，触发肝阳头痛、肝风眩晕等宿疾，此外，还易诱发或加重皮肤疮疡肿毒。

2.海产品类，主要有带鱼、黄鱼、鲳鱼、蚌肉、虾、螃蟹等，这类食品大多咸寒而腥，对于体质过敏者，易诱发过敏性疾病发作，如哮喘、荨麻疹症，同时，也易催发疮疡肿毒等皮肤疾病。

3.蔬菜类，主要有竹笋、芥菜、南瓜、菠菜等，这类食物易诱发皮肤疮疡肿毒。

食疗膳方

保健应用 双花绿豆茶

材料： 腊梅花、金银花各15克，绿豆30克。

做法： 将腊梅花、金银花洗净，加水煎汤，去渣后加入洗净的绿豆煮熟，代茶饮用。每日1剂。

功效： 清热利湿、泻火解毒。适用于水痘中期的治疗。

保健应用 胡萝卜香菜茶

材料： 胡萝卜缨90克，香菜60克。

做法： 将胡萝卜缨、香菜洗净切段，加水煎汤，代茶饮用。每日1剂。

功效： 祛风解毒、化滞下气。

中医特殊疗法

青黛牡滑散

药物：青黛粉、生牡蛎粉、滑石粉等量。

用法：将上药混匀，加适量麻油拌成糊状，涂抹在患处每天1~2次。

翘一丁汤

药物：金银花、连翘、车前子、六一散各10克，紫花地丁15克。

用法：上药纱布包裹水煎，头煎药液50~100毫升，分2~3次服，二煎外洗患部。

家庭护理要点

1.孩子得了水痘需要在家隔离直至全部结痂脱落。水痘虽然症状较轻，一般都能顺利恢复，但它的传染性很强，而且水痘在目前还未普遍施行自动免疫，因此预防水痘，主要靠隔离好孩子。

2.嘱咐和管理宝宝不要用手抓破疱疹，特别是注意不要抓破面部的疱疹，以免疱疹被抓破化脓感染，若病变损伤较深，有可能留下疤痕。为了防止这一情况发生，要把孩子的指甲剪短，保持手的清洁。如果疱疹破了，可涂1%的紫药水，如有化脓，最好带孩子回医院检查。

3.孩子的被褥要勤晒，衣服要清洁宽大，防止因穿过紧的衣服和盖过厚的被子，而造成过热引起疹子发痒。

4.个别得了水痘的孩子可出现并发症：肺炎或脑炎。如果发现宝宝高热不退、咳喘、呕吐、头痛、烦躁不安或嗜睡，应及时找医生诊治。

百日咳的中医调养

百日咳是由百日咳嗜血杆菌引起的小儿急性呼吸道传染病，飞沫传染。临床以阵发性痉挛性咳嗽，咳后有深长的"鸡鸣样"回声为特点，常伴呕吐。婴儿无回声，常发生窒息及合并肺炎。6岁以下小儿易受感染。

百日咳的分期

中医一般分三个时期，分别是初咳期、痉咳期、恢复期。

初咳期的临床表现：初起咳嗽、喷嚏、流涕或发热等伤风感冒症状。2~3日后咳嗽日渐增剧，痰稀白、量不多或痰稠不易咯出、咳声不畅，咳嗽以入夜为重，苔薄白。

痉咳期的临床表现：阵发性咳嗽，日轻夜重，咳剧时伴有深吸气样的鸡鸣声，必待吐出痰涎及食物后，痉咳才得暂时缓解，但不久又复发作，而且一次比一次加剧。并可见眼角青紫及结膜下出血。婴幼儿时期还可引起窒息和抽风。

恢复期的临床表现：顿咳症状开始好转，咳嗽逐渐减轻，一般需经过3周才咳止。

饮食调理

1.忌吃肥甘厚味

中医认为咳嗽多为肺热引起，儿童尤其如此。日常饮食中，多吃肥甘厚味可产生内热，加重咳嗽，且痰多黏稠，不易咳出。所以父母不能给咳嗽的孩子吃肥甘厚味，不能让孩子吃得太咸。

2.忌吃寒凉食物

咳嗽时不宜吃冷饮或冷冻饮料，中医认为"形寒饮冷则伤肺"，就是说身体一旦受了寒，饮入寒凉之品，易伤及人体的肺脏。咳嗽多因肺部疾患引发肺气不宣、肺气上逆所致，此时若饮食仍过凉，就容易造成肺气闭塞，症状加重，日久不愈。不论是儿童还是成人，咳嗽多伴有痰，痰多少又跟脾有关。脾是后天之本，主管人体的饮食消化与吸收，如过多进食寒凉食物，就会伤及脾胃，造成脾的功能下降，聚湿生痰。

3.忌吃甜酸食物

酸食常敛痰，使痰不易咳出，以致加重病情，使咳嗽难愈。咳嗽严重时连一些酸甜的水果，如苹果、香蕉、橘子、葡萄等也不宜吃，多吃甜食还会助热，使炎症不易治愈。民间有"生梨炖冰糖"治疗咳嗽的习惯，这种吃法对咳嗽初起(新咳)是不利的。

4.忌吃橘子

很多父母认为橘子是止咳化痰的，于是孩子咳嗽时便给他们吃橘子。实际上，橘皮确有止咳化痰的功效，但橘肉反而生热生痰，而一般的孩子不可能不吃橘肉只吃橘皮。

此外，孩子咳嗽时需忌"发物"，父母不能给他们吃鱼腥，也不能给他们吃补品。

食疗膳方

保健应用 荸荠甘蔗饮

材料： 荸荠250克，甘蔗250克，雪梨1个，冰糖5克。

做法： 荸荠、甘蔗去皮洗净，榨汁，雪梨洗净去核，切块，与荸荠、甘蔗汁一起隔水蒸，加冰糖调味，熟后吃梨饮汁。

功效：化痰止咳。适用于初咳期。

材料： 雪梨、荸荠、白萝卜、芹菜各200克。

做法： 将上述材料洗净绞汁，混合后隔水蒸约10分钟即可饮用。

功效：化痰镇咳。适用于咳嗽恢复期。

中医特殊疗法

头颈部：全息穴区——额中带、额旁1带(双侧)。

奇穴——双侧百劳。

背部：督脉——大椎至身柱。

膀胱经——双侧风门至肺俞。

胸部：任脉——天突至膻中。

前胸——由内向外刮。

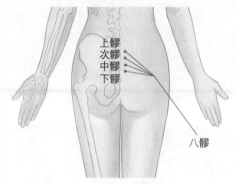

背部穴位图

家庭护理要点

1.发现百日咳病儿，要及时隔离4～6周。在儿童集中处发现病儿，应将居室消毒通风；在家中最好让孩子单独居住一个房间或一个角落；防止不良刺激，如风、烟、劳累、精神紧张等。

2.病儿居室要保持空气新鲜，但又要防止感受风寒，衣被勤洗晒，保持清洁。发病后，病儿要注意休息，保证睡眠。

3.注意饮食调节，要保证每天热量、液体量、维生素等营养素的供给。特别是咳嗽呕吐影响进食的病儿，食物要求干、软、易消化。做到少量多餐，随时补充。忌食生冷、辛辣、肥甘等食品。

4.及时排痰，防止呼吸暂停。可以给予一些能稀释痰液的药物，以便痰液咳出，但咳嗽反应重及小婴儿不宜应用，严重的痰涎阻塞，要用吸痰器将分泌物吸出。

5.发生呼吸暂停、青紫缺氧、惊厥时，要给予人工呼吸(有条件可使用呼吸机)、氧气吸入、吸痰，惊厥时要用止惊药。

口腔溃疡的中医调养

溃疡又称为"口疮"，是1～6岁儿童最易患的一种口腔黏膜疾病。口腔溃疡是发生在口腔黏膜上的浅表性的溃疡，多发生在舌部、脸颊等处，大小可从米粒至黄豆大小，呈圆形或卵圆形，溃疡面下凹，周围充血。溃疡具有周期性、复发性等特点。

饮食调理

1.口腔溃疡患者在患病期间，建议可以多喝开水，尽可能避免刺激。

2.在每天三餐的饮食上，患者要选择软并且易消化的食物。

3.不要给宝宝吃酸、辣或咸的食物，否则宝宝的溃疡处会更痛。应当给宝宝吃流食，以减轻疼痛，也有利于溃疡处的愈合。

4.可以多做一些新鲜清淡的菜肴，忌食膏粱厚味之物。

5.吃带锌的食物可以加快创面愈合，如牡蛎、动物肝脏、瘦肉、蛋类、花生、核桃等。

6.富含维生素B_1、维生素B_2、维生素C的食物，对溃疡的愈合是有帮助的。所以，应多吃新鲜蔬菜和水果，如番茄、茄子、胡萝卜、白萝卜、白菜、菠菜等。

食疗膳方

保健应用 水果粥

材料： 水蜜桃10克，香蕉5克，大米50克。

做法：

1.大米淘洗干净，清水浸泡；水蜜桃、香蕉去皮，煮熟后切碎。

2.锅置火上，注水适量，下入大米，大火煮沸后转小火熬煮至粥熟，放入水蜜桃、香蕉，搅拌均匀即可食用。

功效： 生津去火。适合患有口腔溃疡的小儿和老人食用。

保健应用 苹果拌土豆

材料： 土豆50克，苹果30克，面包1片，松子粉10克。

做法：

1.土豆去皮、洗净，煮熟后切碎；面包切碎；苹果去皮、洗净，切碎，煮至透明。

2.土豆、苹果、面包搅拌均匀后，撒上松子粉，即可食用。

功效： 健脾开胃。适合因口腔溃疡导致的小儿厌食。

中医治疗小偏方

1.维生素C药片1~2片压碎，撒于溃疡面上，让宝宝闭口片刻，每日2次。这个方法虽然很有效，但是会引起一定的疼痛，年龄稍小的宝宝可能会不太配合。

2.用全脂奶粉，每次1汤匙并加少许白糖，用开水冲服，每天2~3次，临睡前冲服效果最佳。通常服用2天后溃疡即可消失。

3.西瓜瓤挤取瓜汁后含于口中，2~3分钟后咽下，再含服西瓜汁，反复数次，每天2~3次。

4.蛋打入碗内拌成糊状，绿豆适量放陶罐内用冷水浸泡10多分钟，放火上煮沸约2分钟(不宜久煮)，这时绿豆未熟，取绿豆水冲鸡蛋花饮用，每日早晚各1次。

5.采鲜芭蕉叶适量，将其用火烤热贴敷于口腔溃疡处，每日2~3次。

6.西红柿对切挤汁，然后把西红柿汁含在口中，每次含数分钟，一日多次。

小儿厌食的中医调养

厌食是指小儿长期食欲不佳，甚至拒食的一种病症。长期厌食可致小儿体重减轻甚至营养不良，使小儿免疫功能下降等，不但影响生长发育，还会影响小儿身心健康。

饮食调理

中医理论认为小儿脏腑娇嫩，各系统功能发育不够完善，尤其"脾常不足"，消化功能还很薄弱。造成宝宝厌食的原因有很多，最主要还是因为父母缺少正确的育儿知识，喂养不当形成的。

1.合理喂养

养成良好的饮食习惯。4个月以内的婴儿最好采用纯母乳喂养。因为相关的研究表明，纯母乳喂养的小儿很少出现食。按顺序合理添加辅食，不要操之过急。小儿饮食以主副食为主，不乱加额外的"营养食品"，不要使用补药和补品去弥补孩子营养的不足，而要耐心讲解各种食品的味道及其营养价值。

2.培养良好的饮食卫生习惯

定时、按顿进食，饭前不吃零食(包括饮料)，因为血糖升高影响食欲。家长要注意经常变换饮食的品种，尽量不要千篇一律，要荤素搭配。动物食品含锌较多，须在膳食中保持一定的比例。

3.要保持轻松愉快的进食情绪

创造好的吃饭气氛，要使孩子在愉快心情下摄食。即使有几次小儿进食不好，也不要着急，不要威胁恐吓小儿进食，也不要乞求小儿进食。小儿一餐不吃不必顾虑，也不要再用零食补充，下餐饿了自然

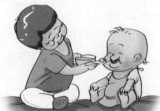

喂养小儿时，要保持他轻松愉快的进餐情绪，这样更有利于小儿进食。

会吃。当孩子不愿吃某种食物时，大人应当有意识、有步骤地去引导他们品尝这种食物，既不无原则迁就，也不过分勉强。

食疗膳方

保健应用 脆瓜墨鱼

材料：黄瓜200克，小乌贼500克，紫菜5克，盐3克，番茄酱10克，水淀粉10毫升。

做法：

1. 小乌贼洗净，切成细丝；黄瓜洗净，切成细条；紫菜用沸水泡开，加入水、盐和水淀粉，倒入锅烧制成糊，备用。

2. 锅置火上，入水烧沸，下入乌贼、黄瓜条煮沸至乌贼熟后，装盘，淋上紫菜糊，加番茄酱即可。

功效：健脾养胃。适宜阴虚体质的小儿厌食者食用

材料：南瓜600克，冬笋、荸荠各100克，虾仁250克，猪肉馅500克，鸡蛋清120克，香油5克，盐3克，葱末、姜末各5克。

做法：

1. 虾仁洗净，泡透，剁碎；冬笋、荸荠洗净，去皮，均切碎，与肉馅、蛋清、盐、香油、葱末、姜末拌匀，做成馅。

2. 南瓜洗净，切成若干片，将做好的馅均匀地涂在每片南瓜上，厚约1厘米，码放在较大的平盘上，上锅蒸15分钟至熟即可。

功效：健胃消食。适宜小儿厌食症、小儿蛔虫病食用。

中医特殊疗法

首先准备好推拿所需的物品，取一张小桌子或茶几，上面铺上毯子，准备一点儿滑石粉或痱子粉（为的是推拿时不损伤小儿的皮肤）。让孩子排去小便，推拿一般在饭前进行，因为饭后推拿会引起小儿呕吐。每日1次，每7天为1疗程。

具体方法如下：

1.让小儿仰卧，成人的右手示指、中指并拢，沾上滑石粉，两手指按在小儿肚脐上顺时针方向按摩100下。

2.成人用手掌心沾上滑石粉，沿着小儿的腹部，满腹顺时针方向按摩100下。

3.让小儿趴在桌上，在小儿的屁股沟顶端（此为针灸的穴位下七节），成人用大拇指沾上粉，往屁股下方推50下。

这种按摩的方法效果较好，简便易行，父母可以在家中进行，不要因为孩子哭闹而随意中断。如果厌食严重的小儿，可连续推拿两个疗程。手法要适当，过轻或过重都不适宜。

营养不良的中医调养

中医认为，营养不良是由于摄入的营养物质不能满足生长发育需要引起的，因小儿乳食不能自制，一旦长期喂养不当，或病后失于调养，摄食减少而消耗增加，或存在先天性营养不足和生活能力低下，均易发展为营养不良。

饮食调理

1.重视孩子的膳食平衡

小儿的膳食平衡应以五谷类食物为热量主要来源，再进食适量含蛋白质高的食物、绿叶蔬菜及水果等，最好每餐膳食做到荤素搭配，米面混食，这样可使食物中营养素互相补充，提高了食物的营养价值。

2.定期检查孩子的营养状况

发现问题及时治疗。同时调整膳食结构、纠偏补缺，从而达到营养平衡。

3.帮助儿童养成良好饮食习惯

吃饭定时定量，除三餐外，两餐间加一些点心，尽量不给吃零食。吃食物不要狼吞虎咽，要细嚼慢咽，不给儿童吃菜汤泡饭或开水泡饭。食物常换品种，烹调得当、味美可口，促进其食欲，以免造成偏食。吃饭时不要使儿童压抑、哭啼。儿童不喜欢吃食物，要查明原因，针对处置，不要强迫吃（如烹调不当、口味不对，喂养方法不当，食欲不好吃不下或有病等）。

食疗膳方

保健应用 猪肚大米粥

原料：猪肚250克，大米100克，盐2克。

做法：先用盐将猪肚搓洗干净，切小丁，与大米煮成烂粥，加盐调味，分次食用。

功效：具有健脾养胃之功，适用于小儿食欲缺乏、病后虚弱、四肢乏力。

保健应用 羊肉大米粥

原料：羊肉500克，黄芪、党参、当归各25克，生姜片5克，盐2克。

做法：羊肉洗净，切成小块，黄芪、党参、当归包在纱布里，用线捆扎好，放在砂锅里，加水适量，以小火煨煮至羊肉将烂时，放入生姜片、食盐，待羊肉熟烂即可。分顿随量喝汤吃肉。

功效：适用于小儿营养不良、气血虚弱所致的疲倦乏力、面黄肌瘦、多汗、纳少。

中医特殊疗法

1.推拿疗法——捏脊法：两手沿着孩子的脊柱两侧由下而上连续捏提肌肤，从尾骨下端开始，直至低头时颈后隆起最高处下方。孩子的肌肤娇嫩，家长可预先在手上抹一些凡士林。每次捏脊3～6遍，每天或隔日一次，6次为一疗程，可休息一周后再进行第二疗程的治疗。

2.佩药法——消疳香袋：中药六月雪30克，研成细末，装入布袋，经常佩在小儿胸腹部。1个月为一疗程。

3.握药法：取大黄9克、牵牛子2克、莱菔子10克，共研成粗末，用纱布包好后握在手中，婴幼儿可用绷带固定，15天一疗程，每天2次，每次30分钟。

单纯性肥胖的中医调养

单纯性肥胖是独立于继发性肥胖之外的一种特殊疾病。本病多发于婴儿期、学龄期，发病儿童皮下脂肪分布均匀，外表肥胖高大，体重超过同龄儿，且身高、骨骼都在同龄儿的高限。面部、肩部、胸腹部脂肪积累尤为显著，大腿、上臂粗壮而肢端细。

饮食调理

1.宜选用热量少、体积大的食物，如绿叶菜、萝卜、豆腐等，以满足患儿的食欲，不致产生饥饿的痛苦。进餐次数不宜过少，必要时两餐之间可供低热量的点心。每餐进食的量应合理。

2.满足基本营养及生长发育的需要。饮食构成以碳水化合物为主，宜食的高蛋白、低脂肪食物，注意补充维生素及矿物质。

3.食品应以瘦肉、鱼、禽蛋、豆类及其制品、蔬菜、水果为主，限制脂肪摄入量。

4.体重不宜骤减。最初控制体重增加，以后使体重逐渐下降。当降至该年龄正常值以上10%左右时，不再严格限制饮食。

食疗膳方

保健应用 萝卜清汤

材料：牛肉、白萝卜各25克，洋葱10克，高汤150毫升，盐2克。

做法：

1.牛肉洗净切小块，入沸水中汆烫，切碎；洋葱、萝卜去皮，洗净后切碎。

2.锅置火上，注入高汤，下牛肉稍煮片刻，下入洋葱、白萝卜，充分煮熟后

功效：减肥去脂。适用于单纯性肥胖的小儿食用。

保健应用 虾仁鸡蛋糕

材料：鸡蛋黄1个，虾仁20克，土豆30克，水淀粉15毫升，配方奶20克。

做法：

1.虾仁洗净，切碎；土豆去皮、洗净，切成小丁。

2.蛋黄上面放虾肉、土豆、水淀粉、配方奶，放入笼中蒸熟，即可食用。

功效：健脾养胃。适合减肥者食用。

中医特殊疗法

按摩减肥的常用手法主要有按法、揉法、滚法、点压法、推法、拿法、拨法。

手法操作：

患儿仰卧，双手掌在小儿腹部做按揉数次，1~2分钟，再用双手掌和掌根顺时针从升结肠、横结肠、降结肠部位按揉数次，3~4分钟，手法以泻为主，兼用平补平泻法，可增加手法运行频率。比法可调节胃肠蠕动功能，健脾利湿，加快皮下多余脂肪分解。

通过按摩患儿肥胖病区及淋巴点，促进新陈代谢而减肥。全身主要淋巴点，如腋窝、双乳之间的乳导管部分、腰部及双膝后面，指按时触到淋巴结就有痛感，随着疗程的不断发展，痛感会很快消失。可用20~30分钟进行按摩，通常都是以对腹部进行环形运动来开始或结束按摩的，这样能助消化，也有助于废物的排出。

按揉背俞穴分布区域，以微红为度，重点按揉望井、脾俞、肝俞、大肠俞、肾俞穴、点按三阴交穴各1~2分钟。摩擦背部、肩胛骨之间，以热为度。按摩之后，应稍休息一下，通常患儿结束治疗后排尿是按摩效果好的表现。

正确引导小儿服用中药

中药对一些疾病有着独到的疗效，有时宝宝不得不靠吃汤药来解除病痛。但中药苦口难闻，难以下咽，每次服用都非常困难。其实，只要按照宝宝不同时期的特点、不同的药物性质，采用不同的方法，服中药也不是一件很困难的事。

婴幼儿年龄小，胃容量也小，而且大多数中药味道苦，宝宝不喜欢吃，因此在为宝宝煎制中药时要煎的量少但要浓，每服汤药可以煎30~40毫升。一般来说，可以让宝宝分3次口服。

给宝宝喂药最好选在两餐中间，因为饭前服药刺激胃黏膜，饭后喂药容易引起宝宝呕吐。喂药时，可以用喂药器或者用小勺顺着宝宝的嘴角灌入。每次喂完药后，可以给宝宝一小块糖，以缓解宝宝嘴里的苦味。

给新生儿喂药，每日药量30~50毫升，分9~10次服完。新生儿味觉发育尚未健全，可将药汁直接放在奶瓶中由他自己吮吸，或用滴管慢慢滴入口内。

1~3岁的婴幼儿，每日药量在100毫升左右，分6~7次服完。这时期婴幼儿的味觉非常敏感，所以喂药的方法很重要。首先药汁的温度要低于37℃，这样可以减轻苦味，另外在不影响药效的情况下，可以在药汁中适当加入些冰糖、白糖等辅助品来减轻苦味。

当遇到不能自行服药的患儿，正确的喂药方法是：将小儿斜抱，用一手捏着小儿的两腮，使其口张开，然后把药匙放入口中，稍压舌头和下牙床，再慢慢倒入药液，待药液全部咽下后才放开捏着腮部的手，取出药匙，以此方法间歇喂服，直至喂完药汁。

家长应耐心喂服，切忌捏着小儿的鼻子强行灌服，以免将药液吸入气管和肺内，引起吸入性肺炎，甚至窒息。对年龄稍大的小儿，应该鼓励其自行饮服。较苦的中药可加少许蜜糖调味送服，并可少量多次服用。为防止小儿呕吐，喂药前不宜吃得太饱。

一般小儿的中药宜温服，不可过冷过热。此外，许多家长还喜欢把中药混入牛奶或果汁中服用，这是不正确的做法，因中药的成分复杂，遇到酸性物质、蛋白质、脂肪等，易产生不良反应或影响药物的吸收，故应尽量避免这一做法。

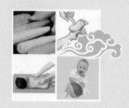

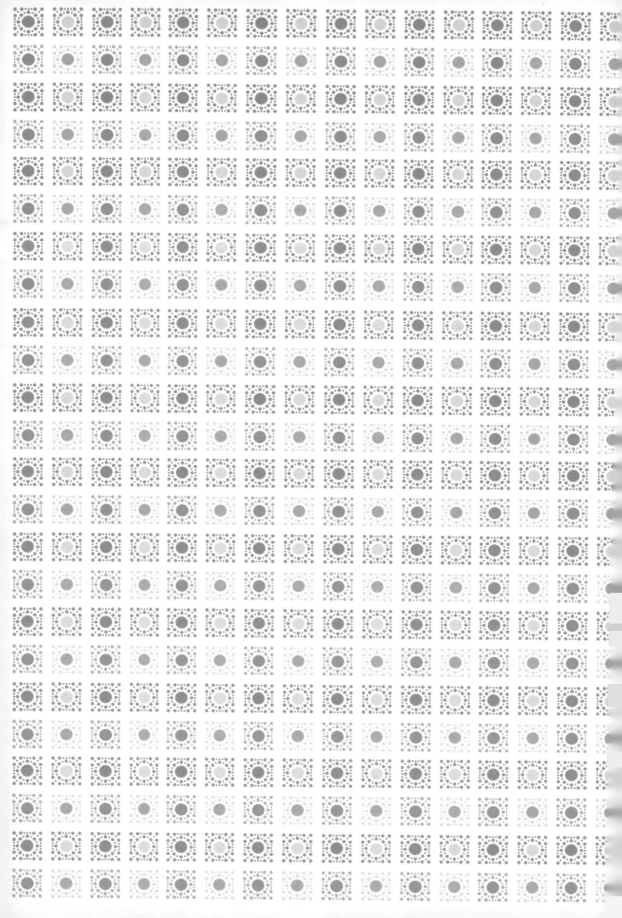